Yoga mit dem Redondo®Ball

Dieses Buch widme ich meiner Mama, die mich immer dabei unterstützt hat, meinen Träumen zu folgen.

Allgemeine Hinweise

Aus Gründen der besseren Lesbarkeit wird bei Personenbezeichnungen die männliche Sprachform verwendet. Gemeint ist sowohl die männliche als auch die weibliche und die diverse Form.

Das vorliegende Buch wurde sorgfältig erarbeitet. Dennoch erfolgen alle Angaben ohne Gewähr. Weder die Autorin noch der Verlag können für eventuelle Nachteile oder Schäden, die aus den im Buch vorgestellten Informationen resultieren, Haftung übernehmen.

Sollte diese Publikation Links auf Websiten Dritter enthalten, so übernehmen wir für deren Inhalte keine Haftung, da wir uns diese nicht zu eigen machen, sondern lediglich auf deren Stand zum Zeitpunkt der Erstveröffentlichung verweisen.

PETRA SUMMER

YOGA mit dem RedondoBall®

Achtsam üben – den Körper spüren

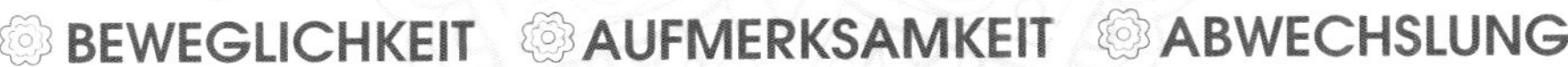

Meyer & Meyer Verlag

Yoga mit dem Redondo®Ball

Bibliografische Information der Deutschen Nationalbibliothek

Die Deutsche Nationalbibliothek verzeichnet diese Publikation in der Deutschen Nationalbibliografie; detaillierte bibliografische Details sind im Internet über <http://dnb.d-nb.de> abrufbar.

Auckland, Beirut, Dubai, Hägendorf, Hongkong, Indianapolis, Kairo, Kapstadt,
Manila, Maidenhead, Neu-Delhi, Singapur, Sydney, Teheran, Wien

Member of the World Sport Publishers' Association (WSPA)

Gesamtherstellung: Print Consult GmbH, München

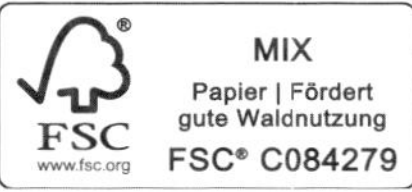

ISBN 978-3-8403-7852-2

E-Mail: verlag@m-m-sports.com

www.dersportverlag.de

INHALT

VORWORT

In den letzten Jahren habe ich viele Stunden Yoga unterrichtet mit ganz unterschiedlichen Anforderungen. Von Yoga im Fitnessstudio, wo die der Teilnehmer eher kraftvoll und dynamisch üben. Oder in meinen eigenen Räumen, in welchen die Teilnehmer eine Auszeit suchen, um wieder bei sich anzukommen und ihrem Körper etwas Gutes zu tun.

Wo auch immer ich unterrichte, spüre ich immer wieder den Wunsch, den eigenen Körper auf eine positive und freudvolle Art neu wahrzunehmen. Viele Menschen kommen zu mir mit den typischen Themen wie Rückenschmerzen, Nackenverspannungen, Hüftproblemen und vielem mehr. Diese Beschwerden sind den sehr eingeschränkten Bewegungen unseres Alltags und dem beständig hohen Stresslevel geschuldet.

Mein Wunsch ist es, jeden Menschen dort abzuholen, wo er sich gerade befindet und ihn auf eine spielerische, freudvolle Art und Weise in Bewegung und in die Ruhe zu bringen. Auch ich selbst versuche immer wieder, mit Leichtigkeit und mit einem kindlichen und offenen Entdeckergeist neu an die Bewegungen heranzugehen. Das Erforschen und bewusste Eintauchen in einzelne Haltungen hilft mir, in der Gegenwart anzukommen.

Daher ist es mein Ziel, den Teilnehmern ein Gefühl dafür zu geben, worauf es in den einzelnen Haltungen/Asanas ankommt und wo es wichtig ist, die Achtsamkeit hinzulenken. Ohne Kraftanstrengung mit Leichtigkeit und viel Bewusstsein, ganz im Hier und Jetzt. Wenn es mir gelingt, die Aufmerksamkeit zu halten, komme ich zur Ruhe und die Übungspraxis kann zur Meditation werden. Hier greift für mich der Redondo®Ball.

Warum Yoga mit dem Redondo®Ball?

Hilfsmittel im Yoga helfen uns meiner Erfahrung nach, mehr Aufmerksamkeit auf bestimmte Punkte, Stellungen, Positionen, Aspekte in unseren Übungen zu legen. Wenn die Aufmerksamkeit auf bestimmte Punkte fokussiert wird, hat dies verschiedene positive Auswirkungen:

1. Asanas/Übungen können besser ausgeführt werden.
2. Die Achtsamkeit in den Asanas kann auf für eine korrekte Ausführung entscheidende Punkte gelenkt werden.
3. In fernöstlichen Traditionen geht man davon aus, dass da, wo die Aufmerksamkeit ist, das Chi/Prana/die Energie und somit auch das Blut hinfließt.
4. Hilfsmittel helfen dabei, Anspannungen zu spüren.
5. Sie sorgen dafür, Entspannung zu spüren.
6. Sie bringen Ruhe in die Haltungen.
7. Sie fördern die Wahrnehmung.

Der Redondo®Ball assoziiert für uns alle etwas Spielerisches, Leichtes, Verspieltes. Ich merke das immer, wenn ich Bälle mit in die Stunde nehme. Fast alle Teilnehmer fangen sofort an, damit zu experimentieren, die Stimmung im Raum wird fast ein wenig wie mit Kindern.

Der Redondo®Ball wird gekickt, geworfen, gerollt. Fast niemand kann seine Hände vom Redondo®Ball lassen. Er wird erforscht, bewegt, gefühlt und die Aufmerksamkeit wird zum Ball gebracht. Ist das nicht auch die Einstellung, die wir zu unseren Asanas haben wollen, eine verspielte, neugierige, erforschende?

Ein sehr guter Yogalehrer, bei dem ich viele Jahre Unterricht nehmen durfte, hat mal gesagt, entdecke jede Asana an jedem Tag neu. Die Einstellung finde ich wunderbar. Denn sie hat mein Interesse am Yoga viele Jahre frisch und wach gehalten.

Sicherlich ist dieses Buch nur ein erster Ansatz und ich möchte alle einladen, neue Möglichkeiten mit dem Redondo®Ball zu entdecken. Auch ist der Redondo®Ball nicht für alle klassischen Asanas geeignet, wobei der Fantasie hier keine Grenzen gesetzt sind.

Das Buch wünsche ich mir als Einladung an alle, die unterrichten oder für ihre eigenen Praxis Lust haben, einmal einen neuen, spielerischen Weg zu gehen. Und ich hoffe, dass du genauso viel Freude mit dem Redondo®Ball hast wie ich und meine Kursteilnehmer.

Viel Spaß beim Erforschen, Ausprobieren, Entdecken, Spielen.

Petra

1 Grundsätzliches

Einige Hinweise zum Thema Ausrichtung und Grundhaltung bekommen meine Schüler immer wieder von mir zu hören. Bevor wir mit der Übungspraxis starten, ein paar grundlegende Informationen, die ich in vielen Haltungen für wichtig erachte, um eine gute Basis zu schaffen. Außerdem ein paar Begrifflichkeiten, die du hin und wieder von mir lesen wirst.

1. **Ausrichtung der Füße in Standpositionen:** Hüftbreit stehen mit einer ganz leichten Innenrotation der großen Zehen. Das Gewicht gleichmäßig auf den großen Zehenballen und die Außenkante der Füße verteilen.

2. **Stabile Mitte:** Die Aufmerksamkeit liegt unterhalb des Bauchnabels/des Schambeins. Das Schambein leicht in Richtung Steißbein/Kreuzbein sinken lassen – dadurch entsteht ein sanftes Aufrichten des Beckens und der Beckenboden wird aktiviert. Eine sanfte, natürliche Krümmung sollte beibehalten werden. Diese spielt eine wichtige Rolle für eine gute Aufrichtung und eine stabile Mitte.

3. **Die losen Rippen:** Ein leichtes Einhalten der Rippen aktiviert die Bauchmuskulatur und schafft auch hier eine gute Basis, um sich zu strecken.

4. **Die Schulterblätter** leicht nach unten und innen ziehen, wenn die Arme angehoben werden.

5. Den Hinterkopf sanft nach oben schieben – einen **langen Nacken** machen.

6. Den **Kiefer** bewusst **entspannen** – lächeln.

Und schon hat man eine wunderbare Berghaltung. Und alleine hier einen Moment bewusst zu verweilen, den Atem zu spüren, ist reine Meditation.

Wir erlauben dem Körper im Yoga, den Bewegungen nachzuspüren. Daher empfehle ich dir immer wieder, auch eine kleine Pause zwischen den Haltungen einzunehmen und ins Wahrnehmen zu gehen. Das bringt Ruhe in deine Praxis und in deinen Geist. Und es gibt deinem Körper die Gelegenheit, die Veränderungen zu verarbeiten und zu verinnerlichen. Diese innere Haltung kann langfristig zu einer nachhaltigen Veränderung auch in deiner äußeren Haltung mental wie körperlich führen.

1.1 Einige zentrale Begrifflichkeiten

Polspannung

Den Begriff **Polspannung** habe ich von Hager-Forstenlechner (2015) im Rahmen meiner Ayur-Yogatherapie-Ausbildung mit Christoph Kraft *(www.yoga-kraft.de)* kennengelernt. Es ist für mich immer wieder ein spannender Impuls der mich tiefer in die Ausrichtung und Streckung bringt.

Es beschreibt das Auseinanderstreben von zwei Gegenpolen, wie etwa Steißbein und Scheitelpunkt. Das Gefühl, dass diese beiden Pole sich voneinander wegbewegen und somit eine Streckung zwischen diesen beiden Punkten entsteht darf. Das Ganze geschieht ohne Kraftanstrengung.

Asana

Ruhige Körperhaltungen im Yoga.

Patanjali

Dies war ein indischer Gelehrter und der Verfasser der *Yogasutras*, des klassischen Leitfadens des Yoga.

Faszien

Sie sind seit ein paar Jahren in aller Munde und ein, wie ich finde, sehr spannendes Thema, über das wir sicherlich noch einiges hören werden.

Faszien lieben ungewöhnliche und pulsierende Bewegungen, Dehnungen und Streckungen, die von unserem alltäglichen Muster abweichen. Daher wird es auch in diesem Buch immer wieder Hinweise auf spezielle Varianten zum Thema Faszien geben.

Hier kann ich nur inspirieren, selbst auch einmal neue Bewegungen auszuprobieren und damit sanft und spielerisch umzugehen.

Flow

Dies beschreibt im Yoga, wenn mehrere Bewegungen hintereinander ausgeführt werden im Rhythmus des Atems. Wir verbinden hier die Atmung mit der Bewegung und können uns so ganz auf den Ablauf konzentrieren und im gegenwärtigen Moment sein. Oft wird diese Übungsform als sehr beruhigend empfunden, da die Gedanken mit Atmung und Bewegung beschäftigt sind.

Wichtig ist hier, dass der Atem die Bewegungen anführt. Er ist den Bewegungen immer einen Schritt voraus. Der Atem bestimmt das Tempo.

Solltest du mit dieser Technik nicht vertraut sein, bitte konzentriere dich erst einmal auf die Bewegungsabfolge. Der Atem findet immer seinen richtigen Rhythmus.

Atmung in den Übungen und in den Flows

Ich gebe dir hin und wieder einen Atemrhythmus, im Besonderen in den Flows, vor. Dieser Rhythmus ist nur ein Vorschlag und die grundsätzliche Regel lautet:

Dein Atem sollte sich immer ruhig und angenehm anfühlen. Jeder Mensch hat einen eigenen Atemrhythmus und diesem solltest du unbedingt folgen. Der Atem bestimmt das Tempo und führt dich durch die Bewegungen. Dies soll auch eine schöne und wichtige Anregung für deinen Alltag sein.

Der Atem ist ein aufmerksamer Begleiter in den Übungen und zeigt dir, wenn du darauf hörst, ob es dir gut geht.

Der Solarplexus

Dies ist ein wichtiges Nervengeflecht. Er reguliert unter anderem die Aufgaben und die Abstimmungen zwischen den inneren Organen und bildet eine wichtige Schaltzentrale für Entspannung (Parasympathikus) und Anspannung (Sympathikus). In der TCM ist er das Zentrum der Lebensenergie. Im Yoga steht er für das Manipura Chakra, das Element Feuer der Lebenskraft.

Dann lasse uns nun beginnen. Viel Spaß und Freude auf deiner Reise mit dem Redondo®Ball.

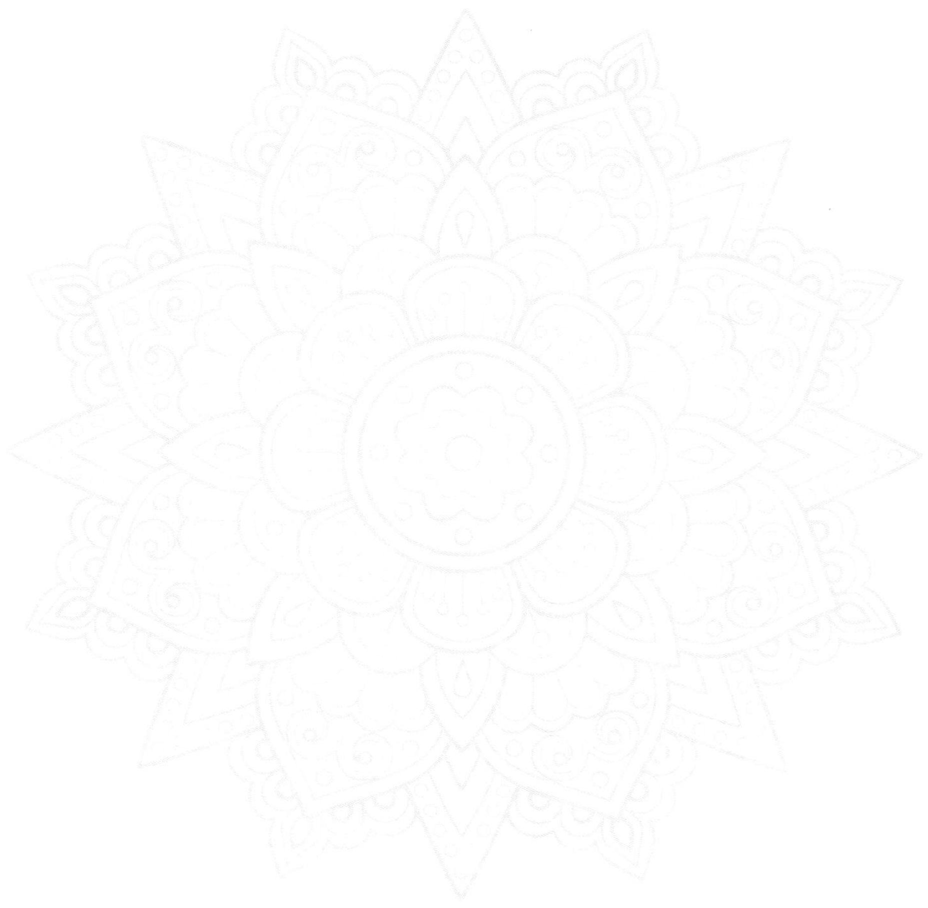

2 Atmung

Die Aufmerksamkeit bei deiner Atmung in den Bauchraum und zur Zwerchfellatmung zu bringen, hilft uns, den Atem zu regulieren, zu vertiefen. Er wird lang und fließend. Und mit dem Zur-Ruhe-Bringen der Atmung wird auch unser Geist ruhig und werden unsere Gedanken leiser. Daher ist eine kleine Atem-Aufmerksamkeitsübung immer ein wunderbarer Einstieg in eine Übungssequenz, in eine Yogastunde.

Die Übung kann im Liegen, Sitzen oder im Stehen ausgeführt werden.

Meine bevorzugte Position ist hier eine stehende oder liegende Position. Je nachdem, ob man im Anschluss eher dynamisch (dann lieber im Stehen) oder ruhig beginnen möchte (eher am Abend und im Liegen).

2.1 Bauchatmung

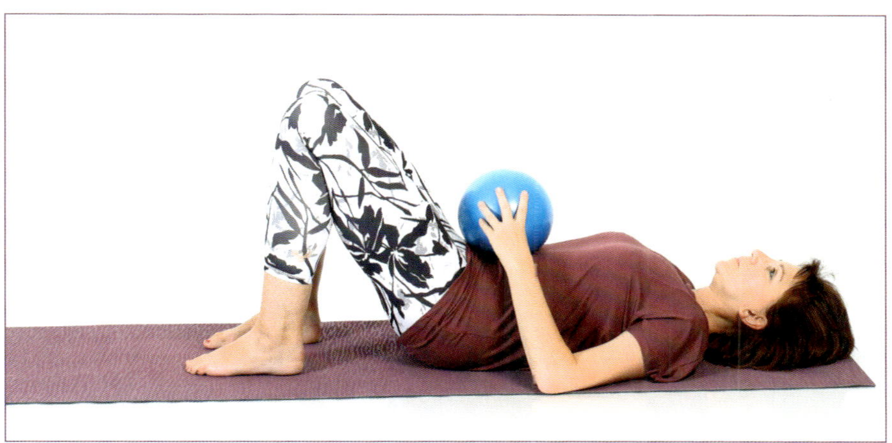

Ausgangsposition

Den Redondo®Ball sanft auf den Bauch legen und die Hände ruhen bequem auf dem Redondo®Ball.

Ausführung

Wir üben einen ganz leichten, individuell anzupassenden Druck aus, sodass wir die Atembewegung im Bauch spüren können. Die Einatmung wird sanft gegen den Ballwiderstand geführt, dies trainiert unter anderem die Atemmuskulatur. Die Ausatmung wird unterstützt durch sanften Gegendruck durch die Hände/den Redondo®Ball auf den Bauch. Hierdurch verlängern wir sanft die Ausatmung und kommen zu einer langen, tiefen Ausatmung.

Der Atemton

Meine Empfehlung ist, ganz nach innen zu lauschen und einen kleinen, eigenen, ganz individuellen Ausatemton wahrzunehmen und diesem in Gedanken zu folgen. Das hilft, die Achtsamkeit bei der Ausatmung zu halten und das Zwerchfell zu entspannen. Ich nutze diese Technik der Beobachtung meines Atemtons oft auch bei meiner Übungspraxis und bei Flows. Es hilft mir, mich zu konzentrieren.

Achtung: Es handelt sich hierbei nicht um die Ujjai-Atmung.

Visualisierung

Bei der Einatmung kann das Bild helfen, dass wir den Redondo®Ball mit Luft füllen wollen. Und bei der Ausatmung stelle dir vor, wie die Luft wieder aus dem Redondo®Ball entweicht wie bei einem Luftballon.

Beachte

- Atme in deinem natürlichen Atemrhythmus.
- Atme durch die Nase.

Wirkung

- **Durch die Bauchatmung werden die Bauchorgane massiert, belebt und besser durchblutet.**
- **Die Übung trainiert die Atemmuskulatur.**
- **Die Verdauung wird angeregt.**
- **Der Atem wird tiefer und ruhiger.**
- **Die Gedanken können sich entspannen.**
- **Das Zwerchfell wird trainiert und entspannt.**

2.2 Solarplexus

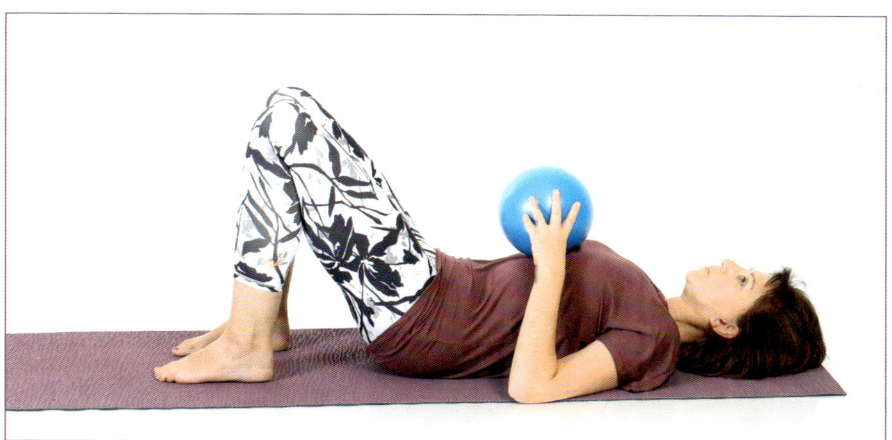

Ausgangsposition

Den Redondo®Ball in einer bequemen, liegenden Position auf den Solarplexus legen. Du findest den Bereich als kleines V zwischen den Rippen. Aber finde einfach einen Platz, der sich gut anfühlt und greife den Redondo®Ball so, dass sich deine Schultern und deine Ellbogen entspannen können.

Ausführung

Spüre erst einmal den Kontakt des Redondo®Balls mit dem Körper. Dann wechsle zur Beobachtung des Atems. Nimm die Bewegungen des Körpers, des Atems an der Kontaktstelle des Redondo®Balls wahr. Beobachte den Rhythmus des Atems.

Beachte

- Beobachte die Bewegungen der Rippen, der Zwischenrippenmuskeln und des Zwerchfells.
- Bleibe ganz entspannt bei deinen Beobachtungen und lasse den Atem seinen natürlichen Rhythmus finden.
- Nimm wahr, wie der Atem tiefer und ruhiger wird.
- Entspanne in die Ausatmung hinein.

Durch die bewusste Atmung und durch die sanfte Berührung des Redondo®Balls wird der Solarplexus angeregt und kann sich entspannen. Oft ist dies zu spüren durch ein Gefühl von Wärme in diesem Bereich. Spannungen können gelöst werden, unter anderem auch im Zwerchfell, das eng verbunden ist mit dem Solarplexus. Ein weiches, flexibles, entspanntes Zwerchfell hilft uns, gut und tief zu atmen.

Die Menschen atmen heute sehr häufig nur in den oberen Atemräumen, da unser Leben sehr dynamisch ist und wir durch viele Reize im Außen ständig angespannt sind. Dies führt zu einer Überatmung des Körpers, was die Ursache für viele Krankheiten ist. Eine bewusste Atemlenkung/Beobachtung im Bereich des Sonnengeflechts bringt uns wieder in eine tiefe und ruhigere Atmung.

Wirkung

- **Wir haben mehr Energie, weil wir wieder mehr Sauerstoff aufnehmen können und mehr CO_2 abgeben können.**
- **Sie führt zu einem ruhigeren, tieferen Atmen und somit zu ruhigeren Gedanken.**
- **Entspannung im Bereich des Solarplexus und im Zwerchfell tritt ein.**
- **Eine bessere Versorgung unserer Organe liegt vor.**
- **Eine bessere Verdauung setzt ein.**
- **Entspannung im ganzen Körper und im Besonderen in den Schultern und im Nacken ist spürbar.**

Ich habe es mir zu einer lieben Gewohnheit gemacht, abends vor dem Einschlafen meine Hände auf den Solarplexus zu nehmen und für einen Moment in die Atembeobachtung zu gehen. Das bringt mich zur Ruhe.

2.3 Gegen den Boden atmen

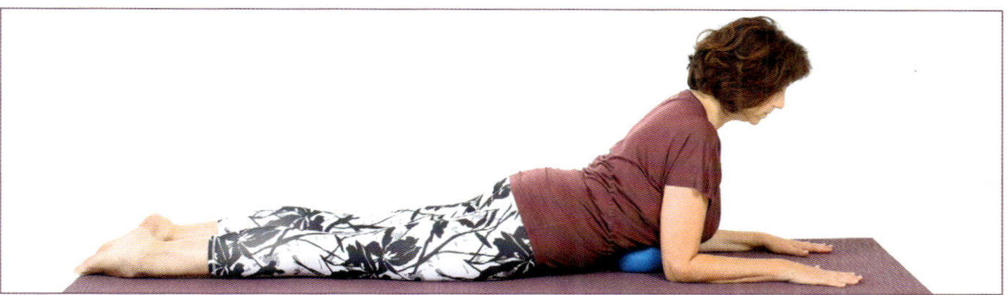

Ausgangsposition

Lege dich auf den Bauch und bringe die Unterarme seitlich neben den Körper. Die Ellbogen befinden sich unter den Schultern. Lege den Redondo®Ball unter dein Brustbein. Finde hierfür eine bequeme Position, sodass dich der Redondo®Ball sanft in der Aufrichtung unterstützt.

Ausführung

Atme ein und spüre, wie die Atembewegung im Zwerchfell und im Bauch abläuft.

Atme aus und entspanne in die Ausatmung hinein.

Atme so ein paar Minuten lang.

Beachte

- Der Atemrhythmus sollte ruhig und natürlich bleiben.
- Die Schultern entspannen.

Wirkung

- **Die Übung hilft uns, Bewusstheit und Kraft für das Zwerchfell zu entwickeln.**
- **Sie vertieft den Atem auf natürliche Weise.**
- **Sie massiert die Bauchorgane.**
- **Sie fördert die Verdauung.**
- **Sie löst Verspannungen im unteren Rücken.**

Wenn du dich tiefer mit diesem spannenden Thema beschäftigen möchtest, empfehle ich dir die beiden Bücher von Skuban (2021) und (2022).

2.4 Atemfülle

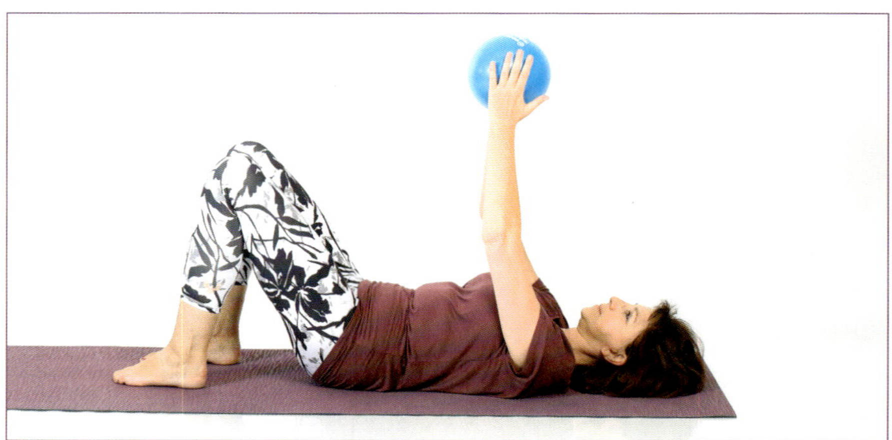

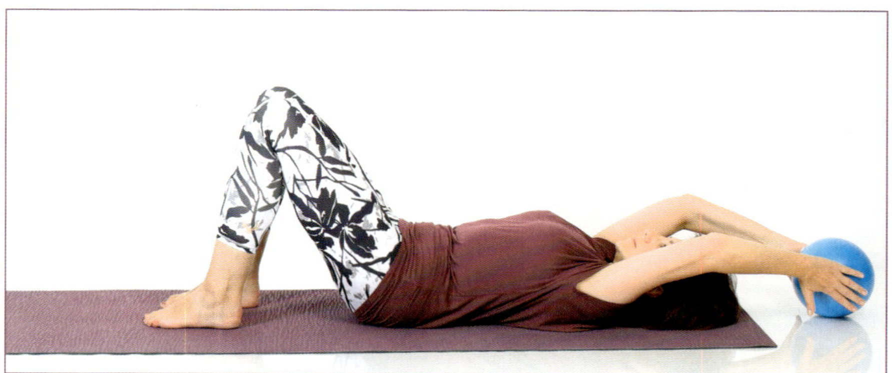

Ausgangsposition

Du liegst auf dem Rücken, die Füße sind hüftbreit aufgestellt. Der Ball wird zwischen den Händen gehalten und liegt auf deinem Bauch.

Ausführung

Verbinde dich mit dem Atem. Nimm ein paar entspannte Atemzüge.

Unterteile deine Einatmung nun in zwei Schritte. Bei der nächsten Einatmung nimmst du die Arme in Brustkorbhöhe senkrecht zur Decke, atme weiter ein und führe die Arme hinter den Kopf. Mit einer langen Ausatmung führe die Arme wieder seitlich neben den Körper.

Schicke einen Entspannungsimpuls in die Schultern und in den unteren Rücken. Wiederhole die Bewegung 5-6-mal.

Beende die Übung. Senke die Beine und nimm einige entspannte Atemzüge. Genieße die neue Atemfülle.

Beachte

- Achte auf einen entspannten Atem.
- Führe die Übung in deinem Atemrhythmus aus.
- Bleibe ganz entspannt, mache eine Pause, wenn es dir zu viel wird.

Wirkung

- **Die Übung stärkt das Zwerchfell und sie fördert die Zwerchfellatmung.**
- **Sie führt zu einem ruhigeren und tieferen Atem.**
- **Sie setzt Entspannungsimpulse.**

Auch diese Übung kann im Stehen ausgeführt werden.

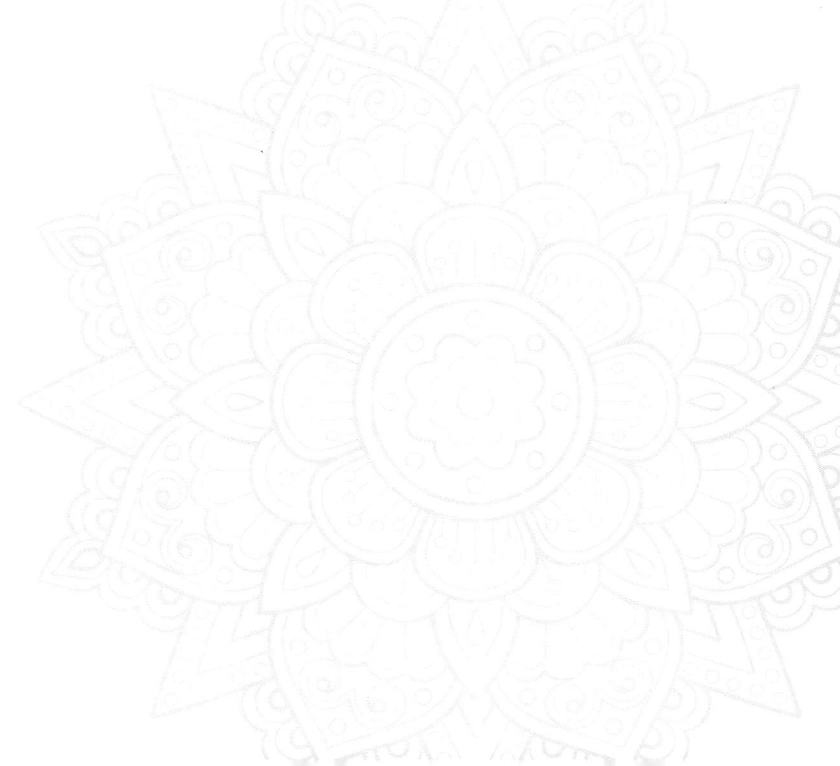

3 Übungen für die Füße

Unsere Füße tragen uns durch unser ganzes Leben. Sie sind da und werden leider zu häufig nicht wahrgenommen. Sie sind unsere Basis, unsere Wurzeln im Leben. Wenn wir nicht gut verwurzelt sind, fehlt uns häufig die Bodenhaftung, die Ruhe und die Stabilität im Leben. Wichtig ist es, unsere Füße aktiv und beweglich zu halten, denn die TCM sagt, dass die Alterung in den Füßen beginnt.

Jeder, der viele Standpositionen in seinem täglichen Übungsprogramm hat, weiß, wie wichtig ein aktiver Fuß ist. Er ist die Grundvoraussetzung für jede Krieger- oder Helden-Position.

Außerdem trainieren Balanceübungen unseren ganzen Körper, die Muskelkette und die kleine und so wichtige Haltemuskulatur in unserem Körper.

Hier beginne ich ausnahmsweise einmal mit Übungen ohne Redondo®Ball, um meine Füße aufzuwecken.

VORÜBUNGEN OHNE REDONDO®BALL

3.1 Fußraupe

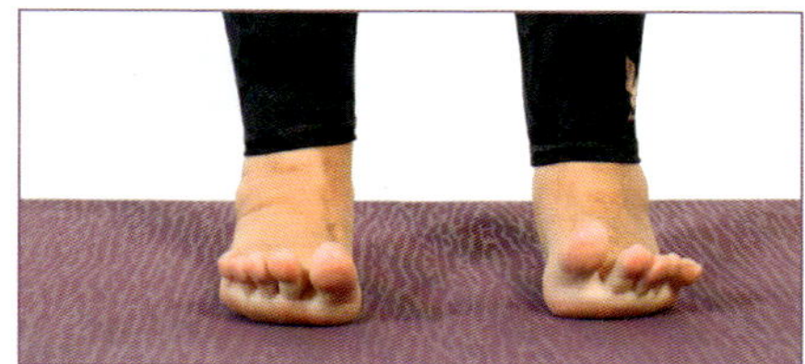

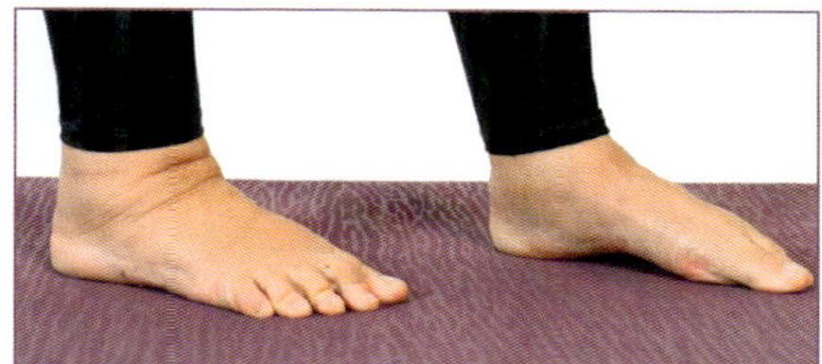

Ausgangsposition

Du stehst aufrecht, die Füße stehen bequem, sind eine Fußlänge auseinander aufgestellt und sind gerade ausgerichtet.

Ausführung

1. Kralle deine Füße in den Boden in die Matte, als wolltest du dich mit eigener Kraft nach vorne ziehen. Wie eine Raupe!
2. Entspanne die Füße und strecke die Fußzehen, spreize sie so weit, wie du kannst, auseinander.

Wechsle zwischen den Positionen mehrfach.

Wenn du möchtest, kannst du die Atmung noch mit in die Übung integrieren. Beim Einatmen die Füße in die Erde krallen, beim Ausatmen die Füße strecken und entspannen.

Wirkung

- **Die Muskeln des Mittelfußes werden gekräftigt.**
- **Das Fußgewölbe wird wahrgenommen und aktiv nach oben gezogen, was bei einem Fuß hilft, der stark zum Durchhängen im Mittelfußbereich neigt, z. B. Platt- oder Spreizfuß.**
- **Eine Kräftigung der Fußmuskulatur tritt ein.**
- **Die Übung dient zur Entspannung und Anspannung des Fußes.**

Beobachtungsvorschlag: Nimm wahr, wie die Muskelketten im Bein bis zur Gesäßmuskulatur und sogar bis zur Wirbelsäule bei dieser kleinen Übung aktiv mitarbeiten.

3.2 Klavierspielen

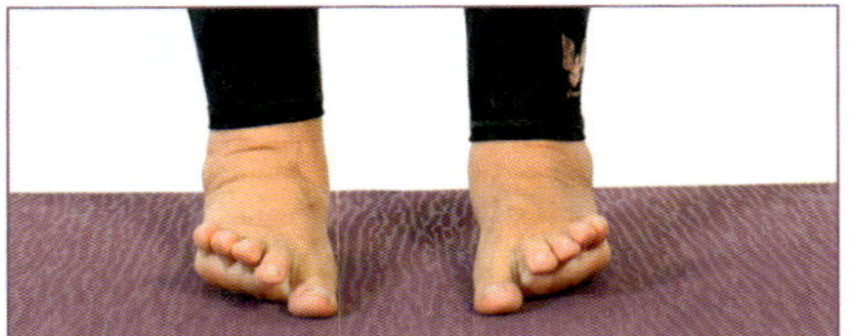
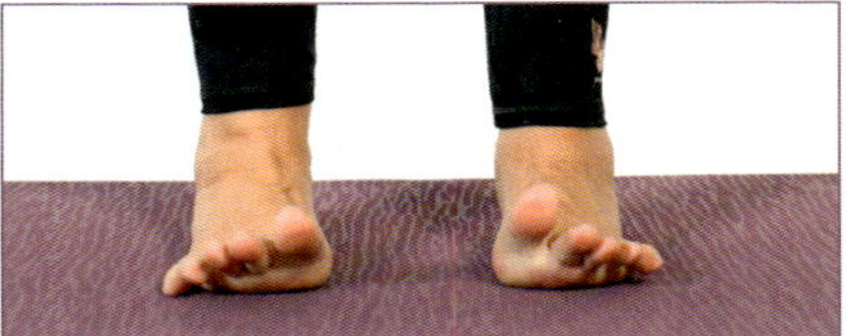

Ausgangsposition

Du stehst locker und entspannt. Deine Füße haben eine Fußbreite Abstand voneinander und sind gerade nach vorne ausgerichtet.

Ausführung

1. Hebe alle Zehen vom Boden ab und spreize sie, soweit es dir möglich ist.
2. Beginne damit, zunächst nur den großen Zeh wieder auf dem Boden abzusetzen und ihn dann wieder anzuheben.
3. Dann bringe nur den kleinen Zeh auf den Boden und hebe ihn wieder ab.
4. Nun versuche abwechselnd, beginnend mit dem großen Zeh, die Zehen einzeln in Richtung Boden zu bringen. Bis zum kleinen Zeh und wieder zurück, als wenn du mit deinen Zehen Klavier spielen würdest.

Keine Ungeduld, wenn es nicht gleich gelingen mag. Leider sind unsere Füße nicht mehr so beweglich, aber durch regelmäßiges Üben kannst du hier Erstaunliches erreichen. Dies ist auch eine wunderschöne kleine Übung abends vor dem Fernseher oder zwischendurch am Schreibtisch. Es erdet dich gut und bringt die Gedanken wieder zu deinen Wurzeln.

Wirkung

➤ **Die Übung trainiert die Flexibilität in deinen Füßen und diese ist gleichgeschaltet mit unserer geistigen Flexibilität.**

Beachte

- Entspanne deine Hände während der Übung.

ÜBUNG MIT DEM REDONDO®BALL

3.3 Fußgelenke und Stabilität

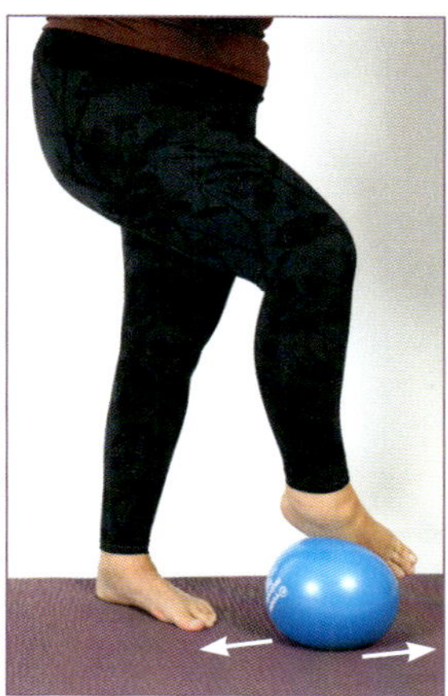
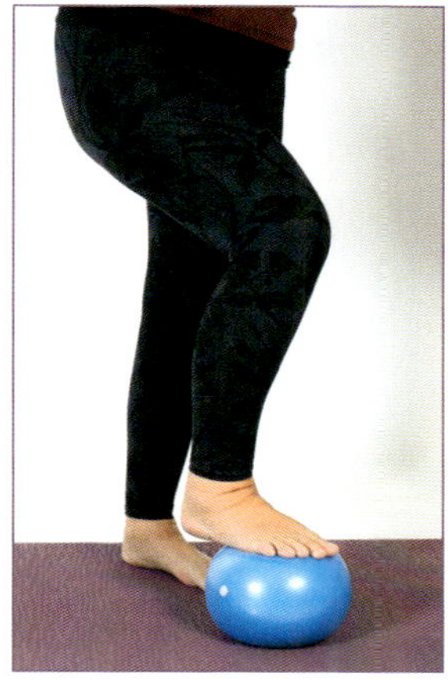
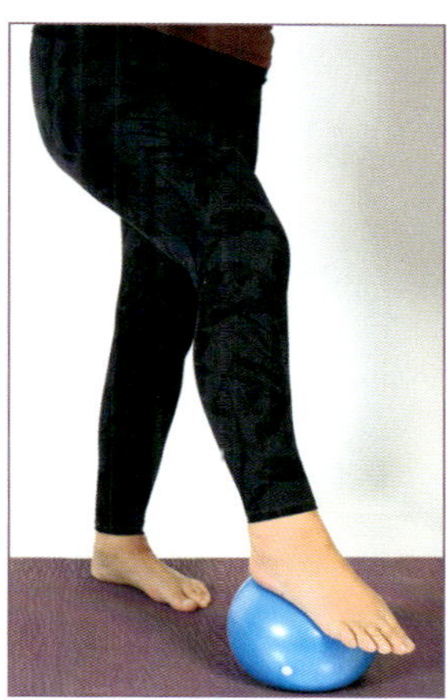

Ausgangsposition

Der Einbeinstand ist die Ausgangsposition.

Es kann für die eigene Stabilität hilfreich sein, sich einen Punkt auf dem Boden zu suchen und diesen im Auge zu behalten. Oder halte dich an einem Stuhl oder an der Wand fest. Du solltest dich sicher und stabil fühlen und dich ganz auf die Fußübung konzentrieren können.

Beginne mit dem linken Fuß. Setze ihn vorsichtig auf dem Redondo®Ball ab. Spüre den Kontakt des Fußes mit dem Redondo®Ball.

Ausführung

Beginne nun mit folgenden Bewegungen.

1. Kreise den Redondo®Ball mit dem Fuß erst nach links und dann nach rechts.
2. Bewege den Redondo®Ball mit dem Fuß nach vorne und nach vorne und hinten im Rahmen deiner Möglichkeiten.

3. Bewege den Redondo®Ball mit dem Fuß von vorne, sodass er gerade noch unter deiner Kontrolle ist.
4. Bewege den Redondo®Ball mit dem Fuß nach hinten. Rolle über die Zehen und beuge den Fuß so, dass der Redondo®Ball nun den Fußrücken berührt.
5. Beschreibe mit dem Redondo®Ball eine Acht vor deinem Körper. Zeichen für eine 8

Wiederhole jede Bewegung ein paar Mal. Wenn du den Redondo®Ball während der Übung verlierst, ist das nicht schlimm. Fange ihn einfach wieder ein und beginne von Neuem.

Nimm es leicht und spielerisch. Lache auch mal über dich selbst.

Wiederhole die ganze Sequenz auch mit dem rechten Fuß.

Schön ist es, die Füße nach der Sequenz kurz auszuschütteln.

Wirkung

- **Die Übung kräftigt das Standbein, die Stützmuskulatur und erhöht die Flexibilität im Fußgelenk.**
- **Sie lockert das Fußgelenk.**
- **Sie bietet eine gute Vorbereitung für Standpositionen.**

4 Übungen für die Hände

Kraftvolle und bewegliche Hände unterstützen uns beim *herabschauenden Hund*, Brett und bei allen Stützhaltungen. Eine bewegliche Hand zeigt einen wachen Geist. Die chinesische Medizin kennt hier viele kleine Fingerspiele, um auch im Alter den Geist wach und beweglich zu halten.

Wenn du dich tiefer mit diesem spannenden Thema beschäftigen möchtest, empfehle ich dir das Buch von Hesse über Meister Wangs Fingerspiele (nur noch gebraucht erhältlich). Eine echte Herausforderung.

Grundposition

Achte darauf, dass du eine gute Standposition einnimmst. Eine gute Basis macht dir das Üben mit dem gestreckten Arm leichter.

4.1 Mobilisierung der Schultern

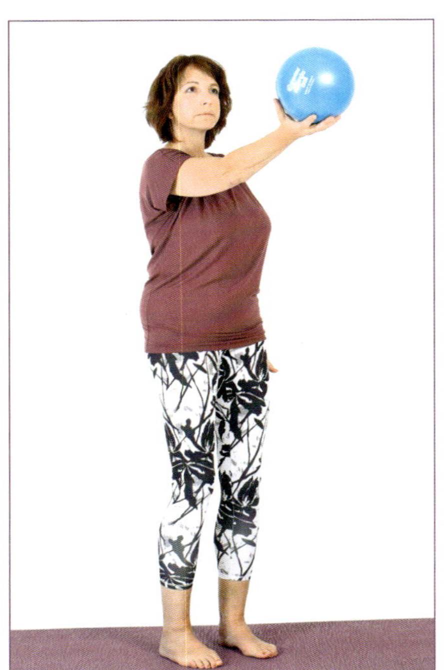

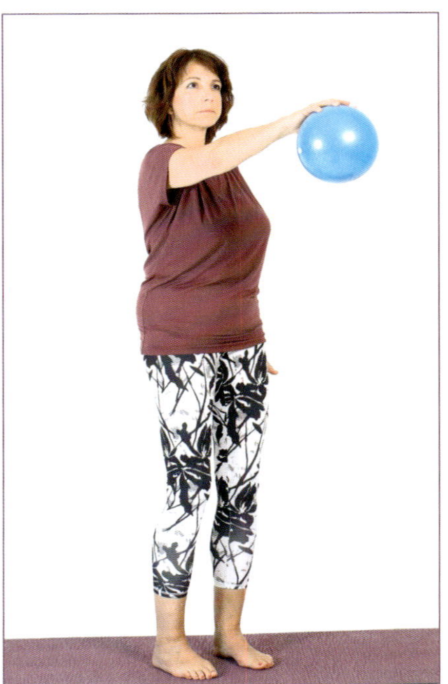

Ausgangsposition

Nimm den Redondo®Ball in die linke Hand und strecke deinen Arm nach vorne aus. Achte darauf, dass deine Schultern sich nicht verkrampfen. Passe eventuell die Höhe deines Arms und die Streckung deinen Möglichkeiten an.

Ausführung

Drehe den Redondo®Ball aus der Schulter heraus nach oben und nach unten. Beobachte, was die Bewegung mit deinen Schultern macht.

Die Hand und die Finger sind weit geöffnet und du versuchst, so viel Fläche wie möglich auf dem Redondo®Ball einzunehmen, welchen du mit gestreckter Hand/mit gestrecktem Arm vor deinem Körper hältst.

Beachte

- Entspanne deine Schultern.
- Achte darauf, dass das Handgelenk gerade bleibt und nicht abknickt.
- Achte auf eine aktive Standposition.

Wirkung

- **Mobilisiere die Schultermuskulatur.**
- **Die Armmuskulatur wird gekräftigt.**

4.2 Kräftigung der Hand- und Unterarmmuskulatur

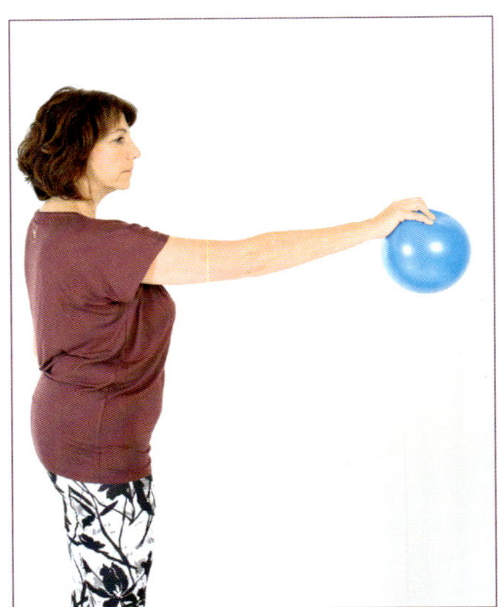

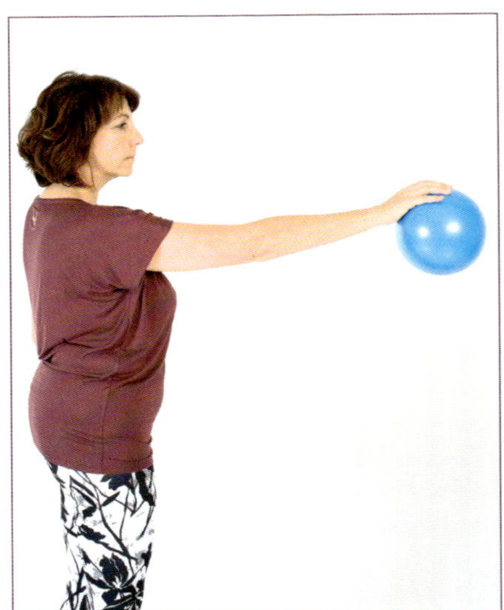

Ausgangsposition

Du stehst aufgerichtet und nimmst den Redondo®Ball in die rechte Hand. Strecke den Arm nach vorne. Der Redondo®Ball schaut in Richtung Boden.

Ausführung

1. Greife mit den Fingern fest in den Redondo®Ball, als wolltest du die Luft aus ihm herauspressen.
2. Löse das Pressen, ohne dabei den Redondo®Ball zu verlieren.

Beachte

- Bleibe entspannt in den Schultern.
- Nimm einen stabilen Stand ein.

Wirkung

- Die Übung kräftigt die Handmuskulatur.
- Sie verbessert die Unterarmmuskulatur.
- Sie führt zu einer Kräftigung der Oberarm- und Schultermuskulatur.

Atmung

Bei der Anspannung einatmen, bei der Entspannung ausatmen.

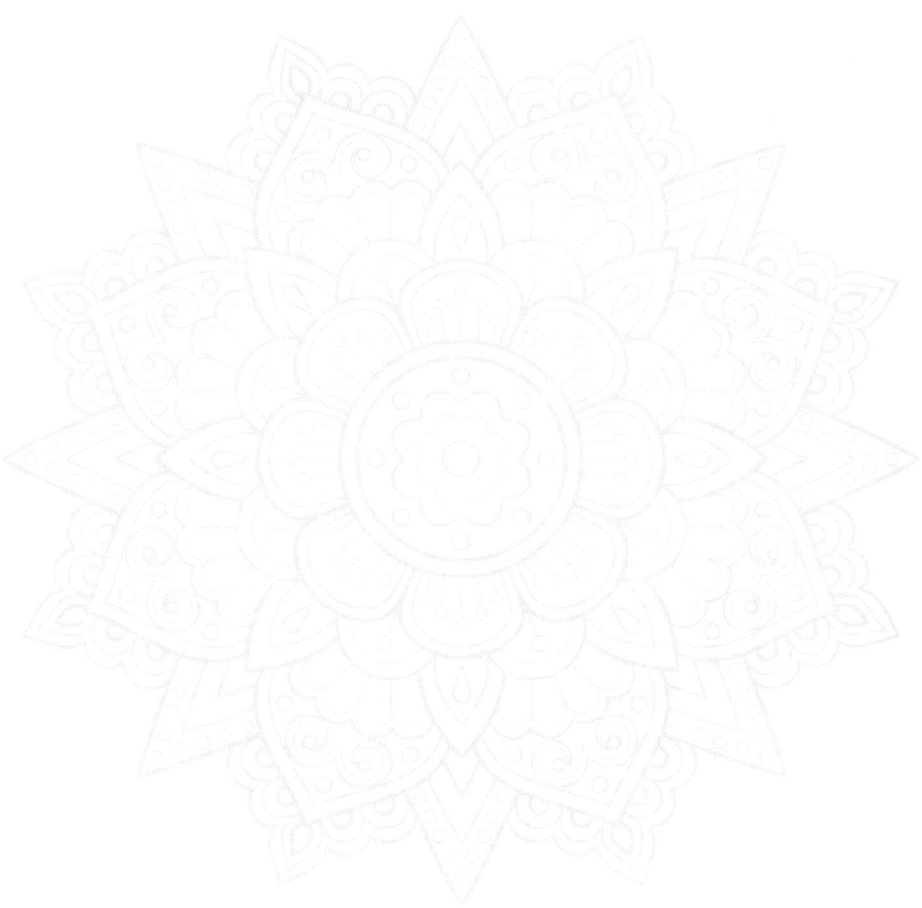

4.3 Flexibilität der Fingermuskulatur

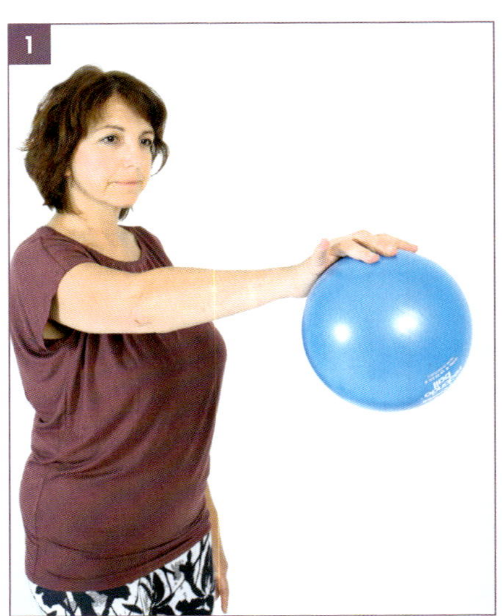

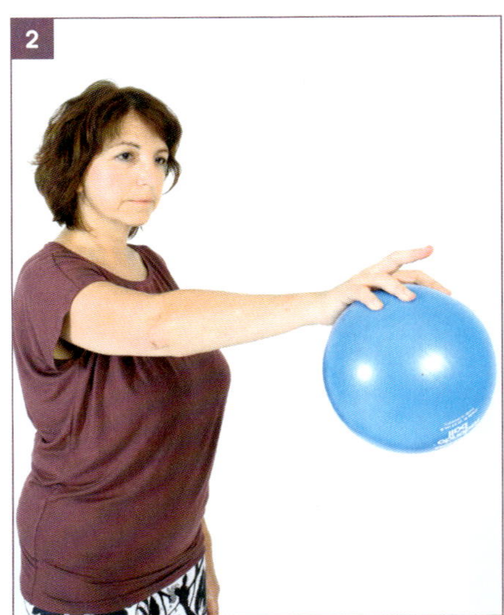

Ausgangsposition

Der Arm ist gestreckt und der Redondo®Ball wird von der Hand von oben gehalten.

Ausführung

Beginne mit dem Daumen und wandere dann bis zum kleinen Finger. Drücke abwechselnd die Finger in den Redondo®Ball und löse sie dann wieder. So, als würdest du auf dem Redondo®Ball Klavier spielen.

Achte darauf, dass du den Redondo®Ball nicht verlierst.

1. Beginne damit, dass die Hand nach oben schaut.

2. Dann wechsle in die Position der Hand in Richtung Erde.

Wundere dich nicht, es wird dir mit dem Daumen kaum gelingen, aber manchmal reicht auch schon die Vorstellung davon, um Muskeln zu aktivieren und eine Trainingswirkung auszulösen.

Varianten

Wechsle den Fingerrhythmus einmal vom Daumen zum kleinen Finger und einmal zurück.

Einmal nur mit dem Daumen und mit dem kleinen Finger. Einmal jeder zweite Finger. Du kannst auch mit zwei Redondo®Bällen gleichzeitig üben. Deiner Fantasie sind hier keine Grenzen gesetzt. Spiele mit dem Ball.

Beachte

- Die Schultern sind entspannt.

Wirkung

- **Die Übung kräftigt die Handmuskulatur intensiv.**
- **Sie kräftigt die Unterarmmuskulatur.**

4.4 Lockerung der Handgelenke

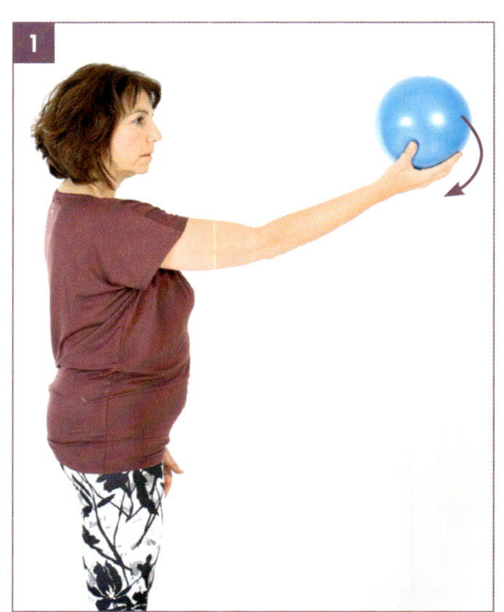

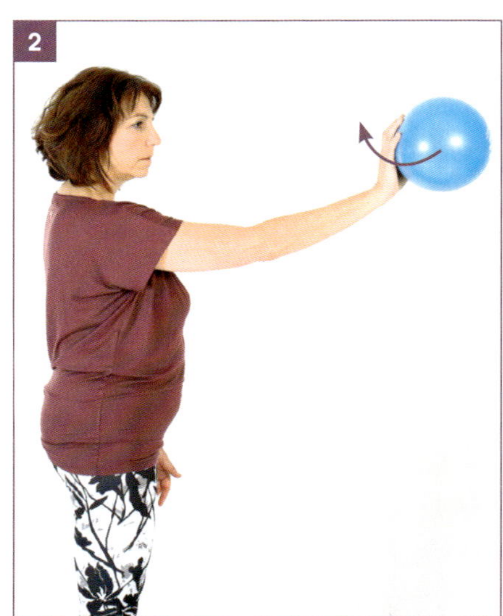

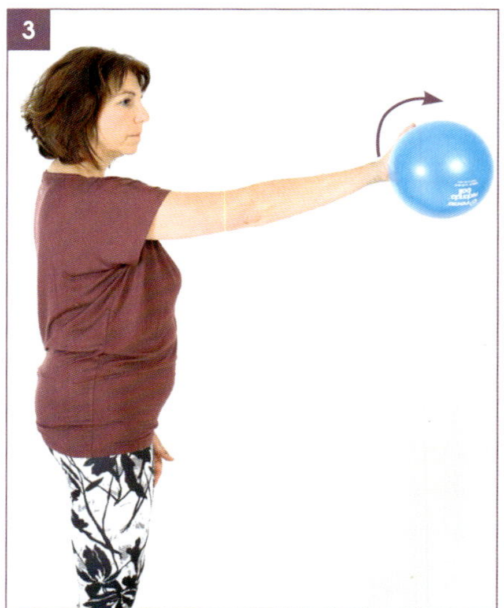

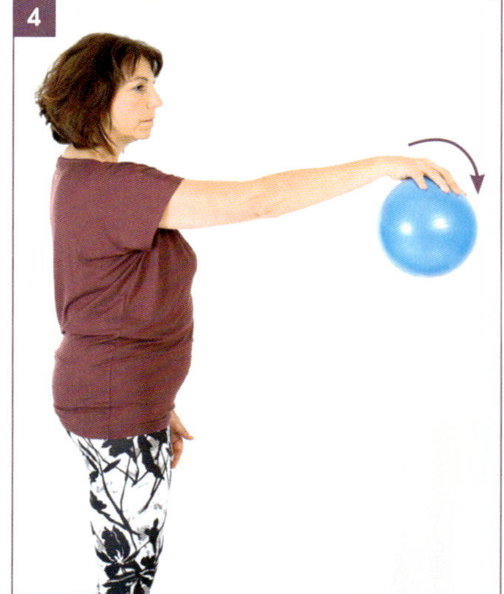

Ausgangsposition

Nimm den Redondo®Ball so in die Hand, dass du ihn gut und sicher halten kannst.

Ausführung

Führe nun durch die Bewegung deines Handgelenks kleine Kreise aus.

Varianten

Wechsle die Richtung, beschreibe eine Acht, führe die Bewegung mit zwei Redondo®Bällen gleichzeitig aus, welche du zueinander oder voneinander wegbewegst. Kreise beide Bälle in die gleiche Richtung.

Führe die Bewegung nach oben und unten aus, kippe dabei das Handgelenk, als würdest du jemand winken.

Natürlich kann man die Bewegungen auch ohne Redondo®Ball ausführen, dann dienen sie eher der Lockerung. Mit Redondo®Ball ist noch eine gewisse Kräftigung dabei.

Lockere die Hände, indem du sie sanft ausschüttelst.

Wirkung

- **Man sagt diesen Übungen nach, dass sie auch eine sehr gute Wirkung gegen Arthrose in den Finger und Handgelenken haben sollen.**
- **Die Kräftigung und Flexibilität der Hand- und Fingergelenke ist intendiert.**

5 Übungen für den Nacken

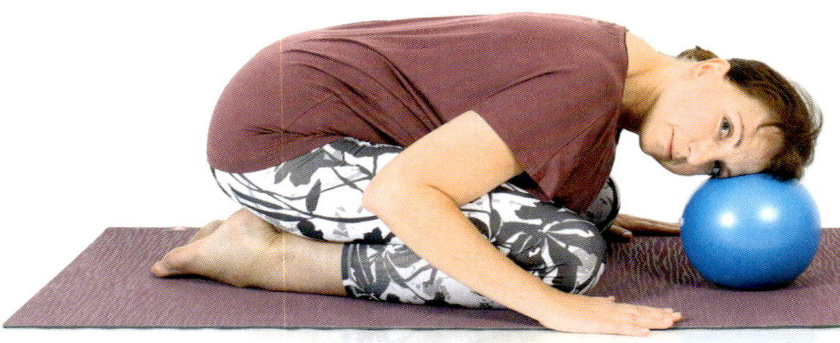

5.1 Nacken: Anspannung und Entspannung

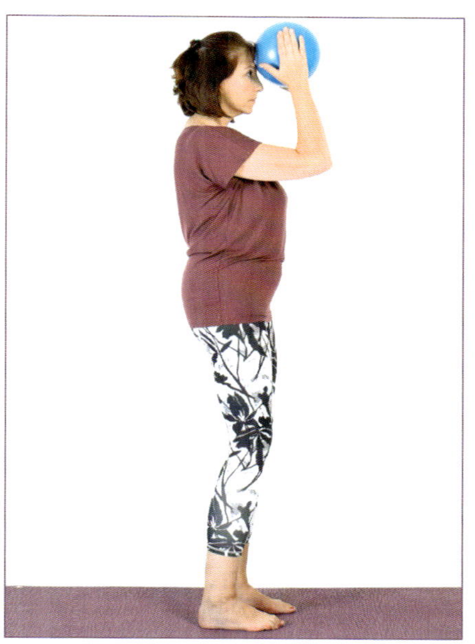

Ausgangsposition

Nimm einen aufrechten Stand oder eine aufrechte und entspannte Sitzposition ein.

Ausführung

Nimm den Redondo®Ball in beide Hände und halte ihn vor deine Stirn.

- Übe nun sanften Druck mit dem Redondo®Ball gegen die Stirn aus und halte mit dem Kopf einen leichten Gegendruck. Atme ein und baue leichte Spannung/leichten Druck auf.

  Atme weiter und halte die Spannung zwei Atemzüge lang.

- Mit der nächsten Ausatmung löse die Spannung wieder.

Wiederhole diese Bewegung viermal. Dann lasse den Redondo®Ball sinken und entspanne. Spüre in den Hals-Nacken-Bereich hinein. Vielleicht kannst du Wärme spüren.

Entspanne ganz bewusst deinen Kiefer. Mache kleine Kaubewegungen oder gähne.

Achte auf deinen Körper und seine Signale, wenn er kleine Zwischenbewegungen wünscht, dann gib diesem Gefühl nach.

5.2 Seitliche Nackenmuskulatur

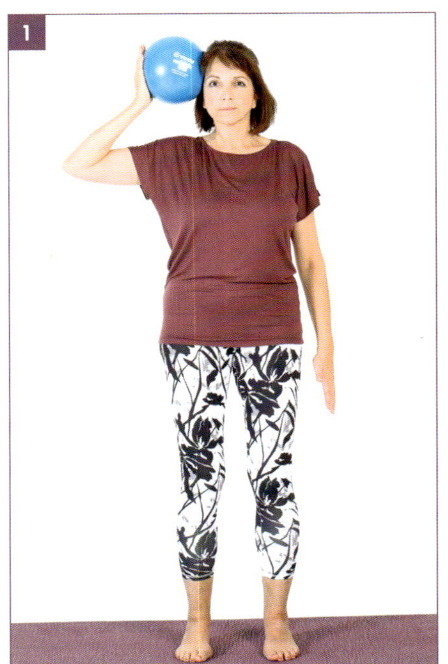

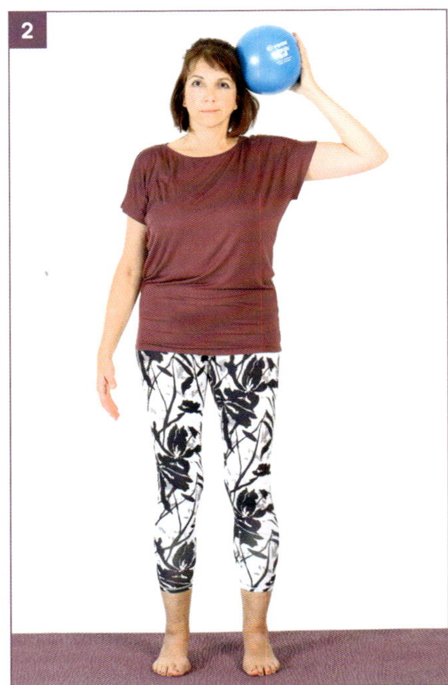

Ausgangsposition

Halte den Redondo®Ball seitlich an die Schläfe. Beginne mit der rechten Schläfe und halte den Redondo®Ball mit der rechten Hand.

Ausführung

Mit der Einatmung übe nun sanften Druck mit dem Redondo®Ball auf die Schläfe aus. Halte mit dem Kopf sanft dagegen. Atme ruhig weiter und halte die Spannung zwei Atemzüge lang. Spüre die Anspannung in deiner Hals-/Nackenmuskulatur. Mit der nächsten Ausatmung löse die Spannung.

Wiederhole diese Bewegung viermal auf jeder Seite. Dann lasse den Redondo®Ball sinken und entspanne. Spüre in den Hals-Nacken-Bereich hinein. Vielleicht kannst du Wärme spüren.

Entspanne ganz bewusst deinen Kiefer. Mache kleine Kaubewegungen oder gähne.

Wirkung

- Beide Übungen helfen, die Hals-/Nackenmuskulatur zu stärken.
- Du kannst den Unterschied zwischen Anspannung und Entspannung wahrnehmen.
- Die Anspannung in der Kiefermuskulatur lösen.

Beachte

- Achte darauf, dass du eine Ausgangshaltung findest, in der deine Schultern entspannt bleiben können.
- Gönne dir Pausen und lockere die Schultern.

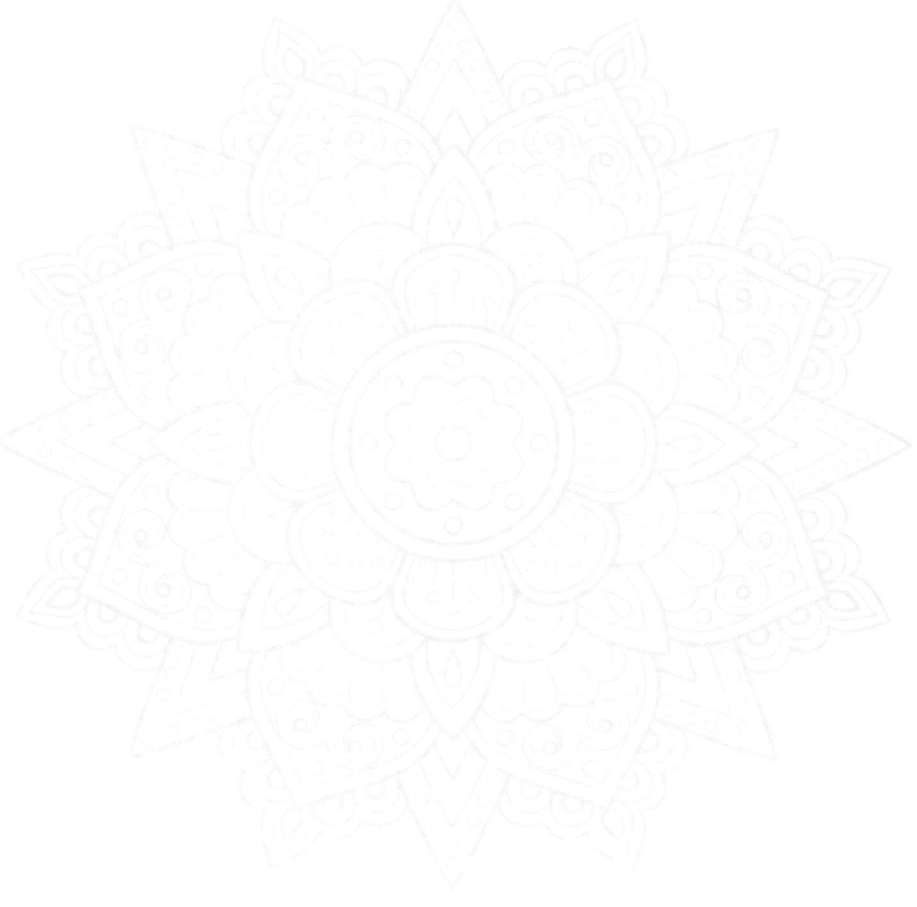

5.3 Dehnung der Hals-Nacken-Muskulatur

Stellung des Kindes

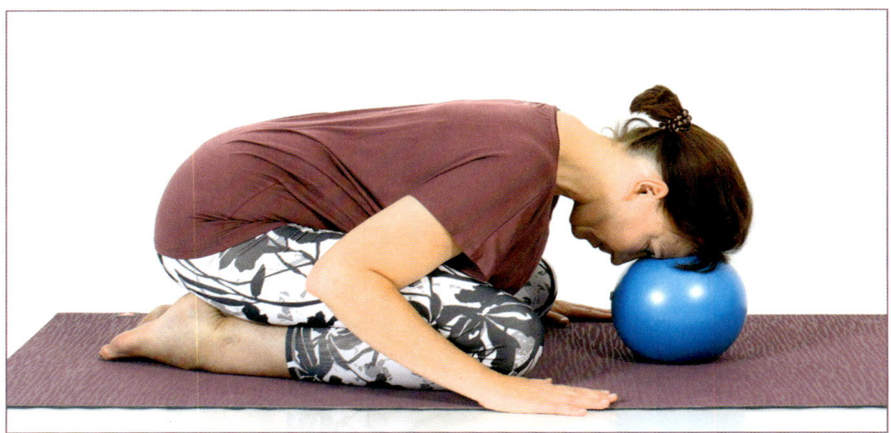

Du kniest auf deiner Matte und streckst deine Arme nach vorne und schiebst das Gesäß in Richtung Füße.

Beachte

- Achte auf deine Knie. Lege dir eine Decke unter die Knie oder eine Decke in die Kniekehlen.
- Wenn dir diese Haltung schwerfällt, behalte das Gesäß in Höhe der Knie. Aber, Achtung, dass du nicht zu viel Gewicht auf dem Kopf hast.

Ausgangsposition

Gehe in die Stellung des *Kindes*. Der Redondo®Ball wird unter den Kopf gelegt, sodass die Stirn auf dem Redondo®Ball zu liegen kommt. Die Arme liegen rechts und links neben dem Redondo®Ball und dürfen auf dem Boden entspannt abgelegt werden. Achte darauf, dass du genug Platz zwischen deinen Armen hast, um den Redondo®Ball zu bewegen.

Ausführung

- Mit der Ausatmung rollen wir den Redondo®Ball über die Stirn auf die rechte Seite, sodass die rechte Schläfe auf dem Redondo®Ball zu liegen kommt.

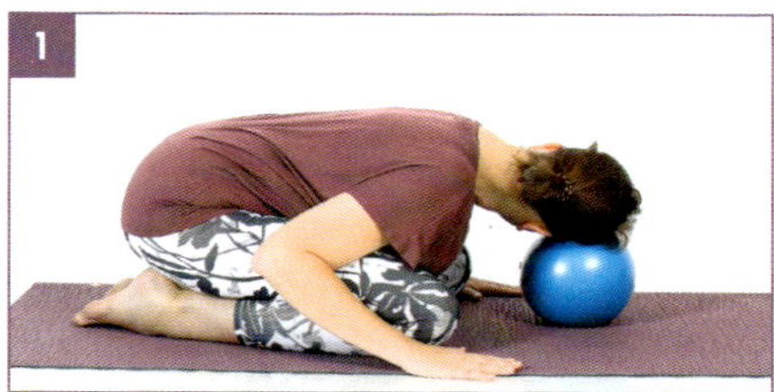

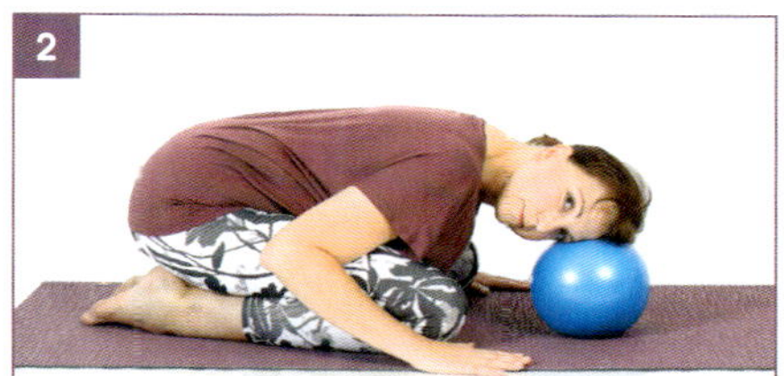

- Mit dem Einatmen geht der Redondo®Ball zurück in die Mittelposition und mit dem Ausatmen zur linken Schläfe.
- Der Kopf wird dabei sanft hin- und hergedreht.
- Bleibe ein paar Atemzüge auf der rechten Seite und lege ganz bewusst den Kopf mit all seinen Gedanken auf dem Redondo®Ball ab. Du kannst dir auch vorstellen, dass alle Gedanken, die dich beschäftigen, in den Redondo®Ball fließen dürfen.
- Wiederhole den ganzen Bewegungsablauf auf der linken Seite.
- Beschreibe mit dem Ball einen Kreis nach links und nach rechts.

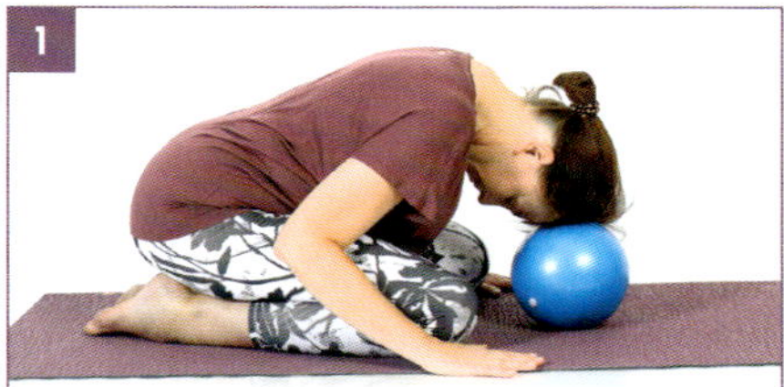

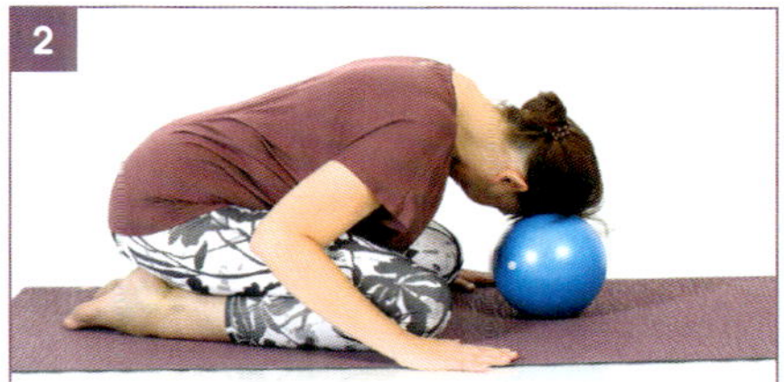

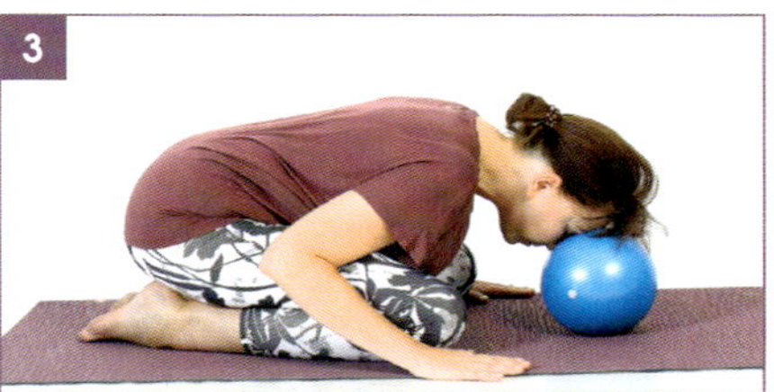

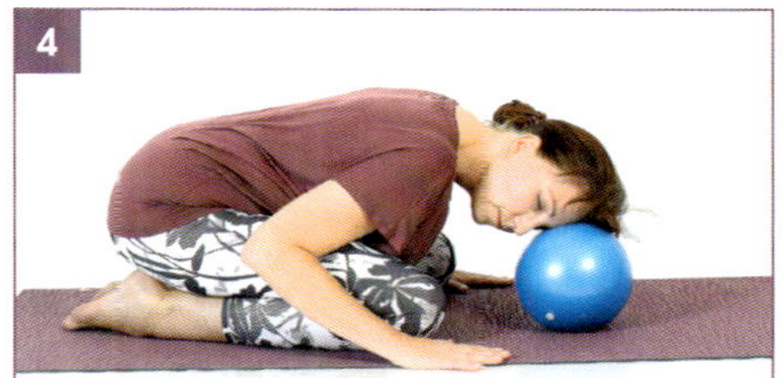

- Bleibe zum Abschluss auch für ein paar Atemzüge in der Mitte und gib das Gewicht des Kopfs an den Redondo®Ball ab.

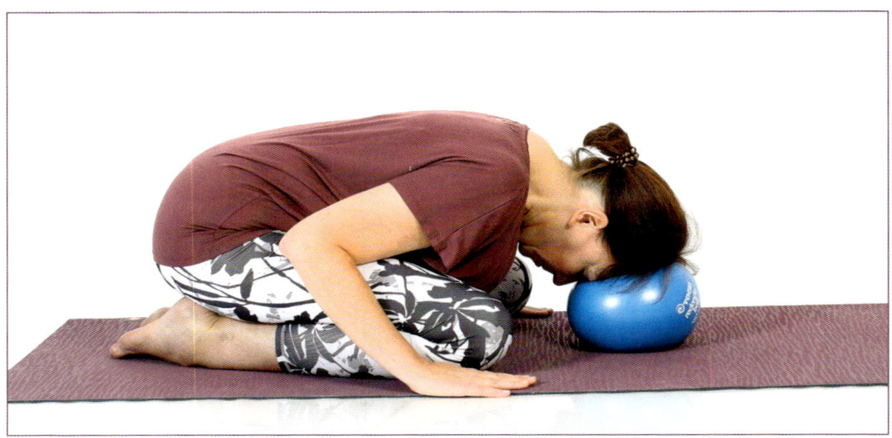

Beachte

- Nimm eine dir angenehme Ausgangshaltung ein, bei der du mit dem Gewicht nicht auf dem Redondo®Ball liegst.
- Entspanne die Arme und die Schultern.
- Entspanne den Kiefer.

Wirkung

➤ **Du erreichst eine Dehnung und Mobilisierung der Hals-Nacken-Muskulatur.**

6 Übungen für die Brustwirbelsäule

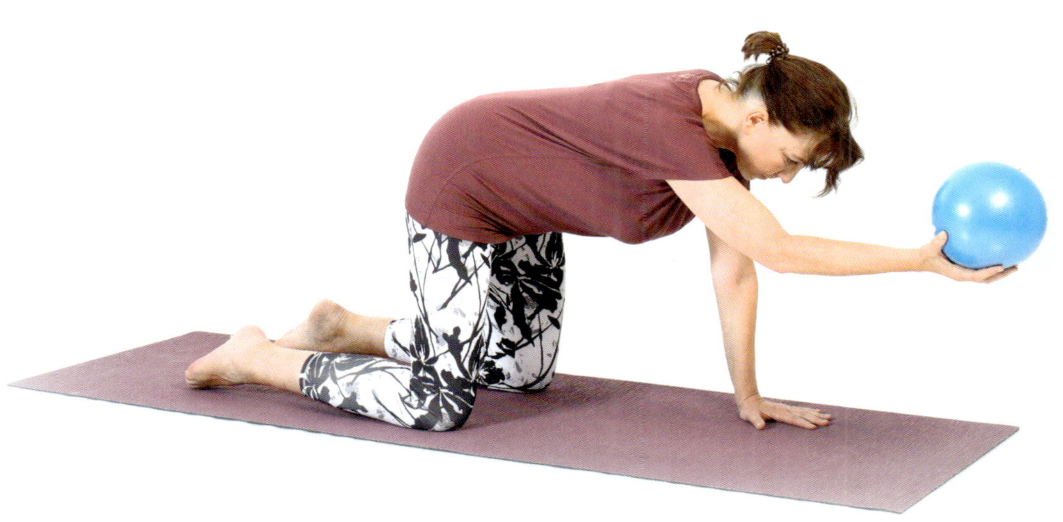

6.1 Sanfte Mobilisierung der Brustwirbelsäule

Eine wunderbare Übung bei Nackenverspannungen, Rundrücken und Steifheit in der Brustwirbelsäule. Der Redondo®Ball ist hier ein perfekter Helfer, um die Aufmerksamkeit auf das Brustbein zu lenken.

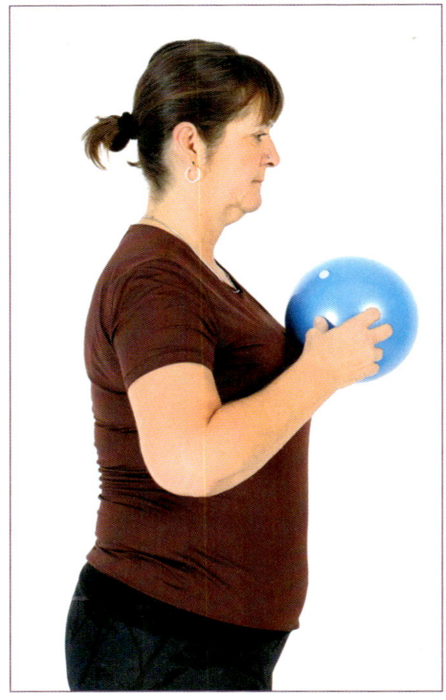

Ausgangsposition

Die Übung kann im Sitzen oder im Stehen durchgeführt werden.

Ausführung

Nimm den Redondo®Ball in beide Hände und halte ihn vor dein Brustbein mit sanftem Kontakt.

Schließe deine Augen, wenn du möchtest, und konzentriere dich auf deinen Atem. Achte auf einen natürlichen Atemrhythmus.

Mit der Einatmung schiebe dein Brustbein sanft in Richtung Redondo®Ball.

Mit der Ausatmung lasse das Brustbein wieder sanft nach innen sinken.

Tauche ganz in die Bewegung ein und beobachte, was mit deinem Nacken passiert. Wo und wie kannst du eine Bewegung spüren?

Man kann die Übung im Alltag durchführen, indem man einen Finger auf das Brustbein legt oder, wenn man geübt ist, auch ohne eine Auflage.

Es ist erstaunlich, wie viel mehr Beweglichkeit schon nach einer Weile entsteht.

Beachte

- Nimm eine entspannte Grundhaltung ein.
- Die Bewegung sehr klein und langsam ausführen.

Wirkung

- **Die Bewegung fördert die Beweglichkeit der Brustwirbelsäule.**
- **Sie bringt Entspannung in den Nacken und in den Schulterbereich.**

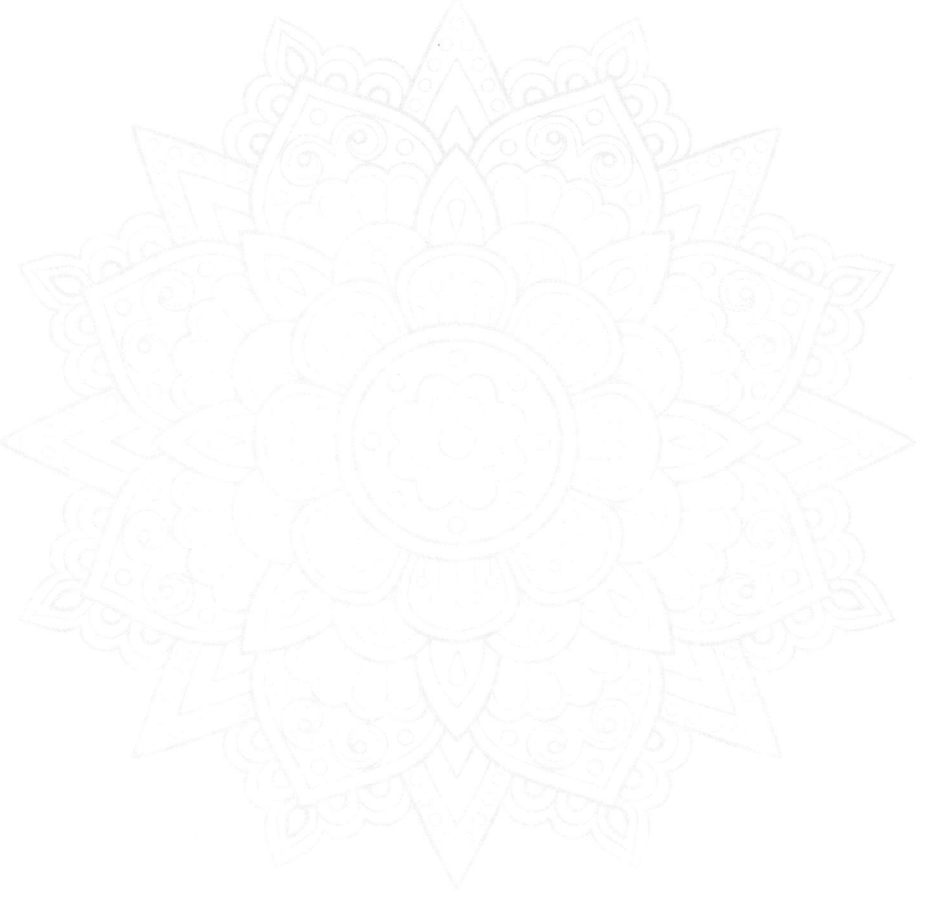

6.2 Sphinx

Die Aufrichtung in der *Sphinx* kommt aus der Brustwirbelsäule und über das Brustbein und die damit verbundene Muskulatur. Viele Teilnehmer haben für diesen Bereich leider wenig Aufmerksamkeit und sind hier in ihrer Beweglichkeit sehr eingeschränkt. Die folgende Übung kann dir helfen, in diesem Bereich mehr in die Flexibilität und in die Bewegung zu kommen.

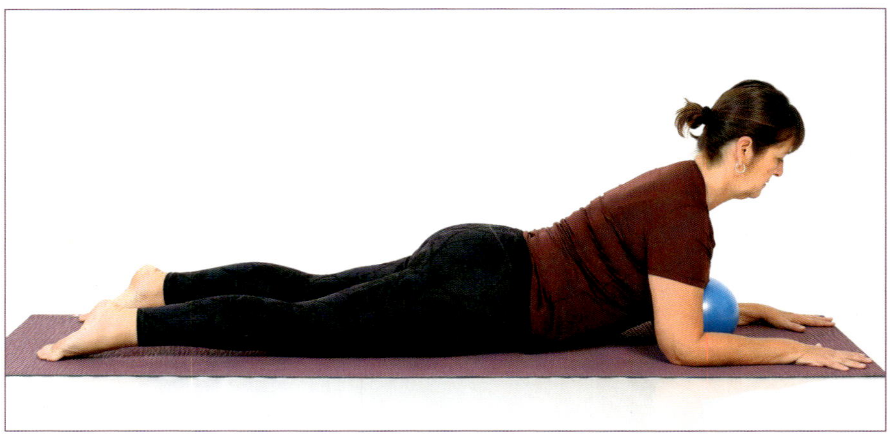

Ausgangsposition

Lege dich auf den Bauch. Bringe die Unterarme auf den Boden und schaue, dass die Ellbogen/Oberarme und die Schultern einen rechten Winkel bilden. Lege den Redondo®Ball unter deine Brust zwischen deine Rippenbögen.

Ausführung

Schiebe nun sanft das Brustbein gegen den Redondo®Ball, drücke die Unterarme leicht in den Boden und ziehe sie sanft in Richtung Hüfte. Spüre die Kraft deiner Rückenmuskulatur und die Aufrichtung. Halte die Position 4-6 Atemzüge lang.

1. Entspanne, indem du dich mit dem Oberkörper um den Redondo®Ball herumrollst und einen Rundrücken machst. Öffne bewusst deine Körperrückseite.

Wiederhole die Übung noch 3-4-mal.

Beachte

- Entspanne deine Beine, Füße und das Gesäß.
- Schiebe sanft das Steißbein/Schambein in Richtung Boden. Dies aktiviert deine Mitte, was den unteren Rücken schützt.
- Achte darauf, dass die Position des Redondo®Balls dir nicht unangenehm ist und dir auf den Mageneingang drückt.
- Nimm nun den Redondo®Ball weg und entspanne in der Bauchlage. Spüre den Bereich, der im Ballkontakt war. Hier sitzt der Solarplexus, ein wichtiges Nervenzentrum und es fühlt sich wahrscheinlich gut durchblutet und warm an. Genieße das Gefühl.

Wirkung

- **Die Übung kräftigt die obere Rückenmuskulatur.**
- **Sie kräftigt die Nackenmuskulatur.**
- **Sie dehnt die vordere Brust- und Bauchmuskulatur.**
- **Sie aktiviert und massiert den Solarplexus.**

6.3 Kobra

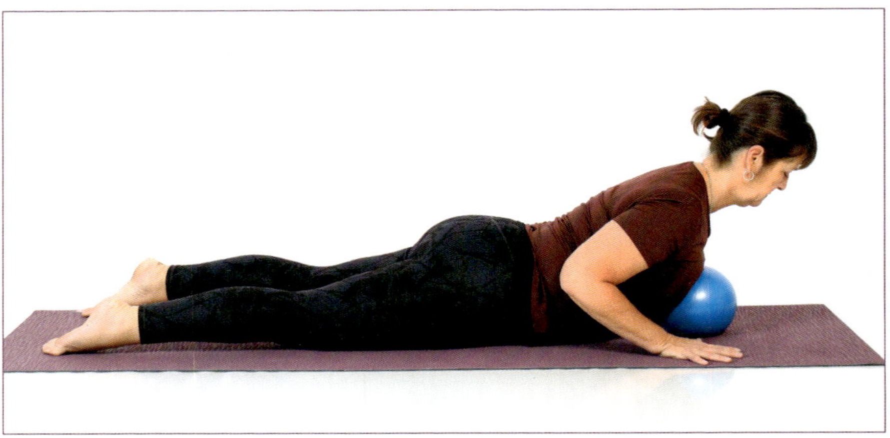

Ausgangsposition

Lege dich auf den Bauch und bringe die Hände unter deine Schultern. Der Ball liegt unter deiner Brust zwischen den Rippenbögen. Achte darauf, dass die Ellbogen in Körpernähe sind.

Ausführung

Aktiviere deine Mitte, indem du das Schambein sanft in Richtung Boden schiebst. Entspanne deine Beine/Füße. Schiebe nun dein Brustbein gegen den Redondo®Ball. Aktiviere somit deine Rückenmuskulatur und richte dich aus der Mitte deiner Brust heraus auf. Stelle dir vor, du wolltest den Ball nach vorne schieben. Halte die Position 4-5 Atemzüge lang.

Die *Kobra* ist eine Bewegung nach oben und nach vorne.

Beachte

- Entspanne deine Beine, Füße und das Gesäß.
- Schiebe sanft das Steißbein/Schambein in Richtung Boden. Dies aktiviere deine Mitte, was den unteren Rücken schützt.
- Achte darauf, dass die Position des Redondo®Balls dir nicht unangenehm ist und dir auf den Mageneingang drückt.

- Achte darauf, dass du nicht das Kinn nach vorne schiebst.
- Mache einen langen Nacken.

Wirkung

- **Die Übung kräftigt die obere Rückenmuskulatur.**
- **Sie stärkt die Nackenmuskulatur.**
- **Sie dehnt die vordere Brust- und Bauchmuskulatur.**
- **Sie aktiviert und massiert den Solarplexus.**

Entspanne dann, indem du den Kopf einrollst, die Spannung loslässt und dich um den Redondo®Ball rollst. Gerne kannst du auch die Hände lösen und vor dem Redondo®Ball auf dem Boden ablegen oder beide Hände als Fäuste unter den Kopf legen.

Spüre die Bewegung des Atems zwischen den Schulterblättern.

6.4 Vogel

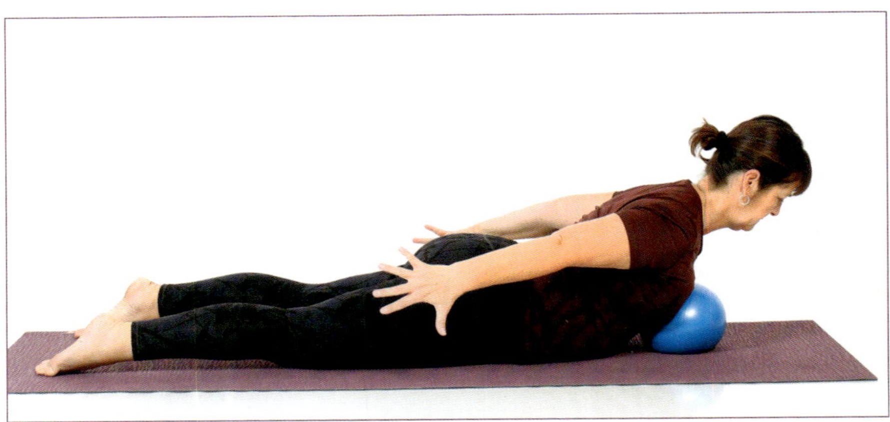

Ausgangsposition

Lege dich auf den Bauch und bringe die Hände erst einmal seitlich neben die Schultern. Lege den Redondo®Ball wieder zwischen die Rippenbögen. Aktiviere deine Mitte und schiebe deinen Solarplexus leicht gegen den Redondo®Ball.

Ausführung

Löse jetzt die Hände vom Boden und strecke die Arme seitlich neben dem Körper aus, als würdest du fliegen.

Variante

1. Strecke die Arme nach vorne und halte sie in einer sanften Streckung, als würdest du einen großen Ball halten.

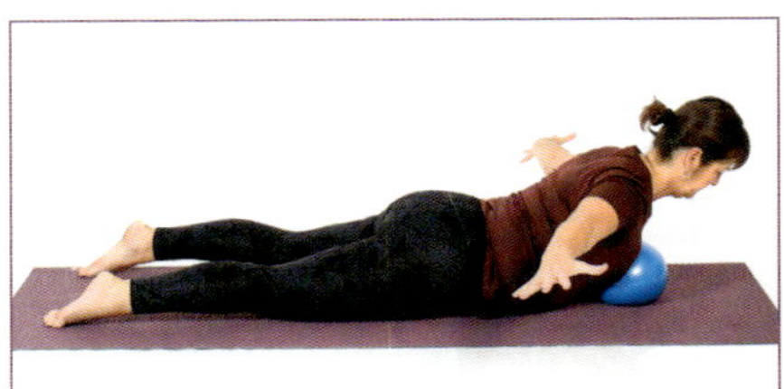

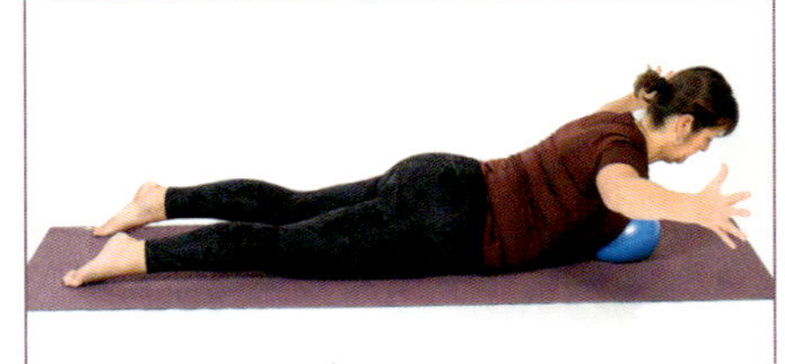

2. Abwechselnd den rechten und den linken Arm nach vorne schieben. Mache die Bewegung aus den Ellbogen heraus.

Beachte

- Achte auf deinen Nacken, dass du dich nicht verspannst.
- Entspanne deine Beine, Füße und das Gesäß.
- Schiebe sanft das Steißbein/Schambein in Richtung Boden. Dies aktiviert deine Mitte, was den unteren Rücken schützt.
- Achte darauf, dass die Position des Redondo®Balls dir nicht unangenehm ist und dir auf den Mageneingang drückt.
- Bleibe entspannt in den Schultern, eventuell öffne die Arme weit.
- Behalte einen langen Nacken bei, das Kinn ist leicht eingerollt.

Wirkung

- ➤ **Die Haltung kräftigt die Rückenmuskulatur.**
- ➤ **Die Übung stärkt die Nackenmuskulatur.**
- ➤ **Sie öffnet und dehnt die Körpervorderseite – Rückbeuge.**
- ➤ **Sie kräftigt die Schultermuskulatur.**

Da wir im Alltag selten Rückbeugen machen, sind diese für den Körper eine Herausforderung. Daher empfehle ich nach diesen Übungen folgenden Ausgleich.

Komme langsam und achtsam aus der Bauchlage in den Vierfüßlerstand und wiederhole in sanften Bewegungen *Katze/Kuh* (Rundrücken und Streckung).

Entspanne einen Moment in der Stellung des *Kindes*. Drehe hier den Kopf einmal zur einen und zur anderen Seite, um den Nacken zu lockern.

6.5 Krokodil mit Redondo®Ball

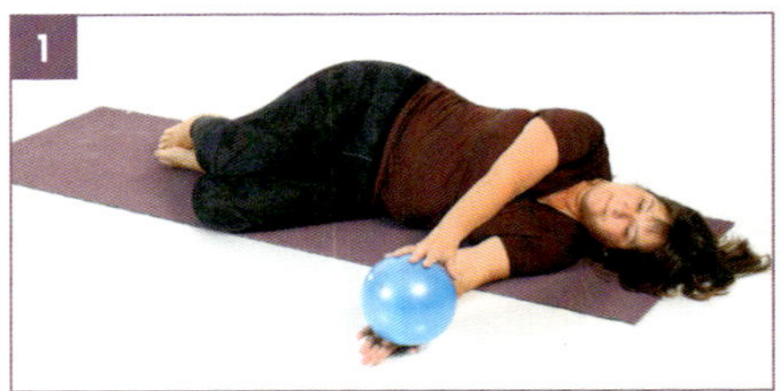
1

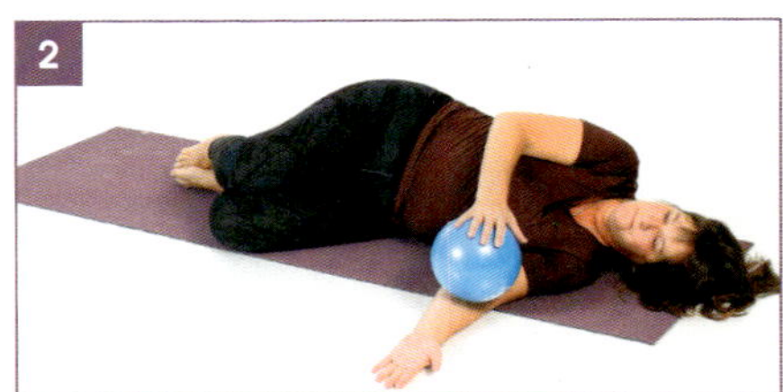
2

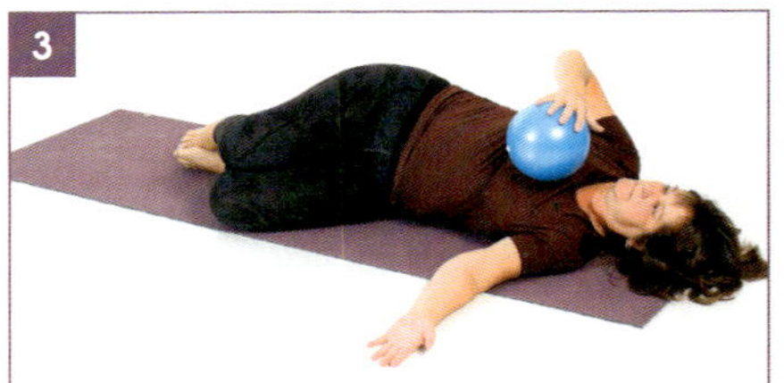
3

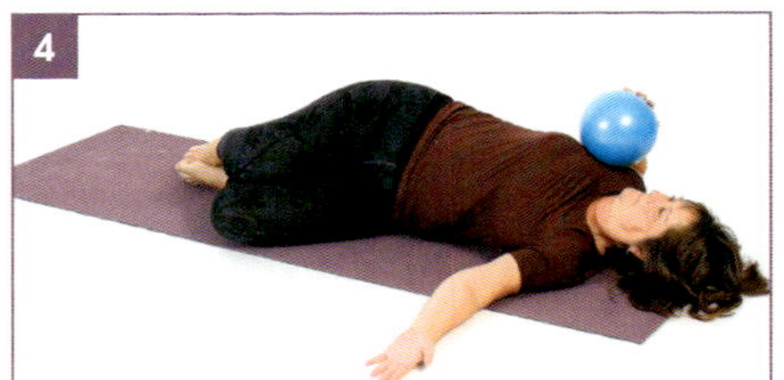
4

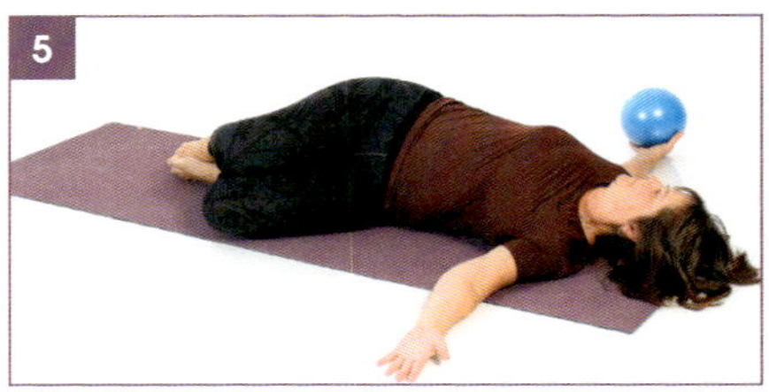
5

Ausgangsposition

Lege dich auf dem Boden auf die linke Seite. Beuge die Knie an. Die Beine können aufeinanderliegen, wenn das dir angenehm ist oder nebeneinander.

Die Arme und Hände liegen auf der linken Seite ausgestreckt aufeinander. Die obere Hand hält den Redondo®Ball.

Ausführung

Das Ziel ist, sich langsam auf den Rücken zu rollen, ohne die Beinposition zu verändern. Die Bewegung geschieht in kleinen Schritten und Stück für Stück.

Mit der Einatmung rollen wir den Redondo®Ball nun auf dem unteren Arm in Richtung Brustkorb und beginnen langsam, uns in Richtung Rückenlage zu bewegen.

Mit der Ausatmung rollen wir uns langsam wieder zurück in die Ausgangsposition.

Wir wiederholen diese Bewegung und rollen den Redondo®Ball nun mit jeder weiteren Wiederholung mehr und mehr in Richtung Brustbein und bringen den Körper jedes Mal mehr in Richtung Rückenlage.

Wenn der Redondo®Ball auf der Höhe der rechten Schulter ist, öffnen wir uns ganz und legen die linke Hand mit dem Handrücken auf dem Boden ab. Beide Arme sind nun zur Seite gestreckt. Wir behalten den Redondo®Ball in der rechten Hand und lassen die Hand und die rechte Schulter vollständig entspannen.

Bleibe ein paar Atemzüge in der Haltung und beobachte die Bewegung des Atems im Bauchraum.

Lasse mit jeder Ausatmung mehr los.

Beachte

- Wenn es sich für deinen Nacken gut anfühlt, darfst du den Kopf mitnehmen und dem Redondo®Ball mit deinem Blick folgen.
- Arbeite langsam und bleibe achtsam.
- Deine rechte Schulter zeigt dir, wie weit du in die Drehung gehen kannst.
- Löse eventuell das rechte Bein vom linken Bein.

Wiederhole die Übung auf der rechten Seite.

Wirkung

- **Die Brustwirbelsäule wird mobilisiert.**
- **Die gesamte Wirbelsäule wird mobilisiert und gelockert.**
- **Die Übung mobilisiert den Nacken, wenn du den Kopf mitdrehst.**
- **Sie mobilisiert und entspannt die LWS.**
- **Sie dehnt die Hüftmuskulatur und die äußere Beinmuskulatur.**

6.6 Vierfüßlerstand mit Schulterkräftigung und Rotation

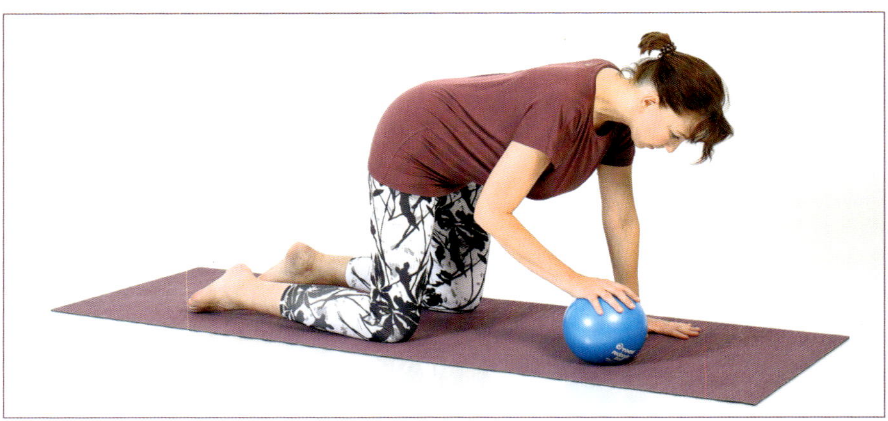

Ausgangsposition

Vierfüßlerstand. Die Knie befinden sich unter den Hüften (gerne mit einer Decke unterpolstern), die Hände sind unter den Schultern. Der Rücken hat eine entspannte Streckung. Spüre die beiden Pole Steißbein und Scheitelpunkt. Bringe Raum zwischen diese beiden Pole. Der Redondo®Ball liegt unter der rechten Hand.

Ausführung

Vorbereitung und statische Haltung

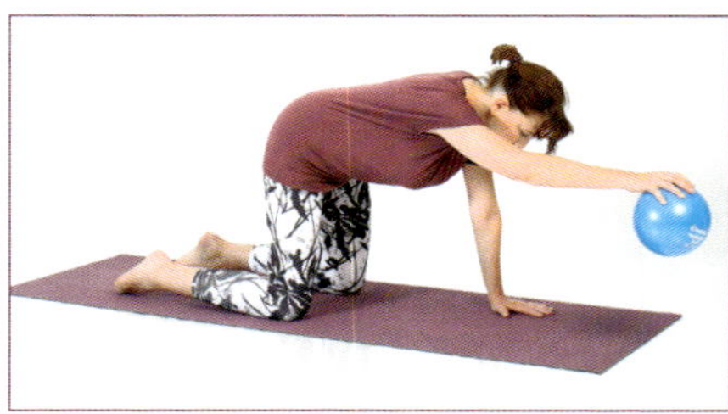

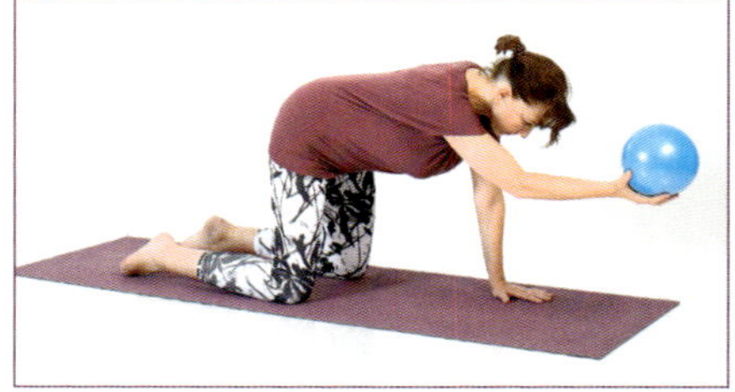

Wir heben die rechte Hand mit dem Redondo®Ball vom Boden ab und halten den Arm in Höhe der Schultern gestreckt nach vorne. Der Redondo®Ball schaut in Richtung Boden.

Spüre die Streckung deines Rückens.

Rotiere nun den Arm aus den Schultern nach außen und nach innen, sodass der Redondo®Ball abwechselnd nach oben und nach unten schaut. Der Arm bleibt nach vorne gestreckt.

Spüre die Bewegungen in der Schulter.

Wiederhole das Ganze auf der linken Seite.

Entspannungshaltung

Gehe in die Stellung des *Kindes* und lege den Kopf auf den Redondo®Ball. Lasse die Arme auf den Boden sinken und entspanne.

Beachte

- Die Schulter nicht anheben und locker lassen.
- Den Arm nicht höher als Schulter/Hüfthöhe nehmen.
- Die Bewegung nicht aus dem Handgelenk ausführen.

6.7 Vierfüßlerstand mit Schulterflow

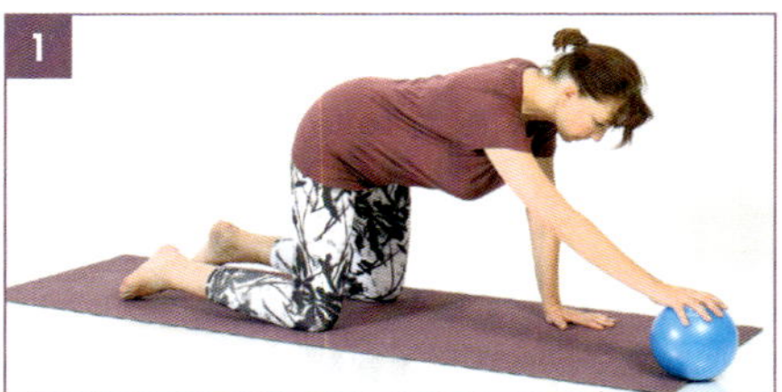

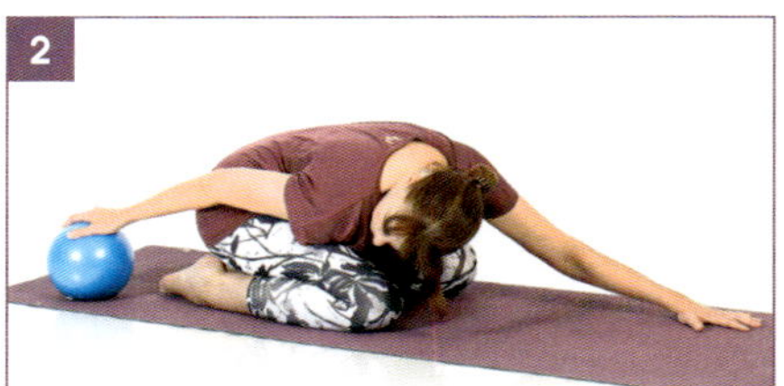

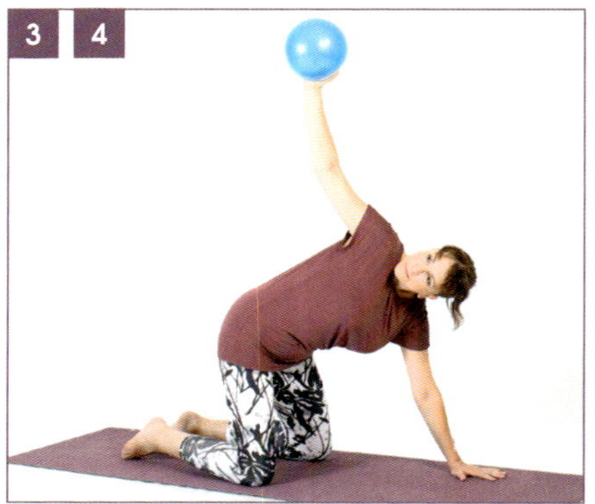

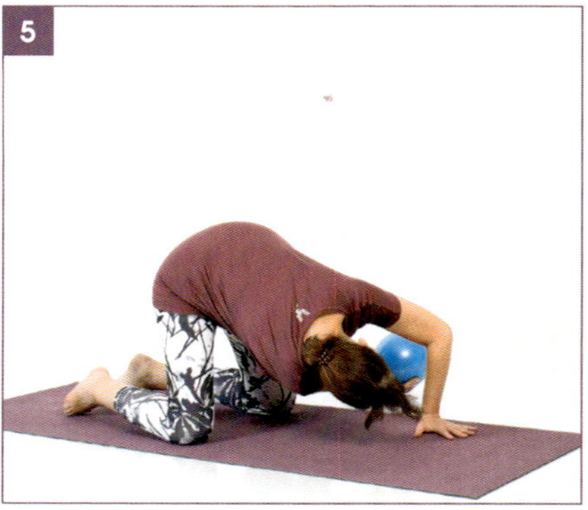

Ausgangsposition

Beginne im Vierfüßlerstand. Der Redondo®Ball ist in der rechten Hand.

Ausführung des Flows

1. Bringe den Redondo®Ball nun nach vorne und strecke den Arm. Der Redondo®Ball bleibt auf dem Boden. Schaue dem Redondo®Ball nach und spüre die Öffnung und die Streckung der rechten Seite = Einatmung.
2. Führe den Redondo®Ball nach hinten neben deinen rechten Fuß und bringe das Gesäß wie in der Stellung des *Kindes* auf die Fersen oder in Richtung Fersen. Schaue dem Redondo®Ball nach. Spüre die Streckung der linken Seite. Die linke Hand schiebt sich leicht in den Boden = Ausatmung.
3. Komme zurück in den Vierfüßlerstand und führe den Redondo®Ball seitlich in einem Viertelkreis zur Decke.
4. Blicke dem Redondo®Ball nach. Die Hand schiebt zur Decke. Die Hand ist, wenn es möglich ist, in Höhe der Schulter. Bleibe stabil im Becken = Einatmung.

5. Führe den Redondo®Ball im Vierfüßlerstand unter deinem Bauch durch zur linken Seite. Blicke dem Redondo®Ball nach. Wir bleiben dynamisch und legen die Schulter noch nicht auf dem Boden ab = Ausatmung.

6. Komme zurück zur Ausgangshaltung = Einatmung.

Wenn du mit Atemfluss übst, bleibe in Position 5 einen Atemzug lang, bevor du wieder startest, um dich zu zentrieren.

Wiederhole diese Seite ein paar Mal.

Nach dem Abschluss für diese Seite bleibe für ein paar Atemzüge in Haltung 4 und lege die Schulter auf dem Boden ab. Der Redondo®Ball ruht in der Hand. Die Handfläche ist zur Decke gedreht. Spüre das Gewicht des Redondo®Balls und erlaube dir, die Schulter und die Hand zu entspannen.

Wiederhole den Flow auf der linken Seite und bleibe auch hier in Position 4 am Ende ein paar Atemzüge lang.

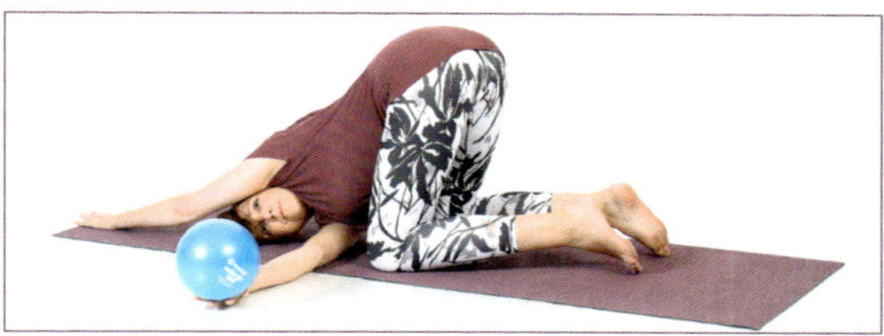

Beachte

- In Position 3 achte darauf, dass deine Schulter stabil bleibt und du den Arm nicht über die Senkrechte hinaus nach hinten in Richtung Kopf streckst.
- Achte auf ein stabiles Becken.
- Achte darauf, dass du nur so weit gehst, wie es deine Schulter möglich macht. Achte auf deine Grenzen.

Wirkung

- **Die Übung mobilisiert die Brustwirbelsäule.**
- **Sie mobilisiert die Schultermuskulatur und die Gelenke.**
- **Sie streckt die seitliche Rückenmuskulatur.**
- **Rotation in der Brustwirbelsäule durchführen.**

7 Übungen für die Schultern

Die erste Übung für die Schultern ist eine meiner Lieblingsübungen, da sie einfach und sehr fein ist und mich ganz bewusst ins Loslassen der Schultern führt.

7.1 Schulterglück

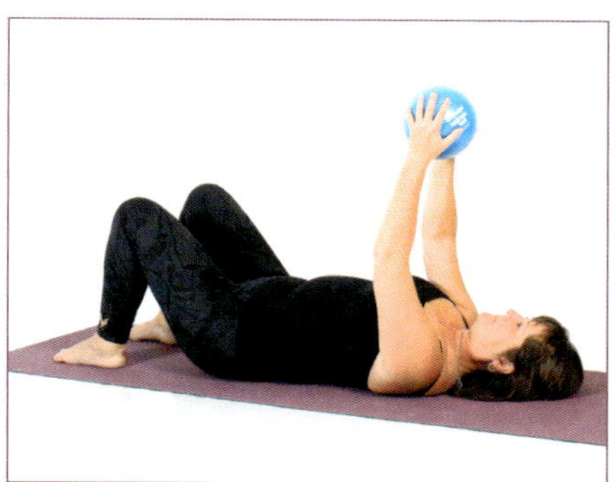

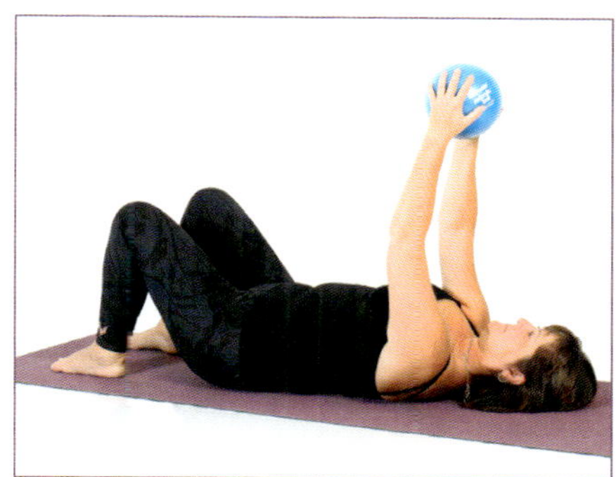

Ausgangsposition

Lege dich entspannt auf den Rücken. Die Füße sind hüftbreit aufgestellt. Eventuell hebe dein Becken noch einmal an und ziehe den unteren Rücken mit den Händen sanft in die Länge. Das Gleiche kannst du auch mit dem Nacken machen. Lege die Hände an den Hinterkopf und ziehe den Nacken sanft in die Länge, um den Kopf dann wieder auf dem Boden abzulegen. Nimm den Redondo®Ball in beide Hände und halte ihn mit sanft gestreckten Armen in Höhe des Brustkorbs.

Ausführung

Ohne die Streckung deiner Arme zu verändern, hebe den Redondo®Ball nun aus deinen Schultern heraus an die Decke = Einatmung.

Es ist eine kleine, ganz feine Bewegung. Spüre, wie die Schultern sich vom Boden heben.

Dann lasse die Schultern wieder langsam auf den Boden sinken. Spüre das Gefühl des Loslassens = Ausatmung.

Der Fokus der Übung liegt auf dem Sinkenlassen und Entspannen der Schultern.

Beachte

- Führe die Übung langsam und ganz bewusst aus.

Wirkung

- Mobilisiere sanft die Schultern.
- Entspanne die Schultermuskulatur.
- Mobilisiere sanft die Brustwirbelsäule.
- Entspanne im Kiefer und im Nacken.

Visualisierung

Stelle dir vor, dass der Redondo®Ball, wenn du ihn sinken lässt, ganz schwer wird und lasse das Gefühl der Schwere durch deine Arme in die Schultern sinken. Lasse die Schultern langsam und schwer in den Boden sinken. Gib alles, was dir auf den Schultern sitzt, an den Boden ab.

Variante

Hebe die Schultern mit der Einatmung und nimm dir 1,5 Atemzüge lang Zeit, um die Schultern wieder sinken zu lassen.

Nutze die Zeit, um genau zu beobachten, was in deinem Körper passiert.

7.2 Schultertanz

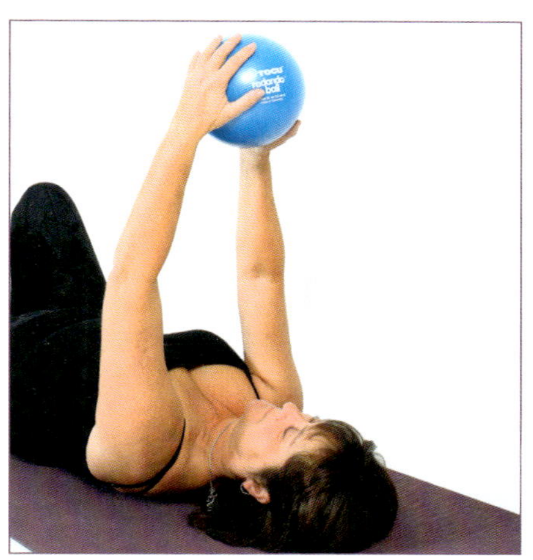

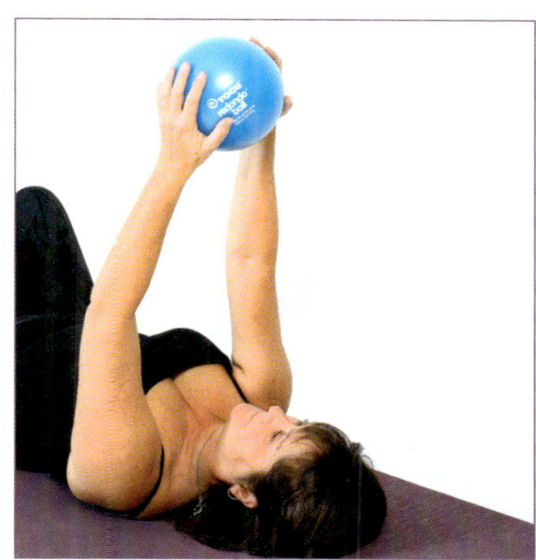

Ausgangsposition

Nimm die gleiche Haltung ein wie bei der Übung *Schulterglück*.

Ausführung

Wir heben nun abwechselnd die rechte und linke Schulter und lassen sie wieder sinken. Wir rollen den Redondo®Ball zwischen den Händen.

Die Bewegung sollte spielerisch, locker und leicht ausgeführt werden.

Du darfst hier dein ganz eigenes Tempo finden.

Nach der Übung klemme dir den Redondo®Ball zwischen die Beine und lege die Arme auf dem Boden ab. Genieße die Entspannung in den Schultern.

Beachte

- Bleibe locker in den Schultern, im Gesicht und im Kiefer.

Wirkung

- **Entspanne in den Schultern.**
- **Mobilisiere sanft die Brustwirbelsäule.**
- **Lockere die Schultern und die Nackenmuskulatur.**

7.3 Flexibilität in den Schultern

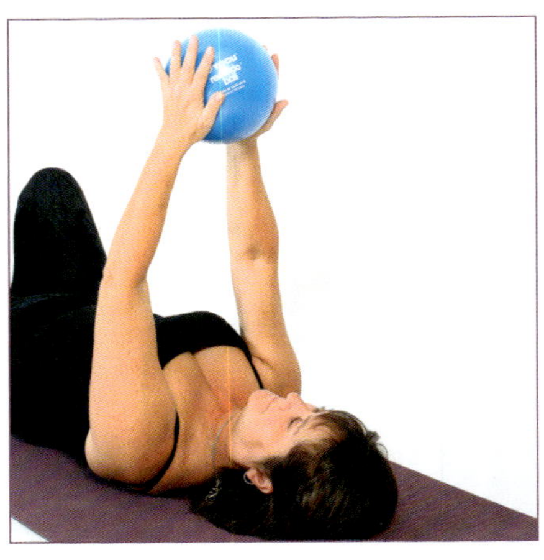

Ausgangsposition

Wir starten in der gleichen Haltung wie in der Übung *Schulterglück*.

Die Übung ist vom Ablauf etwas komplexer. Lasse dir Zeit, um die einzelnen Schritte auszuführen und lasse den Atem frei fließen. Sie hilft uns, die Schultermuskulatur wieder auf eine richtige Art und Weise einzusetzen und hat mir bei einer Überlastung meiner Schultermuskulatur sehr geholfen.

1

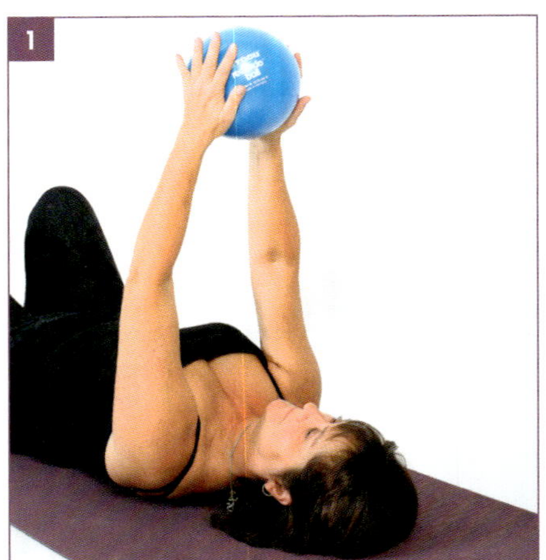

2

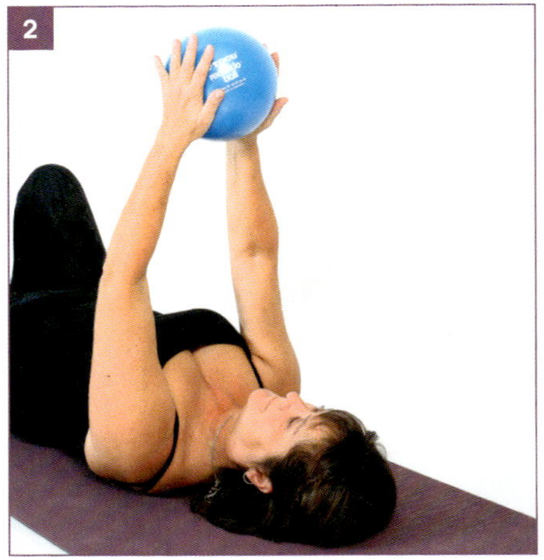

4

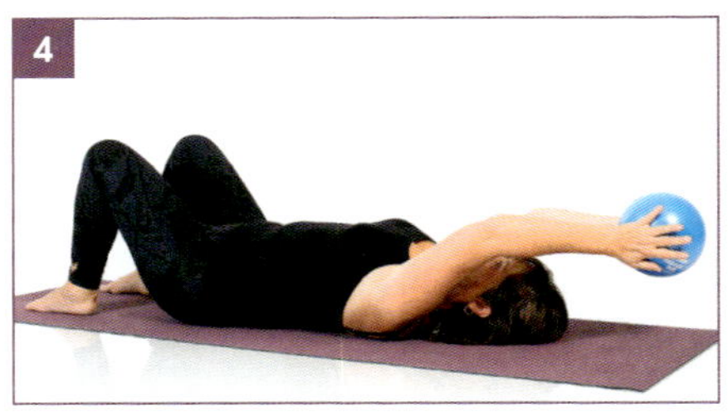

9

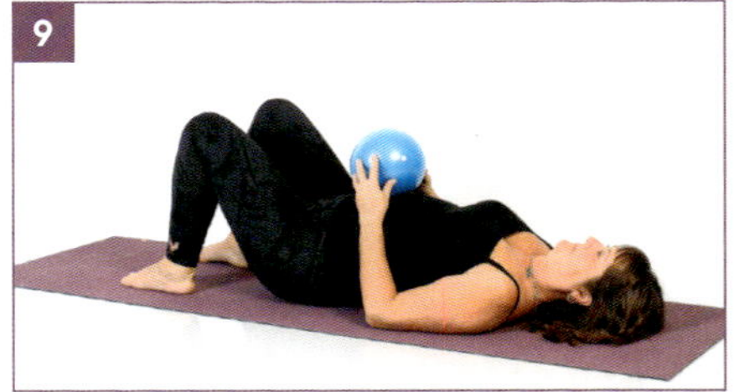

Ausführung

Halte den Redondo®Ball in Höhe des Brustkorbs.

1. Drücke mit den Händen den Redondo®Ball sanft zusammen – halte den Druck.
2. Hebe den Redondo®Ball aus den Schultern in Richtung Decke – siehe Übung *Schulterglück*.
3. Schiebe die Füße leicht in den Boden und stabilisiere damit dein Becken.
4. Führe nun den Redondo®Ball langsam hinter den Kopf – gehe nur so weit, dass du eine Dehnung auf der Vorderseite deines Körpers spürst.
5. Halte kurz.
6. Schiebe die Füße noch etwas mehr in den Boden.
7. Führe den Redondo®Ball wieder zurück in die Ausgangsposition.
8. Entspanne in den Schultern und entspanne deine Hände.
9. Behalte den Redondo®Ball in den Händen.

Wiederhole die Übung ein paar Mal. Achte auf den genauen Ablauf.

Am Ende klemme den Redondo®Ball zwischen die Beine und lege die Arme neben dem Körper ab und entspanne bewusst deine Schultern. Spüre den Bewegungen nach.

Beachte

- Den Ablauf einhalten – jede Position ist wichtig.
- Den Redondo®Ball nicht zu weit hinter den Kopf führen.
- Nicht im Hohlkreuz ausgleichen.

Wirkung

- Die Übung dehnt und öffnet die Brustmuskulatur.
- Sie streckt den oberen Rücken.
- Sie kräftigt die Schultermuskulatur.
- Sie hilft durch das Wechselspiel zwischen Kraft und Entspannung beim Loslassen in den Schultern.
- Sie trainiert den richtigen Einsatz der Schultermuskulatur und bringt somit die Gelenke wieder in eine gesunde Ausrichtung.

Abschluss

Lege dich flach auf den Rücken und nimm den Redondo®Ball in beide Hände. Ziehe die Zehen leicht an und bringe die Arme mit dem Redondo®Ball hinter den Kopf. Genieße die Streckung und beobachte den Atem, wie er tief in den Körper fließt. Deine Atemräume sind weit und geöffnet und du kannst wieder viel frische Energie aufnehmen.

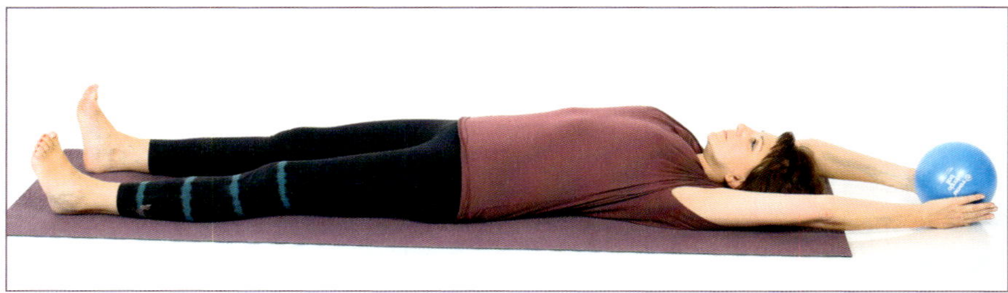

Beachte

- Bei deinem natürlichen Atemrhythmus bleiben.
- Die Rippen nicht zur Decke schieben.
- Die Fersen bleiben auf dem Boden.
- Der untere Rücken bleibt in seiner natürlichen Krümmung.

Bei Schulterübungen finde ich es immer wichtig, mir einen Moment des ruhigen Liegens danach zu gönnen. Auf unseren Schultern sitzt viel Anspannung und es ist schön, zu spüren, wenn diese nachlässt.

8 Übungen für die Wirbelsäule und den Rücken

Leider werden die vielfältigen Bewegungsrichtungen unserer Wirbelsäule im Alltag nicht mehr wirklich genutzt. Daher ist es für die Wirbel, die Wirbelsäule und alle dazugehörigen Muskeln und Faszien wichtig, wenn sie durch abwechslungsreiche Bewegungen ihr volles Potenzial ausschöpfen können.

8.1 Die Berghaltung

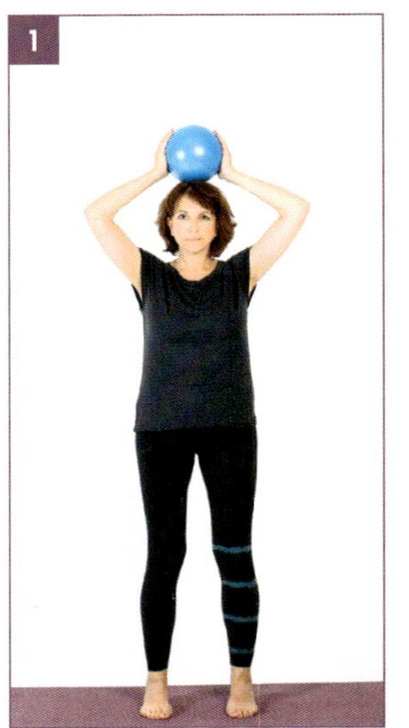
1

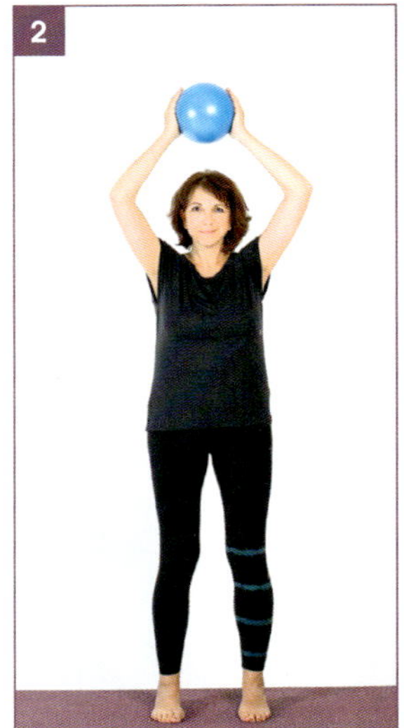
2

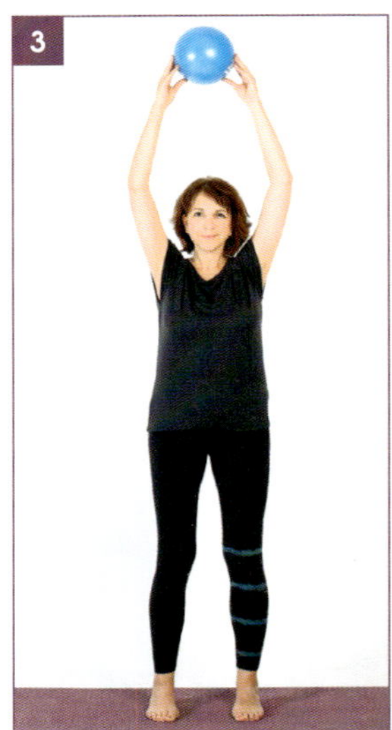
3

Ausgangsposition

Du stehst aufrecht in einer achtsamen Grundhaltung.

Ausführung

1. Nimm den Redondo®Ball in beide Hände. Berühre den Redondo®Ball seitlich leicht mit den Fingerspitzen. Die Arme sind locker gestreckt. Setze den Redondo®Ball auf deinen Scheitelpunkt mit leichtem Kontakt. Schließe die Augen und spüre als Erstes den Kontakt des Redondo®Balls mit deinem Kopf. Stelle nun eine Polspannung mit der Mitte deiner Füße und deinem Scheitelpunkt her und stelle dir vor, wie die beiden Pole voneinander wegstreben. Spüre die innere Aufrichtung und Streckung deiner Wirbelsäule.

2. Strecke nun langsam deine Arme zur Decke und bleibe in Gedanken in Verbindung mit dem Redondo®Ball. Spüre die Streckung der Rückenmuskulatur und die Aufrichtung deines Körpers.

   Verweile ein paar Atemzüge in der Haltung. Bleibe dabei ganz entspannt und genieße die Streckung.

3. Beginne, den Redondo®Ball auf den Fingerspitzen zu balancieren, um noch mehr Länge zu erreichen.

Beachte

- Lasse die Knie locker.
- Nimm die Arme nur so weit nach oben, wie es deine entspannten Schultern erlauben.
- Lasse die Arme in einer leichten Beugung, wenn dies für deine Schultern angenehmer ist.
- Halte eine leichte Aktivität im Becken.
- Bleibe im Bereich der Rippen stabil.

Wirkung

- **Die Übung dehnt und öffnet deine Körpervorderseite und -rückseite.**
- **Sie aktiviert den Rückenstrecker.**
- **Sie fördert die Aufrichtung und die Stabilität im Rumpf.**
- **Und es ist einfach wunderbar, sich einmal richtig zu strecken.**

8.2 Flow aus der Berghaltung

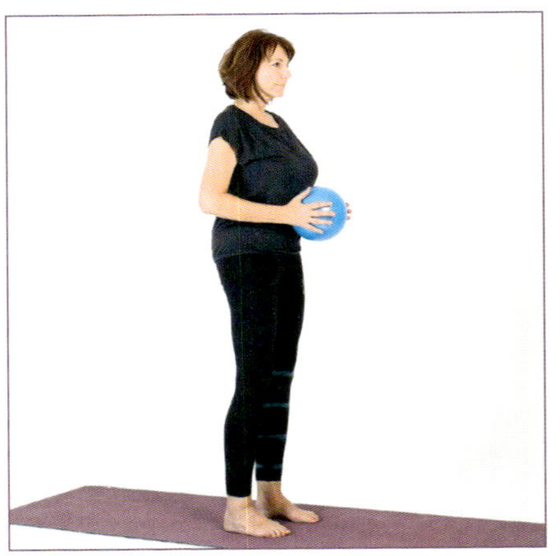

Ausgangsposition

Berghaltung. Du hältst den Redondo®Ball in beiden Händen vor dem Bauch.

Flow

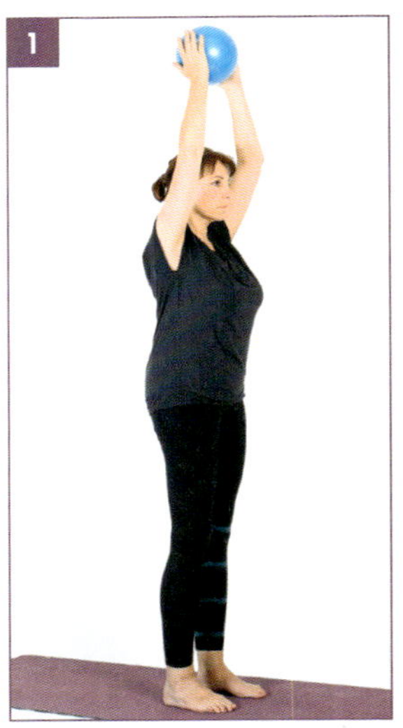
1

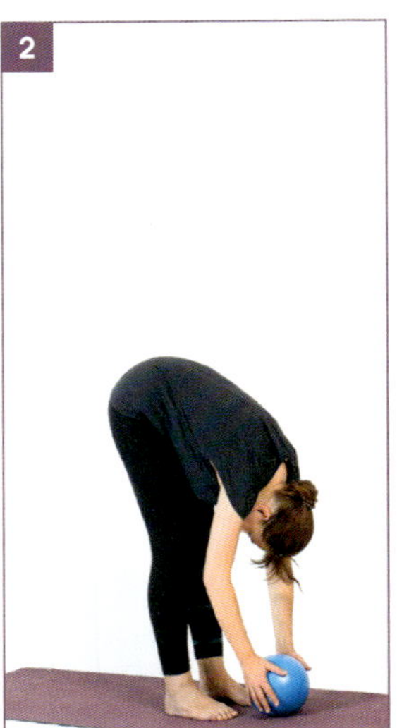
2

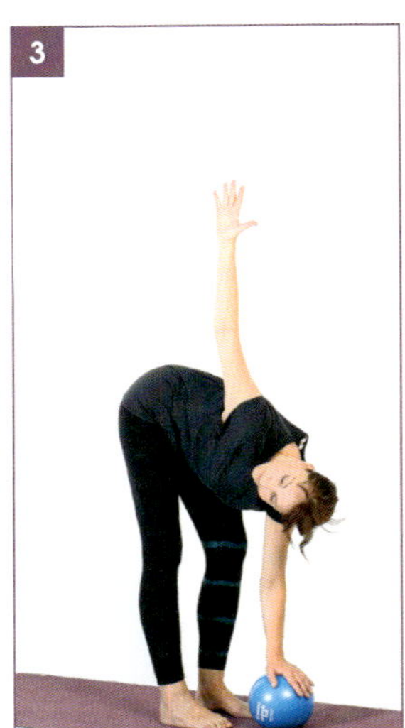
3

1. Hebe die Arme und strecke den Redondo®Ball zur Decke – Einatmung.
2. Gehe in die stehende Vorbeuge – sollte der Redondo®Ball den Boden berühren, beuge die Arme an – Ausatmung.
3. Setze die Fingerspitzen der linken Hand auf den Redondo®Ball und öffne den rechten Arm zur Decke. Beuge dabei das linke Knie an – Einatmung.

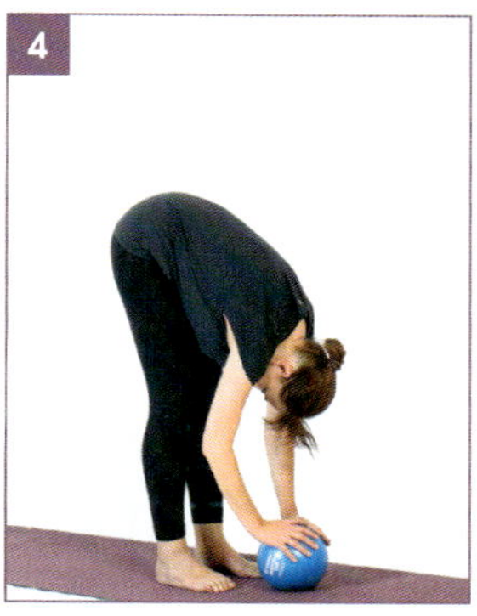
4

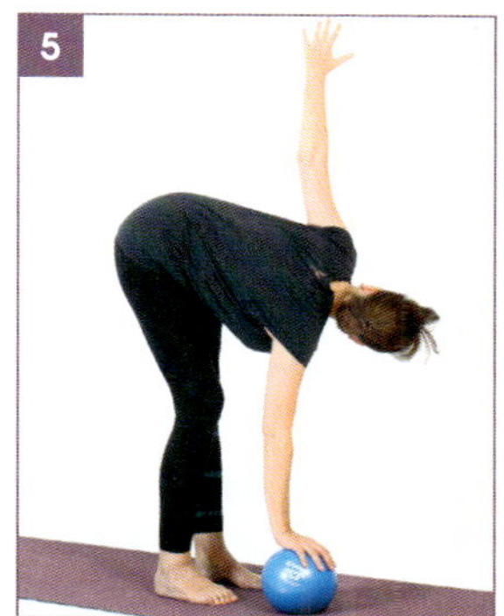
5

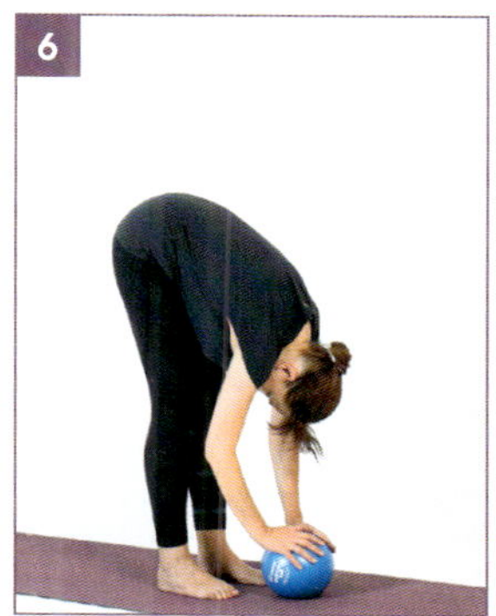
6

4. Komme wieder zurück in die Vorbeuge – Ausatmung.

5. Setze die Fingerspitzen der rechten Hand auf den Redondo®Ball und öffne den linken Arm zur Decke. Beuge dabei das rechte Knie – Einatmung.

6. Komme zurück in die Vorbeuge – Ausatmung.

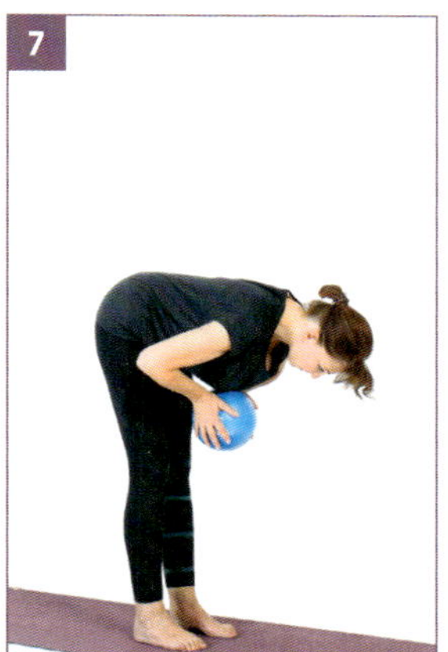
7

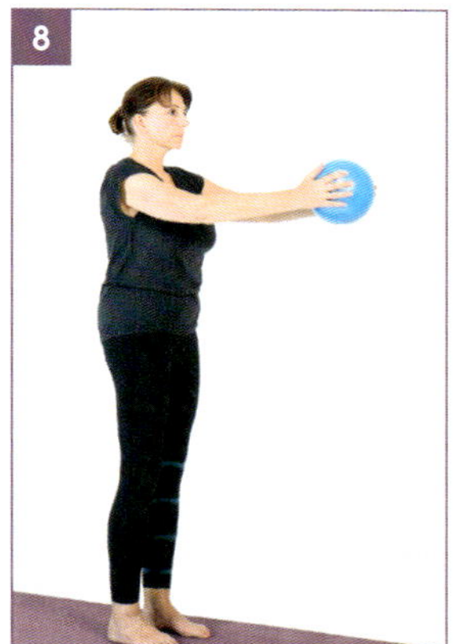
8

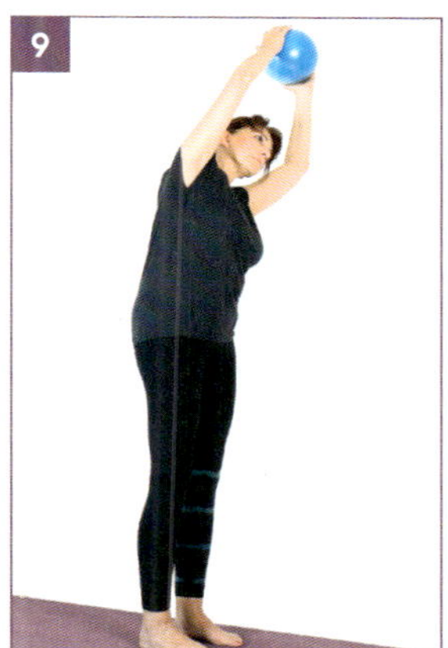
9

7. Beuge die Knie an und komme in die halbe Vorbeuge mit gestreckten Beinen. Führe den Redondo®Ball zum Brustbein und schiebe das Brustbein sanft in Richtung Redondo®Ball – Einatmung und Ausatmung (Bei Problemen in der Lendenwirbelsäule oder im oberen Rücken bitte die Beine gebeugt lassen.)

8. Beuge die Knie an und richte dich auf – halte den Redondo®Ball leicht zwischen den Fingerspitzen – Einatmung – komme in die Berghaltung mit gestreckten Armen zur Decke.

9. Neige dich nach links – Ausatmung.

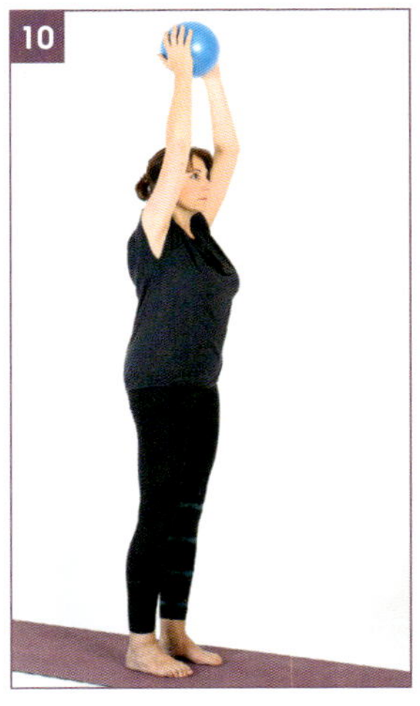

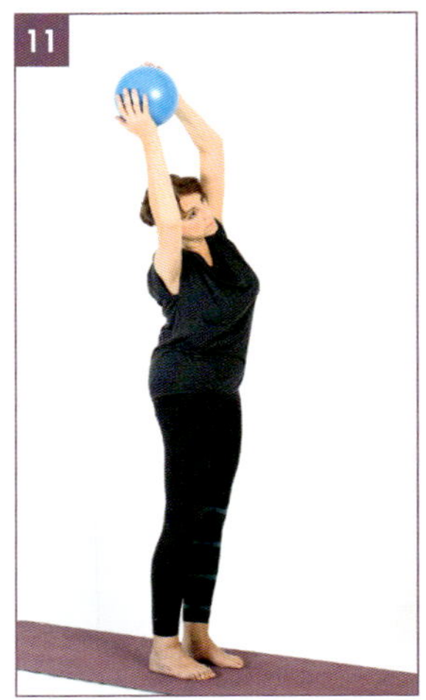

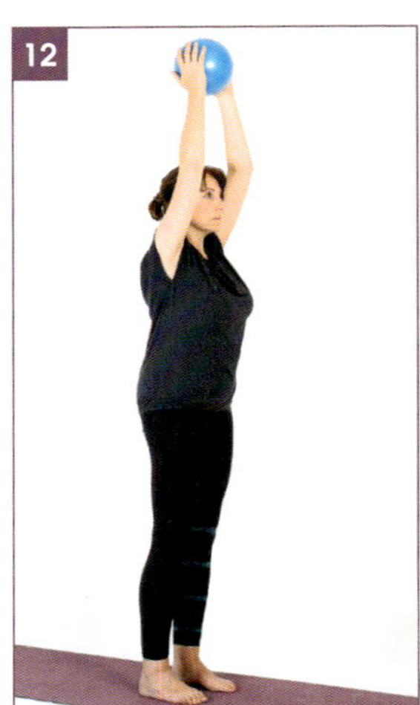

10. Komme zurück zur Mitte – Einatmung.

11. Neige dich nach rechts – Ausatmung

12. Komme zurück zur Mitte – Einatmung.

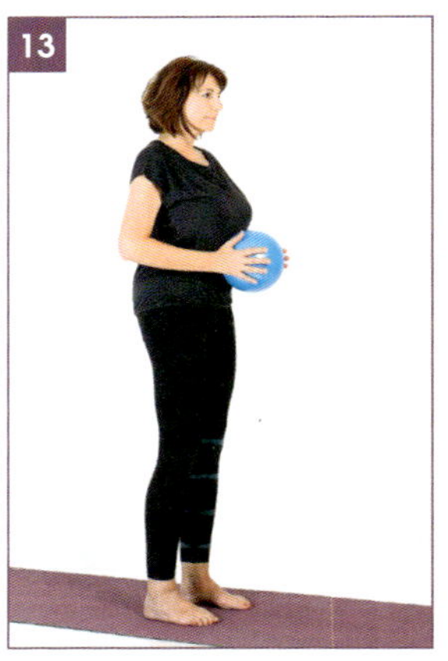

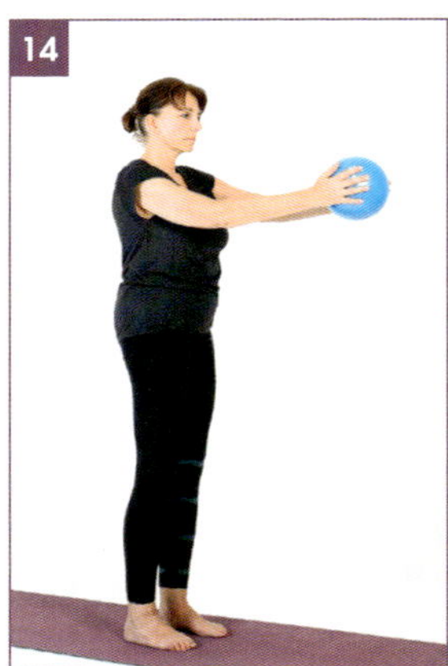

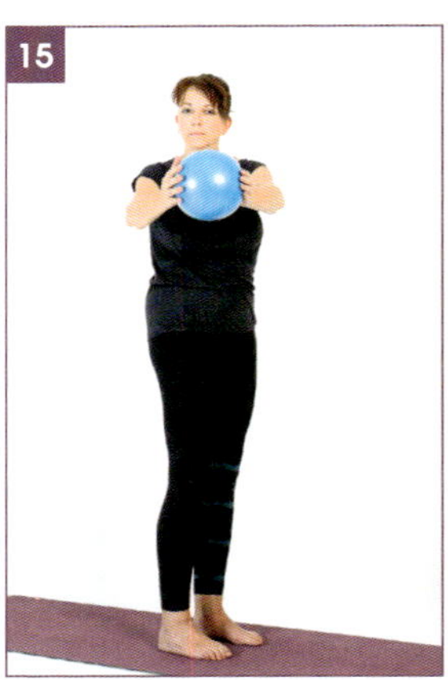

13. Senke die Arme und führe den Ball bis Brustbeinhöhe – Ausatmung.

14. Strecke die Arme nach vorne – Einatmung.

15. Drehe dich nach rechts – Ausatmung.

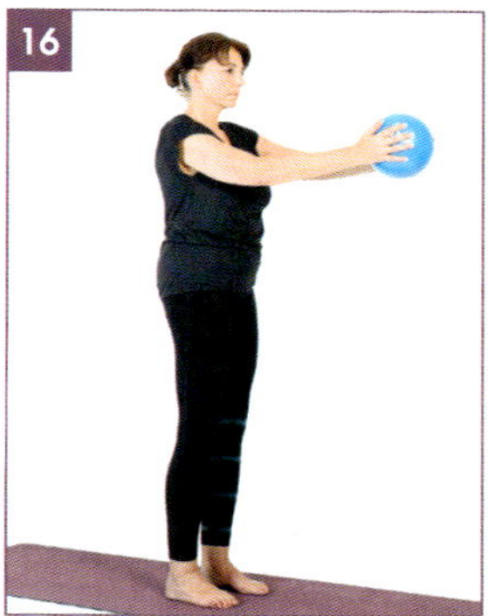
16

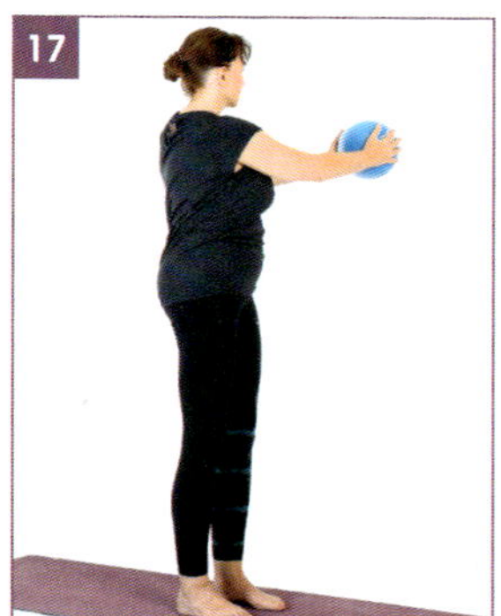
17

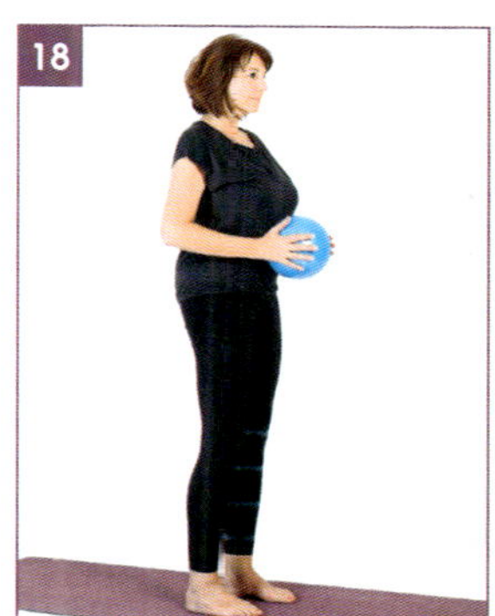
18

16. Komme zurück – Einatmung.

17. Drehe dich nach links – Ausatmung.

18. Nimm den Redondo®Ball vor den Brustkorb und verweile 1-2 Atemzüge lang, bevor du wieder von vorne beginnst.

Mein Tipp: Ich gehe in die Vorbeuge immer erst einmal mit gebeugten Knien. Erst wenn ich in meiner Endposition bin, schiebe ich die Füße in den Boden und komme so in die vollständige Streckung der Beine. Grundsätzlich bei Rückenproblemen oder starken Verkürzungen die Beine gebeugt lassen.

Beachte

- Auf den Rücken achten – eventuell die Knie anbeugen.
- Das Becken in den Seitbeugen und in der Drehung stabilisieren – der Bauchnabel schaut nach vorne.
- Die Schultern entspannen, eventuell die Arme etwas beugen und öffnen.

Wirkung

- **Die Übung fördert die Beweglichkeit der Wirbelsäule.**
- **Sie kräftigt die Rückenstrecker.**
- **Sie dehnt die Faszien und hält sie flexibel.**
- **Sie dehnt und streckt die Rückenmuskulatur.**
- **Sie dehnt und streckt die Beinmuskulatur.**
- **Sie mobilisiert die Brustwirbelsäule.**

8.3 Flow für die Faszien

Ausgangsposition

Berghaltung

Flow

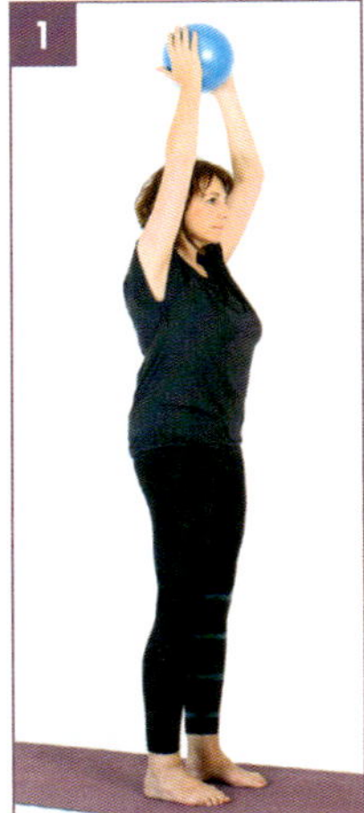
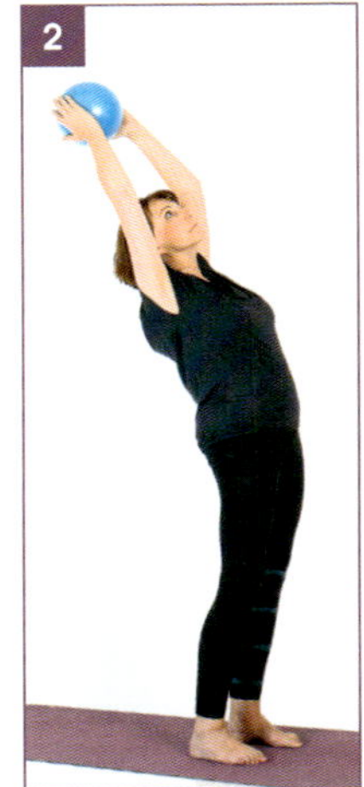
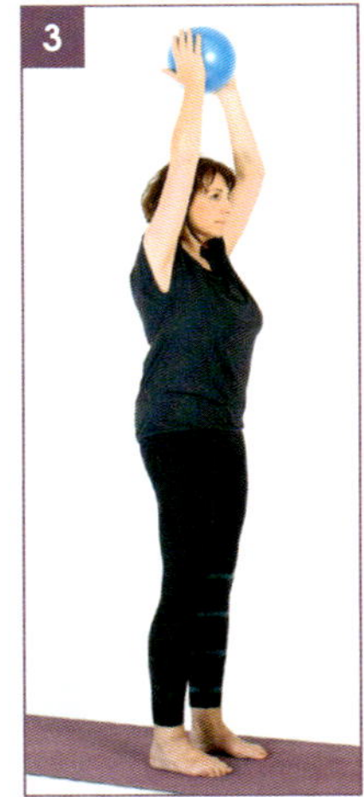
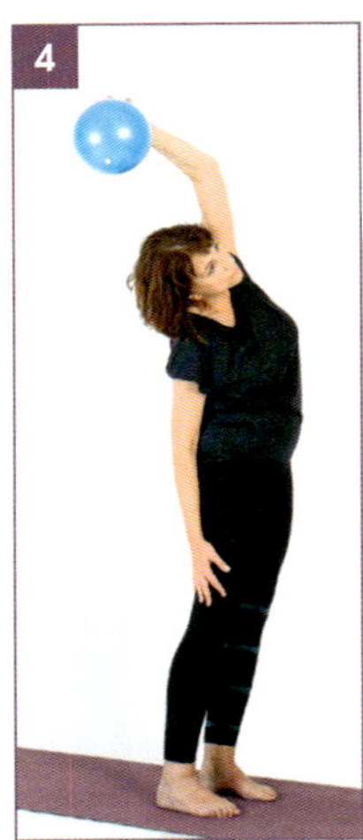

1. Die Arme heben und den Redondo®Ball zur Decke bringen.
2. Das Becken nach vorne schieben und in eine Rückbeuge kommen. – Stelle dir vor, wie das Gewicht des Redondo®Balls dich nach hinten zieht.
3. Sich mit stabilem Becken wieder aufrichten.
4. Den Redondo®Ball in die linke Hand wechseln und den rechten Arm sinken lassen. – Die Hand berührt leicht den rechten Oberschenkel. – In die Seitbeuge gehen. – Das Becken nach links schieben. – Den linken Arm beugen und das Gewicht des Redondo®Balls spüren.

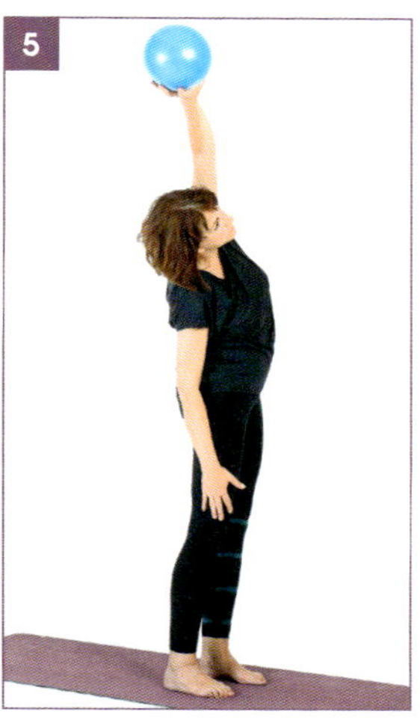

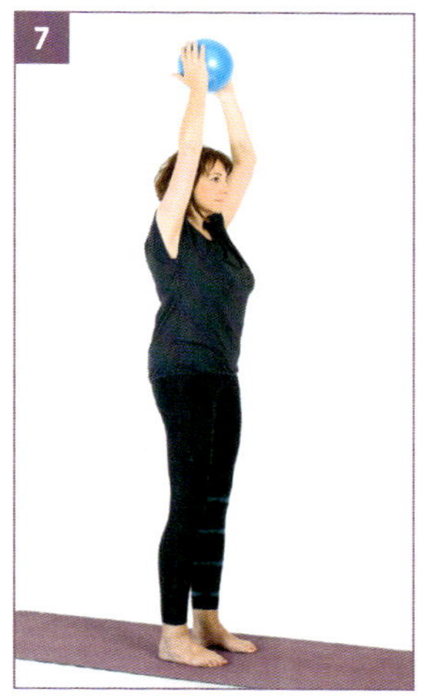

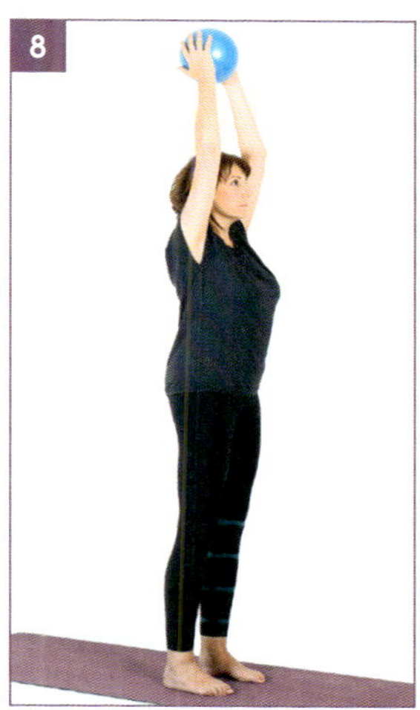

5. Die linke Hand zur Decke drehen und die Arme strecken und den Redondo®Ball zur Decke schieben.

6. Je nach Befindlichkeit deines Nackens kannst du den Blick nach oben/unten oder vorne richten. Bitte sei achtsam.

7. Sich mit aktivem Becken aufrichten.

8. Den Redondo®Ball in beide Hände nehmen und sich erst einmal strecken.

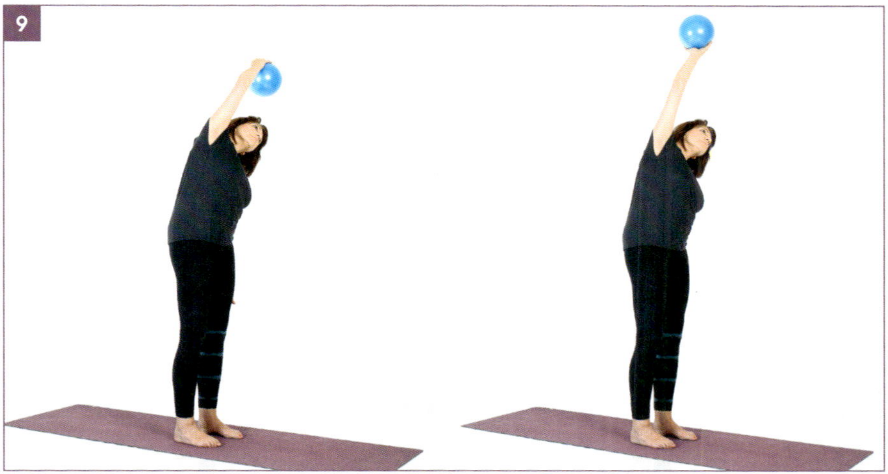

9. Den Redondo®Ball in die rechte Hand nehmen und die Übung auf dieser Seite wiederholen.

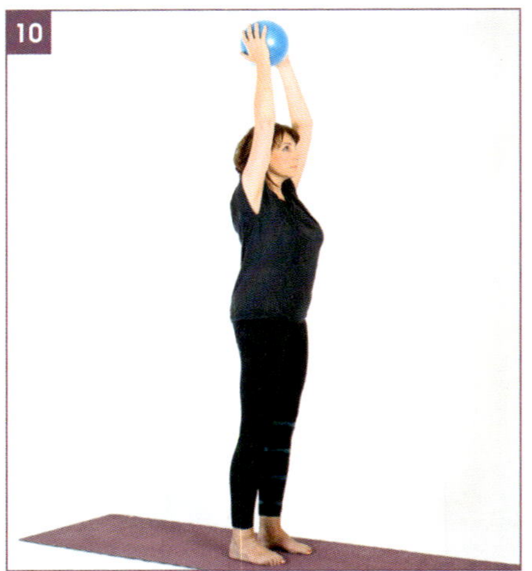
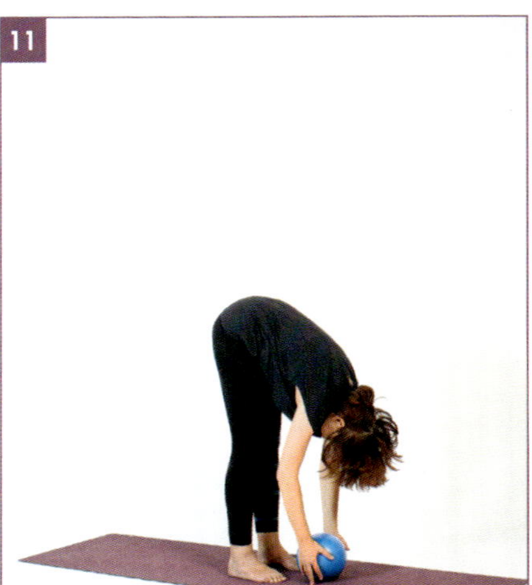

10. Sich mit aktivem Becken aufrichten.

11. In die Vorbeuge gehen.

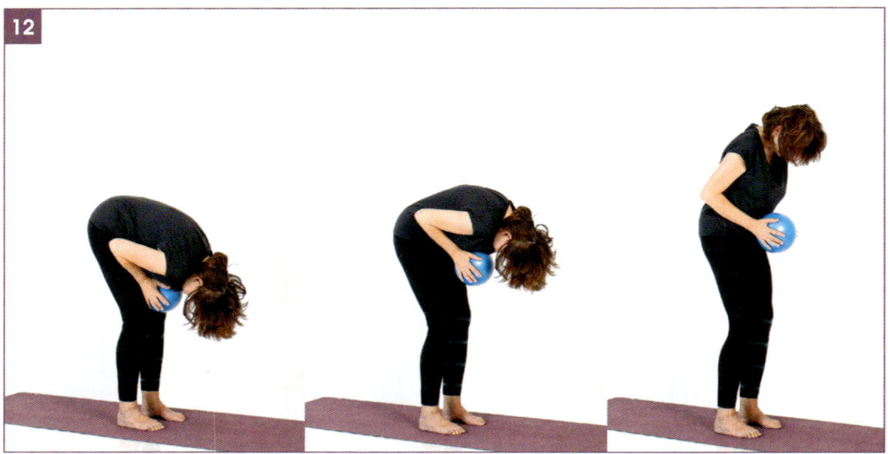

12. Den Redondo®Ball in beiden Händen halten und, während er an der Körpervorderseite nach oben gerollt wird, langsam aufrollen.

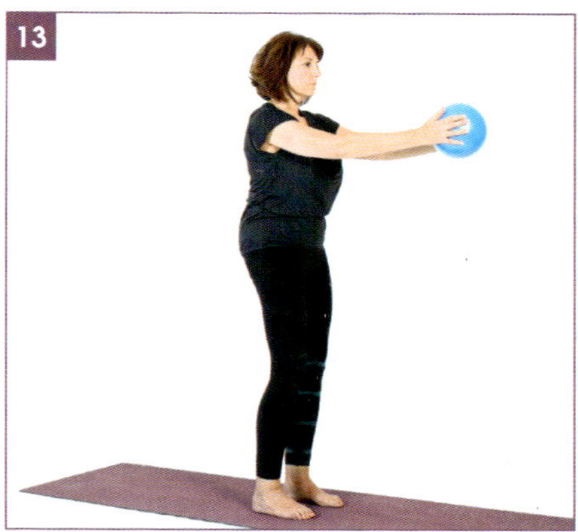

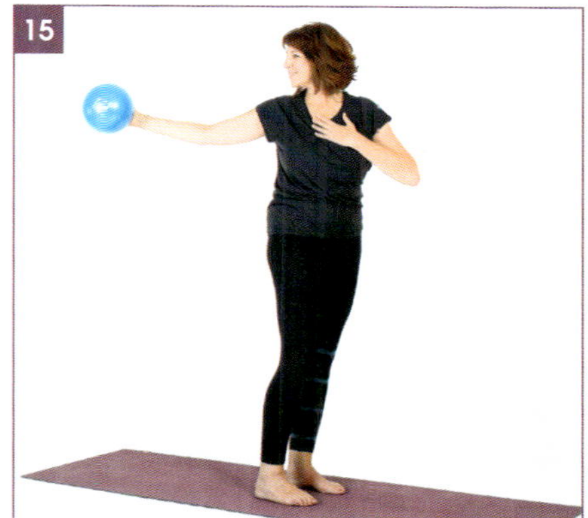

13. In Brustbeinhöhe den Redondo®Ball stoppen und nach vorne strecken.

14. Den Körper nach rechts drehen und die Hüfte mitnehmen.

15. An deinem Endpunkt den Redondo®Ball in die rechte Hand wechseln und noch etwas weiterdrehen. Die linke Hand auf die Mitte der Brust legen.

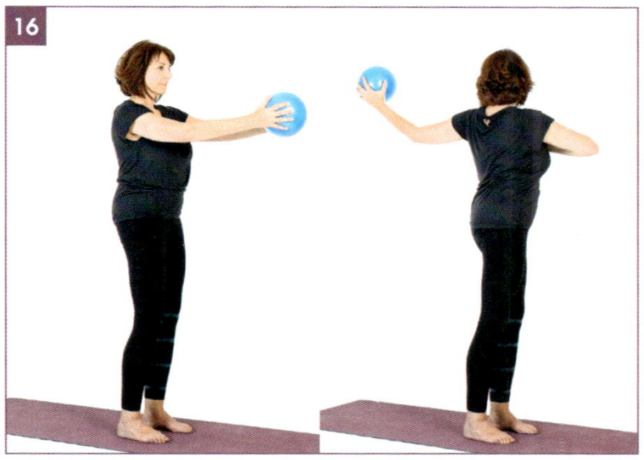

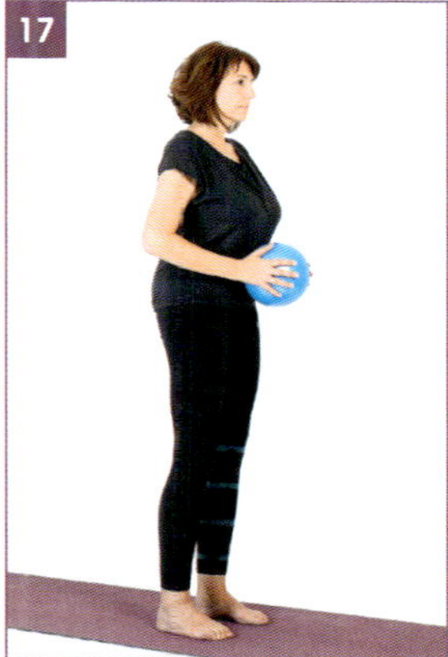

16. Zurück zur Mitte kommen und den Bewegungsablauf zur anderen Seite wiederholen.

17. Zurück zur Mitte kommen und den Flow beenden.

Den Atem fließen lassen. Eventuell ganz genussvoll in einzelnen Positionen einen Moment verweilen und den Atem spüren.

8.4 Faszienvarianten in der Vorbeuge

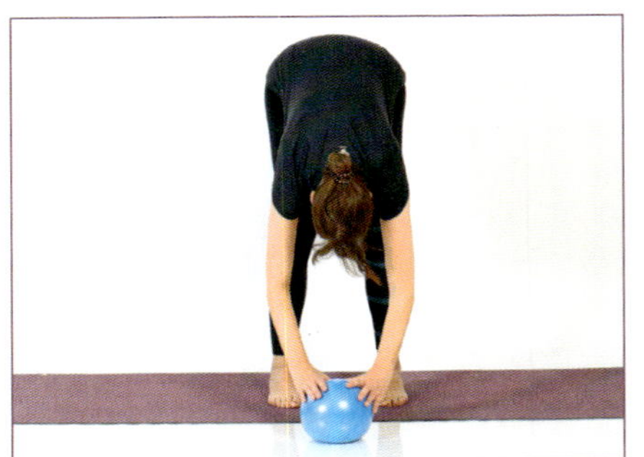

Ausgangsposition

In die Vorbeuge kommen und den Redondo®Ball in beiden Händen halten.

Ausführung

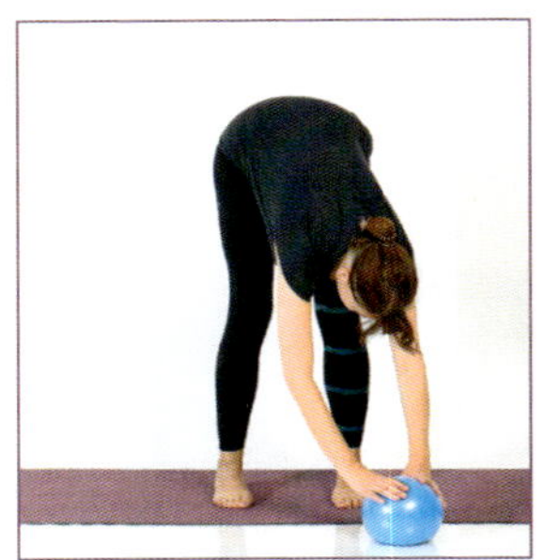

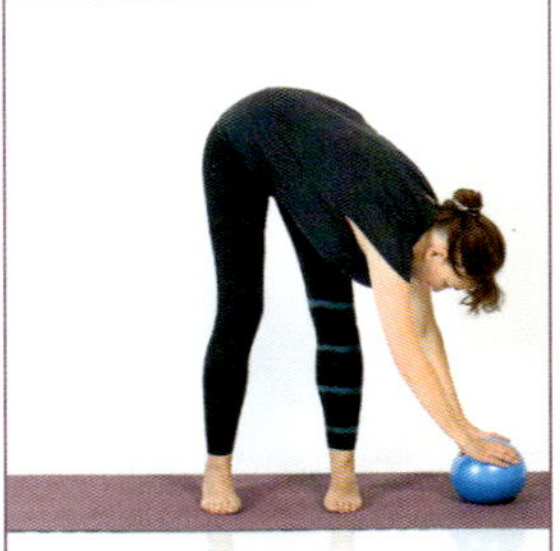

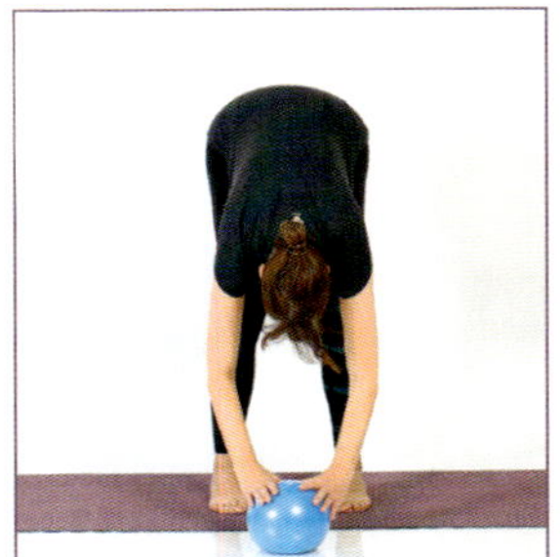

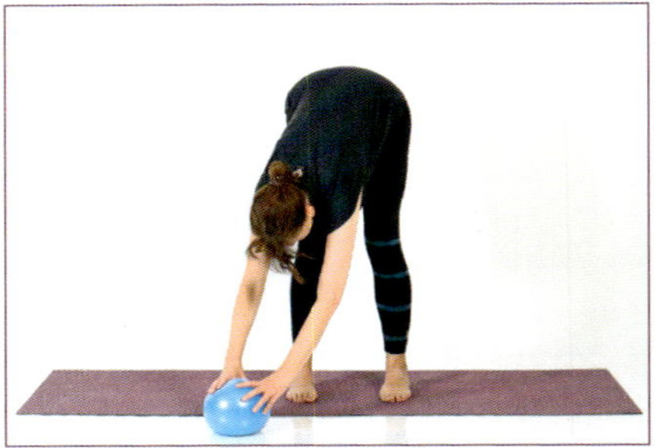

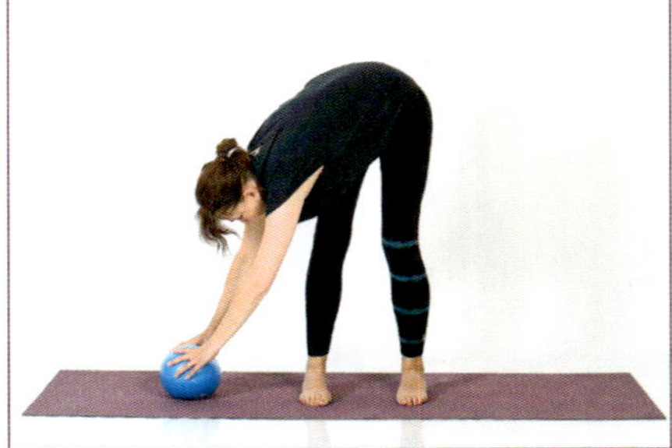

1. Gehe in die Vorbeuge und setze die Hände auf den Redondo®Ball. Beginne nun, den Redondo®Ball leicht zu prellen. Drücke mit den Händen gegen den Redondo®Ball und lasse ihn wieder los. Bewege dich, während du den Redondo®Ball prellst, langsam nach links und nach rechts. Gehe spielerisch mit der Bewegung um. Komme zurück zur Mitte und genieße die Vorbeuge.

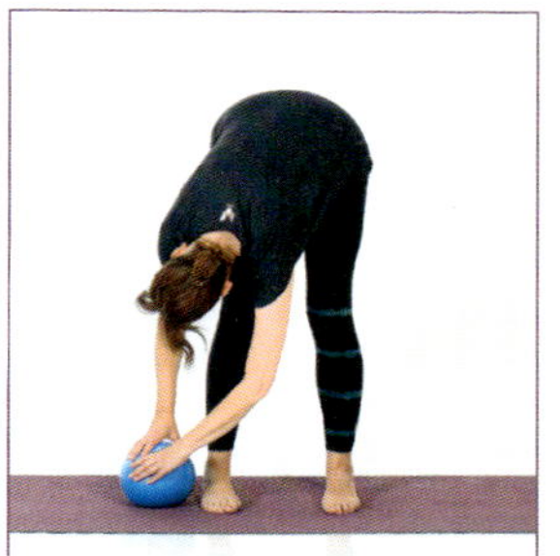
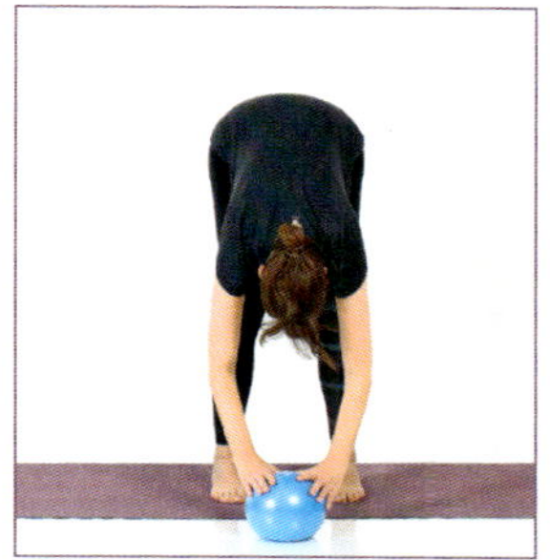
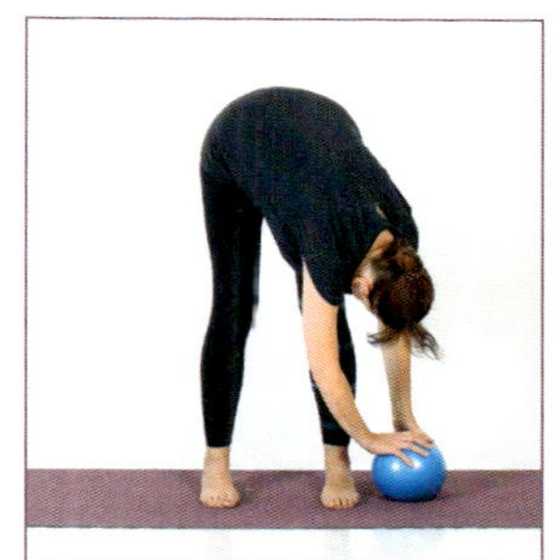

2. Gehe noch einmal auf jede Seite, so weit du kannst und beginne mit leichten Drehungen in der Vorbeuge. Spiele mit den Bewegungen, indem du die Arme abwechselnd beugst und die Schultern sinken lässt. Sei spielerisch und probiere neue Bewegungen aus.

3. Wandere mit dem Redondo®Ball jetzt ganz weit nach vorne, bis du nur noch leichten Kontakt mit den Fingerspitzen hast. Stelle eine Polspannung zwischen deinen Fingerspitzen und deinen Sitzbeinhöckern her. Strebe auseinander und spüre die Streckung deines Rückens.

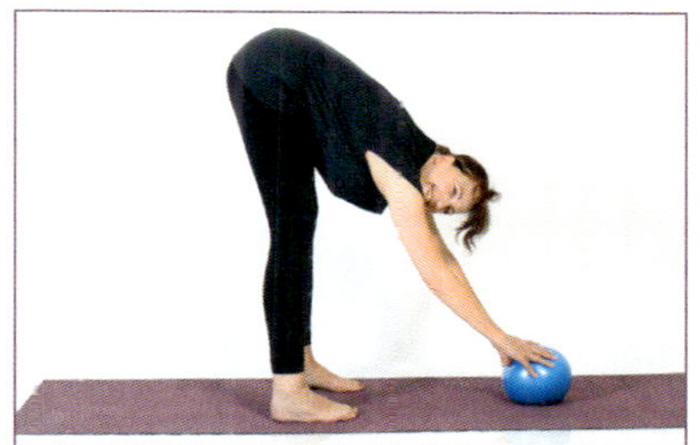

Beachte

- Bringe in der Vorbeuge das Gewicht immer wieder etwas mehr auf die Fußballen.
- Beuge eventuell die Knie, wenn das für dich angenehmer ist.
- Wenn du sehr flexibel bist, bleibe locker in den Knien und aktiv in deiner Oberschenkelmuskulatur.
- Entspanne Kopf und Nacken – du kannst ihn gerne auch einmal ausschütteln.

Wirkung

- **Die lange Rückenfaszie und die Faszien an den Beinrückseiten aktivieren.**
- **Die Beinrückseite intensiv dehnen.**

8.5 Flow aus der gegrätschten Vorbeuge

Ausgangsposition

Gegrätschte Vorbeuge. Stelle die Füße in eine breite Grätsche. Drehe die Zehen leicht nach innen und bringe etwas mehr Gewicht auf die Außenkante der Füße. Nimm den Redondo®Ball in beide Hände.

Ausführung

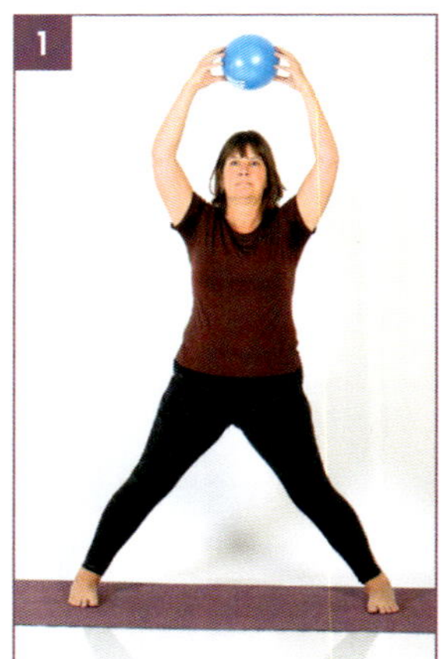
1

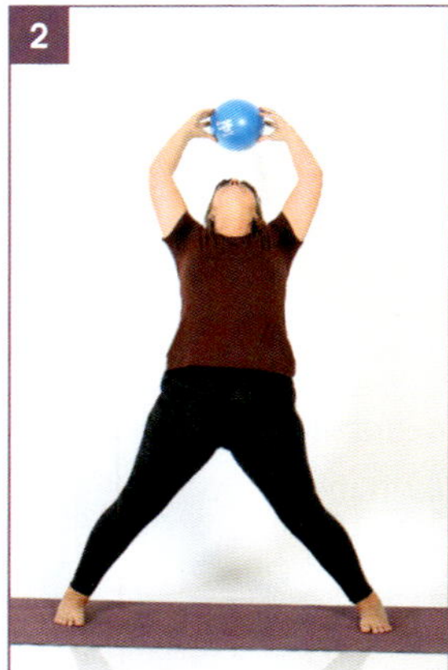
2

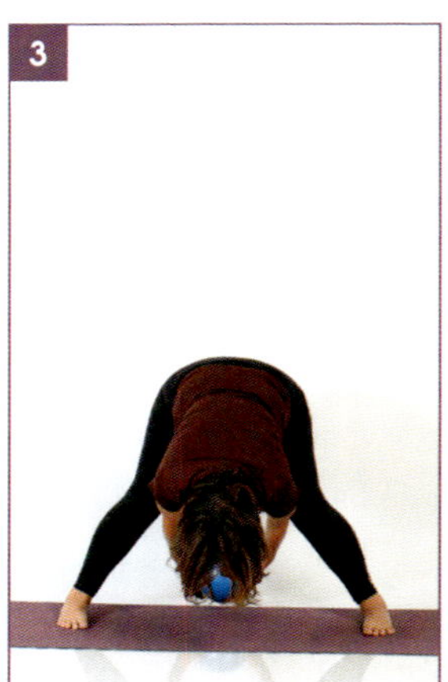
3

1. Führe den Redondo®Ball zur Decke – Einatmung und Ausatmung.
2. Gehe in eine Rückbeuge – stelle dir vor, du würdest den Redondo®Ball nach hinten weiterreichen – Einatmung.
3. Vorbeuge und bringe den Redondo®Ball so weit zwischen deine Beine, wie es möglich ist – Ausatmung.

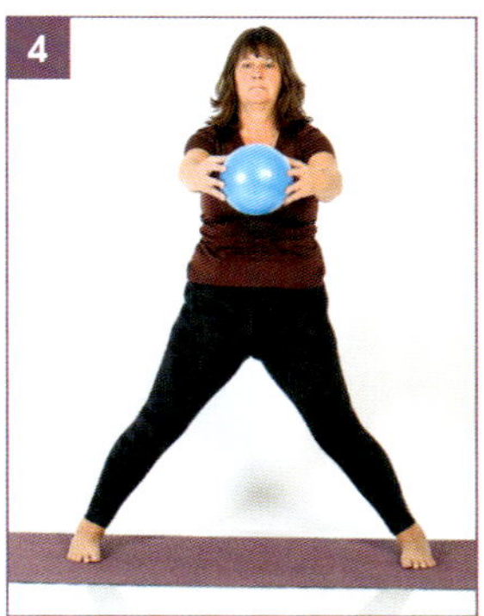

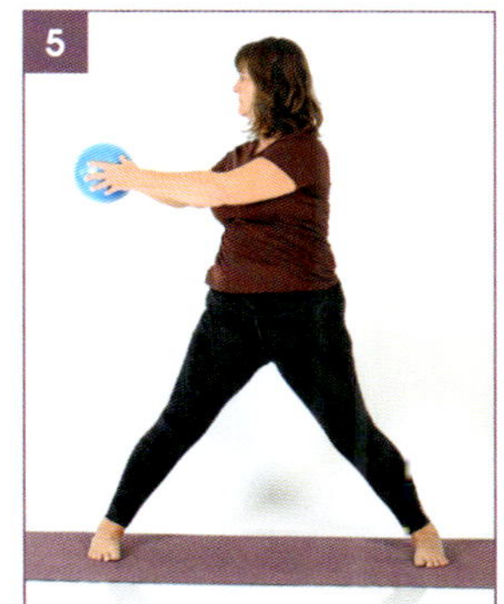

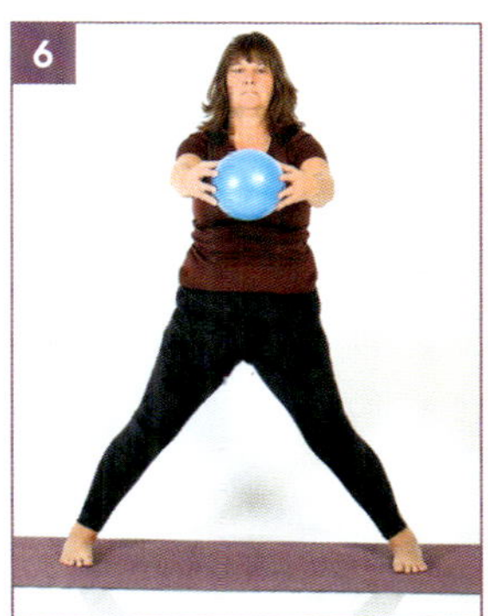

4. Richte dich mit aktivem Becken auf – Einatmung.
5. Nimm den Redondo®Ball in Brustkorbhöhe und drehe dich nach rechts. – Stelle dir vor, du würdest den Redondo®Ball jemand über die rechte Hüfte übergeben – Ausatmung.
6. Drehe dich zurück zur Mitte – Einatmung.

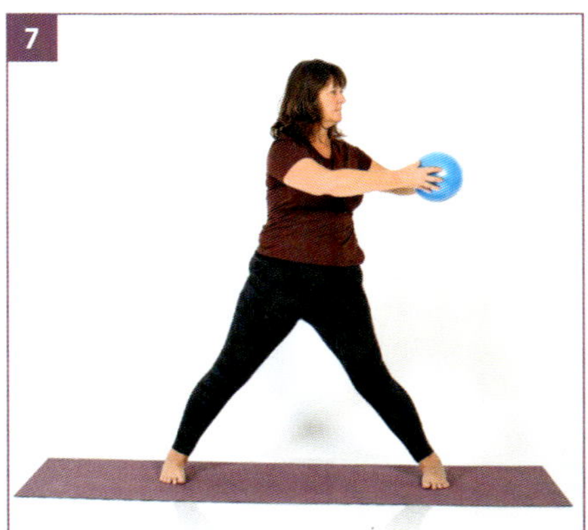

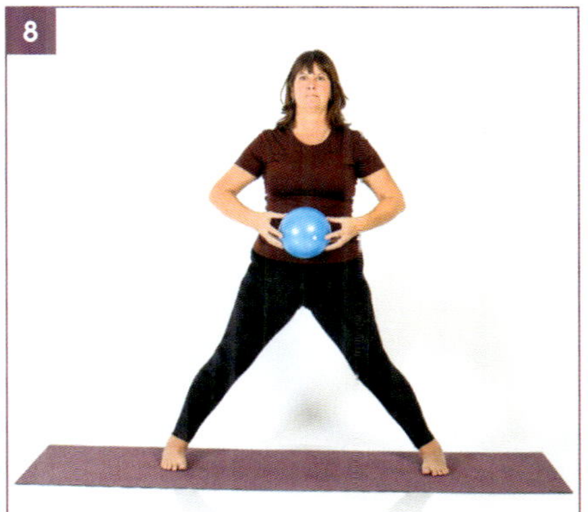

7. Drehe dich nach links – Ausatmung.
8. Komme zurück zur Mitte, entspanne die Arme und gönne dir einen bewussten Atemzug. Beginne wieder mit der Einatmung.

Beachte

- Halte das Becken bei den Rückbeugen und Drehungen stabil.

Wirkung

- **Die Übung fördert die Beweglichkeit der Wirbelsäule.**
- **Sie kräftigt die Rückenstrecker.**
- **Sie dehnt die Faszien und hält sie flexibel.**
- **Sie dehnt und streckt die Rückenmuskulatur.**
- **Sie streckt und dehnt die rückwärtige Beinmuskulatur.**
- **Sie dehnt und streckt die innere Beinmuskulatur.**
- **Sie mobilisiert die Brustwirbelsäule.**

8.6 Faszienvariante

Ausführung

Wiederhole die Bewegungsabfolge von Kap. 8.5 aber nimm dieses Mal die Hüfte mit in die Bewegung.

8.7 Dehnung und Varianten in der gegrätschten Vorbeuge

Tipp: Diese Abfolge ist auch wunderbar als Partnerübung geeignet.

Ausführung

Stellt euch Rücken an Rücken mit genügend Abstand zueinander und reicht euch den Redondo®Ball:

1. über den Kopf;
2. zwischen den Beinen durch und
3. über die rechte/die linke Hüfte.

Hier gibt es immer viel zu lachen in meinen Kursen. Eine spielerische Art und Weise, die Wirbelsäule und die Rückenmuskulatur und die Faszien beweglich zu halten.

9 Übungen für die Standpositionen

Die klassischen Standpositionen im Yoga sind immer wieder eine spannende Herausforderung, da sie sehr komplex sind und unsere ganze Aufmerksamkeit fordern. Es wird viel über den Stand der Füße und die Aufrichtung des Beckens gesagt, aber genauso wichtig finde ich die Ausrichtung der Arme und die Aufmerksamkeit in den Händen, da dies einen direkten Bezug zu den Schultern hat und somit uns unserem Ziel einer aufgerichteten und entspannten Haltung näherbringt. Hier kann der Redondo®Ball eine wunderbare Unterstützung sein.

9.1 Krieger 1

Ausgangsposition

Aus dem parallelen Stand nimm den rechten Fuß in einem großen Schritt nach hinten. Der vordere Fuß ist gerade ausgerichtet. Der hintere Fuß darf leicht nach außen gedreht werden. Achte darauf, dass dein Becken weiterhin nach vorne ausgerichtet ist.

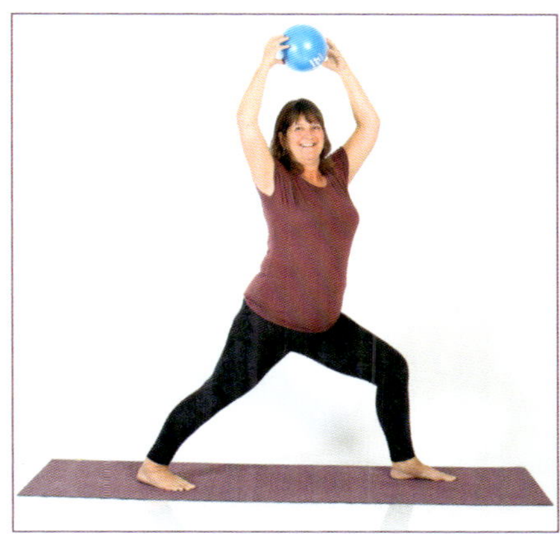

Ausführung

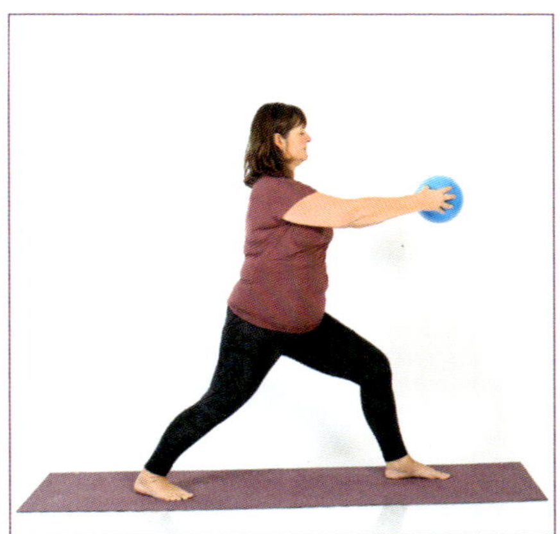

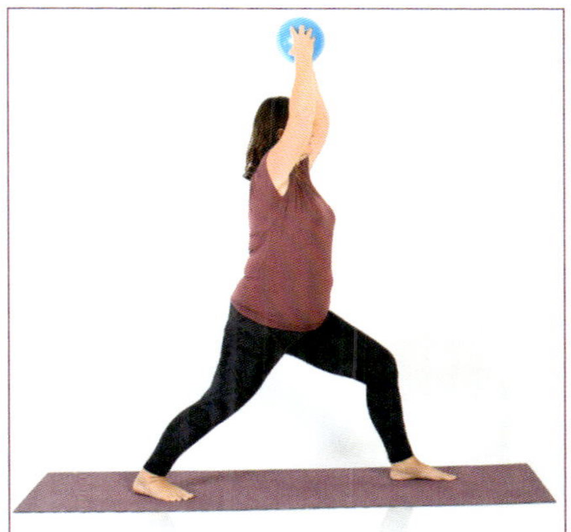

Richte nun deine Aufmerksamkeit auf die Außenkante des hinteren Fußes, schiebe ihn leicht in den Boden. Beuge nun dein linkes Knie. Die Richtung des Knies zeigt zum kleinen Zeh. Setze dich vom Becken tief. Aus dem Becken richte deinen Oberkörper auf. Nimm den Redondo®Ball leicht zwischen die Fingerspitzen und hebe ihn über den Kopf.

Spüre die Polspannung zwischen Steißbein und Scheitelpunkt. Strebe mit dem Scheitelpunkt in Richtung Redondo®Ball. Spüre die Aufrichtung und Streckung deiner Wirbelsäule.

Beachte

1. Das vordere Knie in Richtung kleiner Zeh ausrichten.

2. Das Becken aufrichten, indem du den Bauchnabel leicht nach innen ziehst. Behalte die natürliche Lordose deiner Lendenwirbelsäule bei.

3. Entspanne deine Schultern und deine Ellbogen.

4. Strebe mit beiden Knien auseinander.

Wirkung

- **Die Übung dehnt den Hüftbeuger.**
- **Sie dehnt die rückwärtige Bein- und Wadenmuskulatur.**
- **Sie kräftigt die Fußmuskulatur.**
- **Sie verbessert die Stabilität.**
- **Sie kräftigt die Gesäßmuskulatur.**
- **Sie öffnet die vorderen Muskelketten.**

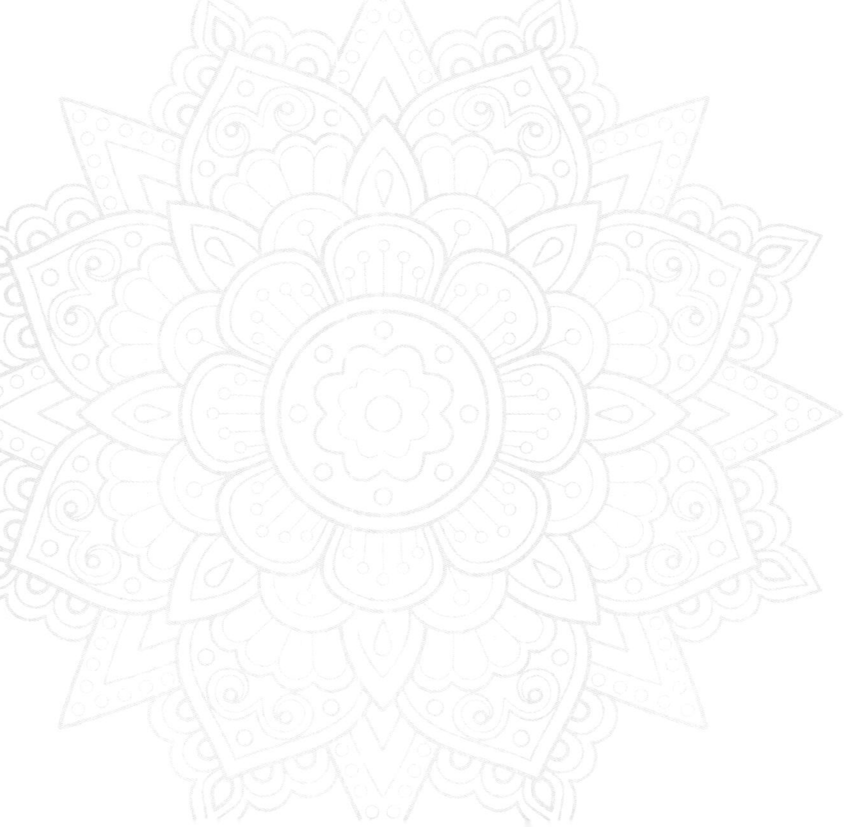

9.2 Rückbeuge aus dem Krieger 1

Ausgangsposition

Krieger 1

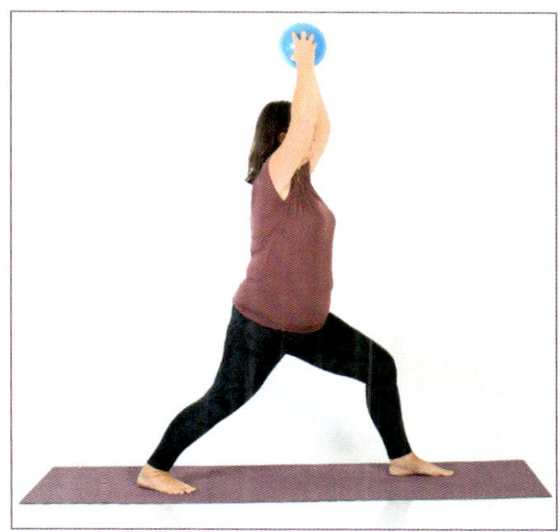

Ausführung

Mit einer guten Aufmerksamkeit auf dein Becken beginne, dich aus der Brustwirbelsäule heraus in eine Rückbeuge zu bewegen, indem du den Redondo®Ball leicht hinter den Kopf führst.

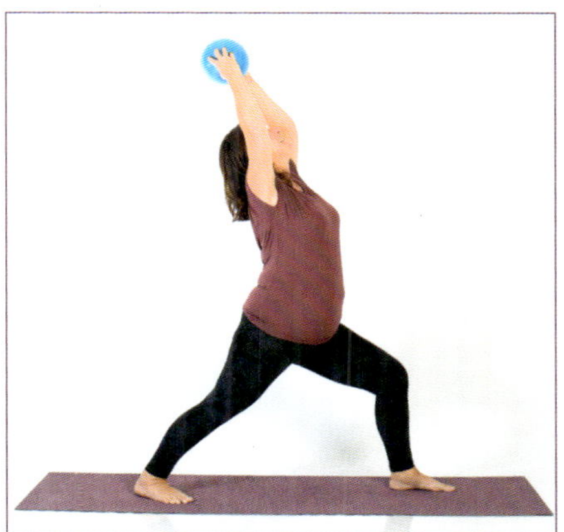

Beachte

1. Arbeite aus der Brustwirbelsäule.
2. Lasse die Schultern entspannt.
3. Bleibe stabil im Becken.
4. Lasse den Nacken lang.
5. Halte die Arme locker.
6. Achte darauf, dass du dich in der Rückbeuge wohlfühlst.

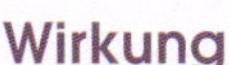

Wirkung

- **Die intensivere Öffnung und Dehnung der vorderen Muskel- und Faszienketten steht im Fokus.**

9.3 Seitbeuge

Ausgangsposition

Krieger 1

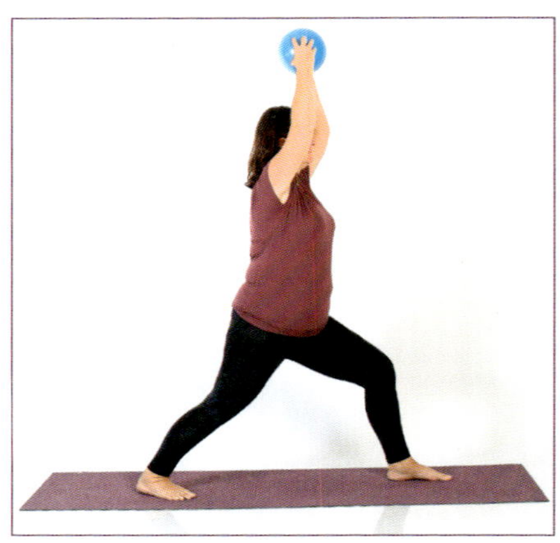

Ausführung

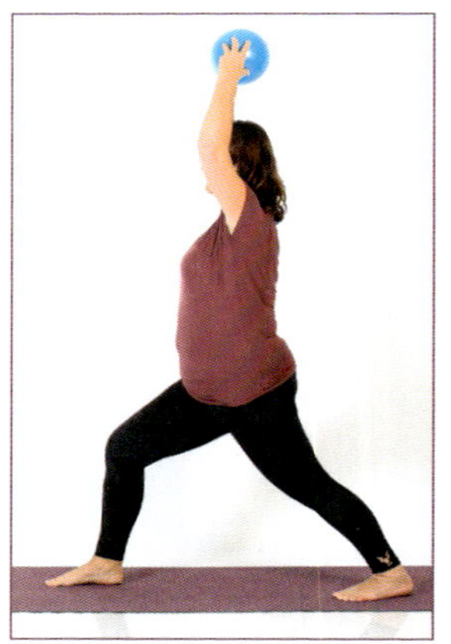

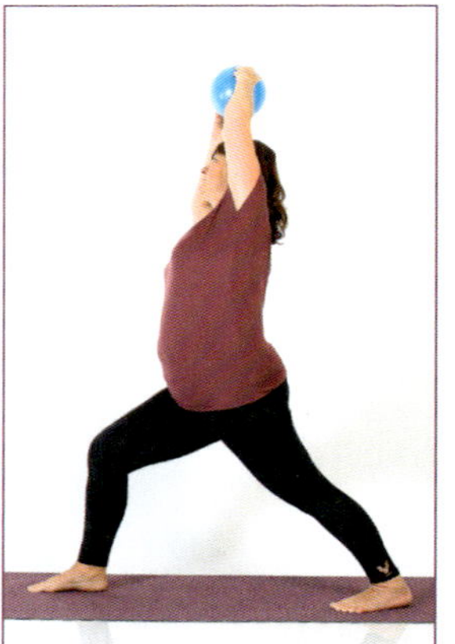

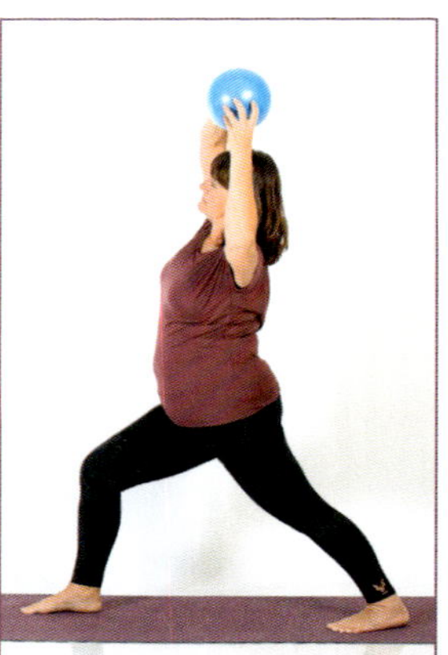

Den Redondo®Ball locker zwischen den Fingern über dem Kopf halten, von hier aus sich zur Seite neigen. Lasse den Blick geradeaus gehen. Spüre die Öffnung der Flanken. Der Redondo®Ball hilft uns, die Arme aktiv und stabil zu halten und uns wirklich auf die Öffnung der Flanken zu konzentrieren. Übe einen leichten Druck mit den Fingerspitzen gegen den Redondo®Ball aus, um die Aufmerksamkeit hier zu halten.

Du kannst es als kleinen Flow üben. Einatmen – in der Mitte. Ausatmen – in die seitliche Dehnung. Einatmen – Mitte – ausatmen – auf die andere Seite kommen.

Beachte

1. Bleibe in der Grundhaltung stabil und weiche nicht aus.
2. Entspanne deine Arme und Schultern.
3. Behalten den langen Nacken bei.

Wirkung

- **Die Übung öffnet die seitlichen Muskeln und die Faszienketten.**

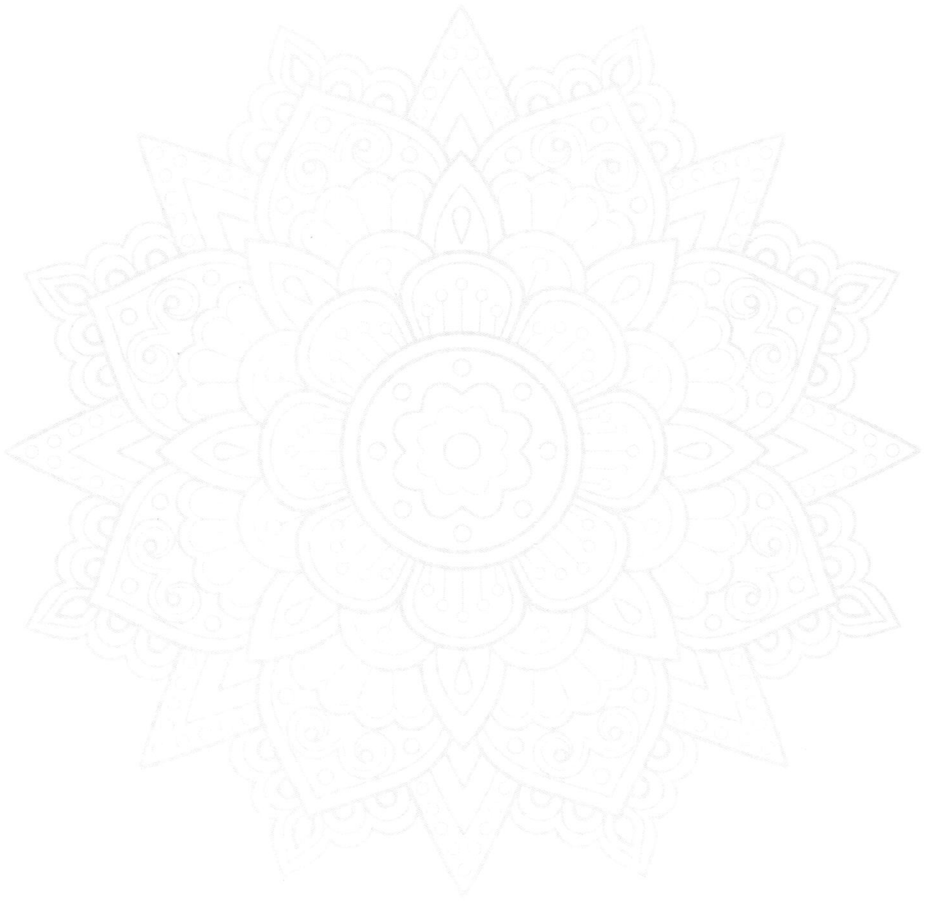

9.4 Drehung

Ausgangsposition

Krieger 1

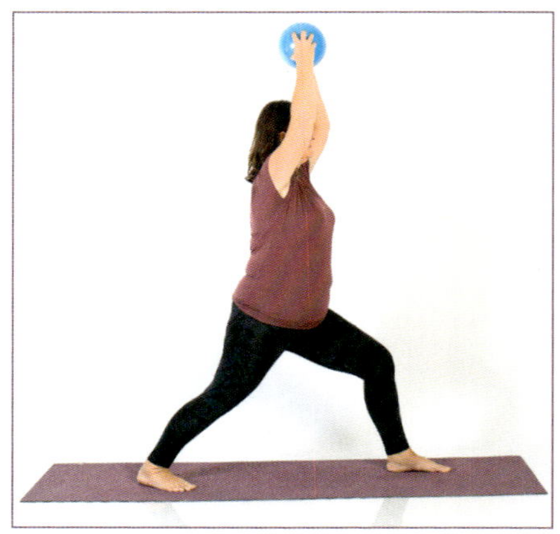

Ausführung

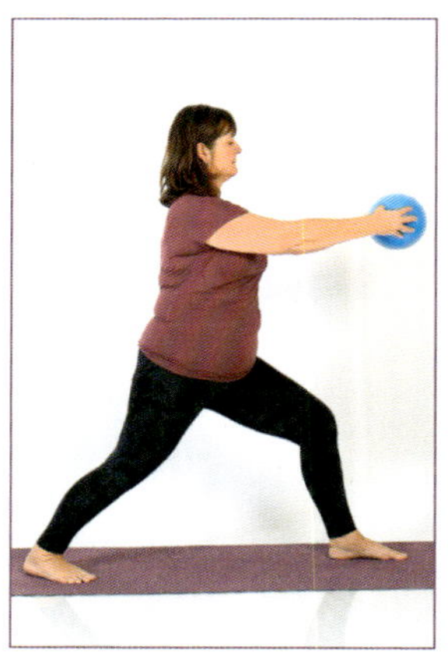

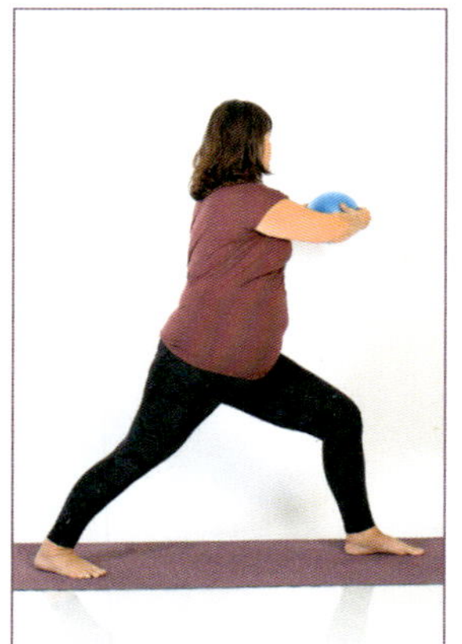

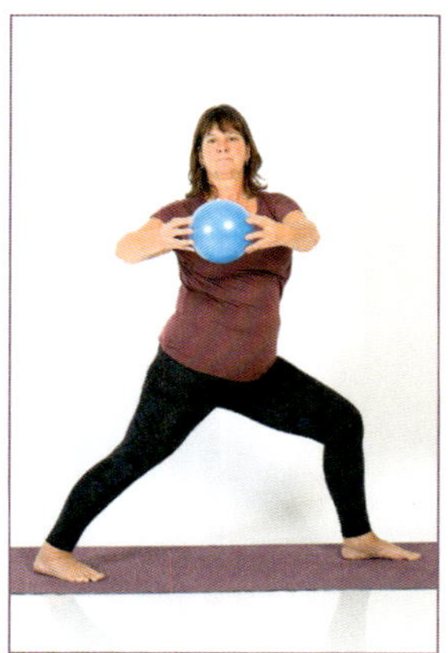

Die Arme auf Brusthöhe absenken. Die Arme leicht anbeugen und entspannt halten, den Redondo®Ball locker zwischen den Fingern halten und sanften Druck mit den Fingerspitzen ausüben. Aus einem stabilen Becken den Oberkörper nach rechts und links drehen.

Du kannst auch dies als kleinen Flow üben: einatmen – in der Mitte, ausatmen – in die Drehung. Einatmen – in die Mitte kommen, ausatmen – zur anderen Seite.

Beachte

1. Die Grundhaltung des Beckens und in den Knien nicht verändern.
2. Die Arme leicht angebeugt und locker halten.
3. Die Drehung geschieht aus der Brustwirbelsäule.
4. Seine Grenzen akzeptieren.

Wirkung

- **Mobilisiert und lockere die Brustwirbelsäule.**
- **Lockert die obere Brustmuskulatur.**
- **Entlastet den Nacken.**
- **Massiert Herz und Lunge.**
- **Entlastet den unteren Rücken.**
- **Massiert die Bauchorgane.**

9.5 Flow – Krieger 1

1. Die Ausgangsposition einnehmen und den Redondo®Ball vor dem Bauch halten.

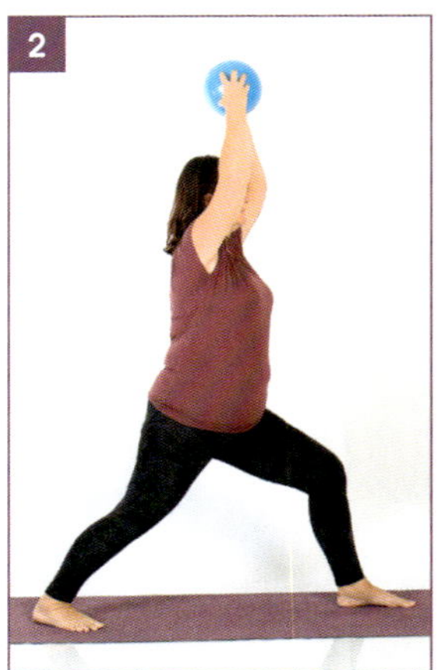

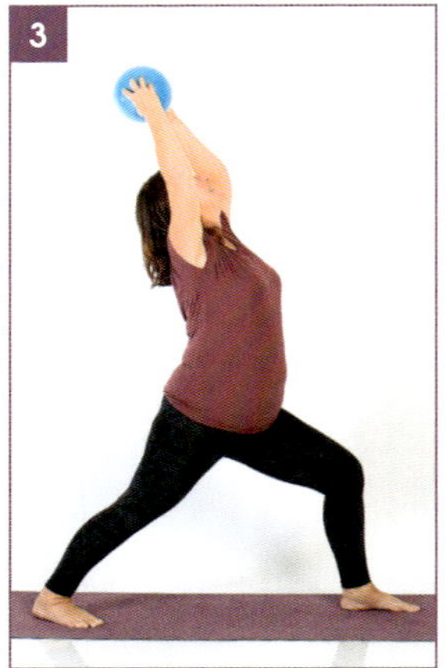

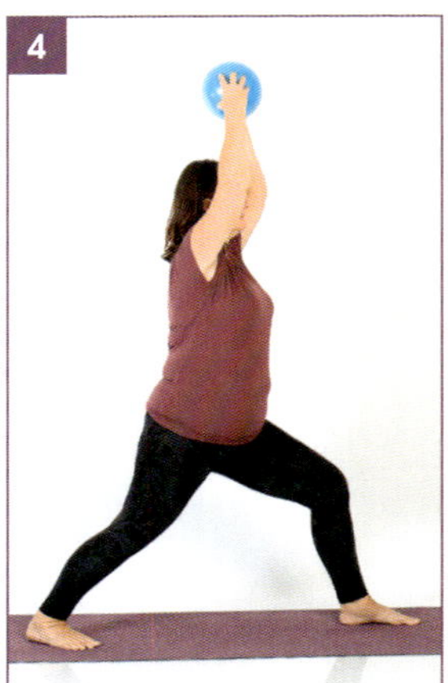

2. Einatmen und ausatmen – die Arme gehen nach oben.
3. Einatmen und ausatmen – Rückbeuge.
4. Einatmen – die Arme gehen in die Grundhaltung.

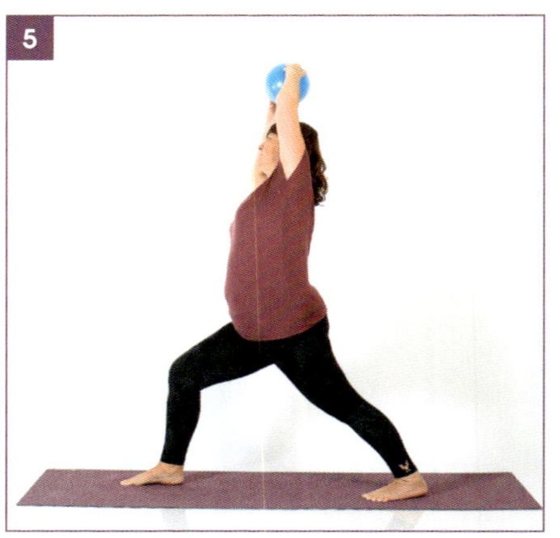

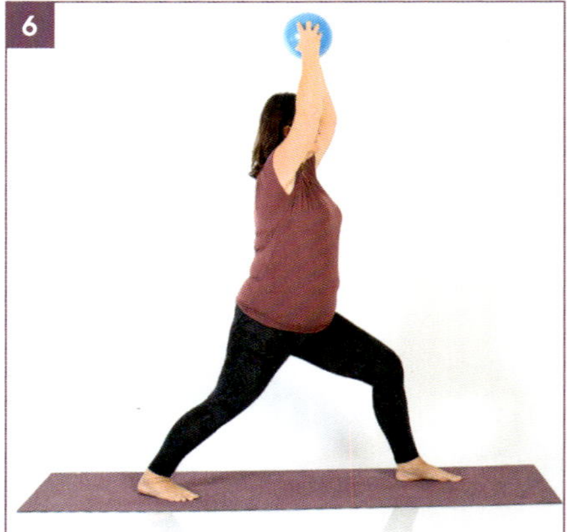

5. Ausatmen – beuge dich nach rechts.
6. Einatmen – Grundhaltung.

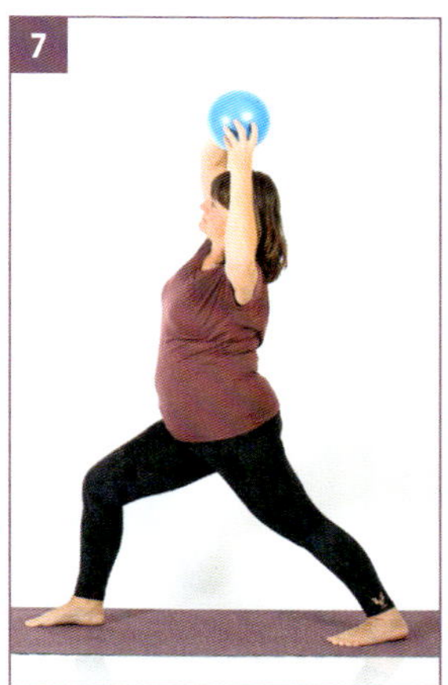

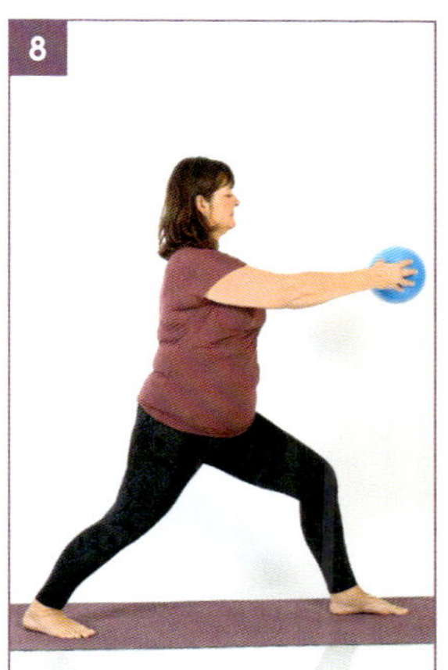

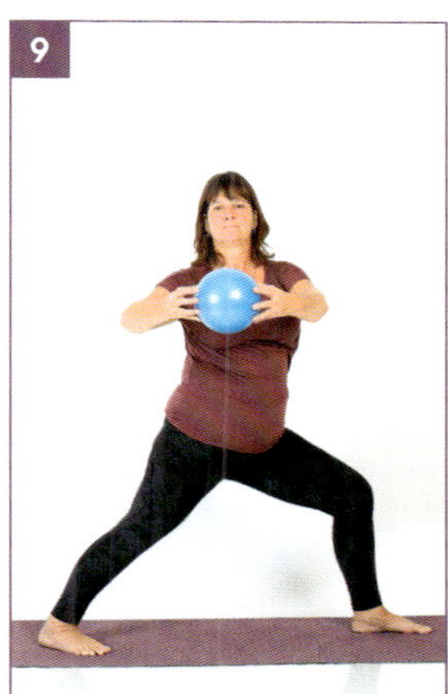

7. Ausatmen – beuge dich nach links.
8. Einatmen – über die Grundhaltung die Arme langsam auf Brustkorbhöhe führen.
9. Ausatmen – sich nach rechts drehen.

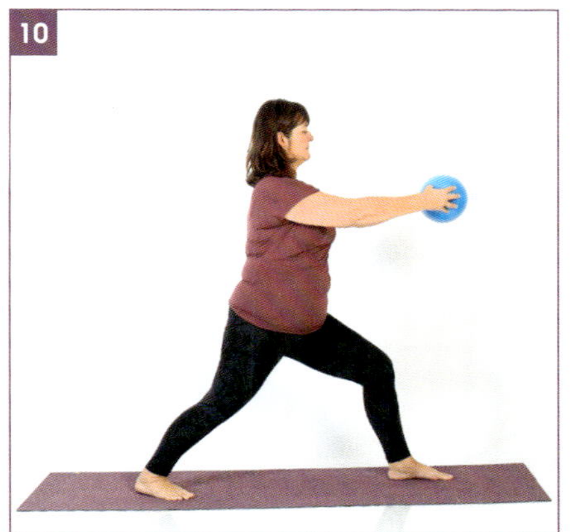

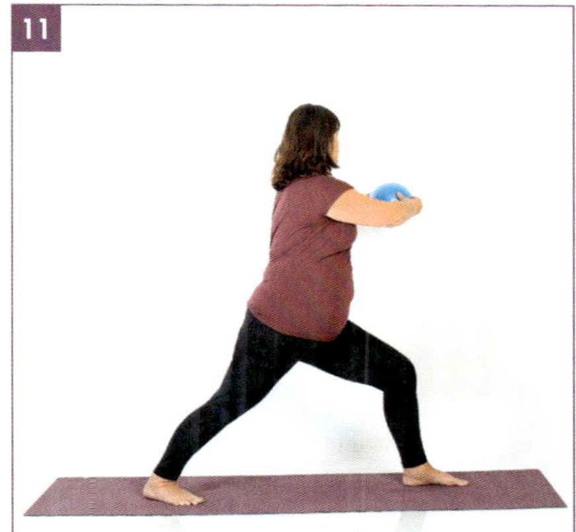

10. Einatmen – zurück zur Mitte kommen.
11. Ausatmen – sich nach links drehen.
12. Einatmen – zurück zum Bauch – ausatmen – den Flow mit der nächsten Einatmung von Neuem beginnen.

9.6 Krieger 2

Ausgangsposition

Stelle dich in einen Grätschstand quer zu deiner Matte.

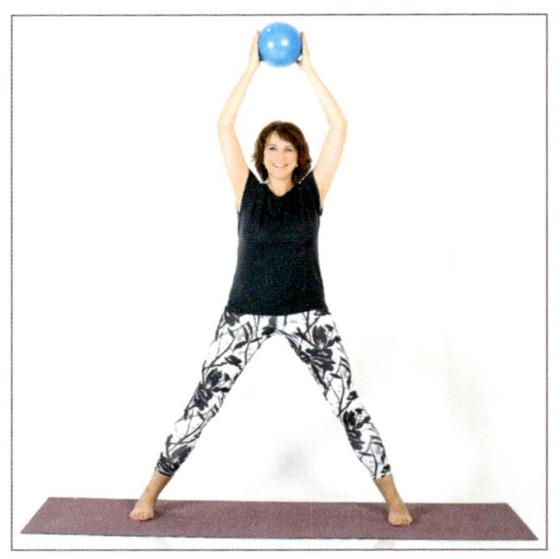

Ausführung

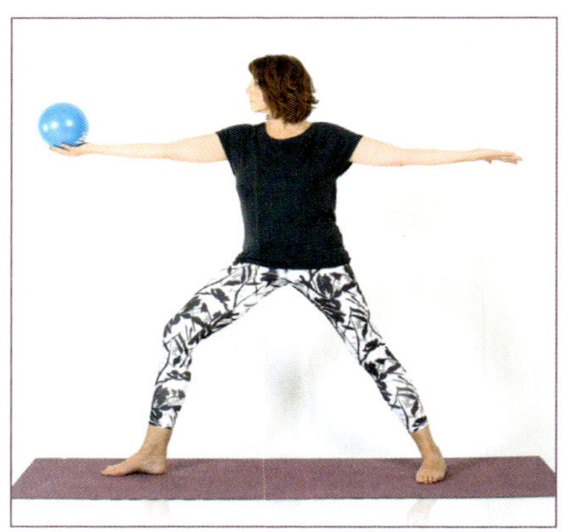

Drehe den rechten Fuß zum Kopf der Matte und drehe den hinteren Fuß von den Zehenspitzen leicht nach innen. Richte dein Becken zur langen Seite der Matte aus. Schiebe nun die linke Fußaußenkante bewusst in die Matte und beuge das rechte Knie.

Stelle dir eine Polspannung zwischen beiden Knien vor. Beuge das Knie in Richtung rechter kleiner Zeh. Lasse dein Steißbein tief in Richtung Boden sinken.

Halte den Redondo®Ball in beiden Händen und führe den Redondo®Ball über den Kopf. Lege ihn nun in die rechte Hand, öffne deine Arme parallel zum Boden und balanciere den Redondo®Ball in deiner Handfläche.

Dieses Balancieren bringt dir eine sanfte Streckung der Handfläche, bringt deine Aufmerksamkeit nach vorne und hilft dir, die Arme in eine entspannte Streckung zu führen und deine Schultern zu entspannen. Lasse deinen Blick zum Redondo®Ball gehen und beobachte, wie der Redondo®Ball von deiner Hand balanciert wird.

Halte die Position ein paar Atemzüge.

Beachte

1. Das vordere Knie nicht nach innen fallen lassen – die Ausrichtung geht nach außen zum kleinen Zeh.
2. Steißbein und Schambein bewegen sich aufeinander zu. Nicht das Gesäß nach hinten schieben und ins Hohlkreuz ausweichen.
3. Bleibe auch mit einem Teil deiner Aufmerksamkeit bei der hinteren Hand – auch diese sollte von der Handfläche her gestreckt sein.
4. Behalte einen langen Nacken bei.
5. Entspanne und strecke deine Fußzehen.
6. Rolle die Schultern nach hinten unten.

Wirkung

- **Die Übung dehnt die innere Beinmuskulatur.**
- **Sie öffnet den Brustraum.**
- **Sie stärkt Schultern und Arme.**
- **Sie dient der Streckung der Rückenmuskulatur.**
- **Sie kräftigt das Bein, den Po und die Fußmuskulatur.**
- **Sie verbessert die Stabilität.**
- **Sie dehnt den Hüftbeuger.**

9.7 Friedvoller Krieger

Ausgangsposition

Nimm die Ausgangshaltung *Krieger 2* ein.

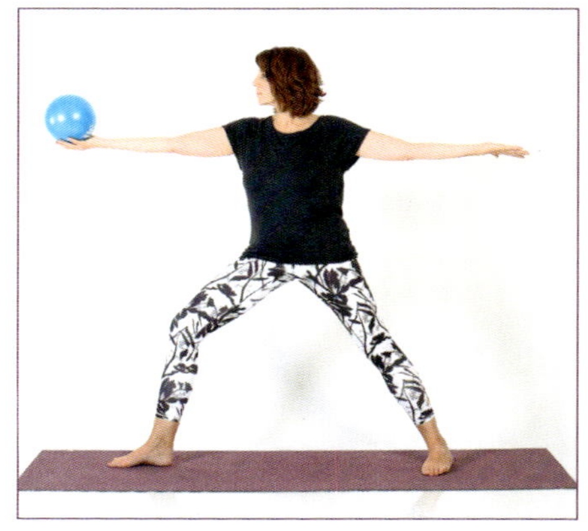

Ausführung

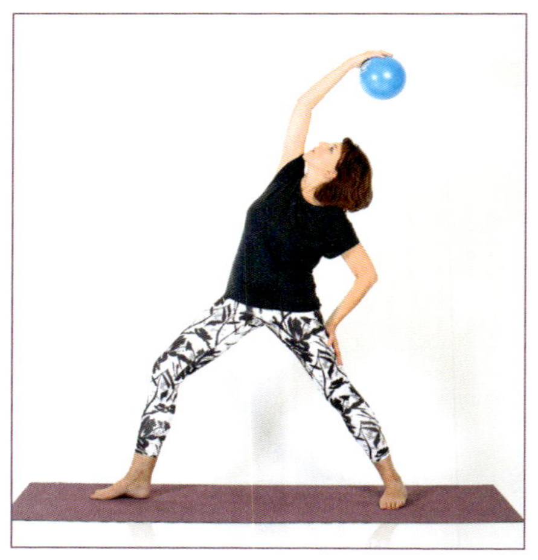

Der Redondo®Ball liegt in der rechten Hand. Beuge dich nun nach links und lege deine linke Hand auf den linken Oberschenkel. Ziehe den rechten Arm über den Kopf zur linken Seite. Die Hand fasst den Redondo®Ball von oben.

Stelle dir vor, wie der Redondo®Ball ganz schwer wird und dich mehr in die seitliche Öffnung zieht. Lasse den Arm in einer sanften Streckung. Atme in die rechte Seite/Flanke hinein. Du kannst zum Redondo®Ball schauen oder den Blick geradeaus lassen. Alternativ kannst du auch nach unten schauen. Entscheide für dich, was deinem Nacken guttut.

Halte die Position ein paar Atemzüge lang.

Beachte

1. Achte darauf, dass dein vorderes Knie nicht nach innen fällt. Es sollte stabil sein und die Ausrichtung bleibt in Richtung kleiner Zeh.

2. Bleibe locker in den Schultern.

> **Wirkung**
>
> - **Die Übung führt zu einer intensiveren Dehnung der vorderen Muskeln und der Faszienketten.**
> - **Sie hat eine intensivere Dehnung der Hüftbeuger zur Folge.**
> - **Sie dehnt das Zwerchfell, die Bauchmuskulatur und die seitlichen Rippen.**
> - **Sie öffnet die Atemräume.**

Achte immer auf deinen Atem. Sollte dein Atem unruhig werden, verlasse die Position langsam und strecke kurz die Beine. Gönne dir ein paar entspannte Atemzüge, bevor du noch einmal ganz in Ruhe und bewusst die Ausgangshaltung einnimmst.

9.8 Seitbeuge

Ausgangsposition

Nimm die Ausgangsposition des *Kriegers 2* ein.

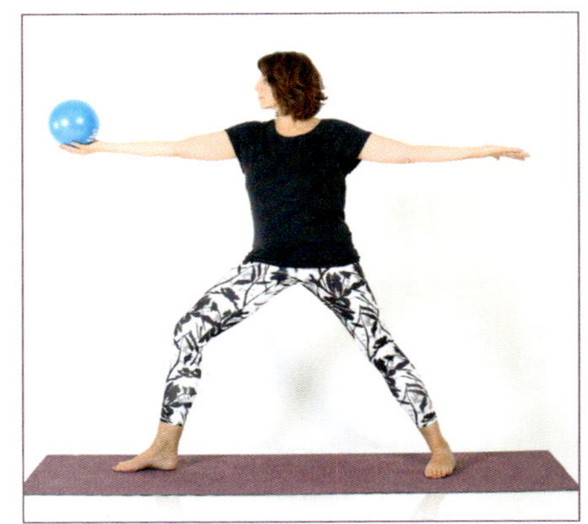

Ausführung

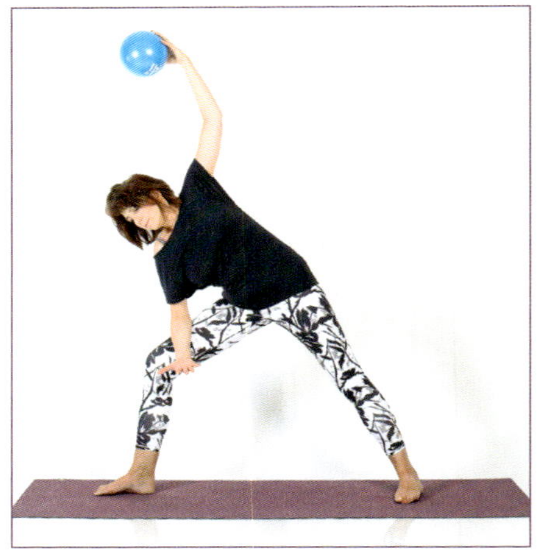

Richte dich gut aus. Nimm den Redondo®Ball nun in die linke Hand und ziehe den linken Arm am Ohr vorbei über den Kopf nach rechts. Die Finger halten den Redondo®Ball. Das Handgelenk bleibt stabil.

Der rechte Arm liegt leicht gebeugt auf dem rechten Oberschenkel. Die Handfläche zeigt nach oben. Dein Blick geht in die untere Hand. Stelle dir vor, wie du den Redondo®Ball weit von dir wegschiebst. Genieße die Öffnung und Streckung deiner linken Seite. Achte darauf, dass die Außenkante deines linken Fußes fest im Boden verankert ist.

Beachte

1. Gehe nur so tief, wie dein Becken dies zulässt. Schiebe nicht das Gesäß nach hinten.
2. Stütze dich noch auf dem gebeugten Bein – drücke dich mit dem Arm leicht vom Bein weg.
3. Achte auf deinen Nacken.
4. Bleibe locker in beiden Schultern.

Wirkung

- **Die seitlichen Muskelketten von den Füßen bis zu den kleinen Fingern werden gedehnt.**
- **Die seitlichen Faszienketten werden gedehnt.**
- **Die Übung öffnet die Atemräume.**
- **Sie dehnt und öffnet die Atemmuskeln, das Zwerchfell und die Zwischenrippenmuskeln.**
- **Sie öffnet die Achselhöhle.**

9.9 Faszienvariante

Ausführung

Drehe die Hand mit dem Redondo®Ball zur Decke und schiebe den Redondo®Ball nach oben. Dies führt zu einer intensiveren Streckung und Öffnung der seitlichen Muskulatur und der Faszien.

Meine Empfehlung wäre, alle drei Positionen erst auf der einen und dann auf der anderen Seite zu üben. Wenn du die *Krieger*-Position verlässt, hole dir die Kraft aus deinen Füßen, indem du diese bewusst in den Boden schiebst. Bleibe bei der Aufrichtung aktiv im Becken.

9.10 Dreieck

Ausgangsposition

Stelle dich im Grätschstand quer auf deine Matte.

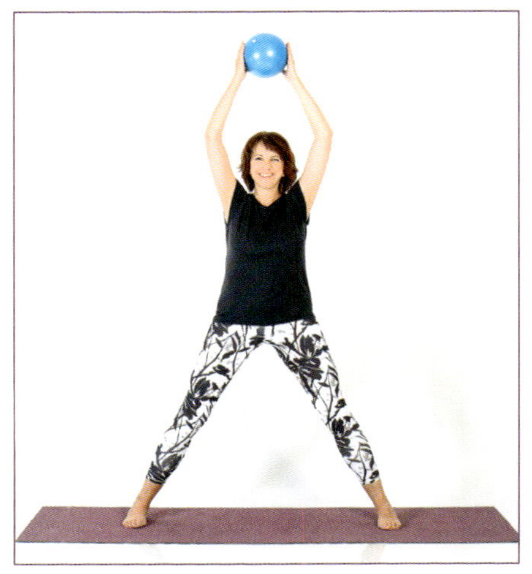

Ausführung

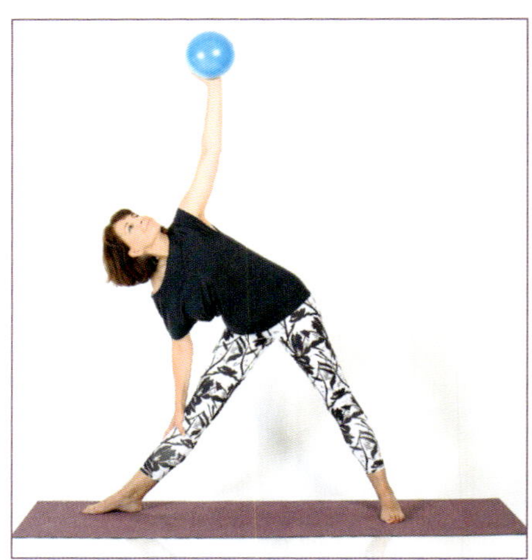

Drehe jetzt den rechten Fuß zur kurzen Seite deiner Matte. Drehe den linken Fuß mit dem großen Zeh ganz leicht nach innen. Richte dein Becken parallel zur langen Seite der Matte aus. Beide Beine sind gestreckt.

Der Ball wird mit leicht gestreckten Armen über dem Kopf gehalten. Wechsle den Redondo®Ball in die linke Hand. Ziehe nun den rechten Oberschenkel sanft ins Becken und neige dich zur rechten Seite.

Gehe nur so tief, dass dein Becken nicht nach vorne fällt. Die rechte Hand legt sich locker auf das rechte Bein. Schiebe den Redondo®Ball nun sanft zur Decke. Spüre die schöne Öffnung deiner Schultern.

Blick

Der Blick kann nach unten, nach vorne oder nach oben gehen. Schaue, was für deinen Nacken die beste Haltung ist und achte darauf, dass der Nacken seine Länge behält.

Beachte

1. Halte die Schultern stabil.
2. Überstrecke die Arme nicht.
3. Gehe nicht zu tief.
4. Beide Hüftknochen bleiben in einer Linie.
5. Entspanne deine Füße und deine Zehen.

Wirkung

- **Die Übung kräftigt die Bein- und Fußmuskulatur.**
- **Sie dehnt das innere Bein und die Fußmuskulatur.**
- **Sie stärkt das Becken.**
- **Sie kräftigt den Schulter- und Nackenbereich.**
- **Sie dehnt die Beinmuskulatur.**

9.11 Variante für die Schultern

Ausgangsposition

Dreieck

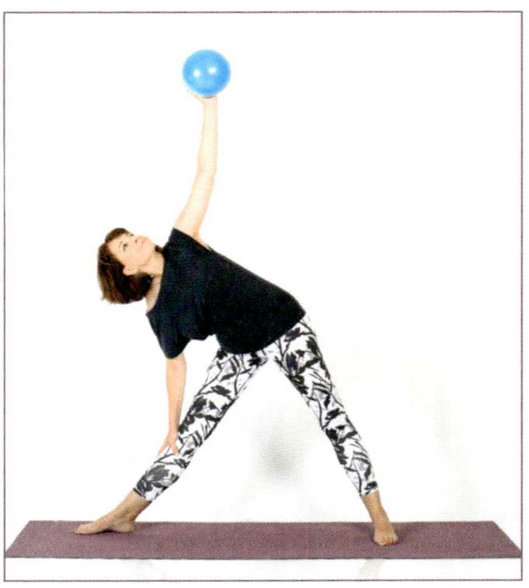

Ausführung

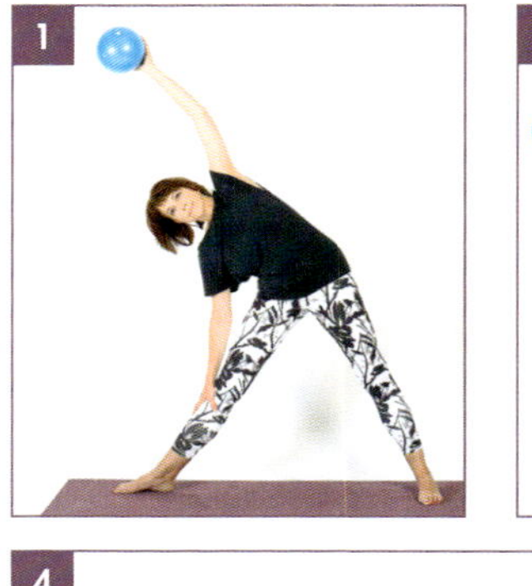

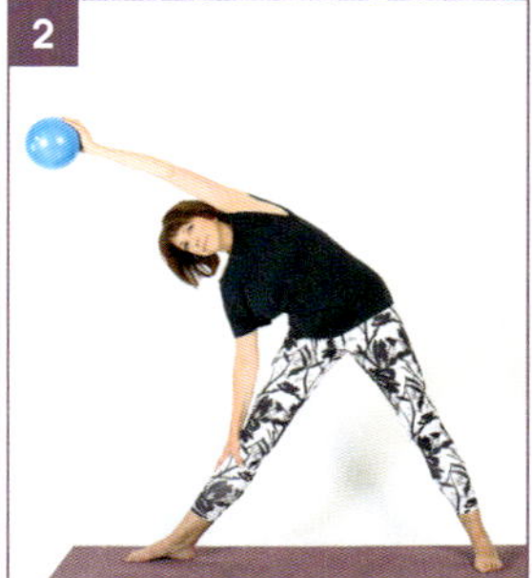

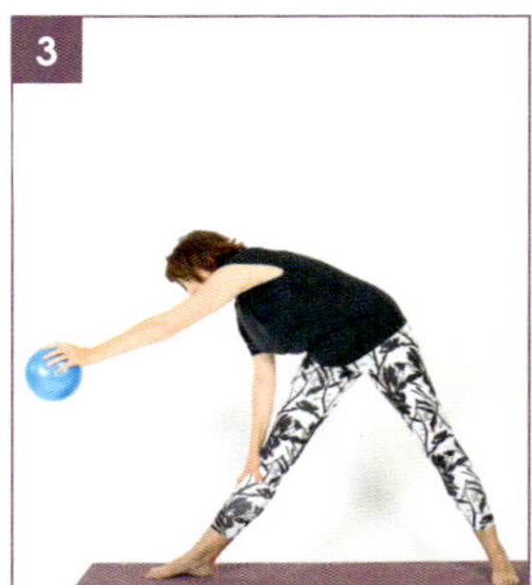

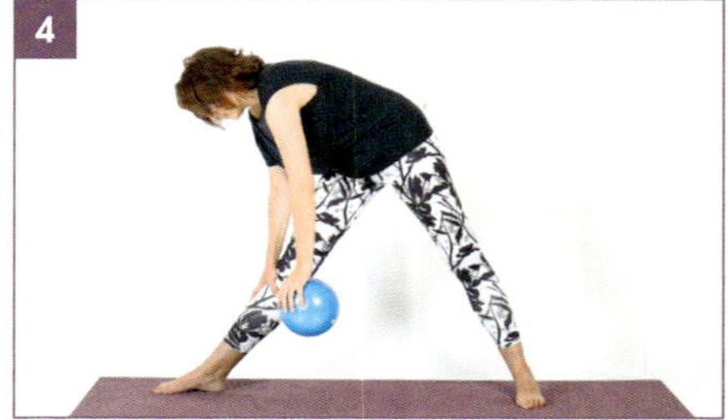

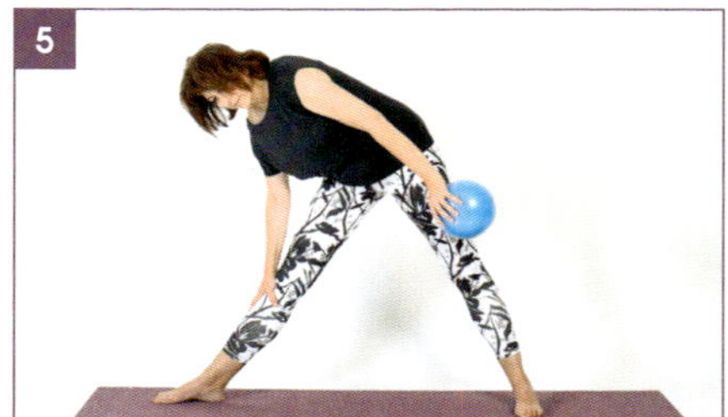

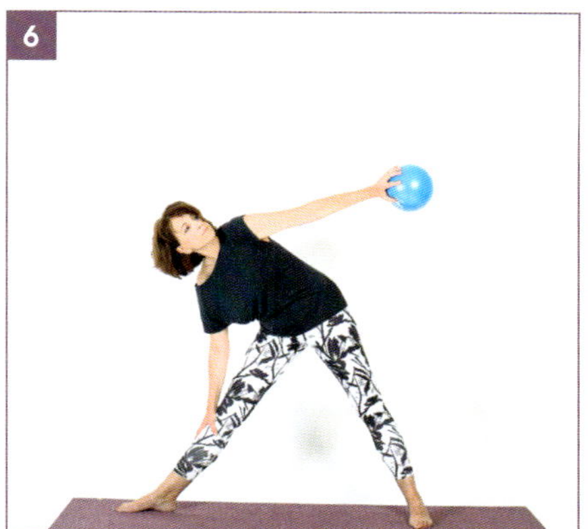

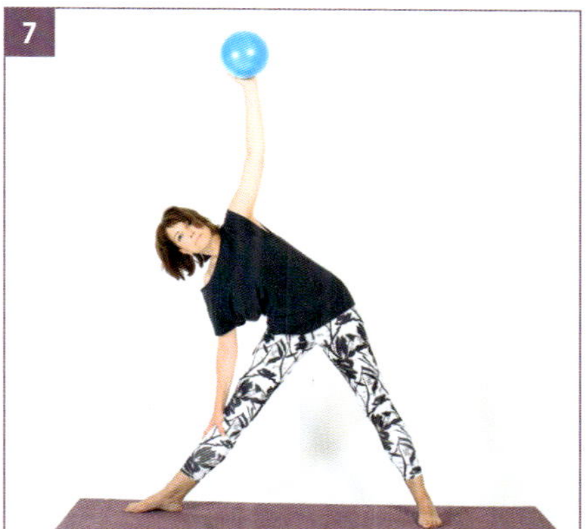

Mache mit dem Arm einige Kreisbewegungen in die eine und in die andere Richtung. Halte dabei den Redondo®Ball mit den Fingerspitzen.

Gehe noch einmal in die Ausgangsposition zurück und schaue, wie sich deine Schultern nun anfühlen.

Beachte

- Die Bewegungen sind locker.
- Die Schultern entspannen.
- Eine stabile Grundhaltung einnehmen.

Wirkung

- **Die Übung mobilisiert die Schultern.**
- **Sie öffnet die Atemräume.**

9.12 Mobilisierungsübung für die Brustwirbelsäule

Ausgangsposition

Dreieck

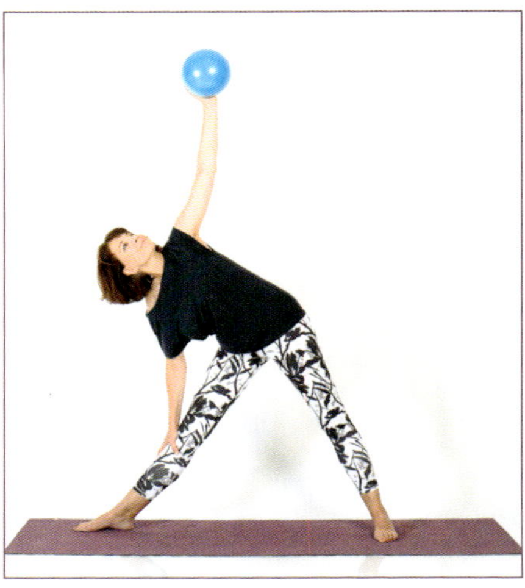

Ausführung

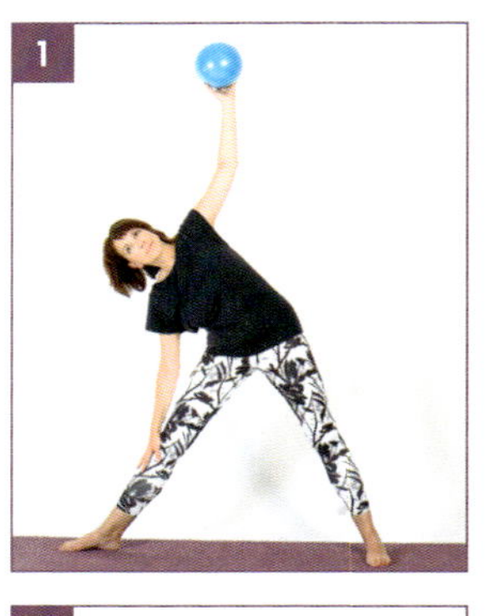

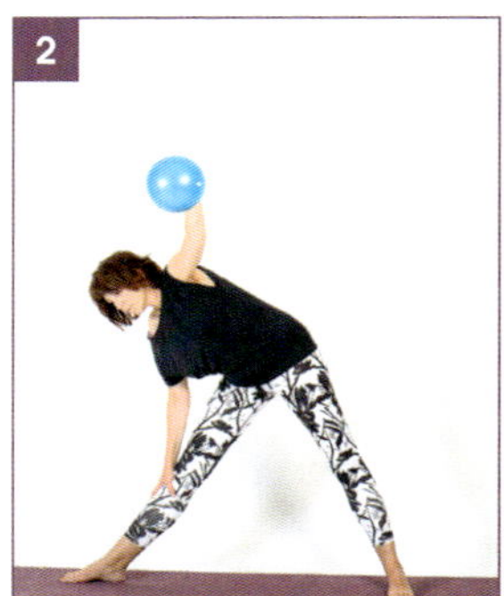

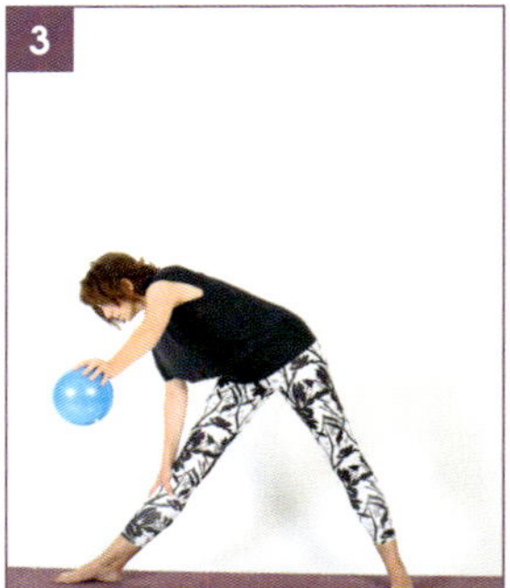

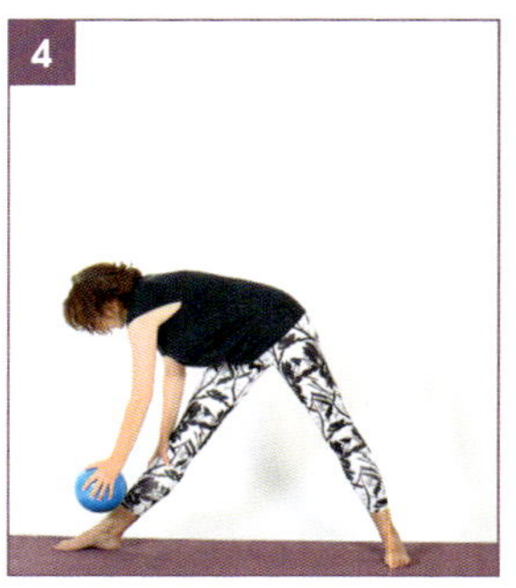

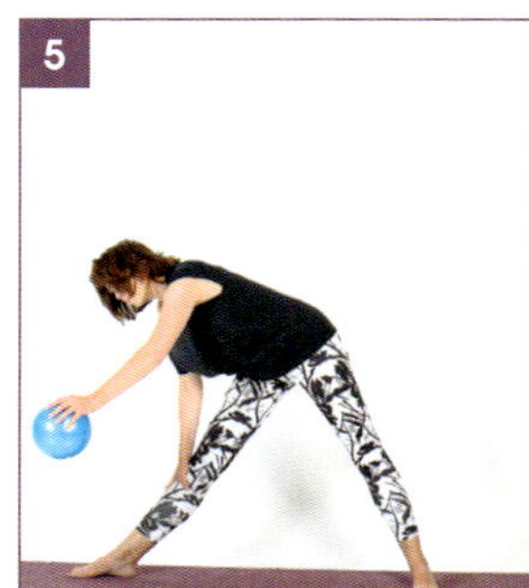

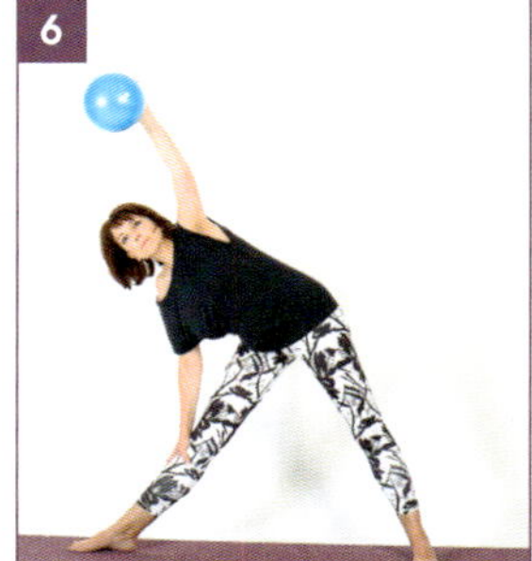

Nimm den Redondo®Ball in die linke Hand. Beginne, die linke Hüfte nach unten zu bewegen und führe die Hand mit dem Redondo®Ba l zum rechten Bein. Aus der Hüfte heraus richte dich wieder auf und bring den Redondo®Ball wieder nach oben zur Decke.

Bringe bei der Bewegung nach oben die rechte Hüfte leicht nach vorne und die linke Hüfte leicht nach hinten. Mache die Bewegung leicht und gehe nicht an deine Grenzen.

Bei dieser Bewegung kann man wunderbar das Zusammenspiel der Hüfte mit der Flexibilität der Schulter beobachten. Die Hüfte gibt den Öffnungsgrad der Schulter vor.

Beachte

1. Bleibe stabil und fest in den Füßen.
2. Lasse die Beine gestreckt.
3. Achte darauf, dass deine Hüfte den Bewegungsspielraum vorgibt.

Wirkung

- **Die Übung mobilisiert die Brustwirbelsäule.**
- **Sie mobilisiert in der Hüfte.**
- **Sie verbessert die Stabilität.**

Beende die Sequenz, indem du noch einmal in die Grundhaltung des *Dreiecks* gehst und den Unterschied wahrnimmst.

Auch hier empfiehlt es sich, alle drei Bewegungen jeweils auf einer Seite auszuführen und dann die Seite zu wechseln.

Beachte

- Verlasse die Position, indem du die Füße in den Boden schiebst und deine Beinkraft nutzt, um dich wieder aufzurichten.

9.13 Krieger 3

Ausgangsposition

Du stehst aufgerichtet mit beiden Füßen parallel.

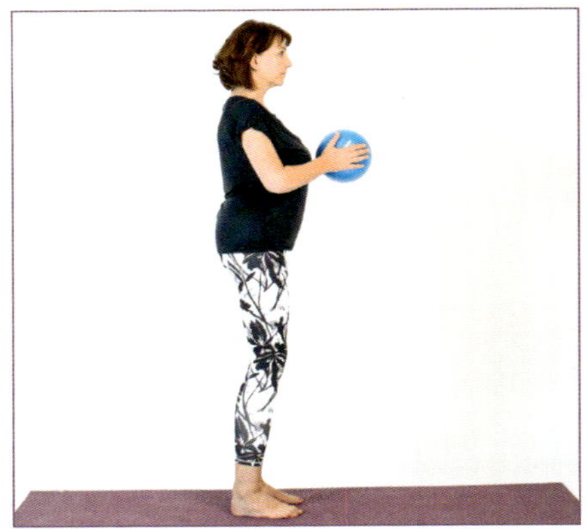

Vorübung

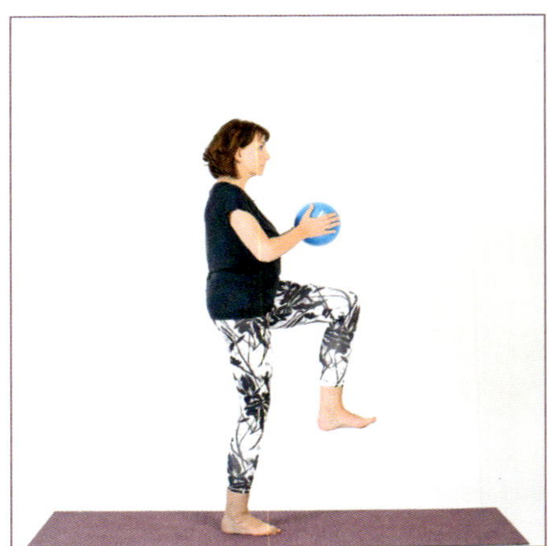

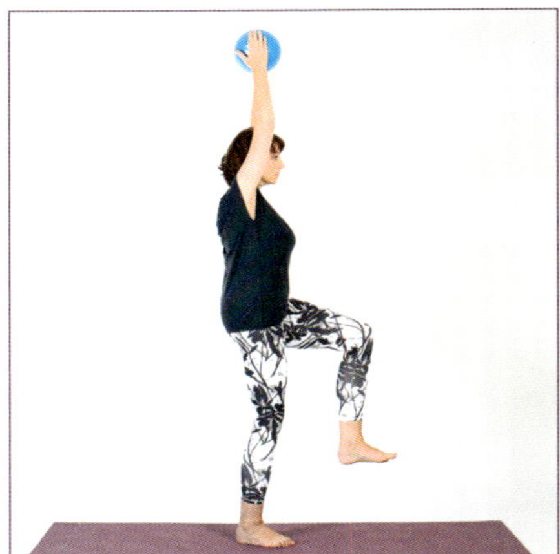

Du stehst in der Ausgangshaltung. Halte den Redondo®Ball in beiden Händen vor der Brust. Verlagere dein Gewicht nun auf das rechte Bein und hebe das linke Knie, sodass der Unterschenkel parallel zum Körper ausgerichtet ist.

Flexe den linken Fuß leicht an. Bleibe in der Haltung oder hebe den Redondo®Ball nun zur Decke, indem du die Arme streckst. Achte auf deine Schultern. Eventuell beuge die Ellbogen an.

Übergang zum Krieger 3

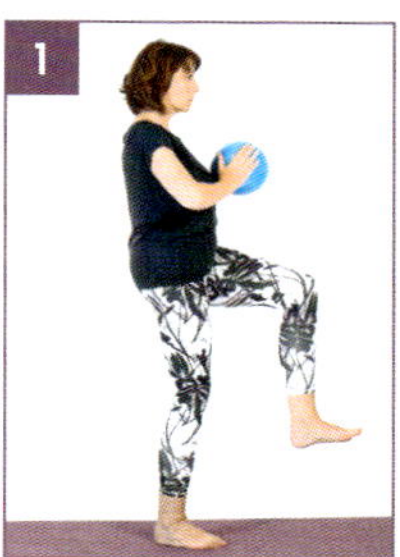

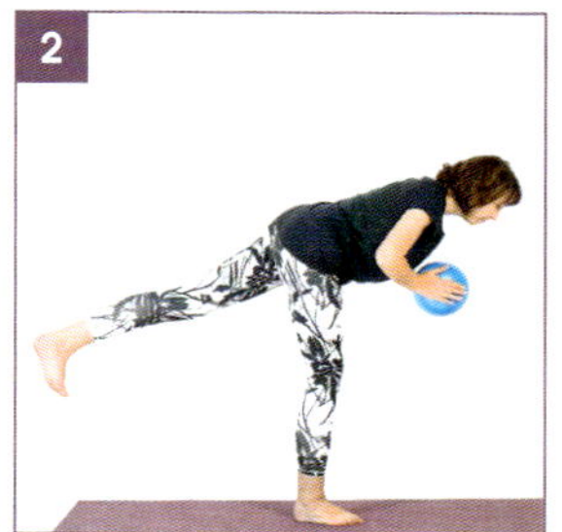

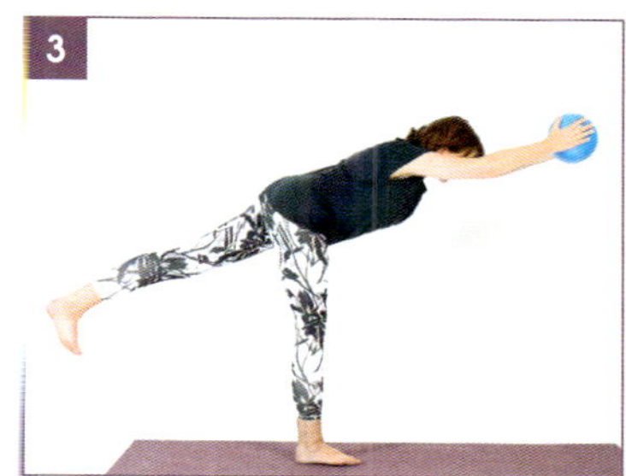

Schiebe das linke Bein noch von der Ferse heraus nach hinten und bringe deinen Oberkörper in die Waagerechte zum Boden. Halte den Redondo®Ball vor deinem Brustbein und schiebe dieses leicht in Richtung Redondo®Ball.

Wenn es deine Schultern erlauben, schiebe den Redondo®Ball nun nach vorne, indem du deine Arme leicht streckst. Der Redondo®Ball wird locker mit den Fingerspitzen gehalten. Komme auf dem gleichen Weg zurück.

Halte den *Krieger 3* statisch ein paar Atemzüge lang. Dann spüre kurz nach und lasse den Atem wieder ruhig werden, bevor du auf der anderen Seite übst.

Du kannst diesen Aufbau auch als kleinen Flow üben. Finde hierbei deinen eigenen Atemrhythmus.

Beachte

1. Lasse deine Schultern locker.
2. Strecke die Arme nur, wenn es deine Schultern nicht verspannt. Ansonsten beuge die Arme leicht.
3. Schiebe deinen Standfuß bewusst in den Boden, ohne die Zehen zu verspannen.
4. Vermeide eine Überstreckung der Knie – bleibe locker in den Knien.

Wirkung

- **Die Übung erhöht die Stabilität.**
- **Sie kräftigt die tiefen Haltemuskeln.**
- **Sie stärkt das Bein, den Fuß und die Gesäßmuskulatur.**
- **Sie stärkt die Hüftmuskulatur.**
- **Sie stärkt deine Rückenmuskulatur.**
- **Sie stärkt deine Schultermuskeln.**

9.14 Kräftigungsübung für das Knie

Ausgangsposition

Standposition

Ausführung

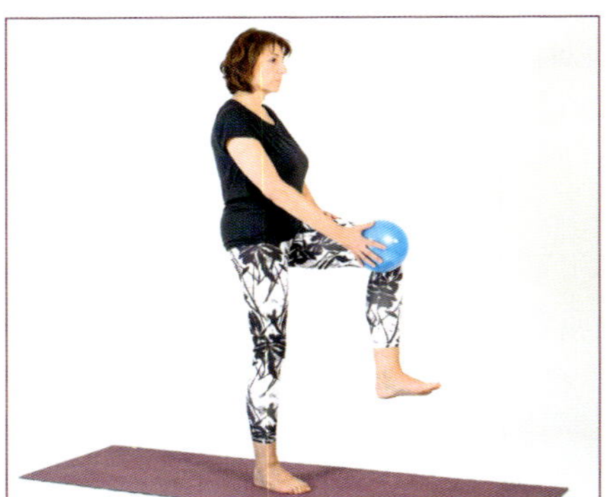

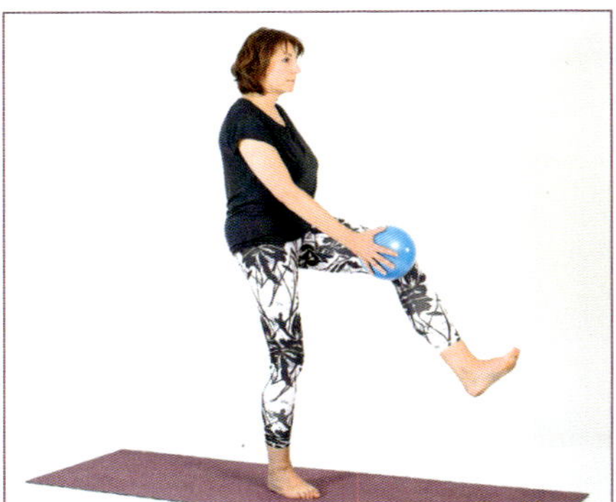

Du stehst auf dem rechten Bein, das linke Bein ist in einem rechten Winkel gebeugt, die Zehen sind leicht geflext. Nimm nun den Redondo®Ball und drücke ihn mit der rechten Hand sanft an die Innenseite des linken Knies. Der linke Arm geht gestreckt zur Seite und hilft dir, die Balance zu halten oder du nimmst die linke Hand in die Hüfte. Nun beginne langsam, das linke Bein in die Streckung zu bewegen und wieder zu beugen.

Stelle den Fuß wieder ab und spüre nach.

Wechsle die Seite.

Beachte

1. Entspanne die Zehen an deinem Standbein.
2. Strecke das Bein nur so weit, wie es möglich ist.

Wirkung

- **Die Übung kräftigt die innere Beinmuskulatur.**
- **Sie stärkt das Standbein.**
- **Sie verbessert die Fußmuskulatur.**

10 Herabschauender Hund und Brett

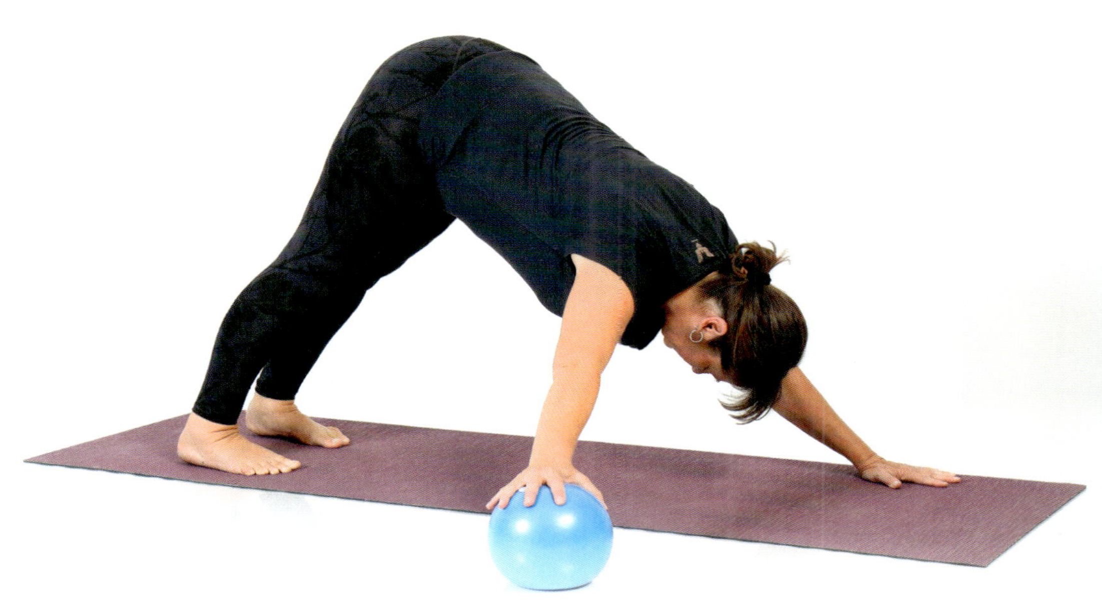

10.1 Herabschauender Hund

Ein Klassiker im Yoga. Hier unterstützt uns der Redondo®Ball in einer guten Ausrichtung, verhindert eine Überstreckung der Knie und intensiviert die Beindehnung. Außerdem kann man den Redondo®Ball hier für einige Kräftigungsübungen und Streckungen nutzen.

Ausgangsposition

Begib dich in die Stellung des *Kindes* und klemme dir den Redondo®Ball zwischen die Oberschenkel.

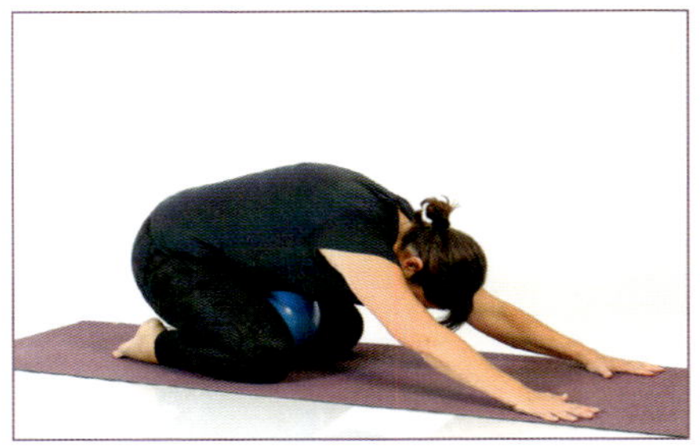

Ausführung

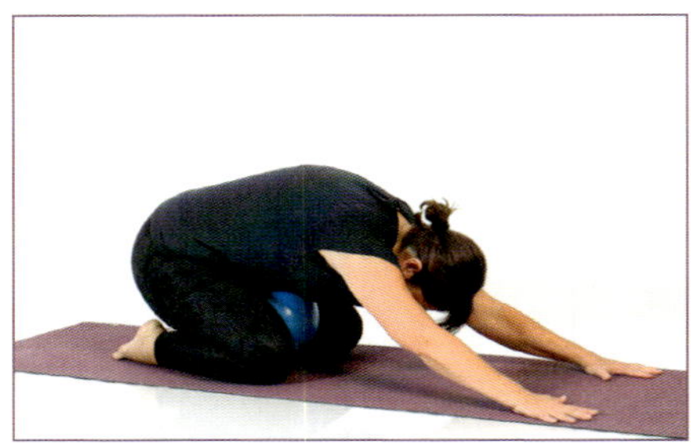

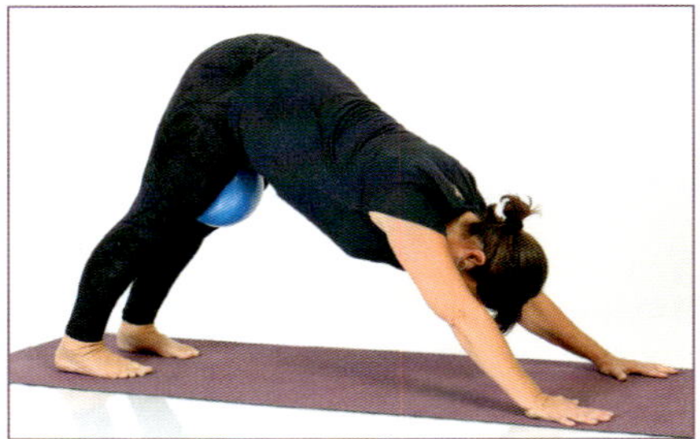

Dann stelle deine Zehen auf und schiebe die Hände kraftvoll in die Matte. Lasse die Knie erst einmal gebeugt und schiebe das Gesäß in Richtung Decke. Beginne dann als Erstes damit, den Rücken zu strecken. Dann drücke die Oberschenkel sanft zusammen und beginne langsam, deine Beine in eine Streckung zu führen, so weit dies für dich möglich ist.

Halte die Position für einige Atemzüge. Stelle dir vor, du würdest den Redondo®Ball nach hinten wegschieben.

Beachte

1. Drücke die Fingerspitzen gleichmäßig in die Matte – das entlastet die Handgelenke.
2. Bleibe im Rücken gestreckt, auch wenn du deine Beine dann nicht strecken kannst.
3. Entspanne deinen Kopf/Nacken.

Wirkung

- **Die Übung führt zur Streckung des Rückens.**
- **Sie kräftigt die Schulter- und Armmuskulatur.**
- **Sie stärkt die Handgelenke.**
- **Sie dehnt die Beinrückseiten.**

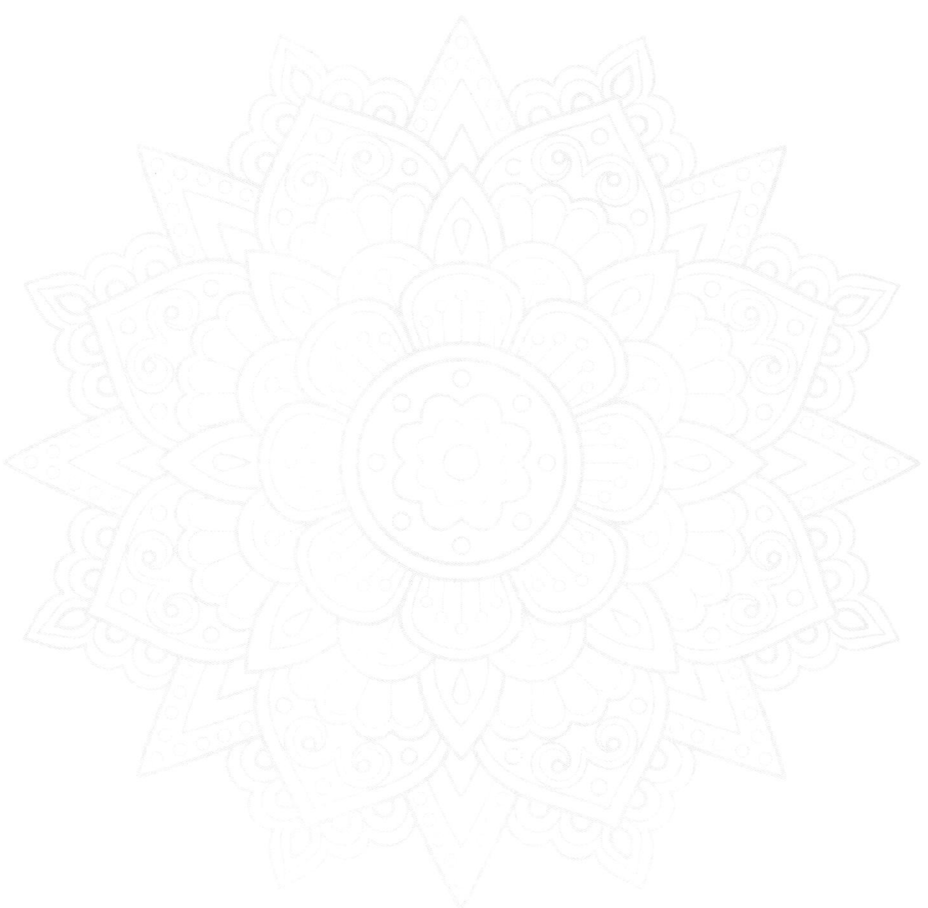

10.2 Variante zur Kräftigung der Schulter- und der Armmuskulatur

Ausgangsposition

Nimm die Position des *herabschauenden Hundes* ein und lege den Redondo®Ball vor deine rechte Hand.

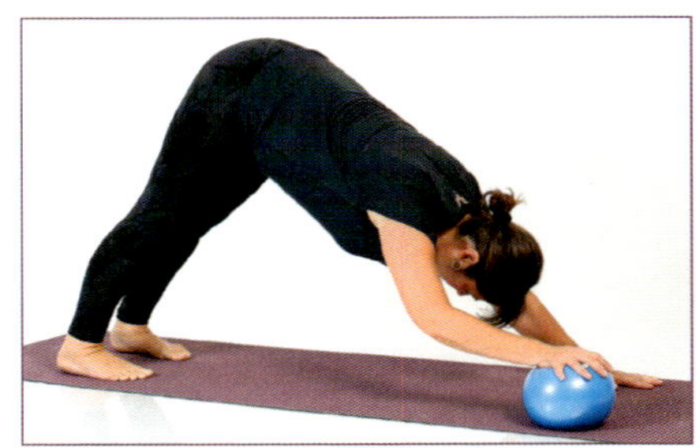

Ausführung

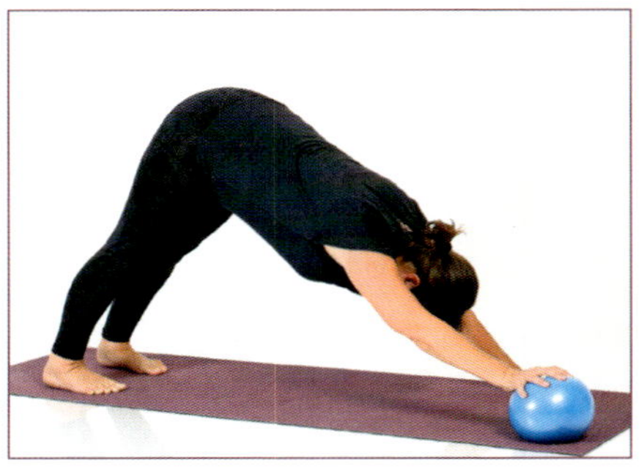

Wenn du dich gut eingerichtet hast, verlagere das Gewicht auf die linke Hand und greife mit der rechten Hand den Redondo®Ball.

Rolle ihn, so weit, wie du kannst, nach vorne. Spüre die Streckung auf der rechten Seite und die Kräftigung auf der linken Seite.

Gönne dir ein paar Atemzüge in der Stellung des *Kindes* eventuell mit dem Redondo®Ball unter dem Kopf, bevor du auf der anderen Seite weiterübst.

Beachte

1. Bleibe mit der Gewichtsverteilung möglichst in der Mitte.
2. Lockere unter Umständen die Knie leicht, damit der Rücken gestreckt bleibt.

Wirkung

- **Die Übung kräftigt die Schultermuskulatur.**
- **Sie streckt die rechte Seite.**
- **Sie führt zur Rückenstreckung.**

10.3 Weitere Variationen

Ausführung

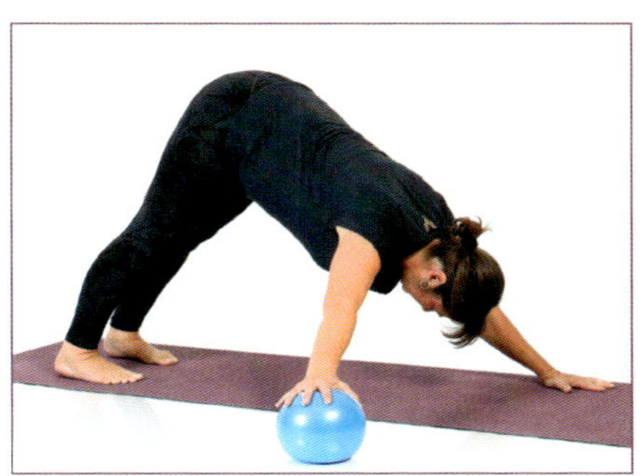

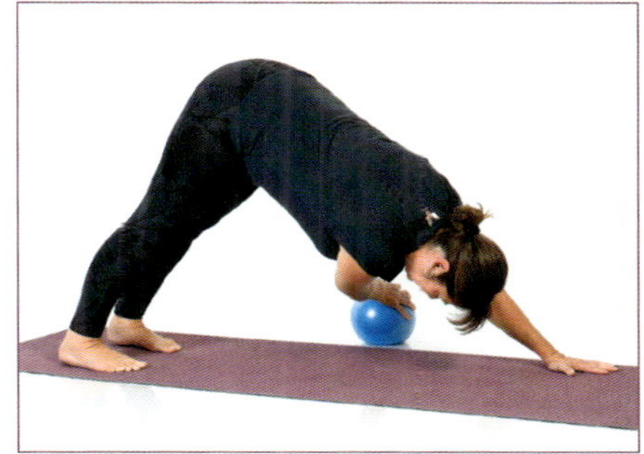

Führe den Redondo®Ball mit der rechten Hand nach vorne, nach hinten und bringe ihn am linken Arm vorbei zur Seite.

10.4 Brett

Ausgangsposition

Starte im Vierfüßlerstand mit dem Redondo®Ball zwischen den Oberschenkeln.

Ausführung

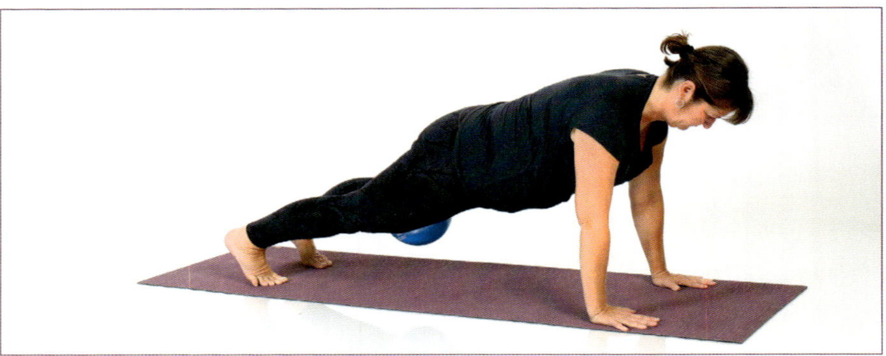

Strecke dann die Beine und komme in die Bretthaltung. Übe leichten Druck mit den Oberschenkeln gegen den Redondo®Ball aus.

Halte die Position ein paar Atemzüge lang.

Beachte

- Die Hände breit auffächern.
- Polspannung zwischen dem Scheitelpunkt und den Fersen herstellen.
- Weite zwischen den Schulterblättern schaffen.

Wirkung

- **Die Übung stabilisiert und kräftigt die Muskulatur rund um die Wirbelsäule.**
- **Sie stärkt die Schultern und die Handgelenke.**
- **Sie kräftigt die Gesäßmuskulatur.**
- **Sie kräftigt die tiefe Haltemuskulatur.**

11 Übungen für den unteren Rücken und das Becken

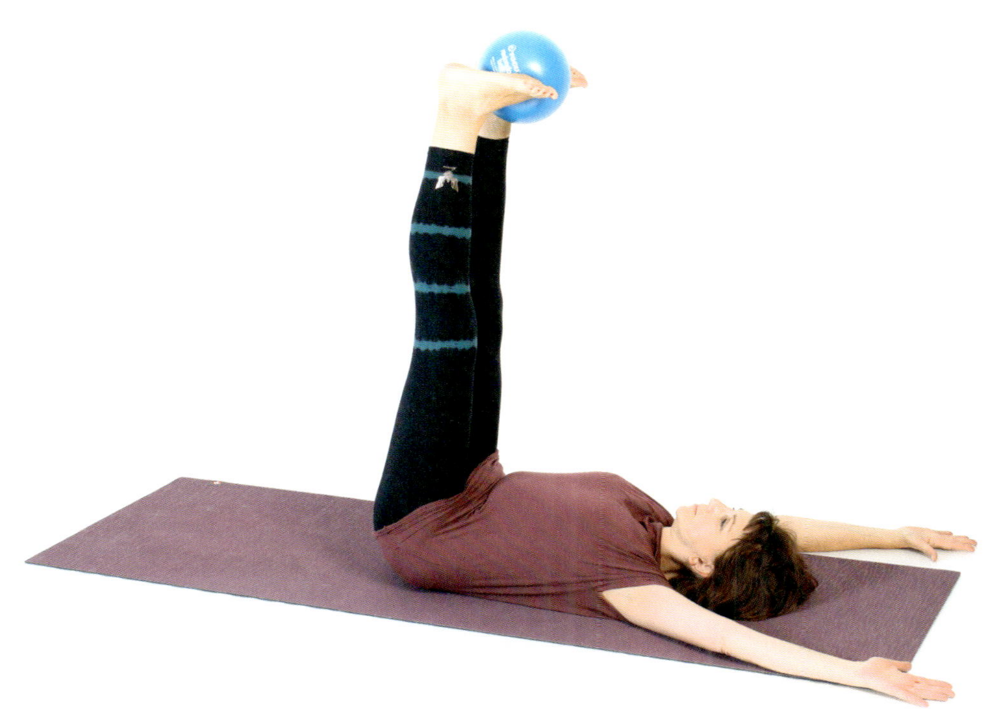

11.1 Die Organuhr

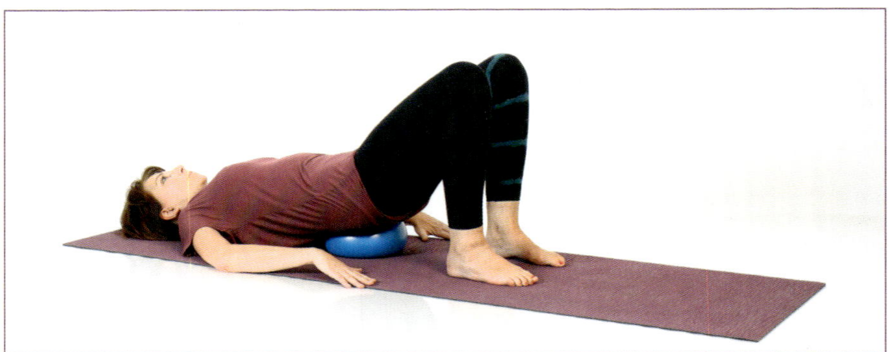

Dies ist eine kleine Bewegungsform, die es in vielen Traditionen gibt. Ich kenne sie unter anderem aus dem Qigong und dem Feldenkrais. Sie übt uns in Achtsamkeit und gut auf den eigenen Körper zu schauen. Es gibt nichts zu erreichen, sie soll einfach nur guttun. Es kann sein, dass dir gerade die Seitbewegungen am Anfang etwas schwerfallen. Sei geduldig mit dir und gehe kleine Schritte.

Ausgangsposition

Du liegst auf dem Rücken, die Füße sind entspannt aufgestellt, in Hüftbreite. Der Redondo®Ball liegt unter deinem unteren Rücken, oberhalb des Steißbeins.

Ausführung

Stelle dir nun vor, dass sich in deinem Becken ein Zifferblatt befindet. In Richtung Nabel liegt die Zahl 12, in Richtung Steißbein die Zahl 6, rechts die 3 und links die 9.

1. Bewege dein Becken sanft von 12 Uhr nach 6 Uhr.
2. Bewege dein Becken sanft von 3 Uhr nach 9 Uhr.
3. Bewege dich in einem kompletten Kreis im Uhrzeigersinn.
4. Bewege dich in einem kompletten Kreis gegen den Uhrzeigersinn.

Wiederhole jede Bewegung mindestens zwei Minuten lang.

Beachte

- Führe alle Bewegungen sehr langsam und achtsam aus.
- Halte den restlichen Körper entspannt.
- Spüre, was dir guttut.

Wirkung

- **Die Übung lockert und löst im unteren Rücken.**
- **Sie lockert und löst im Becken.**
- **Sie schafft Flexibilität im Becken.**
- **Sie fördert die Durchblutung im Becken und im unteren Rücken.**
- **Sie übt eine sanfte Massagewirkung auf die Bauchorgane aus.**
- **Sie regt die Durchblutung in den Bauchorganen an.**
- **Sie regt die Verdauung an.**

11.2 Beinstreckung

Die Haltung erfordert ein bisschen Kraft in der Bauchmuskulatur und sollte auf jeden Fall den eigenen Möglichkeiten angepasst werden. Der Redondo®Ball hilft uns hier, die Füße in einer gut ausgerichteten Position zu halten und die Beine aktiv zu strecken.

Ausgangsposition

Lege dich auf den Rücken und nimm den Redondo®Ball zwischen die Füße.

Ausführung

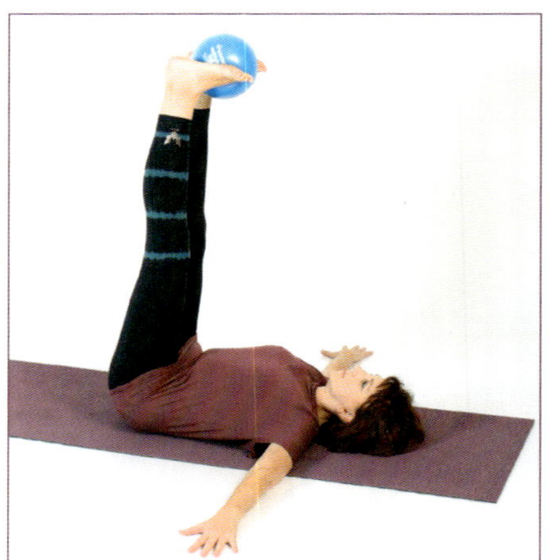

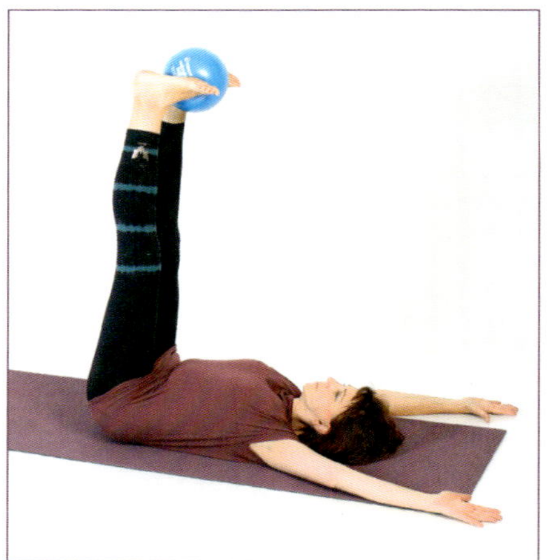

Ziehe die Zehen an und strecke die Beine zur Decke, so weit dies möglich ist. Lege die Arme erst einmal seitlich neben den Körper.

1. Halte diese Position einige Atemzüge lang, dann senke die Beine ab.
2. Nimm den Redondo®Ball heraus und lege ihn zur Seite.
3. Strecke dich lang auf dem Boden aus. Nimm die Arme gestreckt hinter den Kopf, ziehe die Zehen leicht an. Halte die Position ein paar Atemzüge lang.

Variante

Du kannst auch den Redondo®Ball zwischen die Hände nehmen und hinter den Kopf führen.

Beachte

- Achte darauf, dass du nicht in ein Hohlkreuz ausweichst.
- Achte bei der Armstreckung darauf, dass du die Schultern nicht verspannst.
- Halte den Nacken lang.
- Beuge die Knie leicht an, wenn eine Beinstreckung dir schwerfällt oder deine Beine anfangen zu zittern.
- Entspanne deine Schultern.

Wirkung

- **Die Übung aktiviert, stärkt und kräftigt den Rückenstrecker.**
- **Sie führt zu einer Entlastung des unteren Rückens.**
- **Sie streckt die Beinrückseite.**
- **Sie führt zu einer leichten Kräftigung der Bauchmuskulatur.**

12 Übungen für den Bauch

Die Mitte zu stärken und aus dieser Kraft heraus in die einzelnen Yogahaltungen zu gehen, ist eine sehr wichtige Grundvoraussetzung für Stabilität und Ausrichtung, im Besonderen bei den Standpositionen. Der Redondo®Ball kann uns hier wieder eine schöne Unterstützung liefern, um die Übungen bewusst und mit Achtsamkeit auszuführen.

12.1 Kreisen

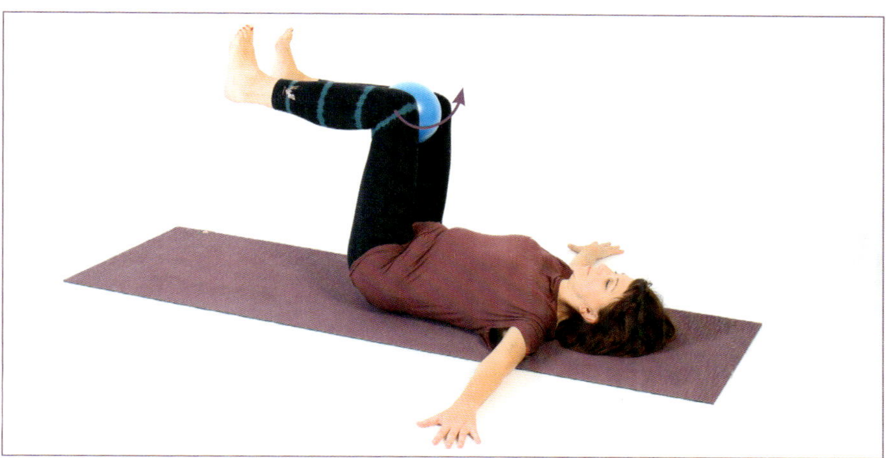

Ausgangsposition

Lege dich auf den Rücken, die Arme sind in einem rechten Winkel seitlich abgelegt. Die Handflächen zeigen nach unten.

Ausführung

Die Beine sind angewinkelt und die Unterschenkel sind parallel zum Boden ausgerichtet. Die Zehen sind leicht angeflext. Der Redondo®Ball wird zwischen den Knien gehalten.

Stelle dir nun vor, am oberen Ende des Redondo®Balls ist ein Stift angebracht und mit diesem Stift möchtest du kleine Kreise an die Decke malen. Beginne die Kreisbewegung nach rechts. Mache die Kreise so klein wie möglich. Wechsle die Richtung.

Beachte

- Entspanne die Schultern, den Kiefer und das Gesicht.
- Entspanne deine Arme und Hände.

Wirkung

- **Die Übung kräftigt die tiefen, langen Bauchmuskeln.**
- **Sie kräftigt die Beinmuskulatur.**

12.2 Heben

Ausgangsposition

Nimm die die gleiche Haltung ein wie in der vorangegangenen Übung.

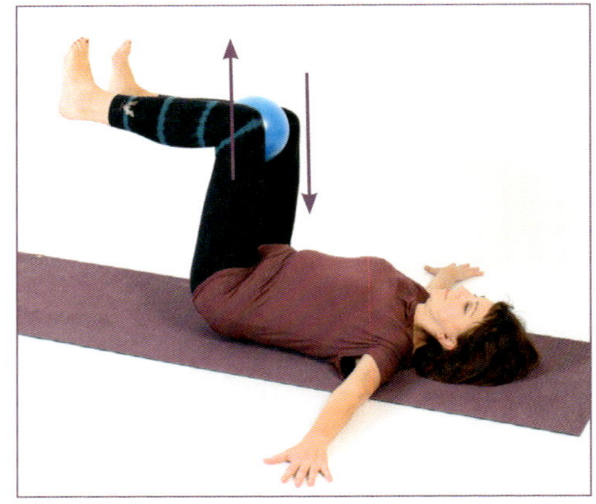

Ausführung

Drücke den Redondo®Ball leicht zusammen und versuche, ihn ein kleines Stück in Richtung Decke zu heben. Hier kannst du die Atmung als Helfer nutzen. Beim Einatmen hebe den Redondo®Ball an und beim Ausatmen entspanne wieder.

Wichtig

Die Übung langsam, bewusst und nicht ruckartig ausführen. Nimm die Kraft aus deiner Mitte wahr. Es ist nicht das Ziel, den Redondo®Ball weit anzuheben.

Beachte

- Entspanne die Schultern, den Kiefer und das Gesicht.
- Entspanne die Arme und die Hände.
- Akzeptiere deine Grenzen.
- Nutze die Ausatmung, um zu entspannen.

Wirkung

➤ **Die Übung kräftigt die tiefen, langen und geraden Bauchmuskeln.**

12.3 Drehen

Ausgangsposition

Nimm wieder die gleiche Haltung ein.

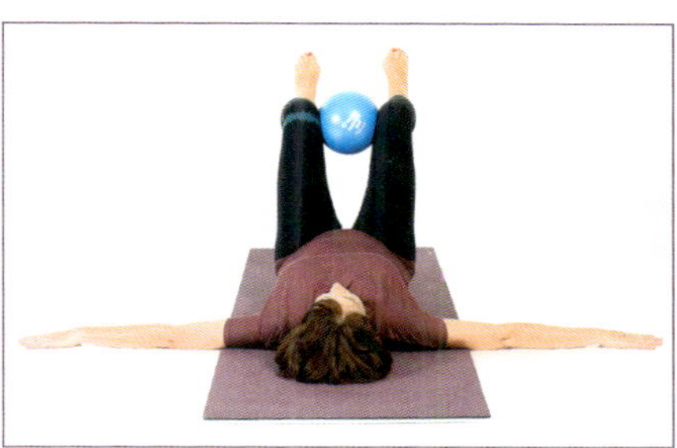

Ausführung

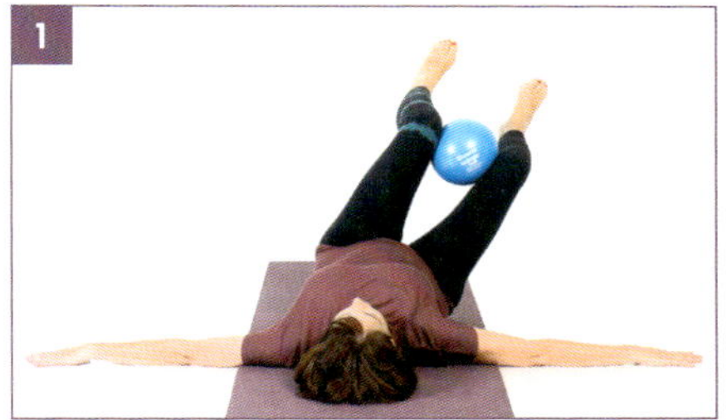

1

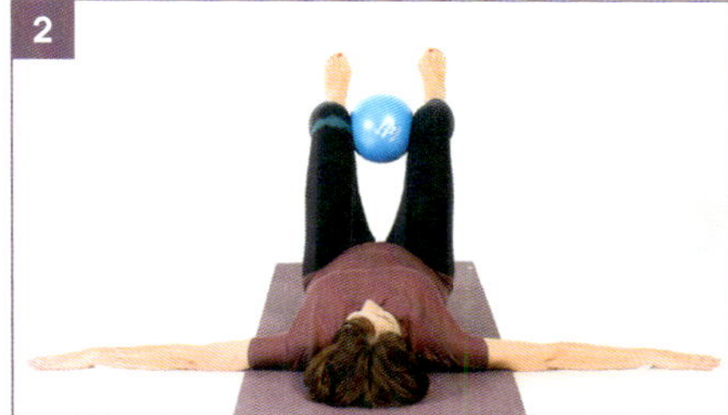

2

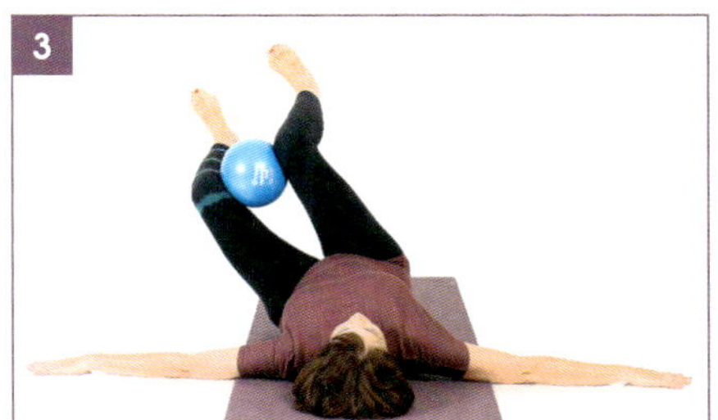

3

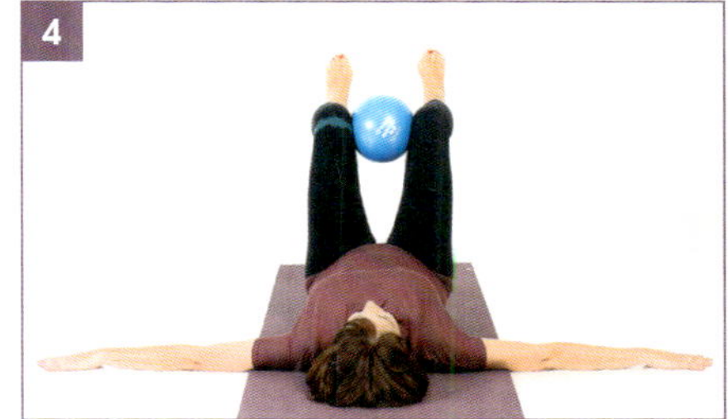

4

Lege die Arme nun in einem rechten Winkel seitlich am Boden ab. Drücke die Knie leicht gegen den Redondo®Ball. Bringe nun die gebeugten Beine langsam zur rechten Seite. Komme wieder zurück in die Ausgangsposition und bringe die Beine zur linken Seite.

Es ist nicht entscheidend, wie weit du in Richtung Boden kommst. Achte auf deine Schultern, dass sie entspannt auf dem Boden bleiben und gehe nur so weit, wie es für dich ohne Anspannung möglich ist. Übe langsam. Die Einatmung erfolgt zur Mitte und die Ausatmung in die seitliche Bewegung hinein.

Beachte

- Die Bewegungen sollten weich und fließen sein – keine ruckartigen Bewegungen, vor allem bei deinem Weg zurück zur Mitte. – Das ist ein Zeichen, dass du zu weit gegangen bist.
- Achte darauf, dass die gegenseitige Schulter entspannt auf dem Boden bleibt.
- Entspanne deine Arme und Hände sowie die Schultern.
- Übe langsam im Rhythmus deines Atems.

Wirkung

➤ **Die Übung trainiert die schräge seitliche Bauchmuskulatur.**

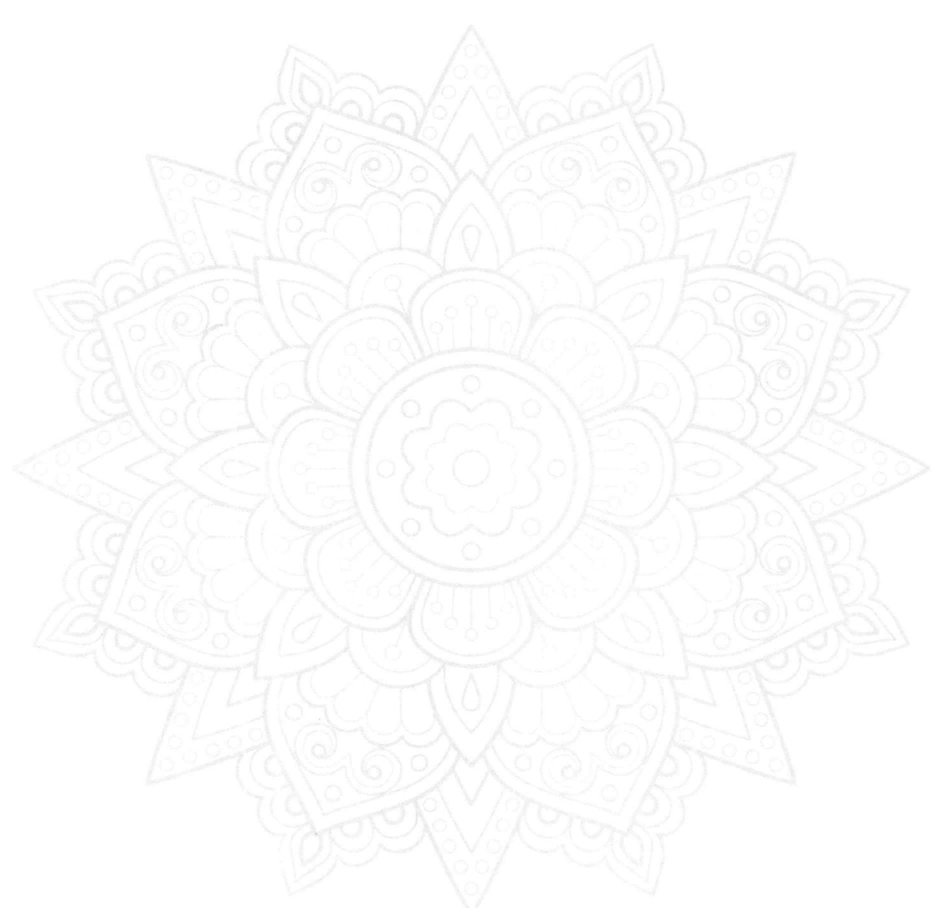

12.4 Fortgeschrittene Variante

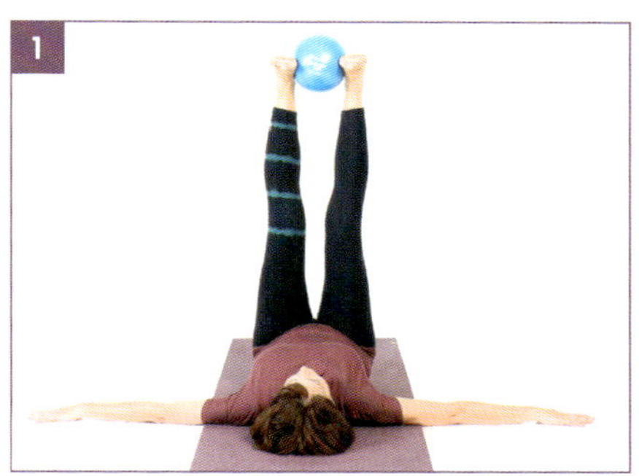

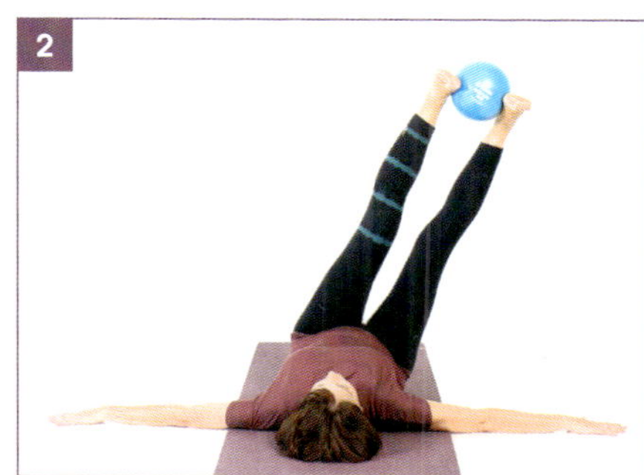

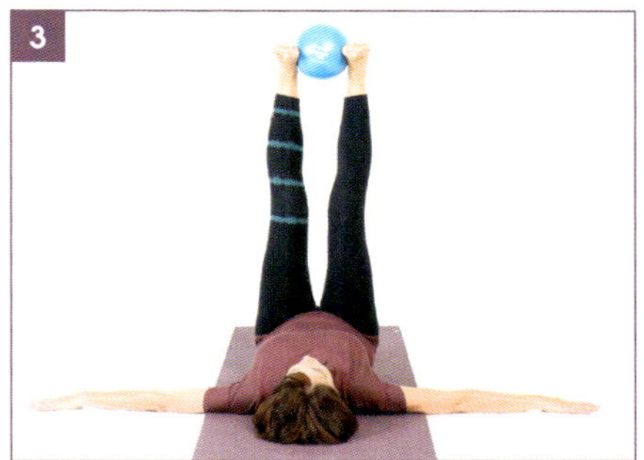

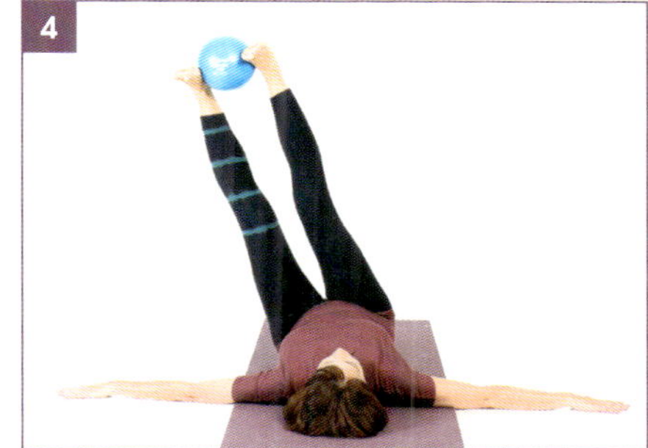

Du kannst die Bewegung auch mit sanft gestreckten Beinen ausführen. Dafür klemme dir den Redondo®Ball zwischen die Füße. Aber beachte hierbei, dass die Beine dich nicht zum Boden ziehen.

Ausgleichshaltung

Strecke dich lang auf dem Boden aus und halte den Ball hinter dem Kopf.

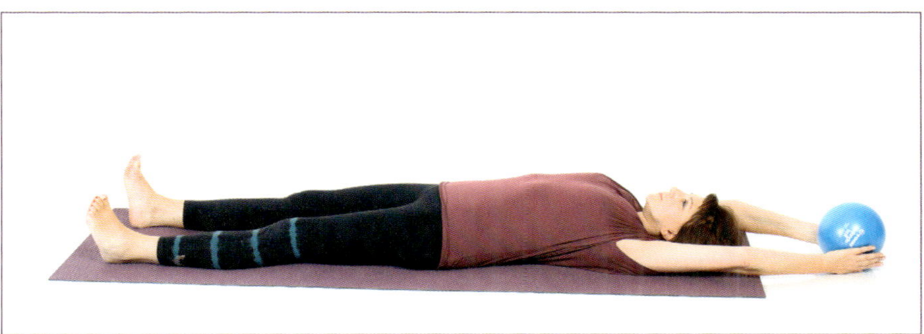

13 Übungen für die Schulterbrücke

Die Schulterbrücke ist eine wunderbare Kombination aus Kräftigung und Dehnung. Der Redondo®Ball ist hier ein gutes Hilfsmittel, um die genaue Ausrichtung der Knie und Oberschenkel zu garantieren und hilft uns, bei der Übung aus der Beinkraft zu arbeiten. Es ist eine schöne Ausgleichsbewegung nach den Bauchübungen, da sie die Bauchmuskulatur dehnt.

13.1 Dynamische Schulterbrücke

Ausgangsposition

Stelle die Füße hüftbreit auf mit den Zehen in einer leichten Innenrotation. Die Arme liegen entspannt neben dem Körper und der Redondo®Ball wird zwischen die Knie geklemmt. Übe leichten Druck mit den Oberschenkeln gegen den Redondo®Ball aus.

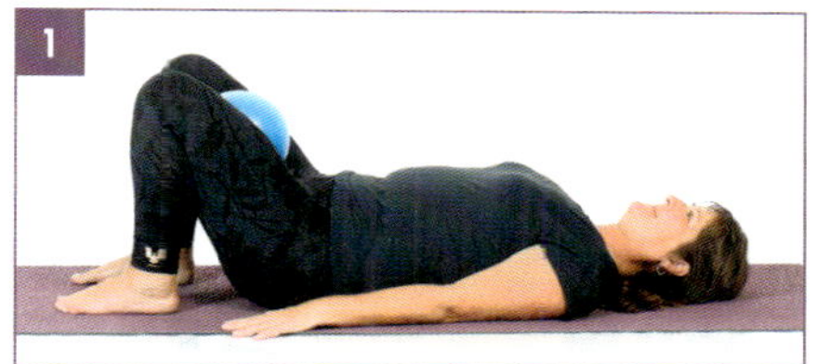

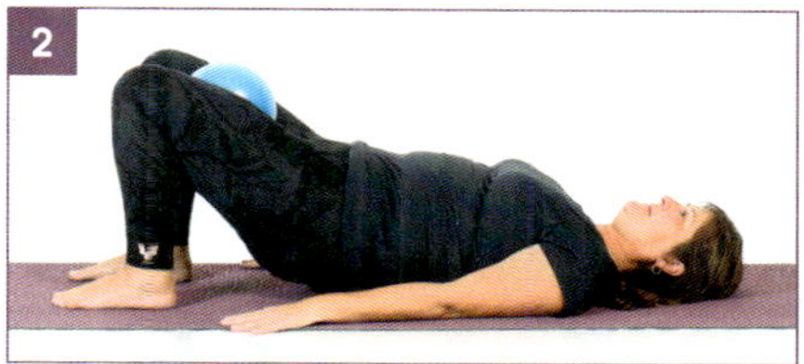

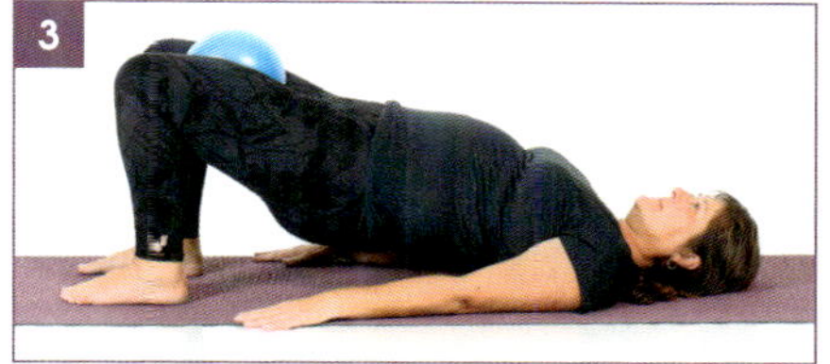

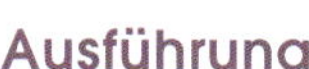

Ausführung

Die Arme liegen neben dem Körper. Aus der Kraft der Füße mit der Einatmung das Becken langsam vom Boden abheben und es mit der Ausatmung Wirbel für Wirbel auf den Boden absenken.

Beachte

- Nimmt die Kraft aus den Füßen und nicht aus dem Becken.
- Behalte einen langen Nacken – lege dir eventuell eine gefaltete Decke unter den Kopf.

Wirkung

- **Die Übung kräftigt die Rücken- und Beinmuskulatur.**
- **Sie dehnt die vordere Brust- und die Bauchmuskulatur.**
- **Sie massiert sanft die Rückenmuskulatur.**
- **Sie stärkt die Gesäßmuskulatur.**

Variante

Das Abrollen der Wirbelsäule mit zwei Atemzügen verlängern.

13.2 Schulterbrücke mit Fokus auf dem Brustkorb

Ausgangsposition

Die gleiche Ausgangshaltung wie zuvor einnehmen.

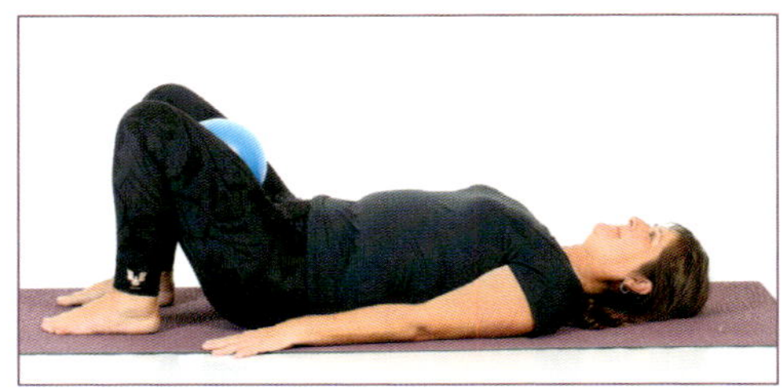

Ausführung

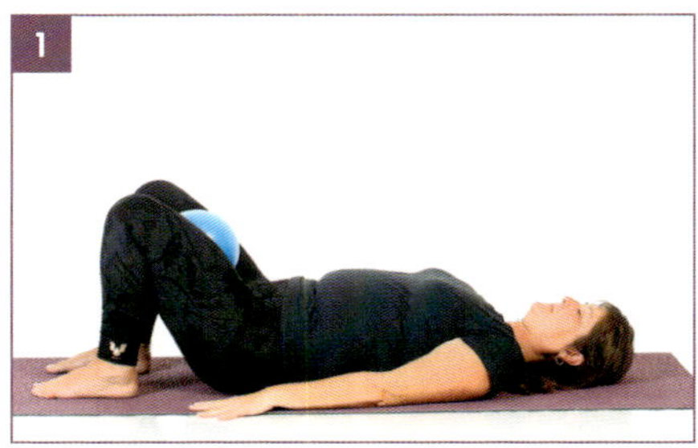

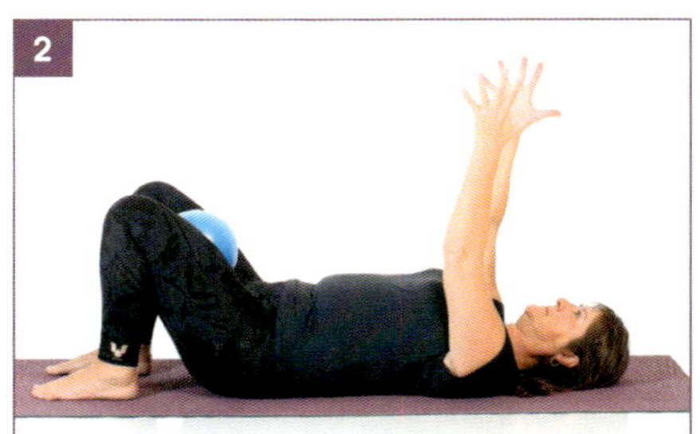

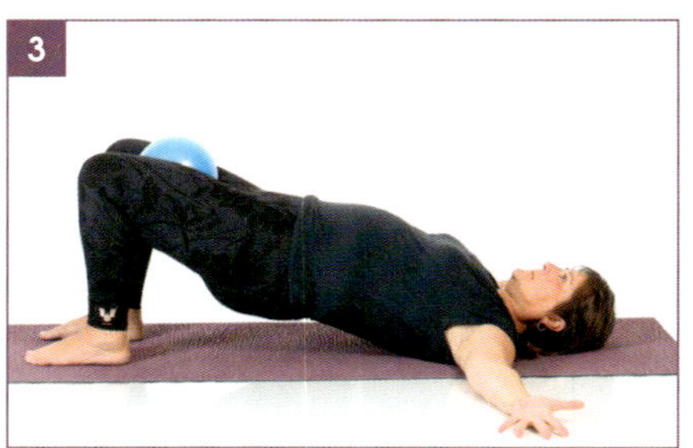

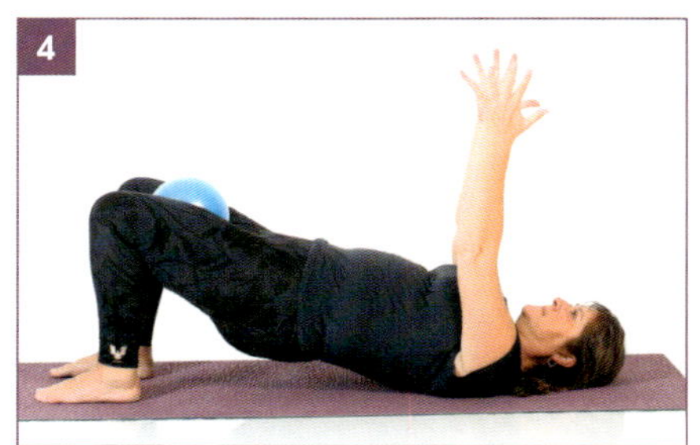

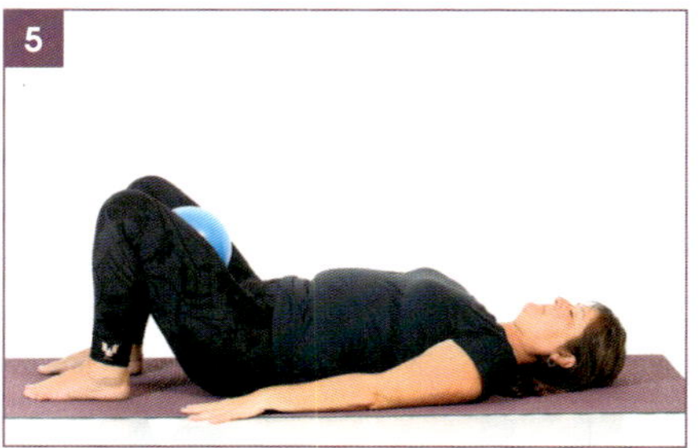

Mit der Einatmung hebe die Arme in Höhe des Brustkorbs und öffne sie zur Seite. Gleichzeitig hebe dein Becken vom Boden ab.

Mit der Ausatmung führe die Arme wieder über oben neben den Körper und senke die Wirbel wieder auf den Boden ab.

Beachte

- Nimm die Kraft aus den Füßen.
- Achte auf einen entspannten Nacken.
- Bleibe aktiv mit den Armen und den Händen.

Wirkung

- Die Übung kräftigt die Rücken-, Gesäß- und Beinmuskulatur.
- Sie dehnt die Brust- und Bauchmuskulatur.
- Sie massiert die Rückenmuskulatur.
- Sie mobilisiert sanft die Schultern.
- Sie öffnet die Atemräume.

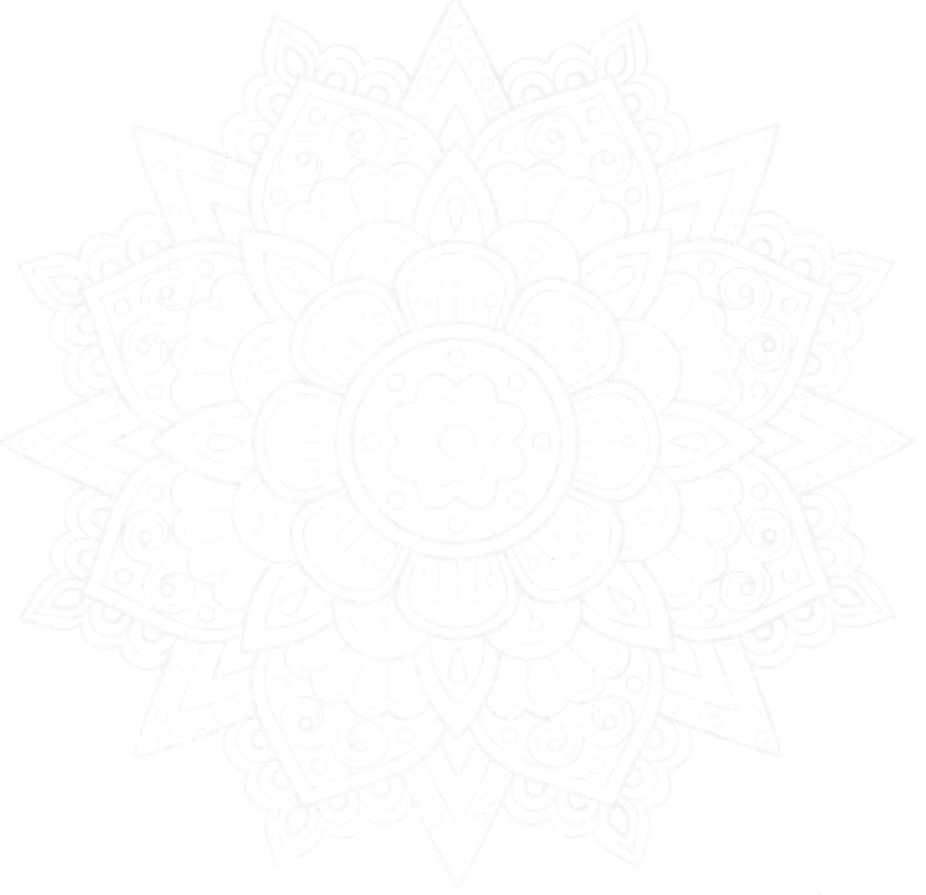

13.3 Gehaltene Schulterbrücke

Ausgangsposition

Die gleiche Ausgangshaltung wie oben einnehmen.

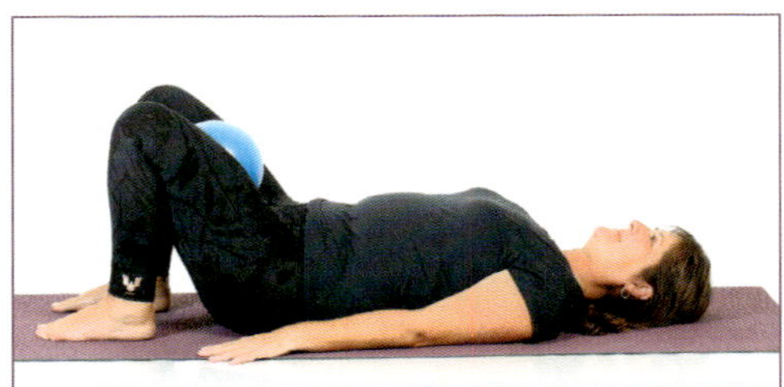

Ausführung

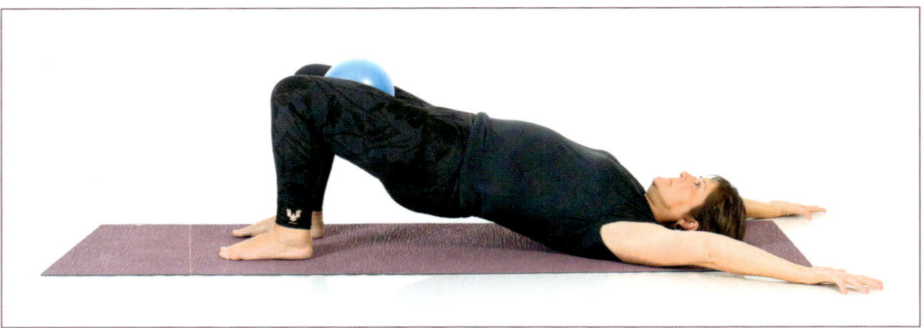

Mit der Einatmung hebe die Arme gestreckt hinter den Kopf und hebe dein Becken. Halte die Position einige Atemzüge lang, dann rolle dich langsam wieder auf den Boden ab.

Sei dir des Redondo®Balls ganz bewusst und drücke ihn sanft zusammen, um eine gute Stabilität im Becken zu bekommen. Drücke die Finger und Handrücken leicht in den Boden und beobachte, was dies mit deinen Schultern macht. Schiebe die Füße in den Boden mit etwas mehr Fokus auf den Großzehenballen.

Beachte

- Nimm die Kraft aus den Füßen.
- Achte auf einen langen Nacken.
- Lege die Arme gerne etwas geöffnet auf dem Boden ab, wenn das für deine Schultern angenehmer ist.
- Entspannte deine Gesäßmuskulatur.

Wirkung

- **Die Übung kräftigt die Körperrückseite.**
- **Sie öffnet und dehnt die Körpervorderseite.**
- **Sie öffnet die Atemräume.**

Nach einer intensiven Schulterbrücke genieße ich es immer sehr, die Knie zum Bauch zu ziehen und kleine Schaukelbewegungen zu machen, um den Rücken wieder zu lockern.

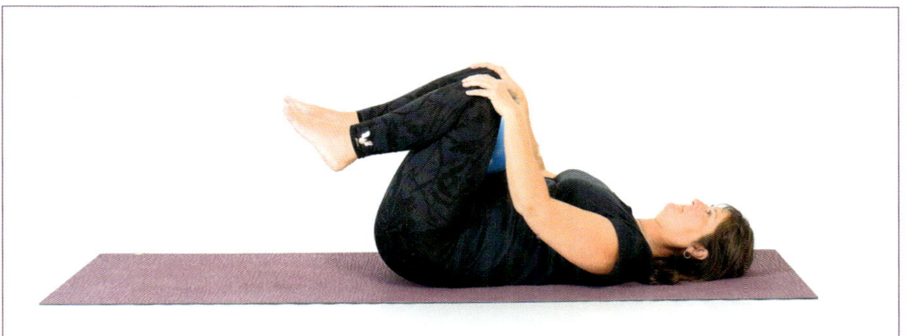

14 Übungen für die Umkehrhaltung

Umkehrhaltungen wird nachgesagt, dass sie eine beruhigende Wirkung auf das ganze System haben, da der Herzschlag verlangsamt wird und die Atmung ruhiger wird. Der Redondo®Ball hilft uns bei einer einfachen und entspannten Ausführung der klassischen Schulterbrücke und führt den Aspekt der Balance noch mit ein.

14.1 Schulterstand mit Redondo®Ball

Ausgangsposition

Bringe den Redondo®Ball unter dein Steißbein, indem du das Becken kurz anhebst. Lege die Arme in einem rechten Winkel nach außen mit den Handflächen nach unten.

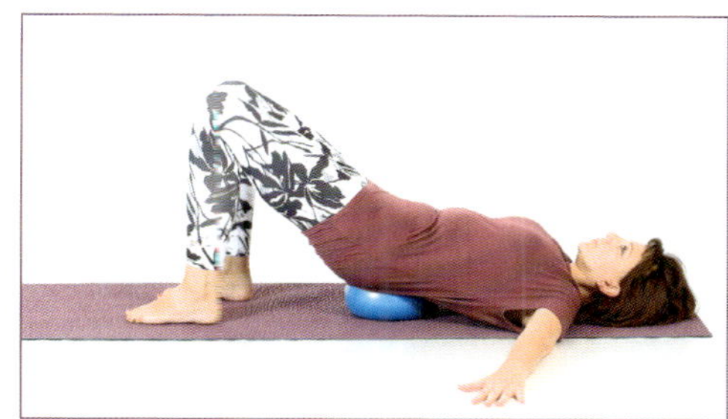

Ausführung

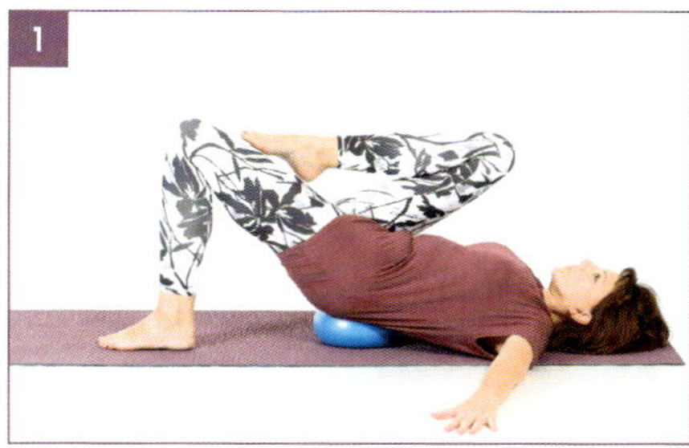
1

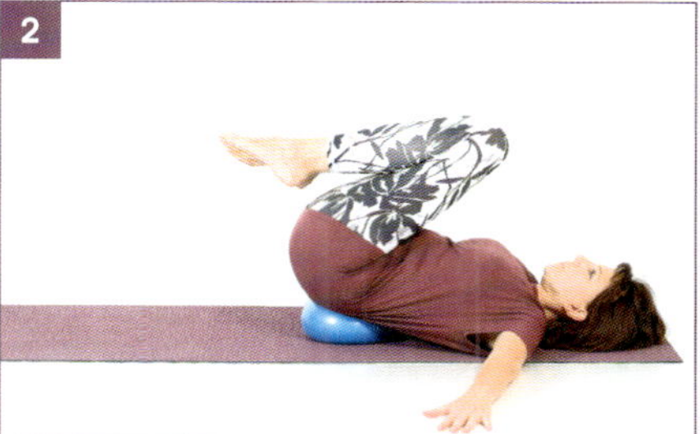
2

Beginne mit kleinen Kreisbewegungen oder mit der Übung *die Organuhr*, um in den Kontakt mit dem Redondo®Ball zu kommen. Ziehe dann erst das rechte Knie und dann das linke Knie zum Bauch. Finde deine Balance. Strecke dann beide Beine zur Decke. Bleibe ganz entspannt und spüre die kleinen Ausgleichsbewegungen des Körpers.

Bleibe einige Atemzüge lang in dieser Haltung.

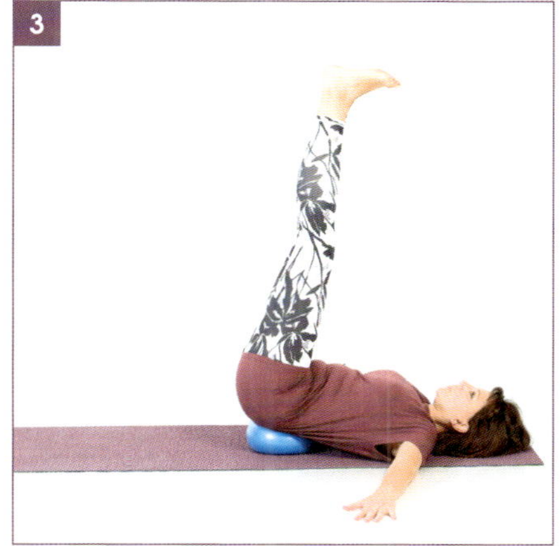
3

Beachte

- Achte auf einen langen Nacken – lege eventuell eine Decke unter deinen Kopf.
- Bleibe entspannt in den Schultern und in den Armen.
- Lasse die Beine locker.

Wirkung

- **Die Übung stärkt die kleinen Haltemuskeln im Körper.**
- **Sie entlastet die Venen in den Beinen.**
- **Sie stärkt das Herz- und Kreislaufsystem.**
- **Sie beruhigt das Nervensystem.**

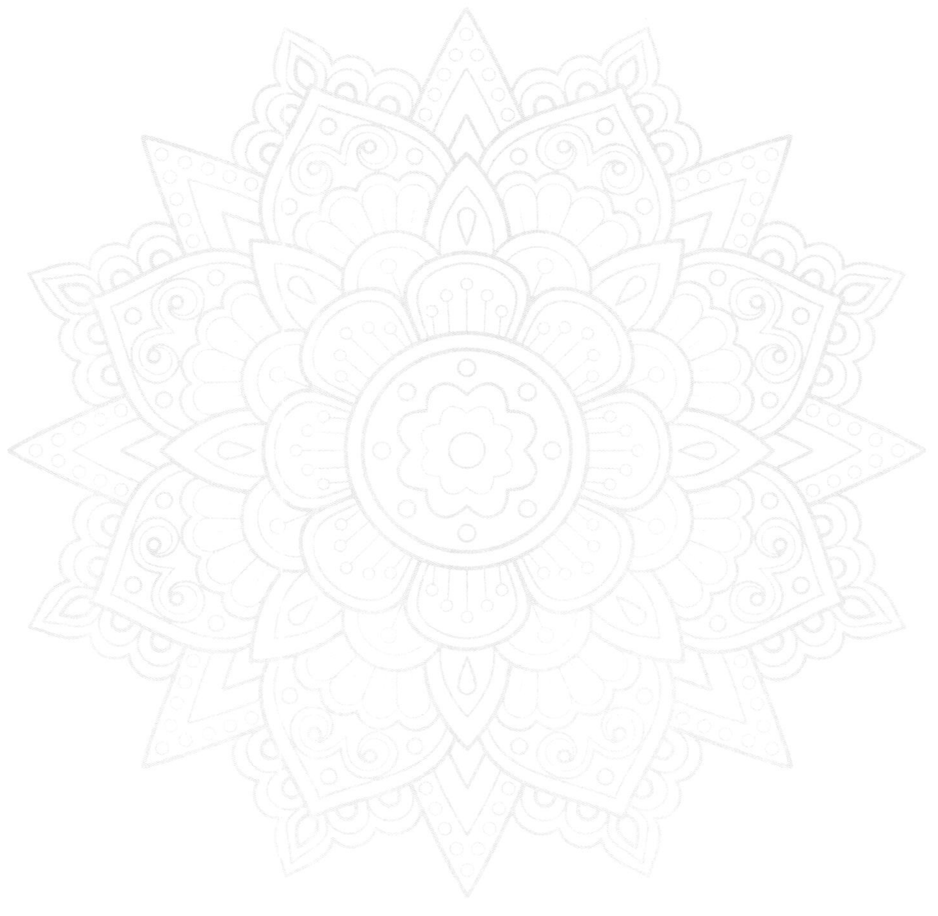

14.2 Dehnung des Psoasmuskels

Der Psoasmuskel ist oft durch unsere vielen Sitzhaltungen verkürzt. Ein verkürzter und angespannter Muskel kann eine Ursache von Rückenschmerzen sein.

Ausgangsposition

Die Füße sind aufgestellt, der Redondo®Ball liegt unter dem Steißbein. Die Arme liegen seitlich neben dem Körper.

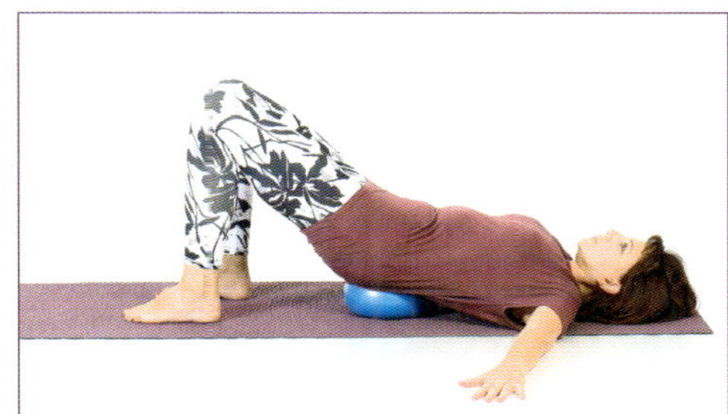

Ausführung

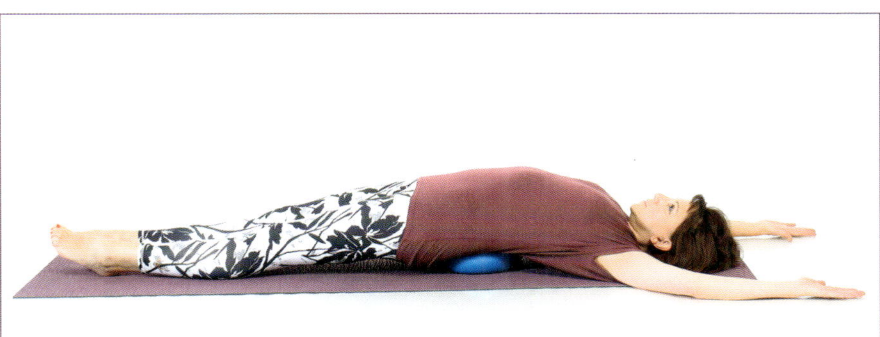

Strecke nun erst das eine, dann das andere Bein auf dem Boden aus. Nimm die Arme lang ausgestreckt hinter den Kopf. Spüre die intensive Öffnung und Dehnung deiner Vorderseite. Wenn es für dich angenehm ist, kannst du ganz leicht auf dem Redondo®Ball hin- und herschwingen. Bleibe als Abschluss aber einige Atemzüge lang in dieser Haltung.

Beachte

- Achte auf deinen unteren Rücken, ob es sich für diesen nicht zu intensiv anfühlt.
- Überprüfe die Armhaltung und eventuell, wenn dies für deine Schultern zu anstrengend wird, lege die Arme neben den Körper.

Wirkung

- **Die Übung öffnet die vorderen Faszien und Muskelketten.**
- **Sie öffnet die Atemräume.**
- **Sie dehnt den Psoasmuskel und die Hüftbeuger.**
- **Sie dehnt die Oberschenkelmuskulatur auf der Vorderseite.**

Verlassen von beiden Positionen

Stelle die Füße wieder nacheinander auf dem Boden ab. Rolle dich vom Redondo®Ball und drehe dich auf die Seite. Ziehe die Knie an und bleibe, solange es dir guttut.

Lege dich dann noch einmal für einen kurzen Augenblick flach auf den Rücken oder rolle dich in eine Seitenlage.

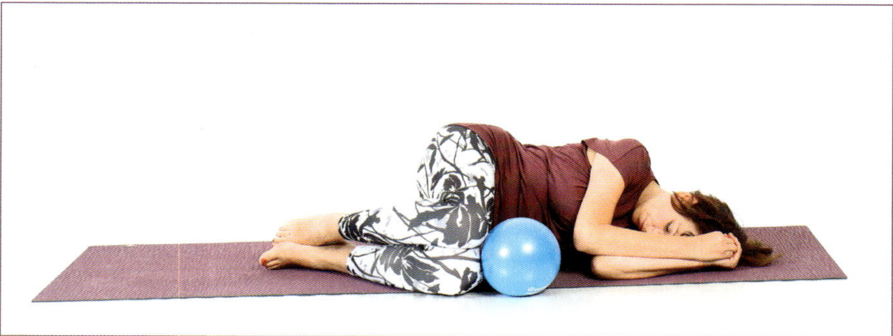

15 Übungen für die sitzende Vorbeuge

In der Yogatradition steht die Vorbeuge für das Thema Hingabe. Sie sollte immer mit viel Achtsamkeit und Akzeptanz hinsichtlich des eigenen Körpers ausgeführt werden.

Wenn es dir leichter fällt, beuge die Knie an oder lege eine gefaltete Decke unter dein Gesäß. Der Redondo®Ball hilft uns, hier die Schultern locker zu lassen und mit einem Gefühl des Spielens und der Leichtigkeit unsere Grenzen zu entdecken.

Ausgangsposition

Die Ausgangsposition ist der Langsitz. Du sitzt auf dem Boden und hast die Beine nach vorne ausgestreckt. Die Zehen sind leicht angezogen. Der Redondo®Ball liegt auf den Beinen und die Fingerspitzen halten ihn seitlich. Die Arme sind gebeugt.

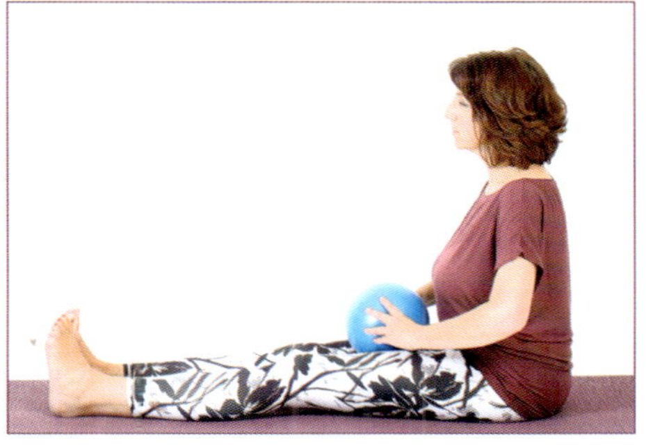

15.1 Vorbeuge mit Fokus auf dem Brustbein

Ausgangsposition

Langsitz

Ausführung

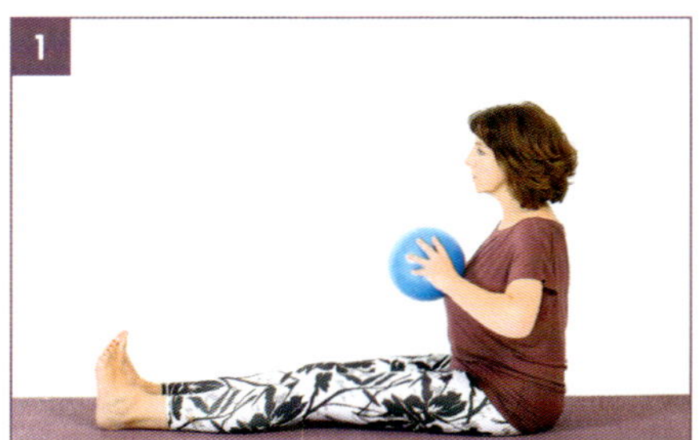

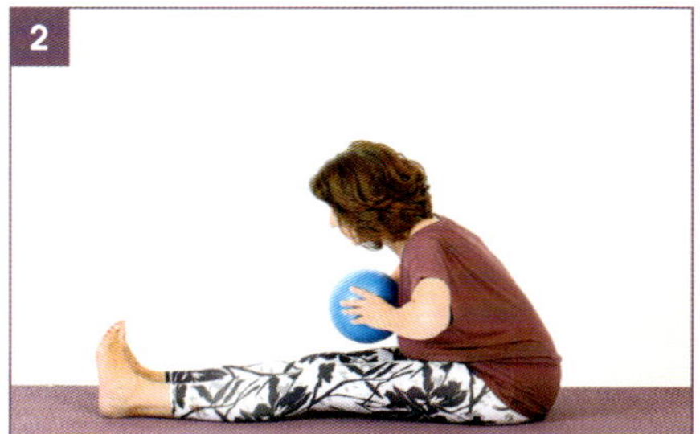

Nimm den Redondo®Ball vor dein Brustbein und spüre den sanften Kontakt. Mit der Einatmung richte dich aus der Brustwirbelsäule auf, indem du dich sanft in Richtung Redondo®Ball schiebst. Halte diesen Fokus bei, wenn du dich jetzt aus dem Becken heraus in deine Vorbeuge begibst.

Halte die Position für einen Moment und bleibe mit deinem Fokus bei der Idee, dein Brustbein in Richtung Redondo®Ball zu schieben. Das hilft dir dabei, in dieser Position den Rücken gerade zu halten. Es ist nur eine sehr kleine Bewegung, daher achte darauf, dass du dich nicht verspannst.

Halte die Position ein paar Atemzüge lang und dann richte dich langsam wieder auf.

Ausgleichshaltung

1. Nimm den Redondo®Ball in beide Hände und strecke ihn nach oben zur Decke. Genieße die Streckung und achte darauf, dass du deine Schultern entspannst.
2. Lege den Redondo®Ball auf deinen Beinen ab und rolle dich ganz rund und entspannt nach vorne. Beuge dabei die Beine an und lasse deine Arme neben dem Körper hängen.

Beachte

- Die Schultern und Arme sind entspannt.
- Die Zehen sind aktiv.
- Die Fersen bleiben auf dem Boden.
- Gehe nur so weit, wie es dir möglich ist.

Wirkung

- **Die Übung dehnt die Beinrückseite.**
- **Sie aktiviert die Rückenstrecker.**
- **Sie kräftigt und streckt die obere Rückenmuskulatur durch die Position des Redondo®Balls.**
- **Sie stärkt die Rückenmuskulatur.**

Sollte es dir noch schwerfallen, ein Gefühl für die Eewegung in deiner Brustwirbelsäule zu entwickeln, empfehle ich dir die Übung *Sanfte Mobilisierung der Brustwirbelsäule* aus Kap. 6 als Vorübung.

15.2 Vorbeuge als Flow

Ausgangsposition

Langsitz

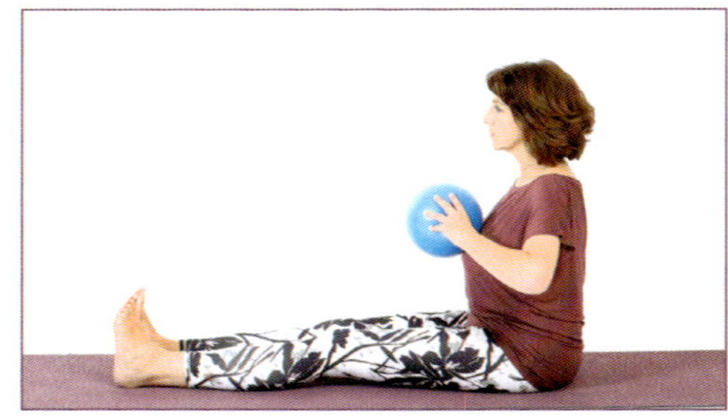

Ausführung

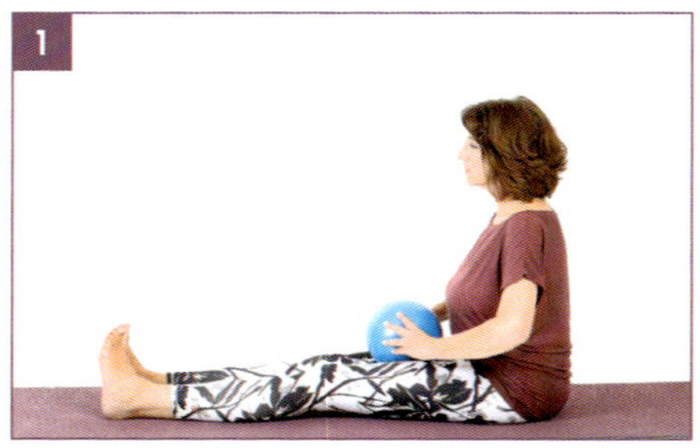

1

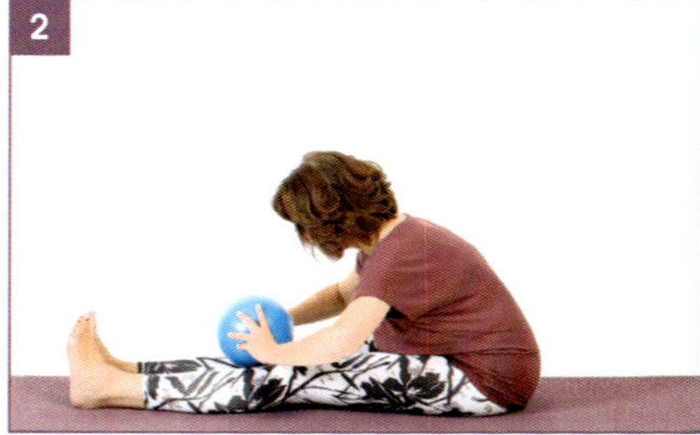

2

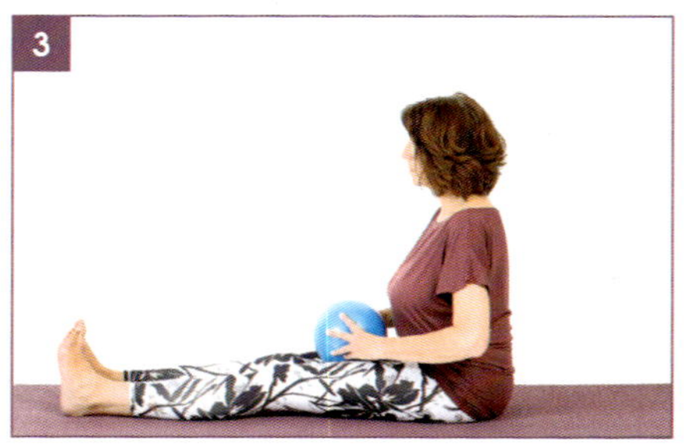

3

Lege den Redondo®Ball vor deinem Bauch auf den Oberschenkeln ab. Lege die Fingerspitzen leicht seitlich an den Redondo®Ball und lasse die Arme gebeugt.

Mit der Ausatmung rolle den Redondo®Ball nun langsam in Richtung Füße und gehe so in die Vorbeuge. Der Redondo®Ball läuft auf deinen Beinen wie auf Schienen und es ist wichtig, dass du die Arme gebeugt lässt.

Mit der Einatmung rolle den Redondo®Ball wieder bis zum Bauch zurück. Wiederhole diesen kleinen Flow einige Mal im Rhythmus deines Atems.

Beachte

- Entspanne deine Schultern – lasse hierzu die Arme gebeugt.
- Behalte die Füße aktiv, indem du die Zehen anziehst.
- Lasse die Fersen auf dem Boden.
- Gehe nur so weit, wie es für deinen Rücken gut ist.
- Gehe langsam und achtsam aus der Übung zurück.

Ausgleich

Stelle deine Hände hinter dem Körper auf und lehre dich leicht zurück oder gehe in die Tischhaltung.

Wirkung

- **Die Übung dehnt die Beinrückseite.**
- **Sie aktiviert die Rückenstrecker.**

15.3 Kombination mit Bauchübung

Ausgangsposition

Langsitz

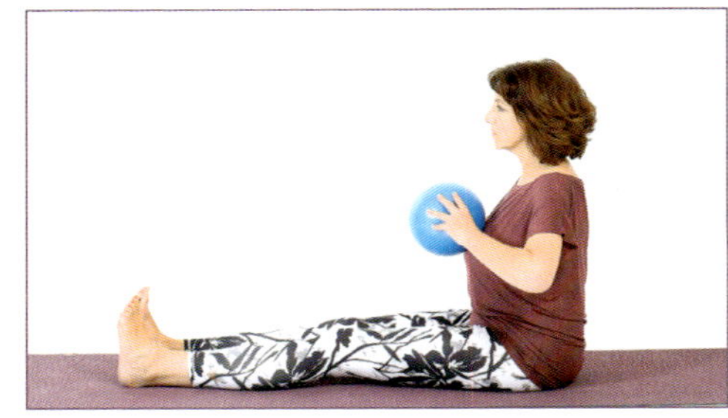

Ausführung

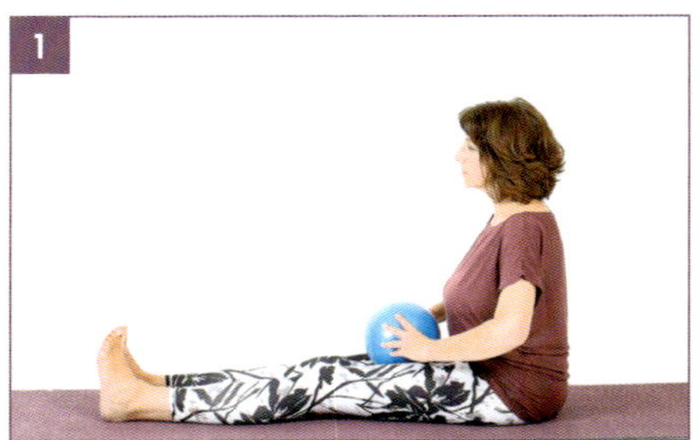

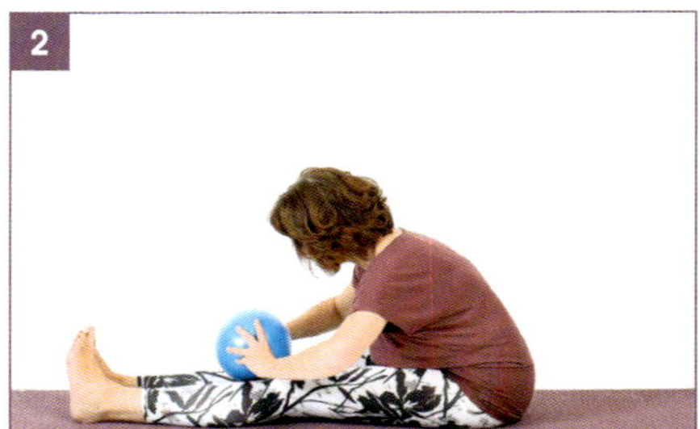

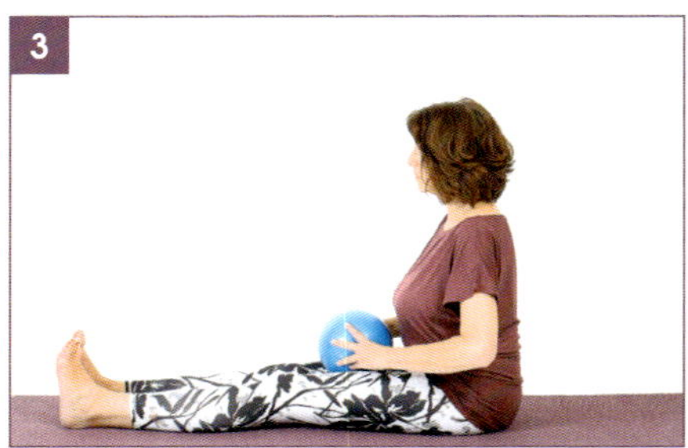

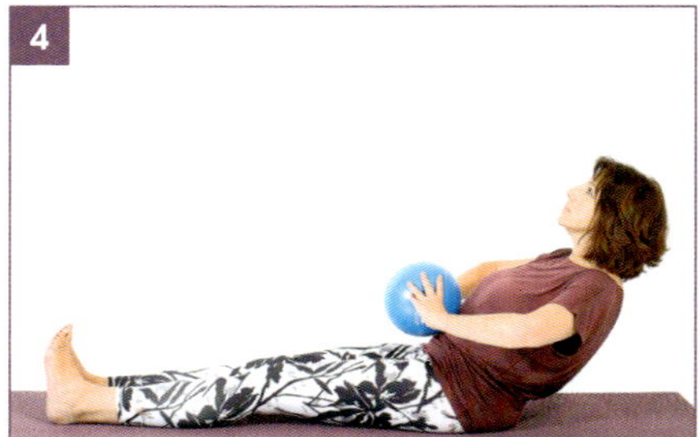

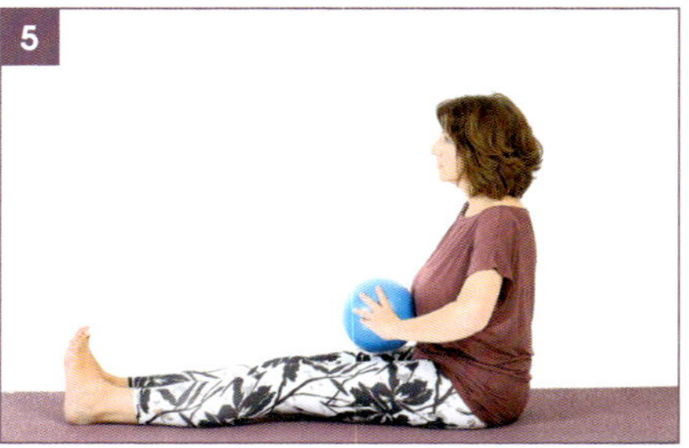

Mit der Einatmung rolle den Redondo®Ball weiter in Richtung Brust und gehe dabei leicht nach hinten, sodass du spürst, wie sich deine Bauchmuskeln anspannen. Rolle den Redondo®Ball mit der nächsten Ausatmung wieder in Richtung Füße. Wiederhole die Bewegung ein paar Mal.

Du kannst die Einatembewegung auch einen Moment halten, um deine Bauchmuskulatur noch mehr zu kräftigen oder für einige Atemzüge in der Ausatmung und in der Vorbeuge bleiben.

Beachte

- Achte darauf, dass du bei der Bauchübung nicht das Becken nach vorne schiebst und in ein Hohlkreuz ausweichst.
- Bleibe lang und entspannt im Nacken.
- Bleibe locker in den Armen.
- Es gibt nichts zu erreichen.

Wirkung

- **Die Übung dehnt die Beinrückseite.**
- **Sie aktiviert die Rückenstrecker.**
- **Sie kräftigt die Bauchmuskulatur.**
- **Sie stärkt die Nackenmuskulatur.**

15.4 Variante Rückenstrecker intensiv

Ausgangsposition

Langsitz

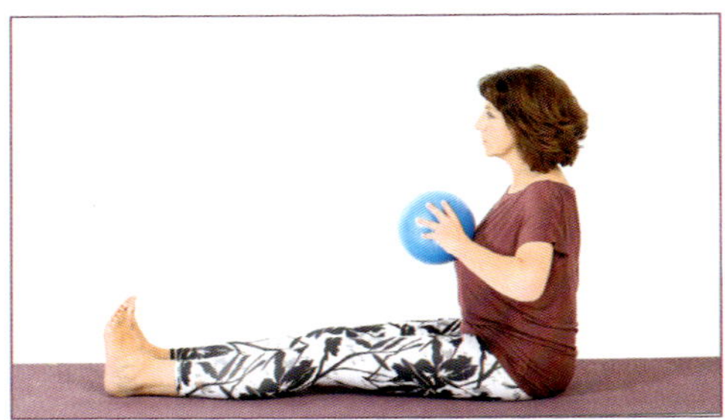

Ausführung

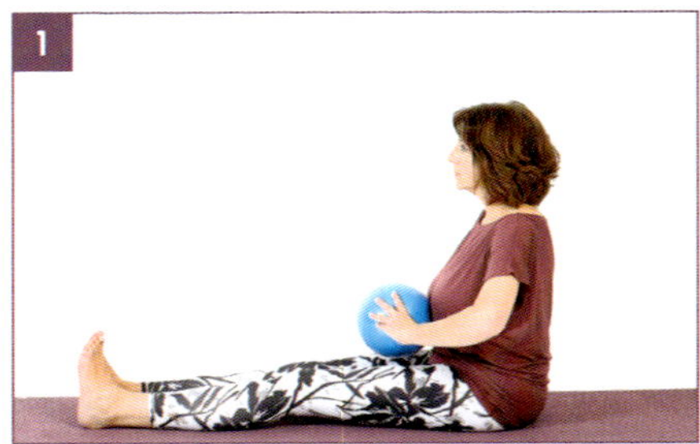

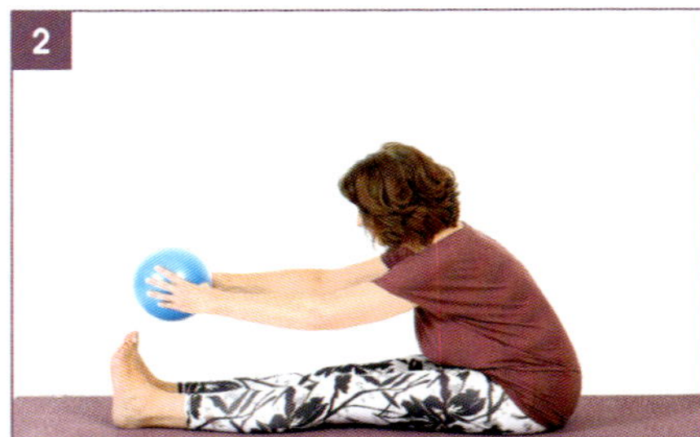

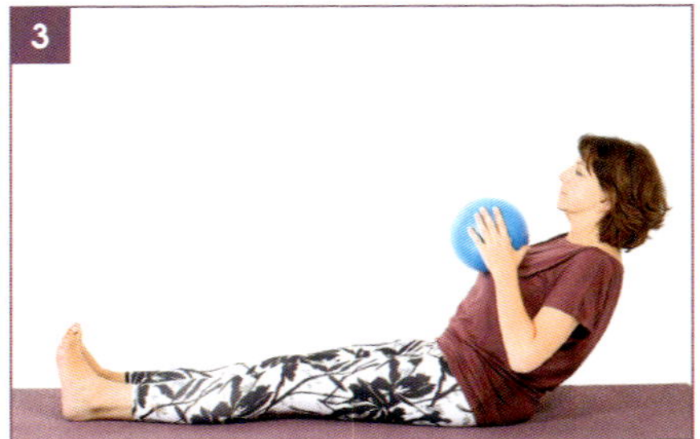

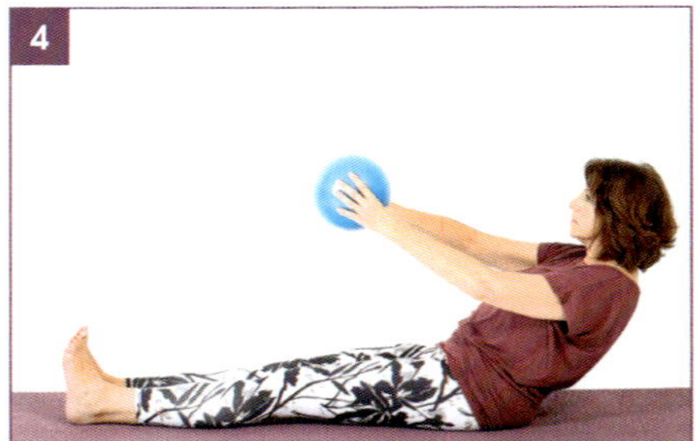

Aus dem Flow gehe mit der Ausatmung in die Vorbeuge. Mit der Einatmung hebe deine Arme mit den Redondo®Ball nach vorne oben. Mit der Ausatmung führe den Redondo®Ball wieder zurück auf die Beine.

Mit der Einatmung richte dich wieder auf oder gehe in die Bauchübung. Wiederhole die Abfolge ein paar Mal im Rhythmus deines Atems.

Beachte

- Hebe den Redondo®Ball nur so weit nach oben, dass dein Rücken nicht rund wird.
- Bleibe entspannt in den Schultern.
- Bleibe aktiv in den Beinen, indem du deine Zehen anziehst und sie auf dem Boden lässt.

Wirkung

- **Die Übung dehnt die Beinrückseite.**
- **Sie führt zu einer intensiven Aktivierung der Rückenstrecker.**
- **Sie stärkt die Schultermuskulatur.**
- **Sie kräftigt die Nackenmuskulatur.**

15.5 Faszienübung in der Vorbeuge

Ausgangsposition

Langsitz

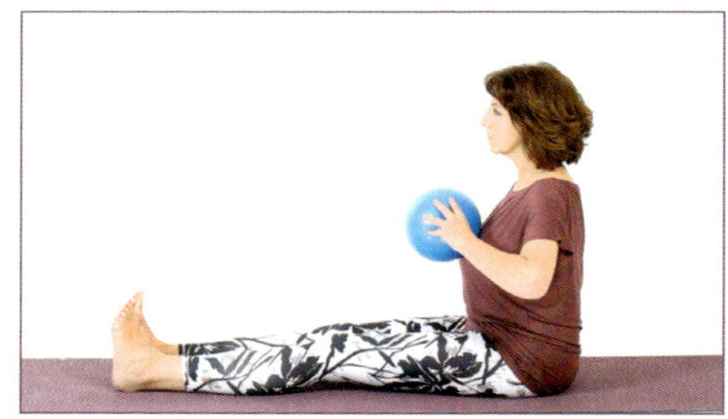

Ausführung

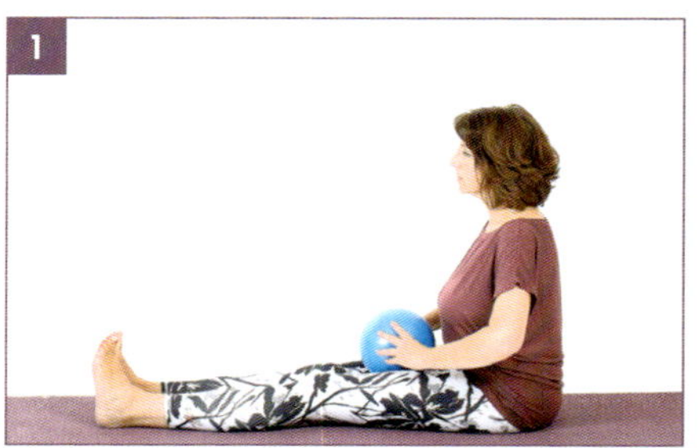
1

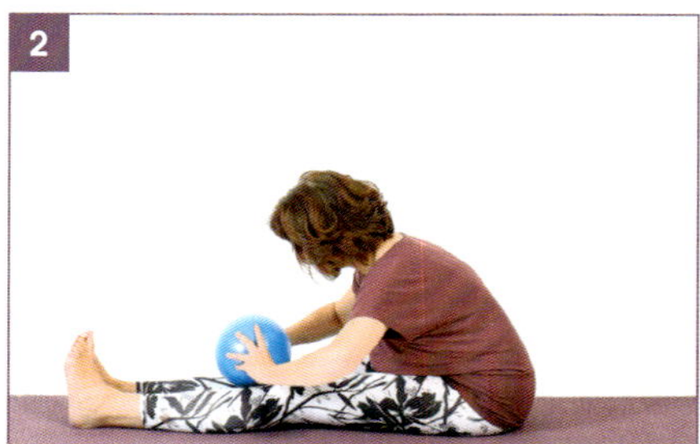
2

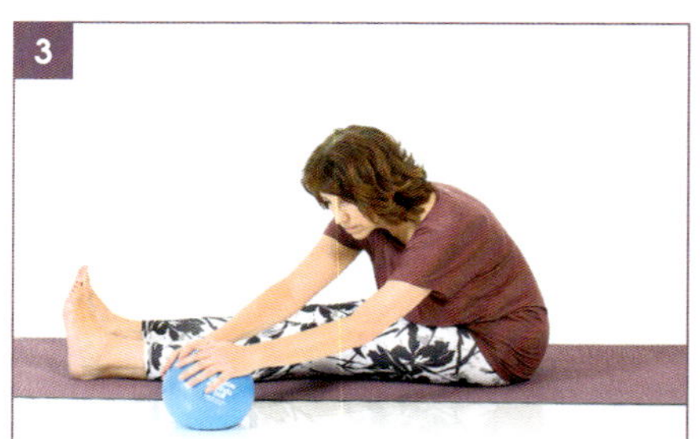
3

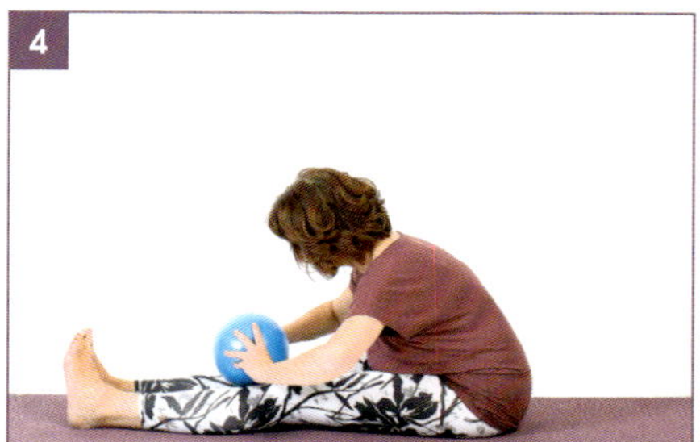
4

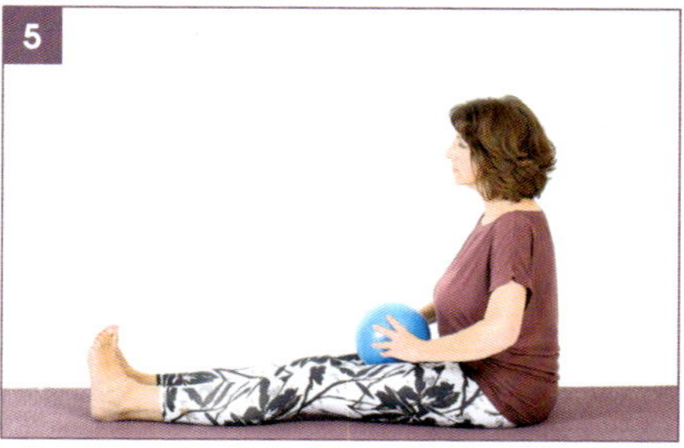
5

Komme in den Langsitz und nimm den Ball in beide Hände. Rolle den Ball über die Beine nach vorne und komme in deine Vorbeuge. Bringe den Ball nun in der Vorbeuge seitlich neben deine Beine und genieße diese besondere Streckung deiner Rückenmuskulatur. Komme zurück indem du den Ball wieder auf deine Beine legst und ihn langsam wieder zurück zum Bauch rollst. Wiederhole die Bewegung auf der anderen Seite.

Die Bewegung wird aus der Vorbeuge ausgeführt und nicht aus der Aufrichtung.

Beachte

- Bleibe achtsam und spielerisch in der Bewegung.
- Führe die Bewegung langsam und weich aus, vor allem auch den Weg zurück.
- Achte auf deinen Nacken.
- Bleibe mit beiden Sitzbeinhöckern auf dem Boden.

Wirkung

➤ **Die Übung dehnt und öffnet die Rückenfaszien.**

Nutze die Ausgleichsbewegung 1 oder 2.

15.6 Seitbeuge aus der Vorbeuge

Ausgangsposition

Langsitz

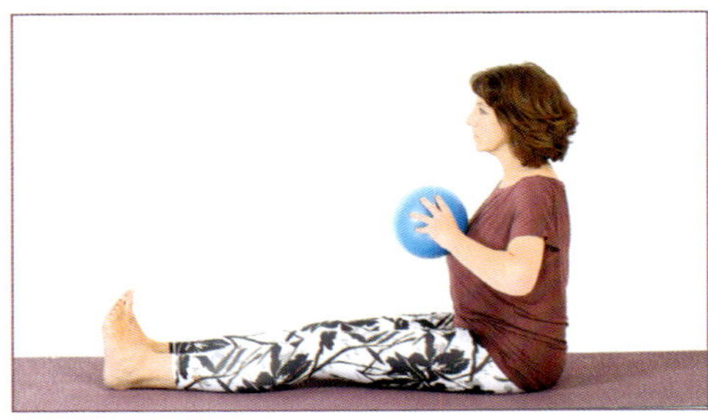

Ausführung

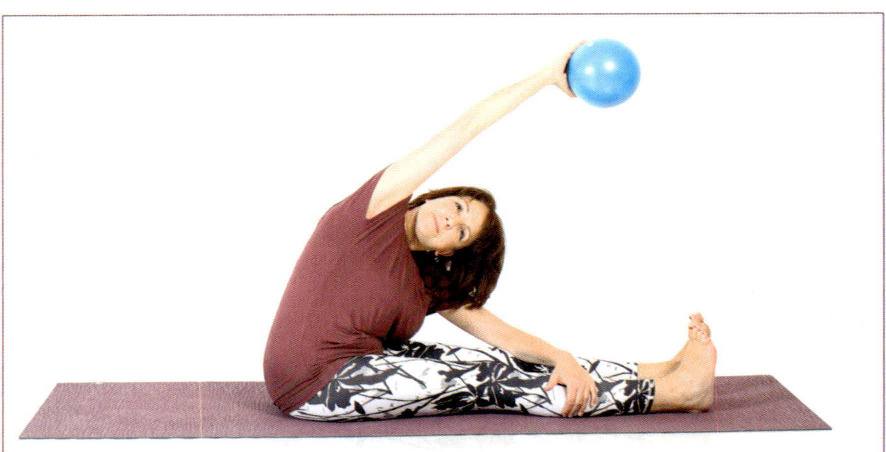

Komme in deine Vorbeuge. Bringe den Redondo®Ball in die rechte Hand und lege die linke Hand mit der Handfläche an die Außenseite des rechten Beins. Führe nun den Redondo®Ball über den Kopf, so, als wolltest du ihn auf den Füßen ablegen. Spüre die Öffnung auf der rechten Seite.

Drehe dich langsam wieder nach unten in die Vorbeuge und wiederhole die Bewegung auf der anderen Seite. Komme langsam zurück in die Vorbeuge und komme langsam wieder heraus.

Bleibe ein paar Atemzüge in der Seitbeuge und schicke das Atembewusstsein in deine Flanken.

Nutze die Ausgleichsbewegungen 1 oder 2.

Beachte

- Bleibe mit beiden Sitzbeinhöckern auf dem Boden.
- Entspanne deine Schultern.
- Achte auf deinen Nacken.
- Gehe langsam und achtsam mit weichen Bewegungen aus der Haltung heraus.

Wirkung

- **Die Übung öffnet und dehnt die seitlichen Rippenmuskeln.**
- **Sie dehnt die seitlichen Faszien.**
- **Sie dehnt und streckt die seitlichen Rückenmuskeln.**

Nach intensivem Vorbeugen genieße ich es sehr, mich für einen Moment flach auf den Rücken zu legen und den Unterschied in meinem Rücken zu spüren.

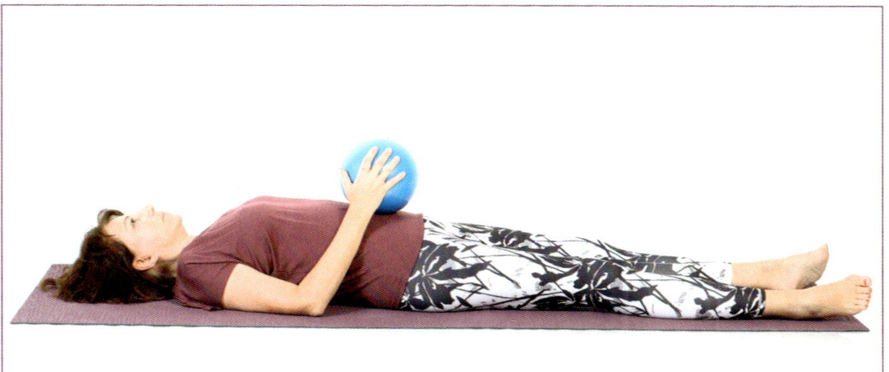

16 Übungen für Drehungen

Wenn du Yoga übst, solltest du deine Übungseinheit immer mit einer Drehung beenden. Drehungen sagt man nach, dass sie eine beruhigende und ausgleichende Wirkung haben.

Der größte Teil der Drehung geschieht in der Brustwirbelsäule, da wir hier genug Spielraum haben. Der Redondo®Ball hilft uns, diesen Aspekt mehr in unser Bewusstsein zu bringen.

Ausgangsposition

Langsitz, die Beine sind ausgestreckt, die Fußzehen angezogen. Sollte dies dir schwerfallen, lege dir eine Decke unter das Gesäß oder unter die Knie.

16.1 Drehung der Brustwirbelsäule

Ausgangsposition

Siehe S. 150.

Ausführung

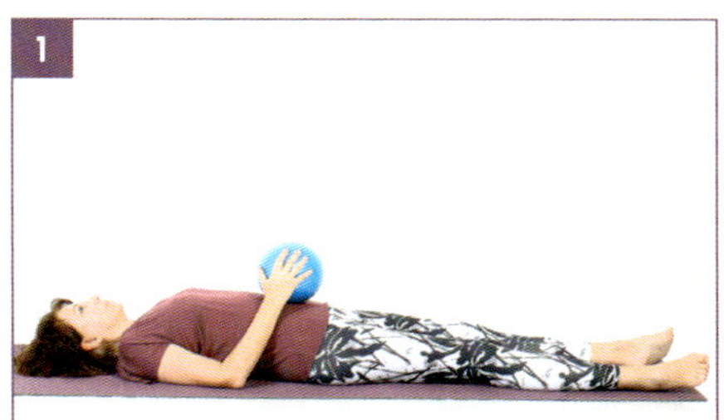

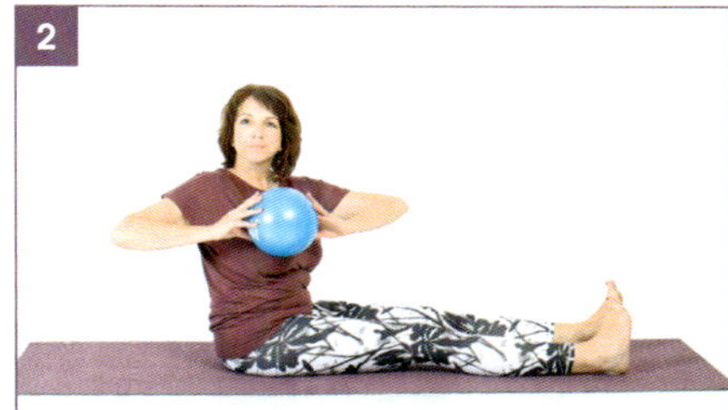

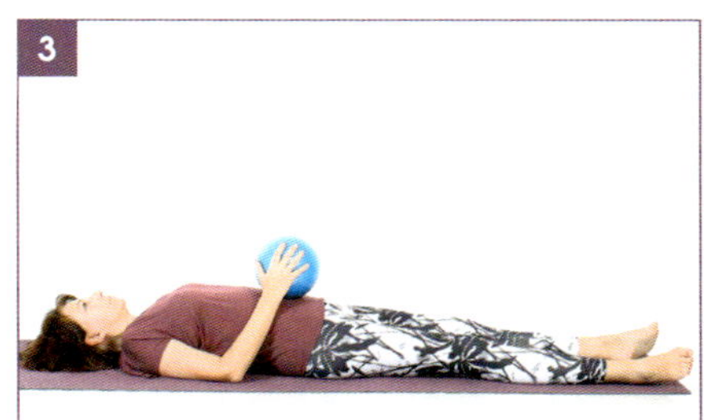

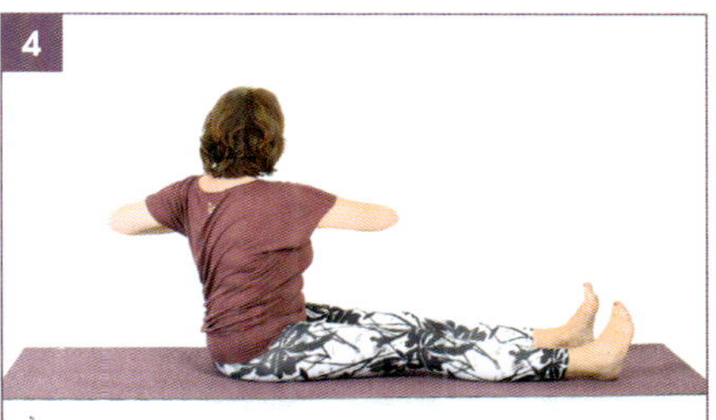

Nimm den Redondo®Ball in beide Hände und halte ihn mit sanftem Druck zwischen deinen Fingerspitzen. Die Ellbogen zeigen nach außen und der Redondo®Ball wird in Brustkorbhöhe gehalten.

Mit der Ausatmung drehe dich aus der Brustwirbelsäule nach rechts. Mit der Einatmung komme wieder zur Mitte zurück. Mit der Ausatmung drehe dich aus der Brustwirbelsäule nach links. Der Blick darf mitgehen. Beobachte, wo du diese Drehung wahrnehmen kannst.

Beachte

- Bleibe stabil auf beiden Sitzbeinhöckern sitzen.
- Behalte einen langen Nacken bei.
- Gehe nicht über deine Grenzen.
- Entspanne deine Schultern.

Wirkung

- **Die Übung massiert die Bauchorgane.**
- **Sie stärkt die Bauch- und Rückenmuskulatur.**
- **Sie kann Verspannungen im oberen Rücken lösen.**
- **Sie massiert die inneren Organe und die Rückenmuskeln.**

16.2 Komplette Drehung

Ausgangsposition

Langsitz

Ausführung

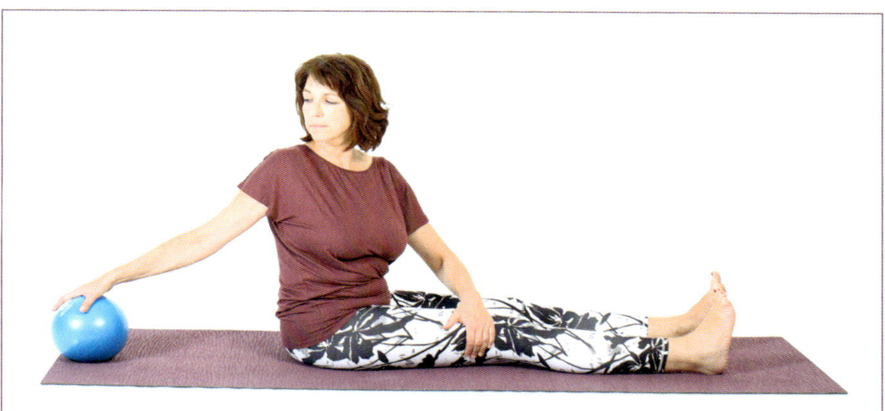

Bringe deine linke Hand an die Außenseite des rechten Beins. Nimm den Redondo®Ball in die rechte Hand und rolle nun den Redondo®Ball, vom rechten Bein beginnend, nach rechts hinten. Lasse dabei den Arm locker und entspannt. Rolle den Redondo®Ball langsam und nimm bewusst die Drehung wahr.

Finde deine Endhaltung und lege die Fingerspitzen ganz locker auf den Redondo®Ball. Beuge den Arm leicht an. Mit jeder Ausatmung kannst du dich nun etwas mehr nach hinten bewegen. Bleibe ein paar Atemzüge lang so.

Folge dem Redondo®Ball mit deinem Blick, wenn dies für deinen Nacken angenehm ist. Mit einer Ausatmung rolle den Redondo®Ball langsam wieder zurück. Wiederhole die Bewegung auf der anderen Seite.

Beachte

- Bleibe entspannt in den Schultern.
- Bleibe auf beiden Sitzbeinhöckern sitzen.
- Nimm den Blick nur mit, wenn dies für Nacken angenehm ist.
- Stütze dich nicht auf dem Redondo®Ball ab.

Wirkung

- **Die Übung massiert die Bauchorgane.**
- **Sie stärkt die Bauch- und Rückenmuskulatur.**
- **Sie kann Verspannungen im unteren Rücken lösen.**
- **Sie massiert die inneren Organe und die Rückenmuskeln.**

Manchmal ist es angenehm, wenn du aus den Drehungen heraus noch einmal ganz leicht in die gegensätzliche Richtung drehst. Spüre in deinen Körper hinein.

16.3 Krokodil ohne Redondo®Ball

Da das *Krokodil* als Abschluss einer Yogapraxis für mich eine der entspanntesten Übungen ist, habe ich mir erlaubt, sie noch mit in das Buch aufzunehmen.

Ausgangsposition

Lege dich auf den Rücken und stelle die Füße hüftbreit auf. Lege die Arme in einem rechten Winkel zur Seite, die Handflächen zeigen nach oben.

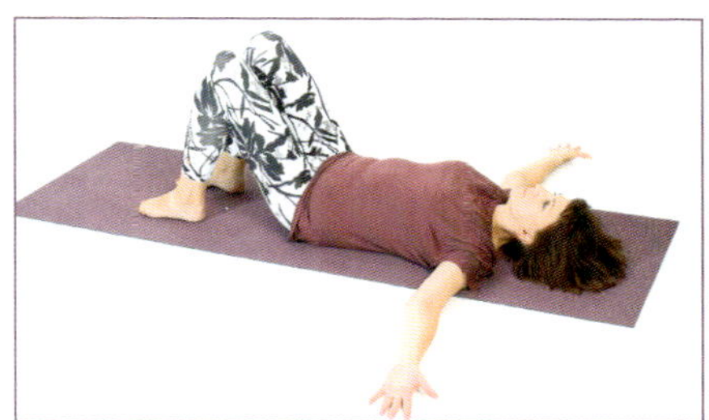

Ausführung

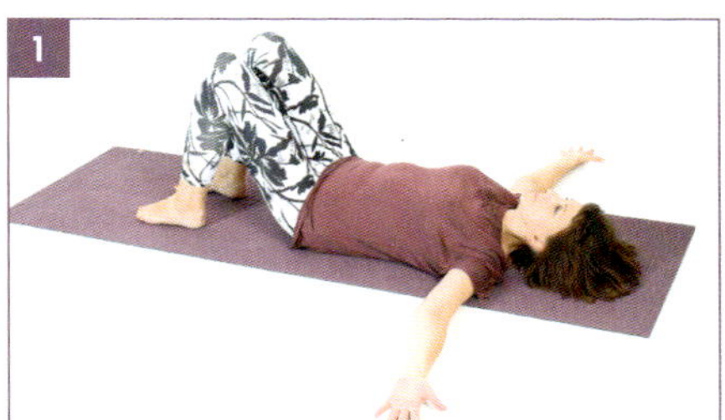

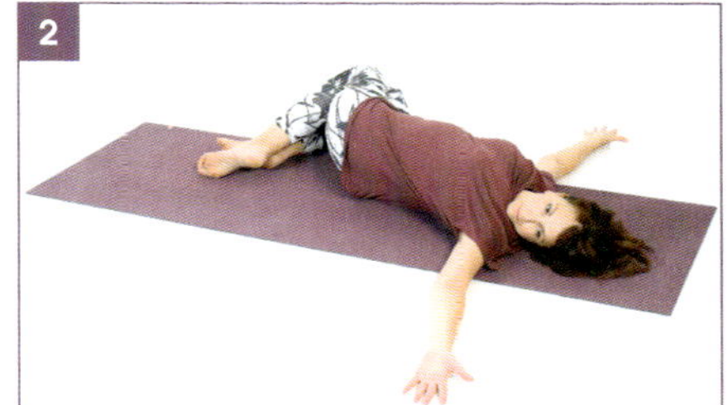

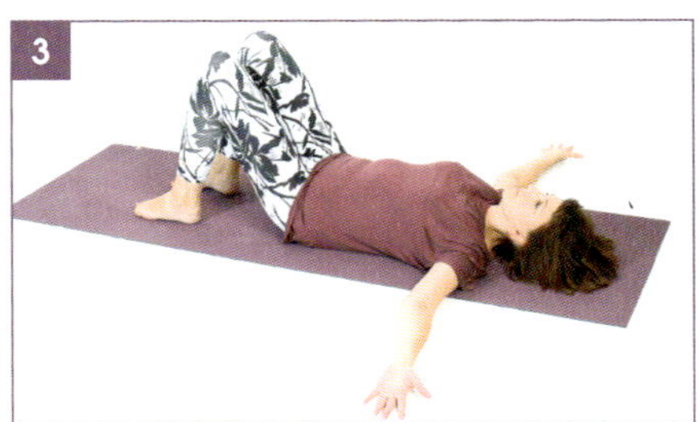

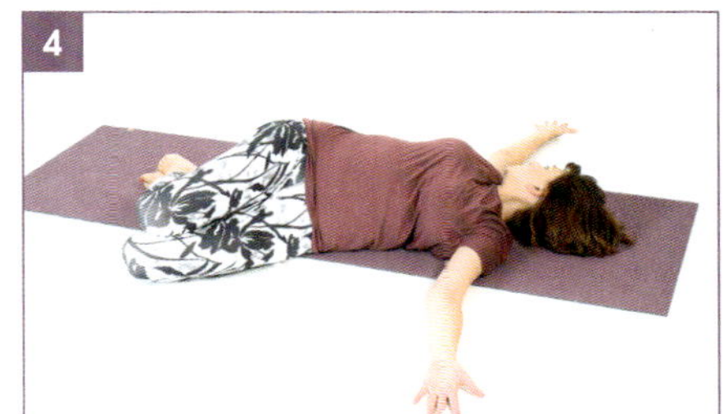

Mit der nächsten Ausatmung bringe beide Knie langsam zur rechten Seite. Mit der Einatmung komme wieder zurück. Mit der nächsten Ausatmung bringe die Knie zur linken Seite. Wenn das für deinen Nacken in Ordnung ist, nimm den Kopf und den Blick in die Gegenrichtung zu deinen Knien mit.

Wiederhole diesen Flow einige Male und bleibe zum Abschluss einige Atemzüge lang in der Haltung. Achte darauf, dass deine Schultern entspannt bleiben.

Beachte

- Der Nacken sollte entspannt bleiben.
- Die Beine nicht fallen lassen.
- Deine Schultern bestimmen, wie weit die Drehung gehen darf.

Wirkung

- **Die Übung öffnet den Brustkorb.**
- **Sie entspannt die Schultern.**
- **Sie lockert und löst im unteren Rücken.**
- **Sie massiert die Bauchorgane.**

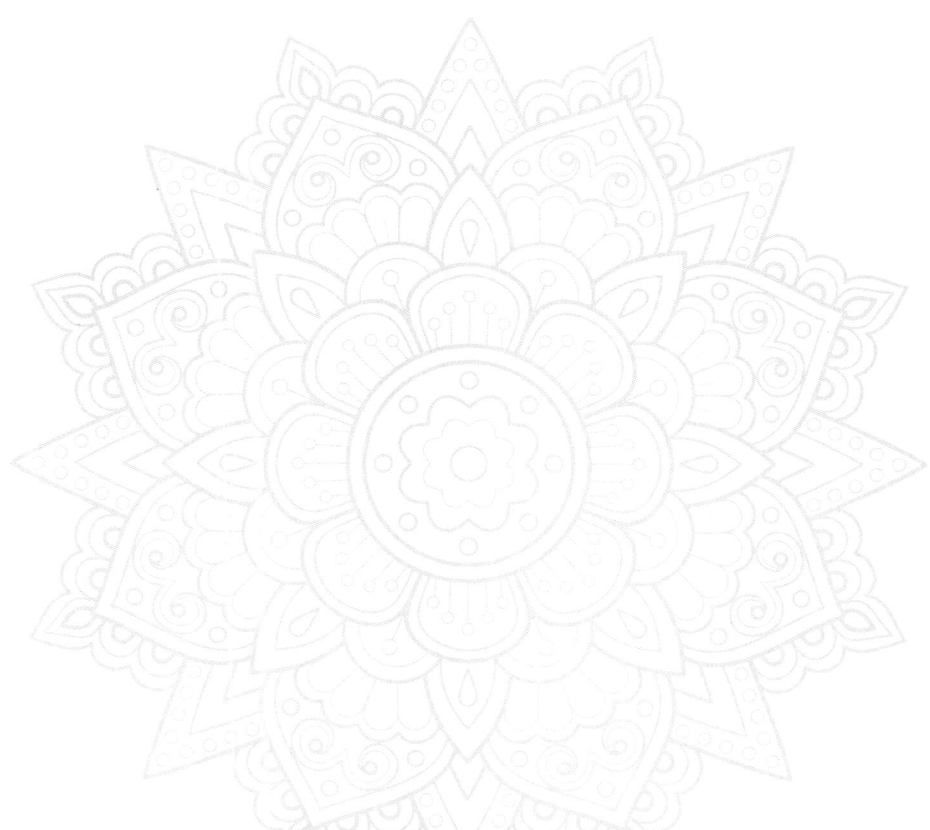

17 Entspannung

Die Entspannung oder im Yoga auch *Shavasana*, die Totenstellung, genannt, ist eine wichtige Übung in deiner Praxis. Sie kann am Anfang, am Ende oder auch immer wieder zwischen den Übungen eingenommen werden.

Die Entspannung am Ende sollte mindestens fünf Minuten dauern. Sie hilft dir und deinem Körper, das Geübte und die Veränderungen in deinem Körper wahrzunehmen und zu speichern. Daher gönne dir deine Pausen.

Sie ist gleichzeitig ein gutes Achtsamkeits- und Wahrnehmungstraining auch für den Alltag, da wir uns sehr selten einen Moment des Innehaltens gönnen. Es bringt uns ganz bewusst ins Hier und Jetzt.

Falls es dir am Anfang schwerfällt, einfach nur zu liegen, lade ich dich ein, deinen Atem zu nutzen. Bringe deine Aufmerksamkeit zum Zwerchfell und beobachte den Atem.

Ausführung

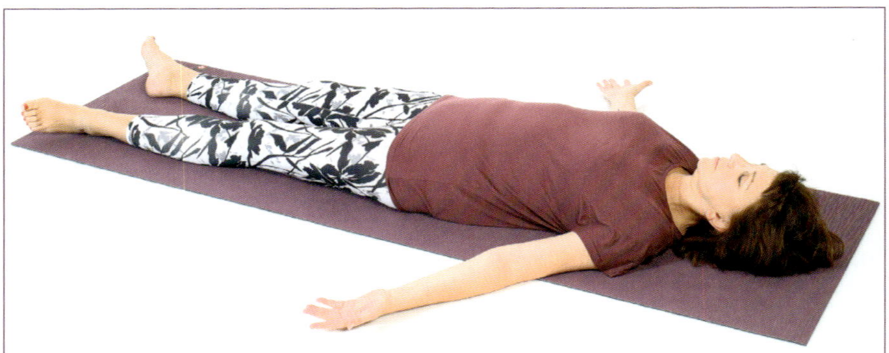

Finde eine angenehme Position im Liegen. Lege dir eine Decke unter den Kopf, wenn es für dich angenehm ist. Lasse die Beine lang ausgestreckt auf dem Boden ausgleiten. Decke dich unter Umständen zu, damit es dir nicht kalt wird.

Hier ein paar Vorschläge, wie du deine Endentspannung gestalten kannst.

1. Wiederhole folgende Sätze in Gedanken und wandere von den Füßen zum Kopf.
   Ich nehme meine Füße wahr, ich entspanne meine Füße.
   Ich nehme meine Beine wahr, ich entspanne meine Beine . . .

2. Ich atme ein und nehme meine Füße wahr. Ich atme aus und entspanne meine Füße.
   Ich atme ein und nehme meine Beine wahr. Ich atme aus und entspanne meine Beine.

3. Ich atme ein und nehme meinen Körper wahr. Ich atme aus und entspanne mich.

Oder lege dir einfach deine Lieblingsmusik auf und genieße die kleine Auszeit.

Verlasse die Position, indem du dich genüsslich streckst.

18 Sequenzen zu unterschiedlichen Themen

Zum Abschluss ein paar Vorschläge zu Sequenzen mit unterschiedlichen Schwerpunkten. Gerne kannst die Abfolgen mit eigenen Übungen ergänzen.

SEQUENZ RÜCKEN

1. Bauchatmung – S. 17

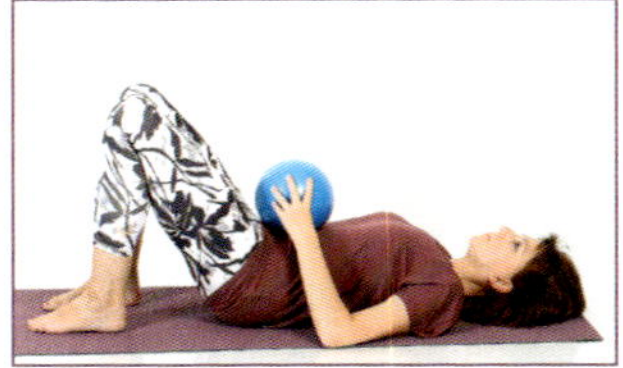

2. Organuhr – S. 116

3. Beinstreckung – S. 118

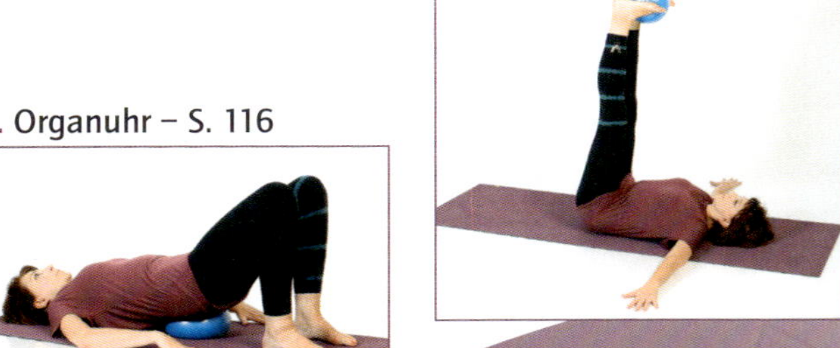

12. Vorbeuge mit Fokus auf dem Brustbein – S. 138

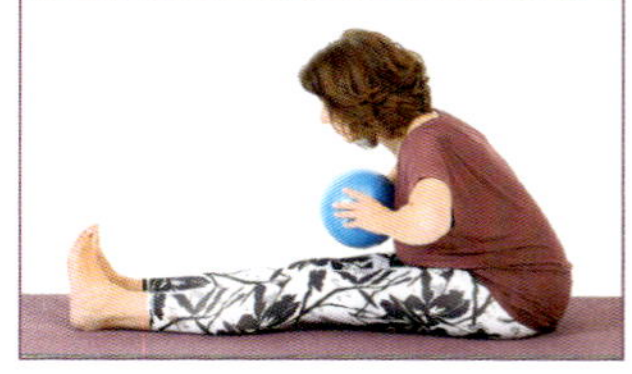

13. Vorbeuge als Flow – S. 140

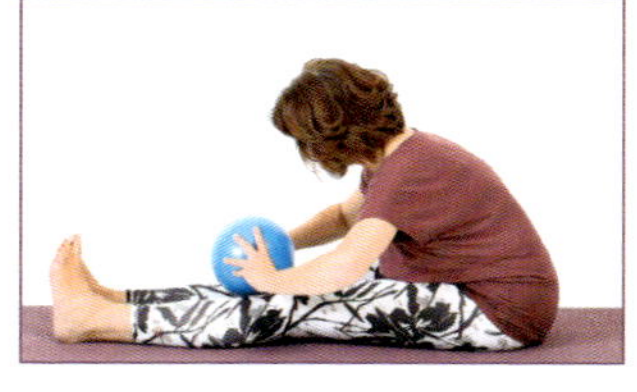

14. Komplette Drehung – S. 153

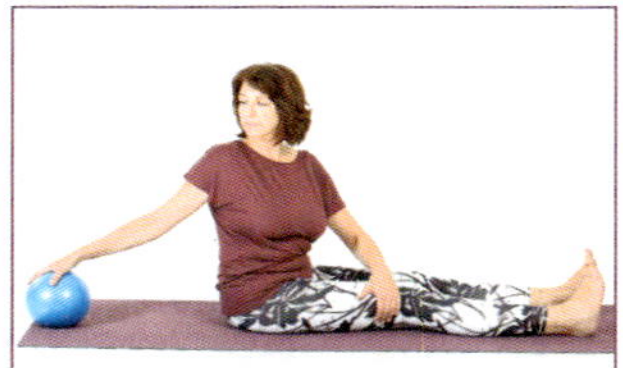

15. Entspannung – S. 157

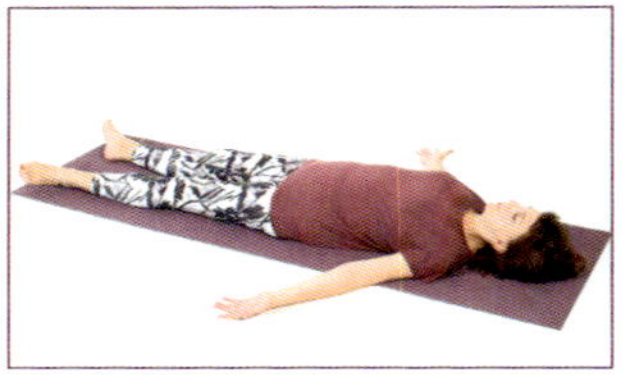

4. Kreisen – S. 121

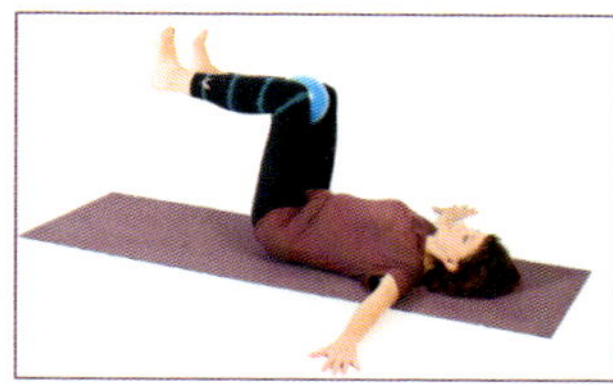

5. Dynamische Schulterbrücke – S. 127

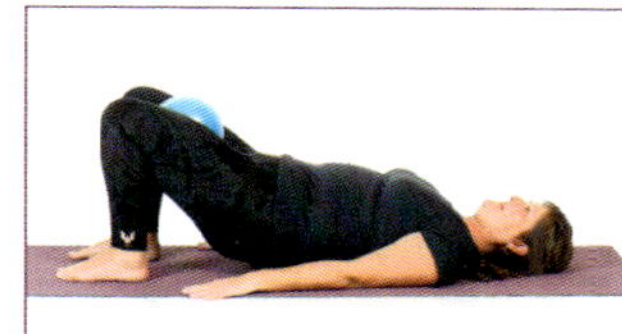

6. Gehaltene Schulterbrücke – S. 130

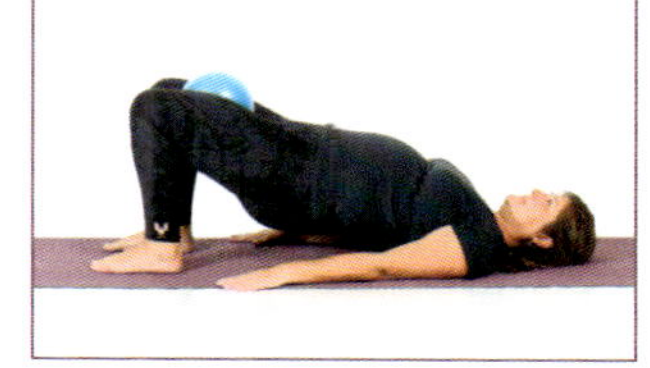

7. Psoasdehnung – S. 135

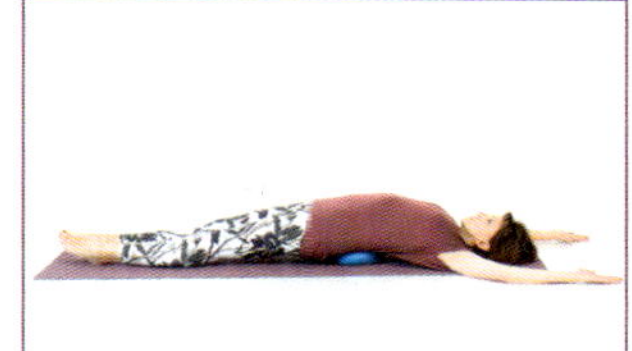

8. Krokodil ohne Redondo®Ball – S. 155

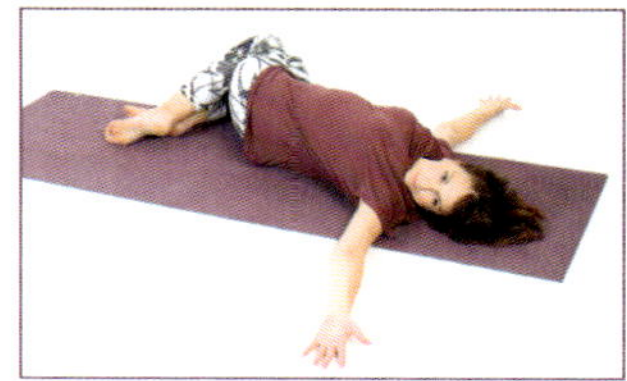

9. Hund – S. 140

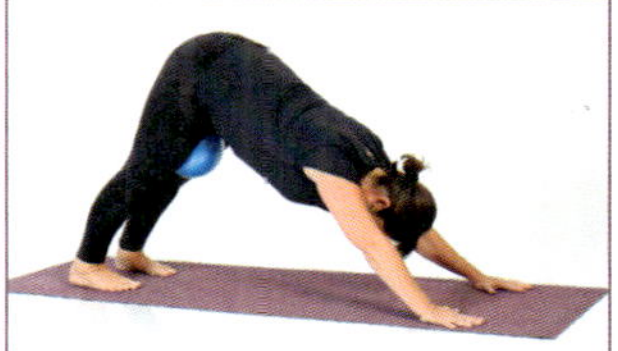

10. Berghaltung – S. 68

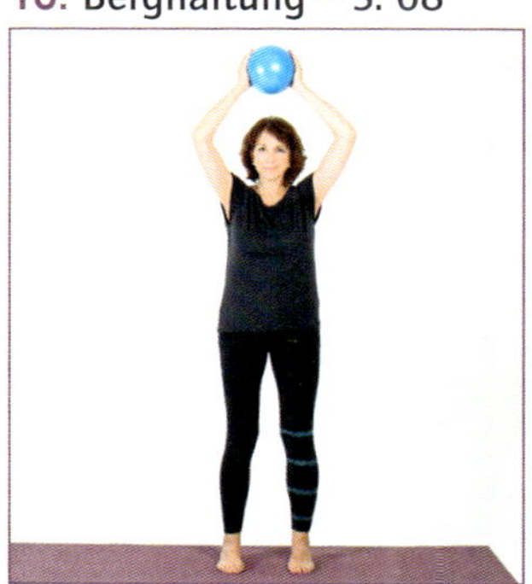

11. Flow in der Berghaltung – S. 70

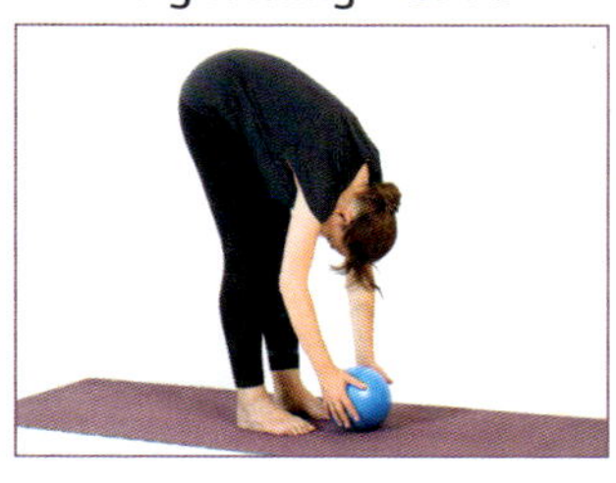

2. Dynamische Schulterbrücke – S. 127

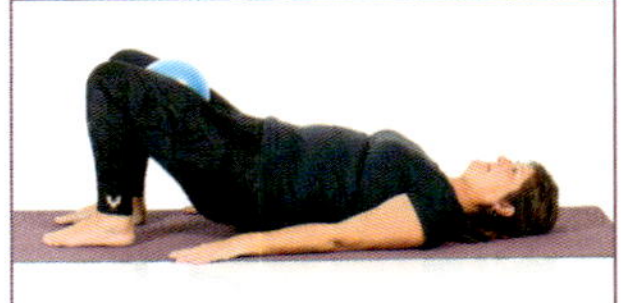

3. Schulterbrücke mit Fokus auf dem Brustkorb – S. 128

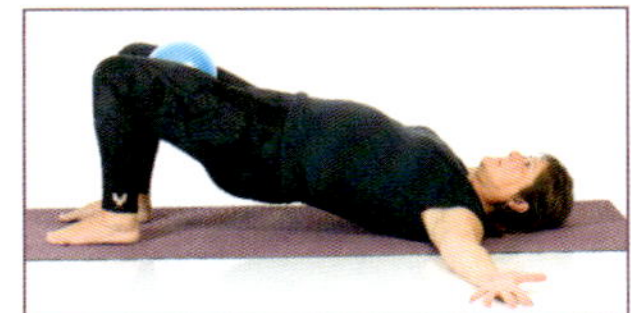

4. Gehaltene Schulterbrücke – S. 130

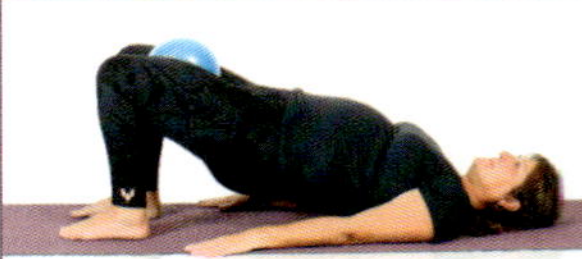

1. Solarplexus – S. 19

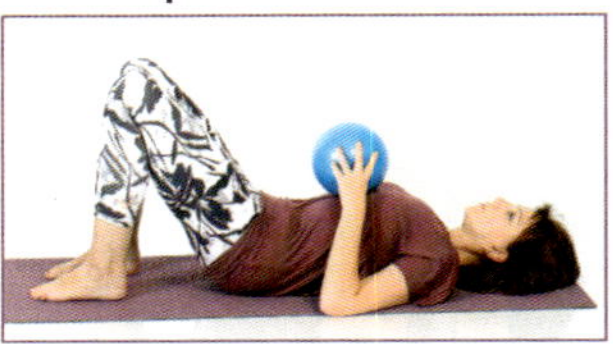

SEQUENZ BRUSTWIRBEL-SÄULE

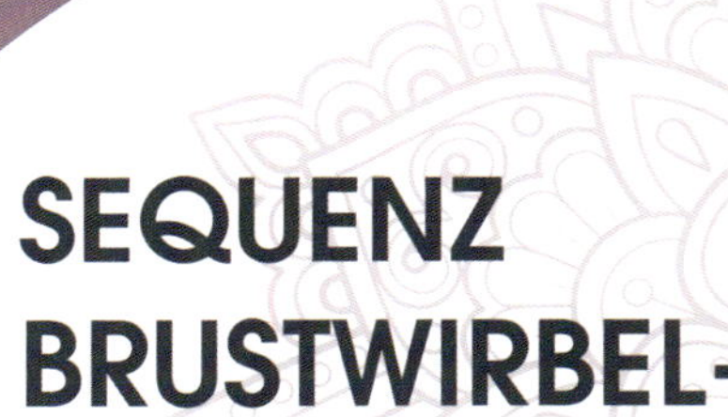

23. Entspannung – S. 157

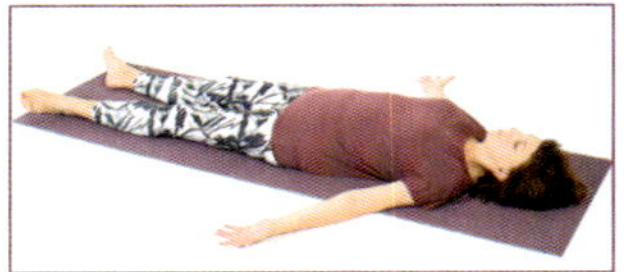

22. Komplette Drehung – S. 53

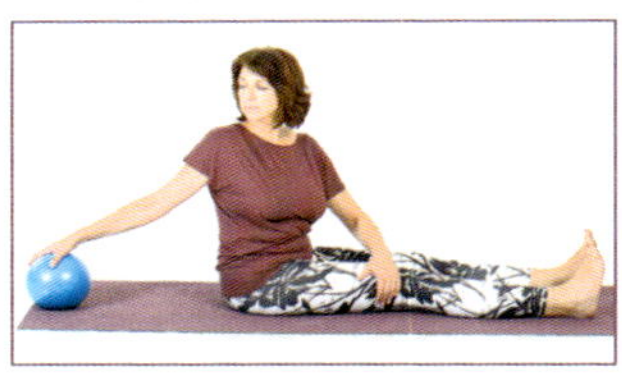

21. Drehung der Brustwirbelsäule – S. 151

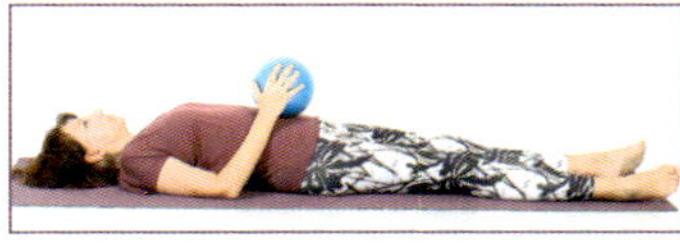

20. Mobilisierung der Brustwirbelsäule – S. 104

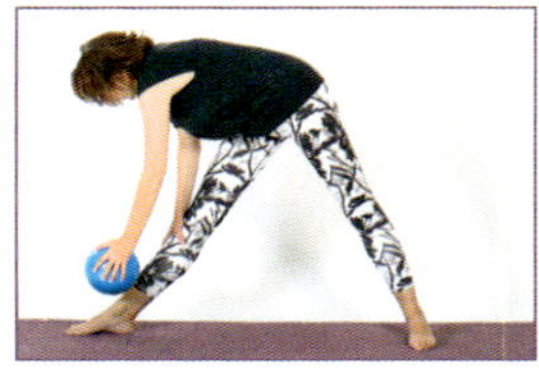

19. Dreieck – S. 100

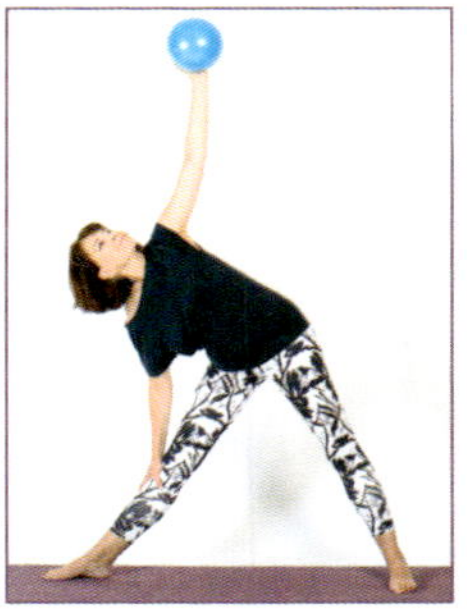

18. Seitbeuge – S. 98

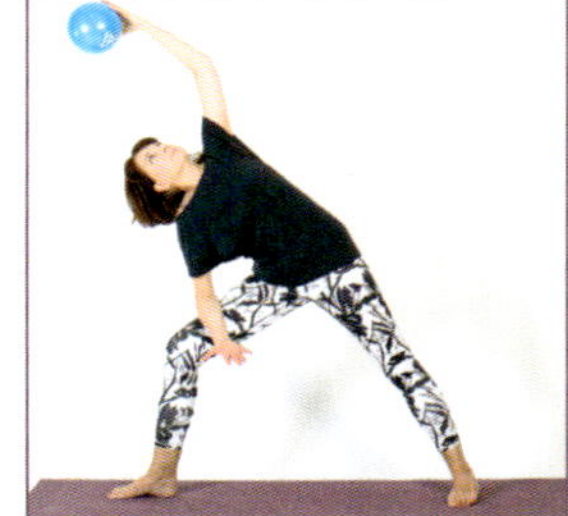

17. Friedvoller Krieger – S. 96

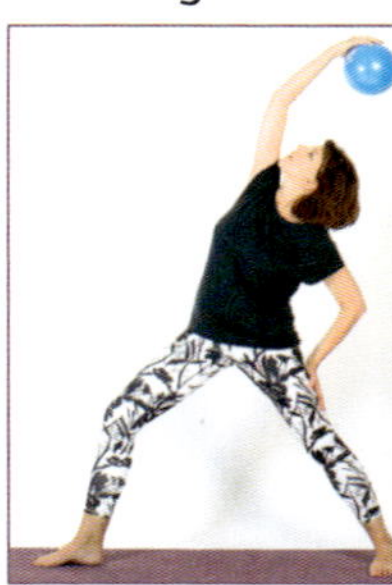

5. Schultertanz – S. 63

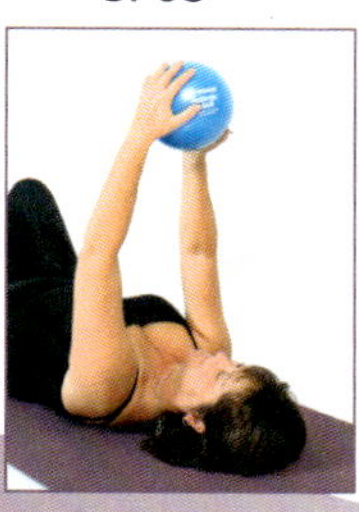

6. Krokodil mit Redondo®Ball – S. 54

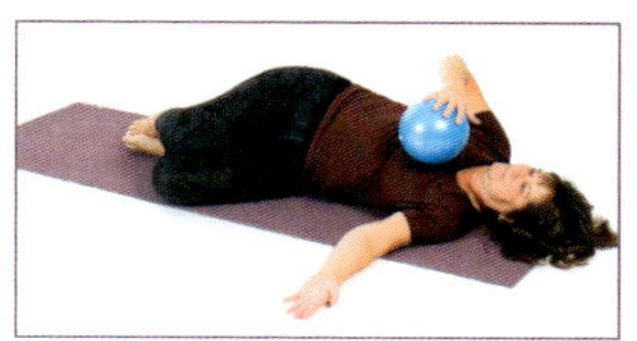

7. Schulterflow – S. 58

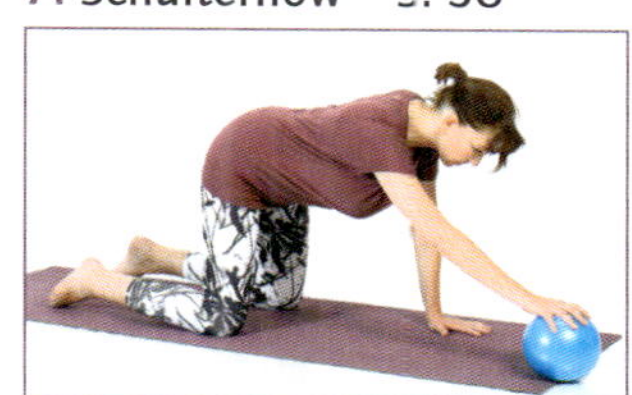

8. Hund – S. 110

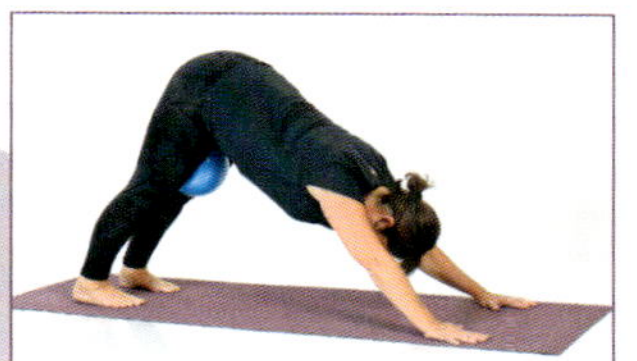

9. Gegen den Boden atmen – S. 21

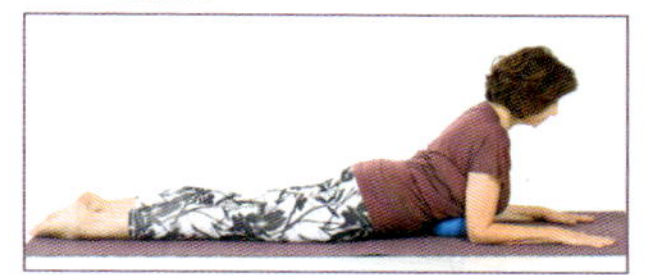

10. Sphinx – S. 48

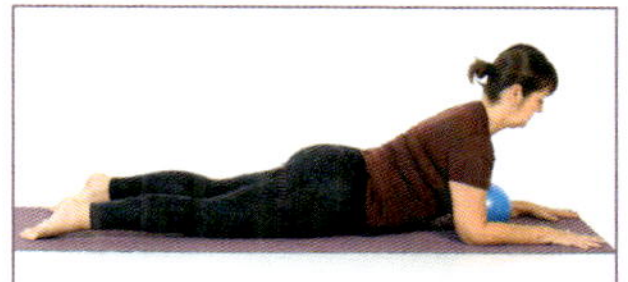

11. Kobra – S. 50

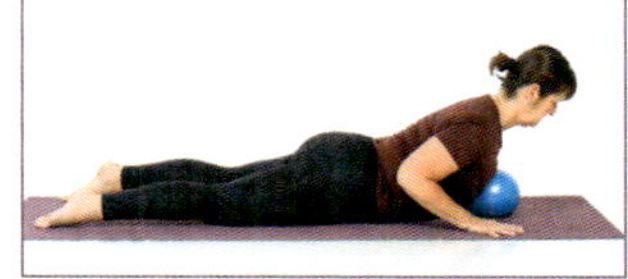

12. Vogel – S. 52

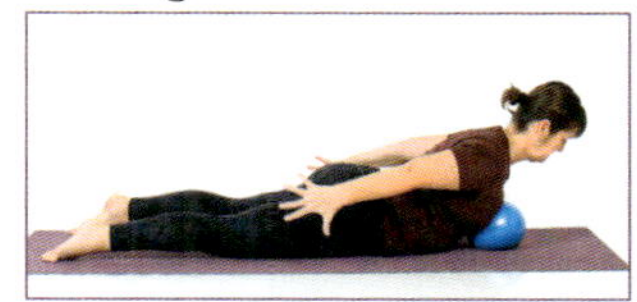

13. Berghaltung – S. 68

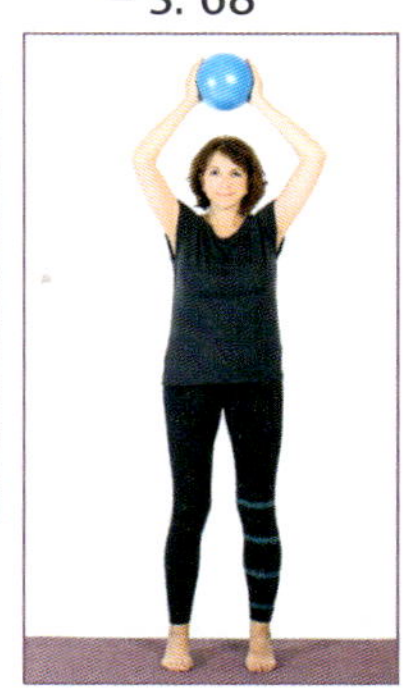

14. Flow in der Berghaltung – S. 70

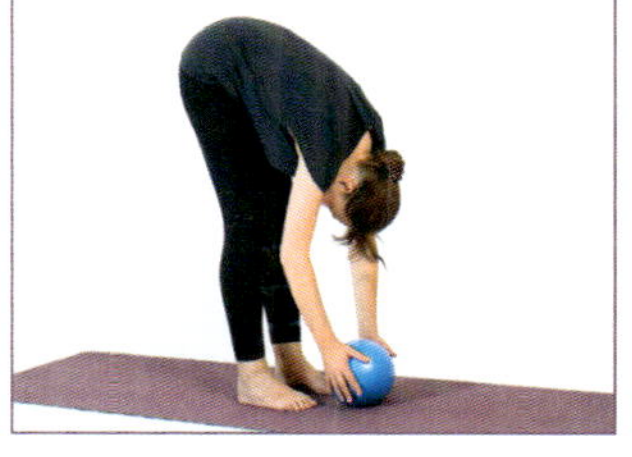

15. Mobilisierung der Brustwirbelsäule – S. 104

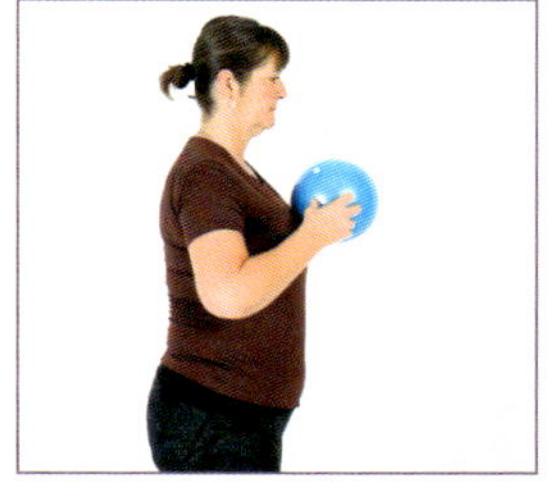

16. Krieger – S. 85

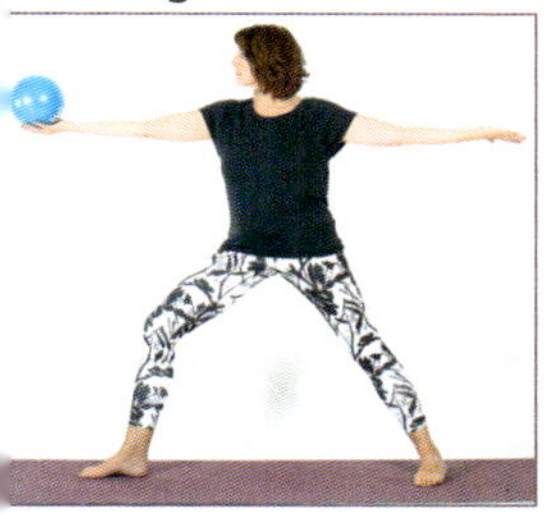

SEQUENZ SCHULTERN

1. Solarplexus – S. 19

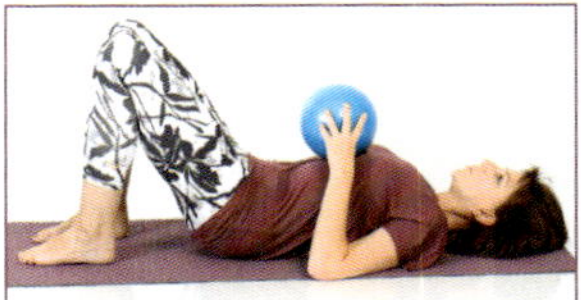

2. Atemfülle – S. 22

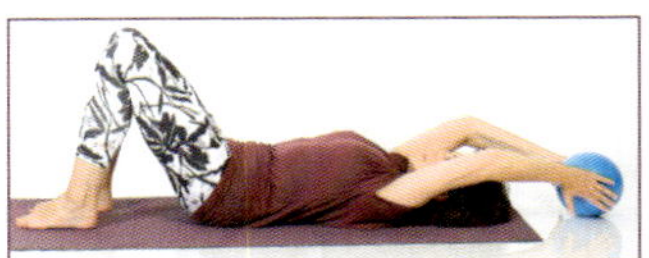

3. Dynamische Schulterbrücke – S. 127

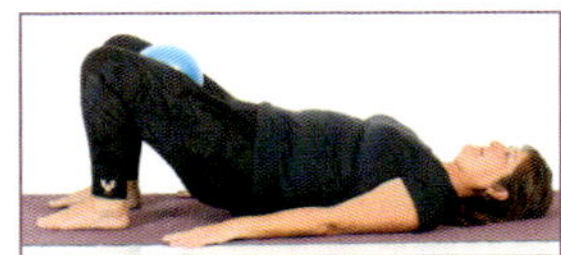

4. Gehaltene Schulterbrücke – S. 130

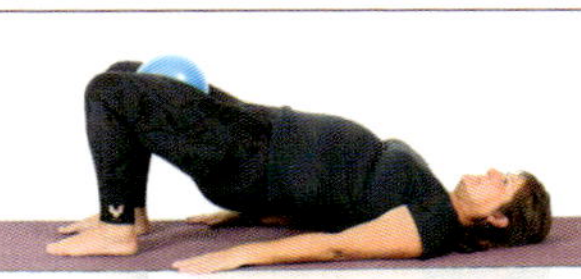

5. Schulterglück – S. 61

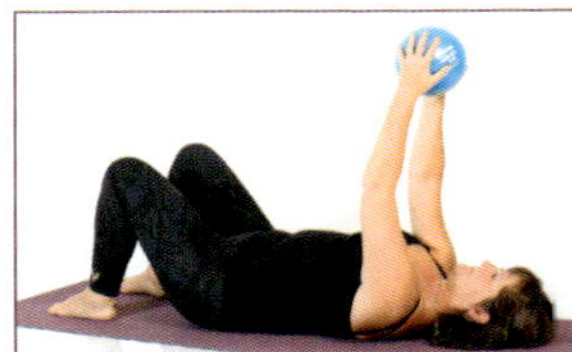

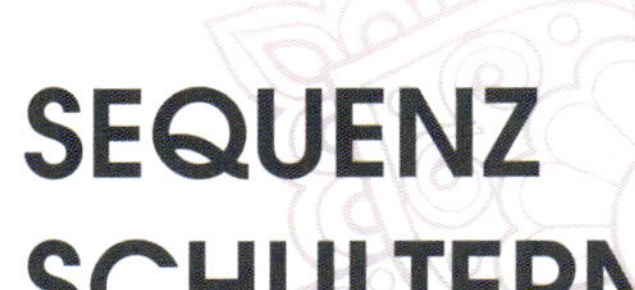

18. Dreieck – S. 10(

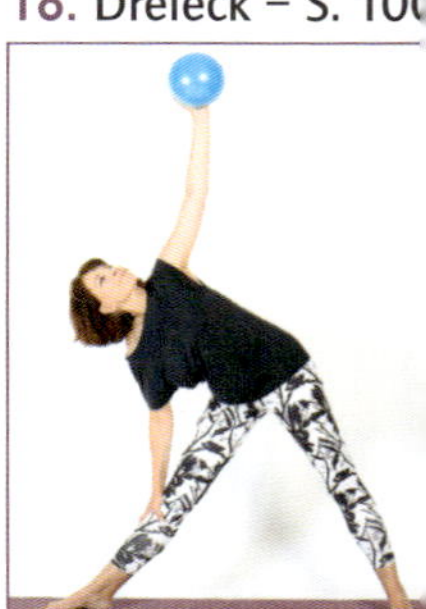

19. Variante für die Schultern – S. 102

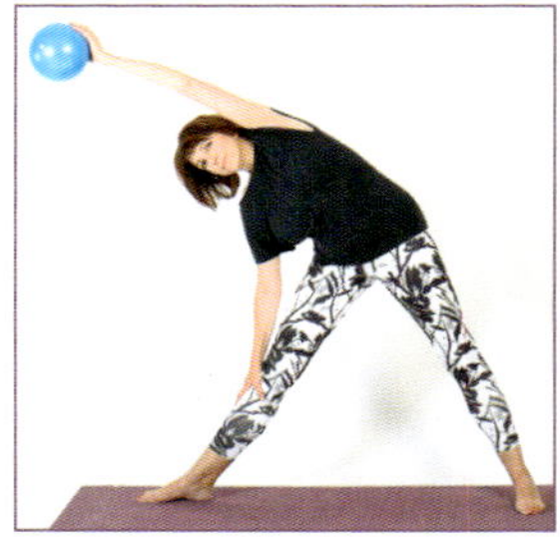

20. Mobilisierung der Brustwirbelsäule – S. 104

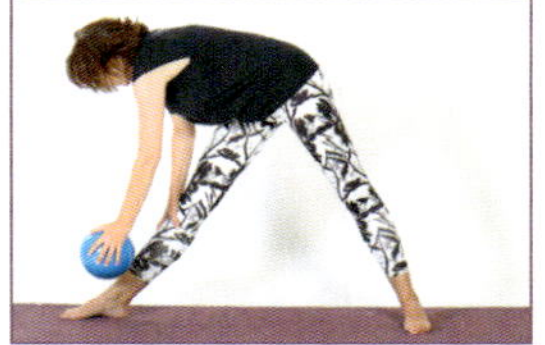

21. Sitzende Vorbeuge – S. 140

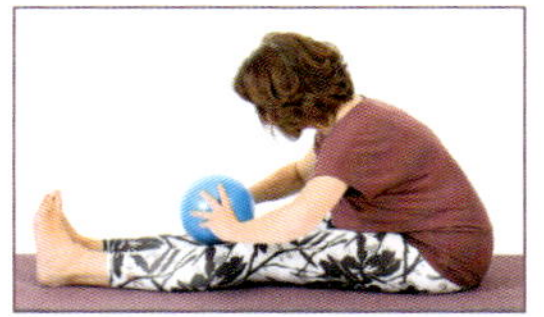

22. Variante mit Rückenstrecker – S. 144

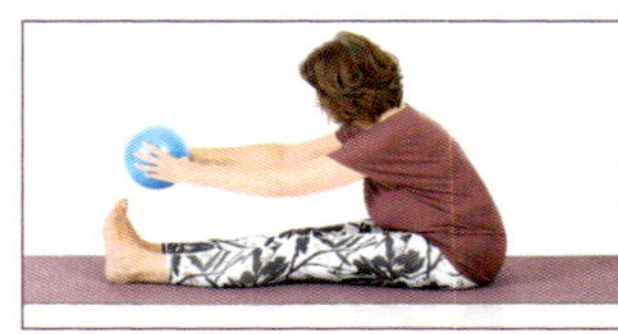

23. Komplette Drehung – S. 153

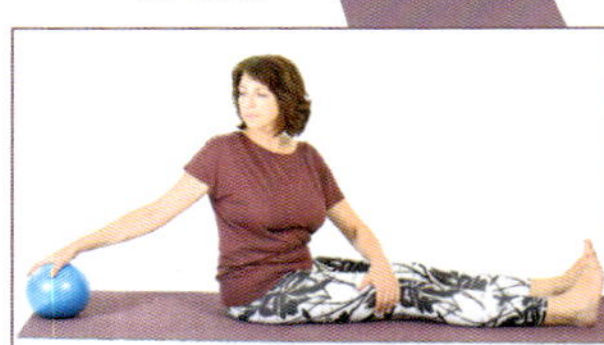

24. Schulterstand – S. 133

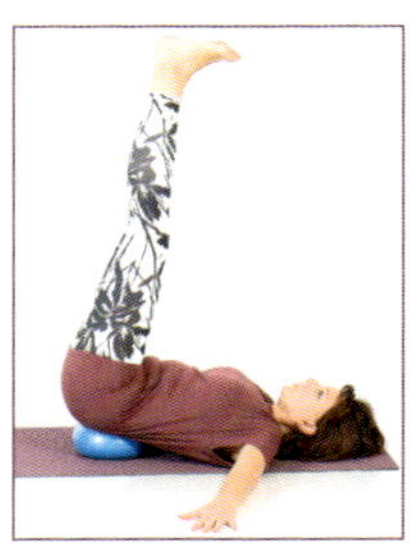

25. Entspannung – S. 157

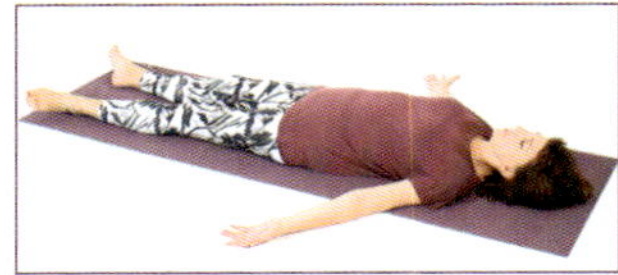

6. Schultertanz – S. 63

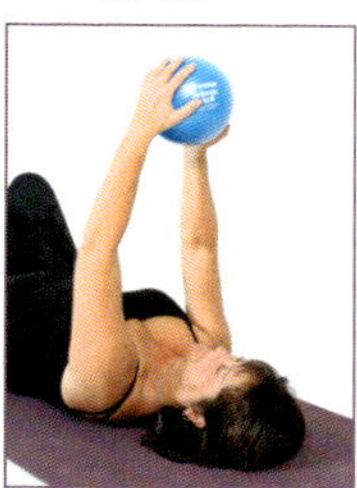

7. Flexibilität in den Schultern – S. 64

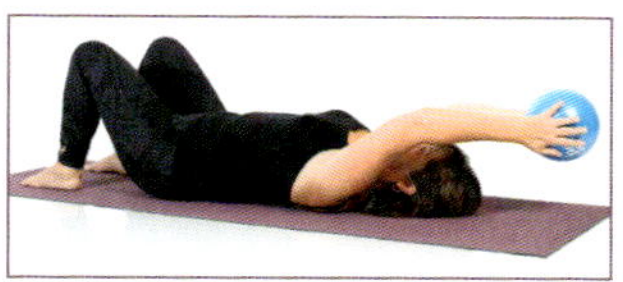

8. Krokodil mit Redondo®Ball – S. 54

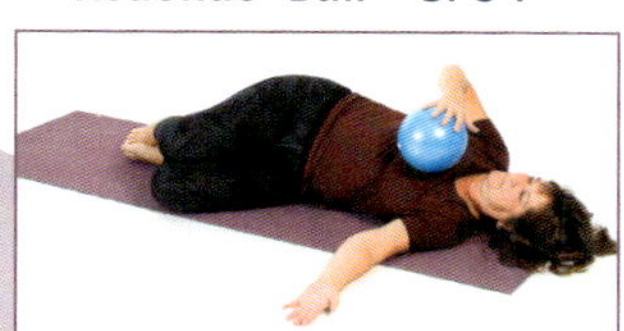

9. Vierfüßlerstand mit Rotation – S. 56

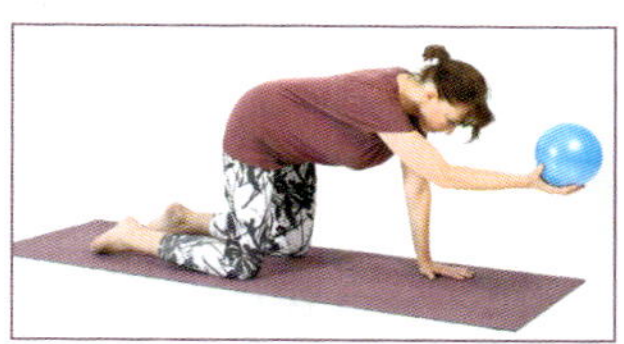

10. Schulterflow – S. 58

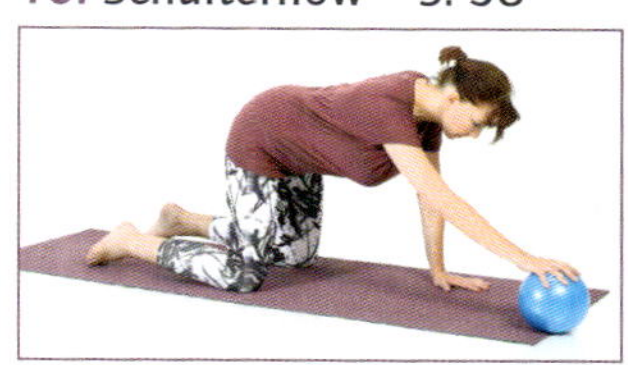

11. Gegen den Boden atmen – S. 21

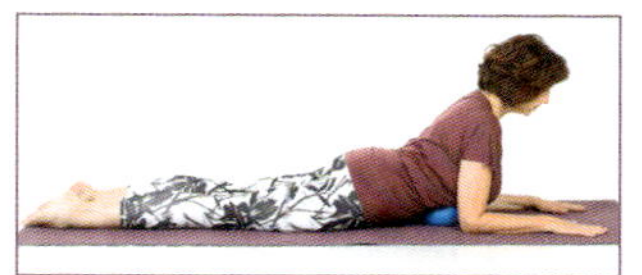

12. Vogel – S. 52

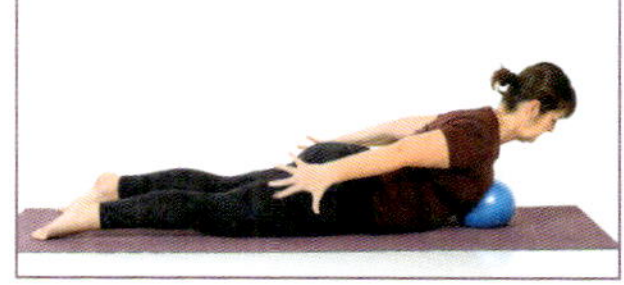

13. Hund – S. 110

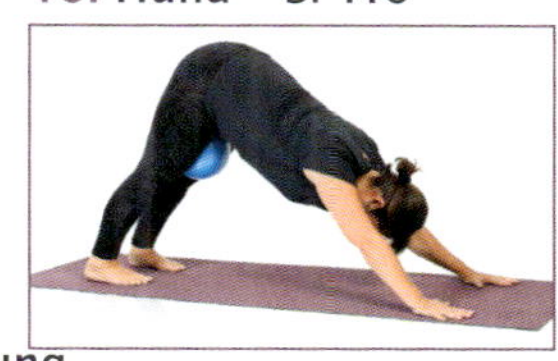

14. Schulterkräftigung – S. 112

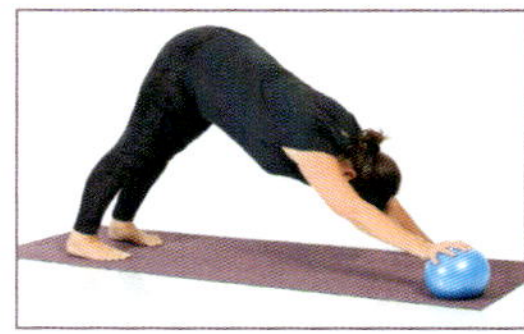

15. Mobilisierung der Schultern – S. 30

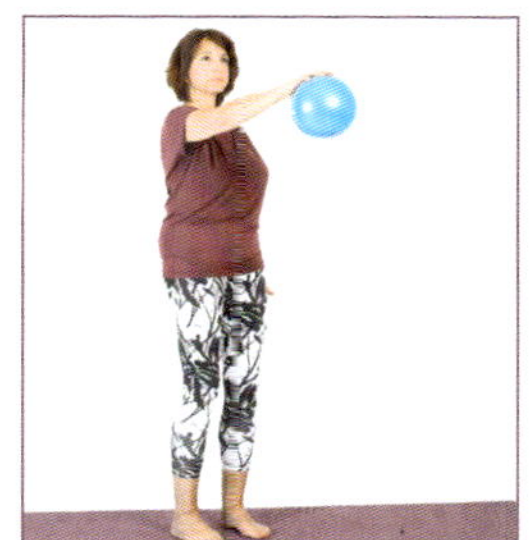

16. Berghaltung – S. 68

17. Flow in der Berghaltung – S. 70

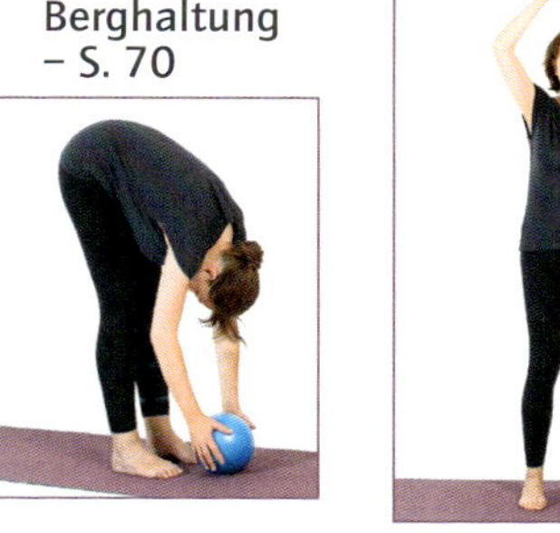

1. Solarplexus – S. 19

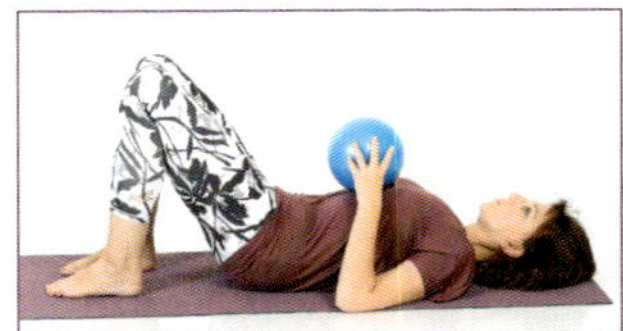

2. Atemfülle – S. 22

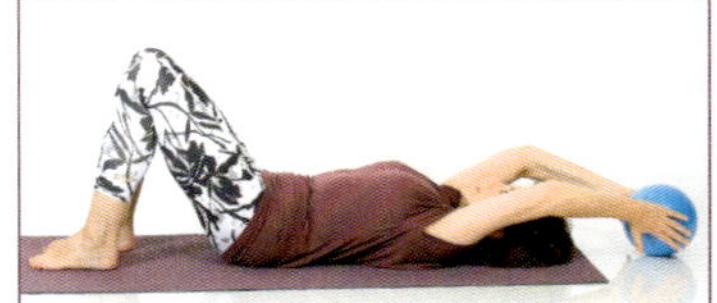

3. Fußraupe – S. 25

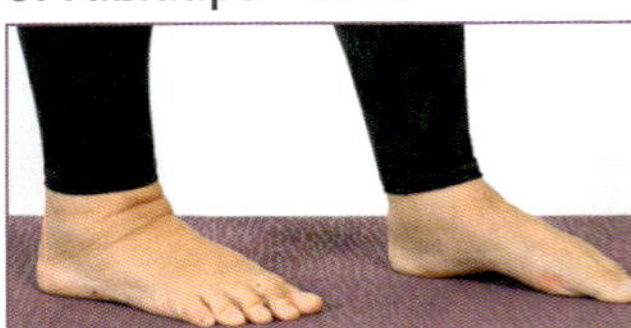

18. Entspannung – S. 157

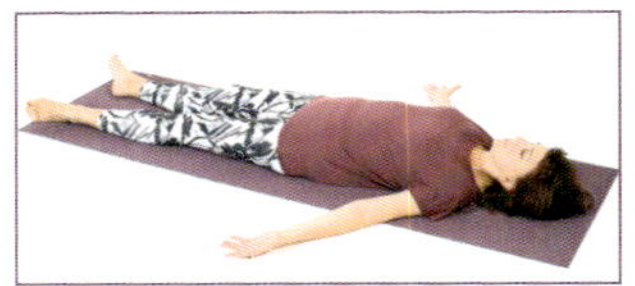

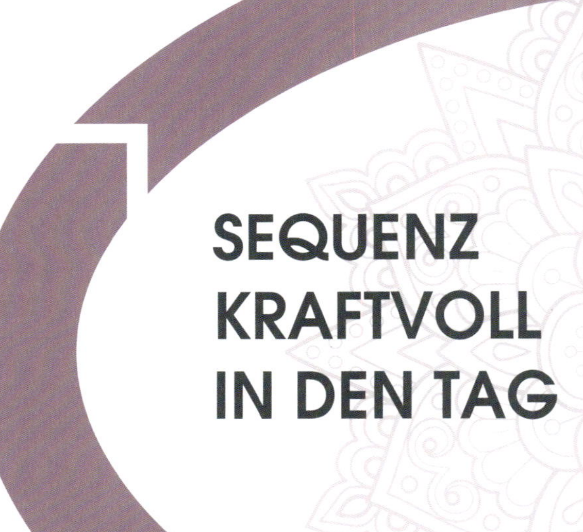

SEQUENZ KRAFTVOLL IN DEN TAG

17. Schulterstand – S. 133

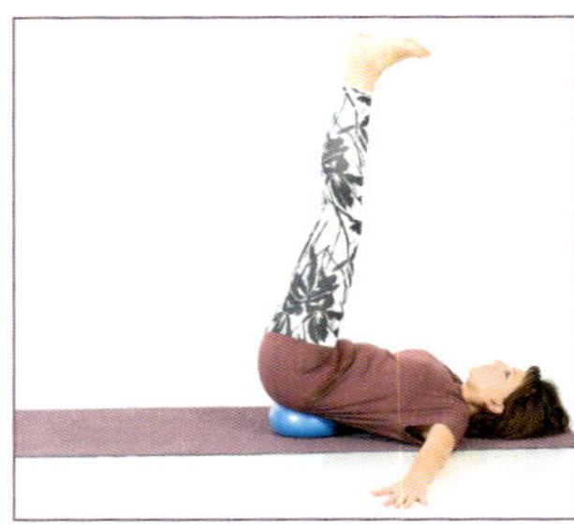

16. Komplette Drehung – S. 153

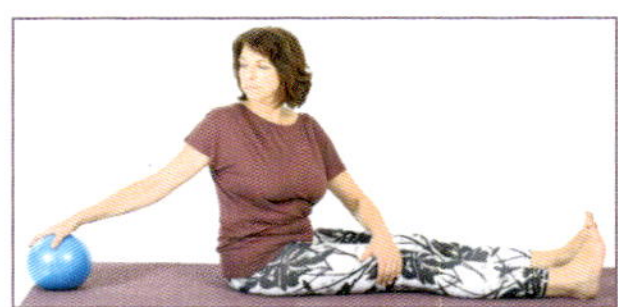

15. Kombination mit Bauchübung – S. 142

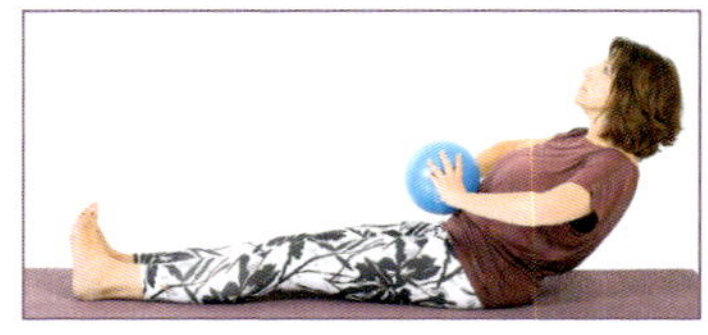

14. Vorbeuge als Flow – S. 140

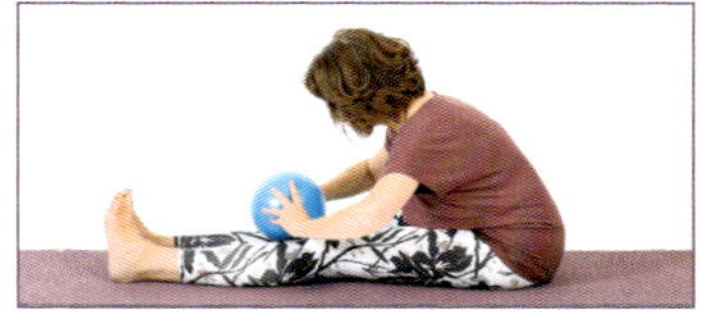

13. Brett – S. 114

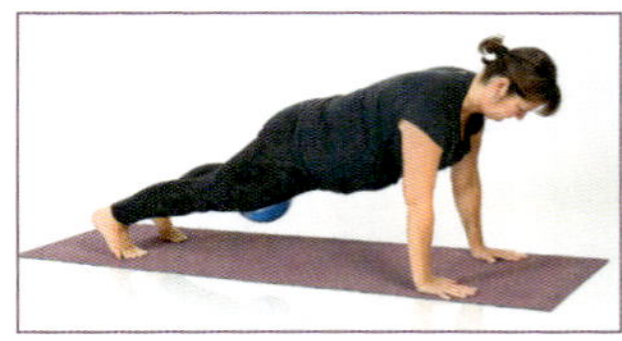

4. Berghaltung – S. 68

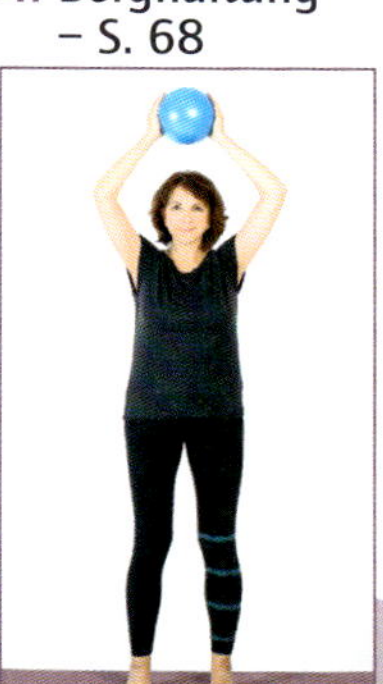

5. Flow aus der gegrätschten Vorbeuge – S. 80

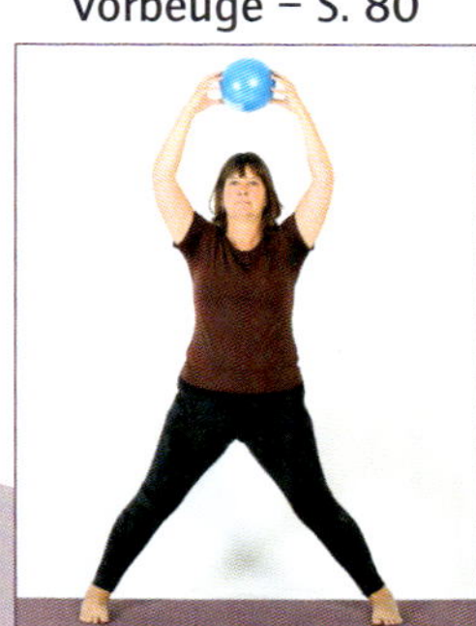

6. Krieger 1 – S. 85

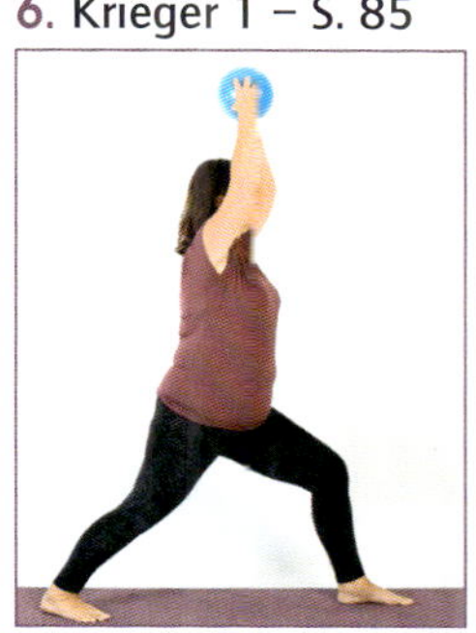

7. Rückbeuge aus dem Krieger 1 – S. 87

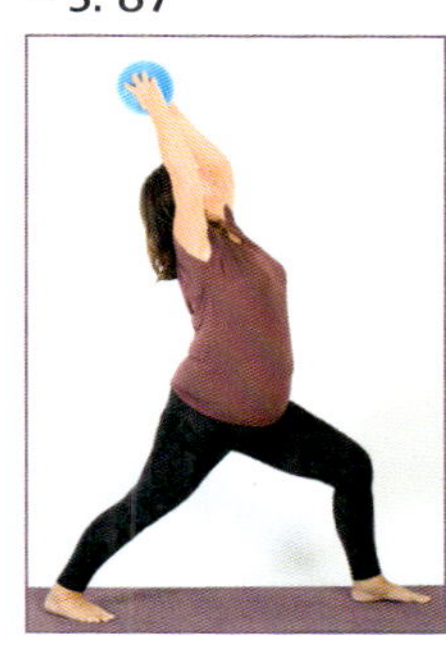

8. Seitbeuge – S. 88

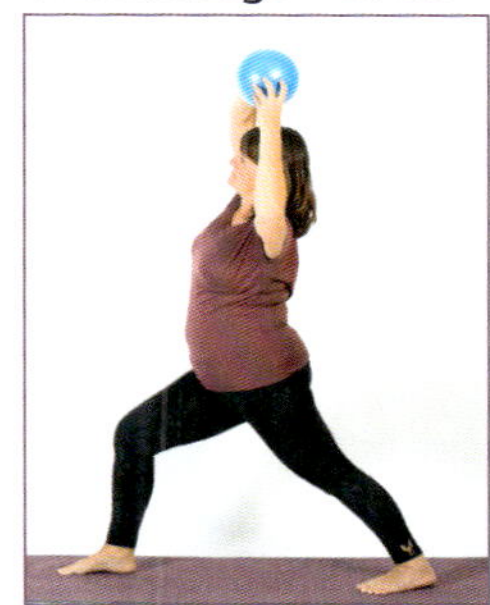

9. Drehung – S. 151

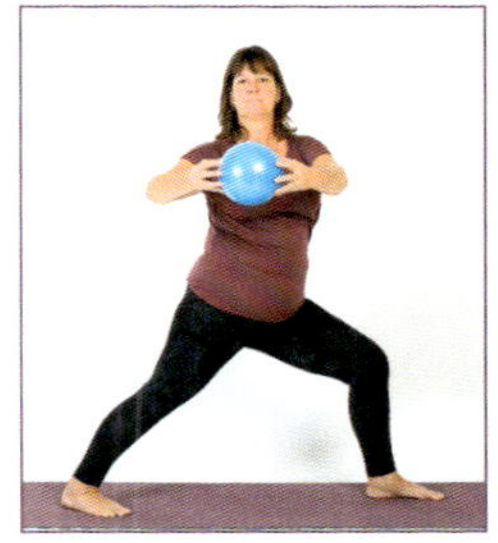

10. Flow Krieger 1 – S. 92

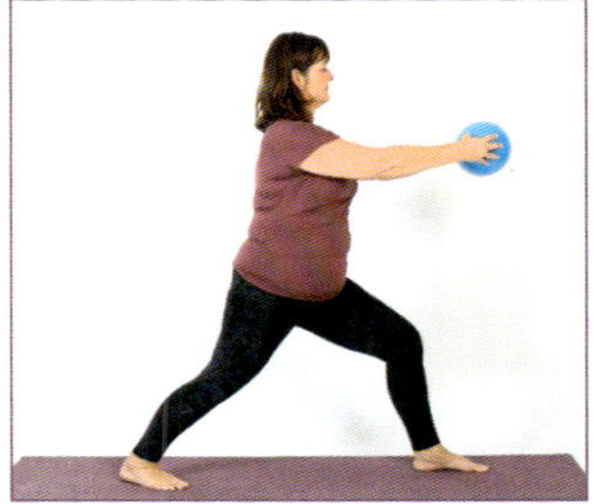

11. Krieger 3 – S. 106

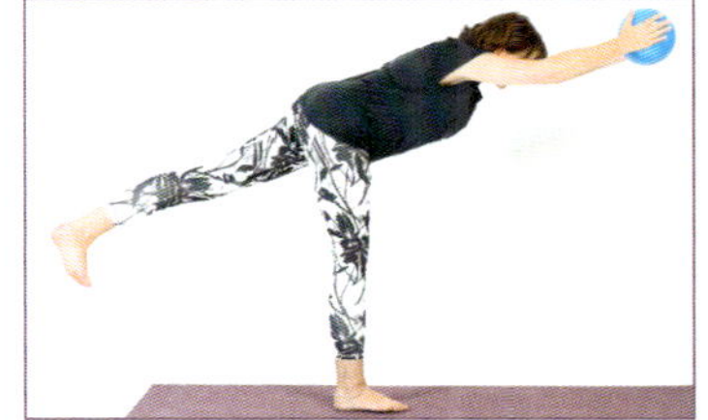

12. Hund – S. 110

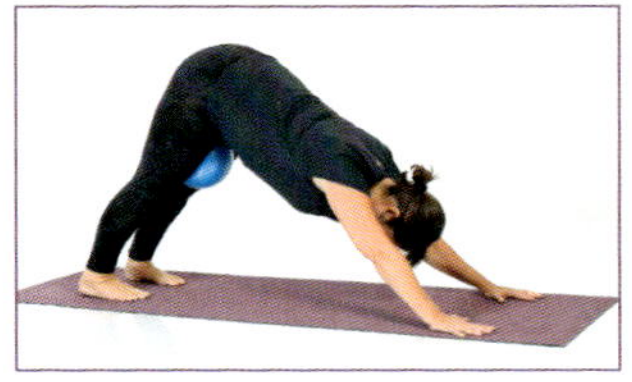

SEQUENZ EINFACH, WEIL ES GUTTUT

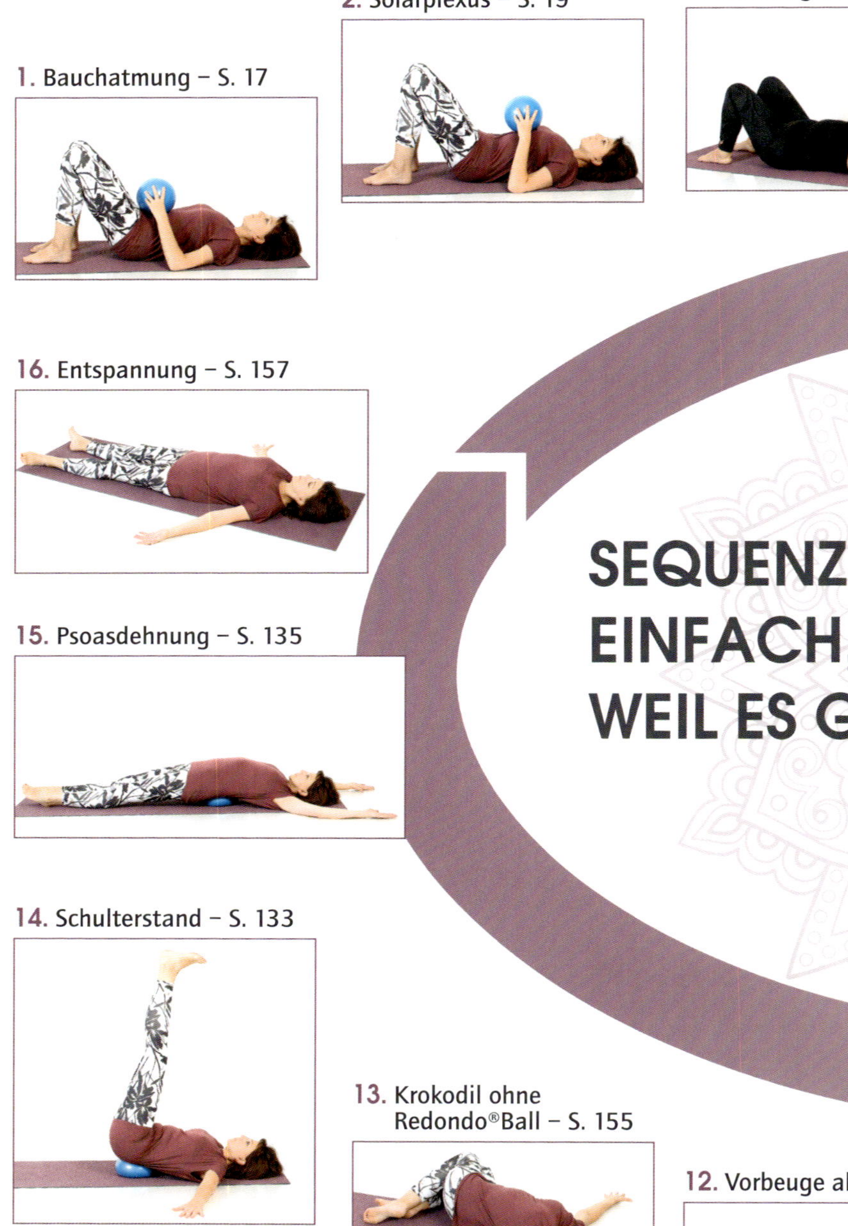

1. Bauchatmung – S. 17

2. Solarplexus – S. 19

3. Schulterglück – S. 61

12. Vorbeuge als Flow – S. 140

13. Krokodil ohne Redondo®Ball – S. 155

14. Schulterstand – S. 133

15. Psoasdehnung – S. 135

16. Entspannung – S. 157

4. Schultertanz – S. 63

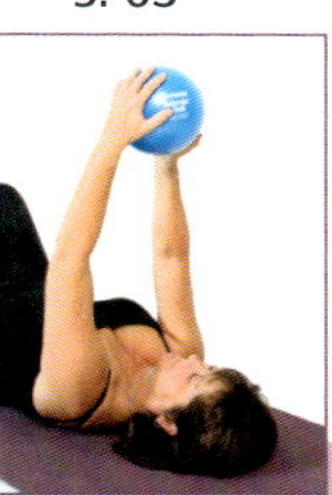

5. Dynamische Schulterbrücke – S. 127

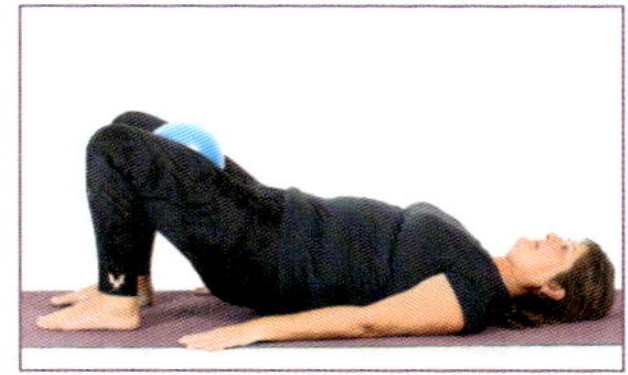

6. Organuhr – S. 116

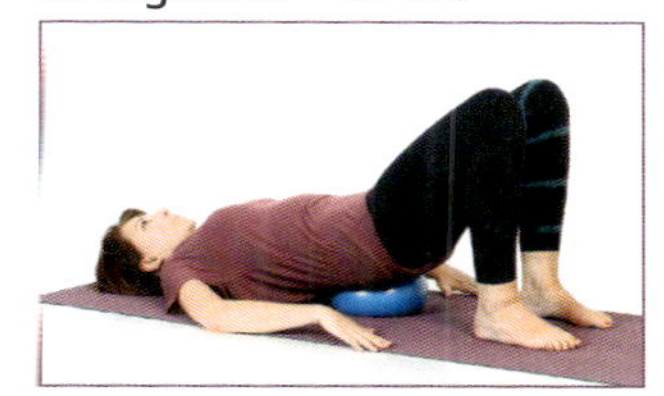

7. Krokodil mit Redondo®Ball – S. 54

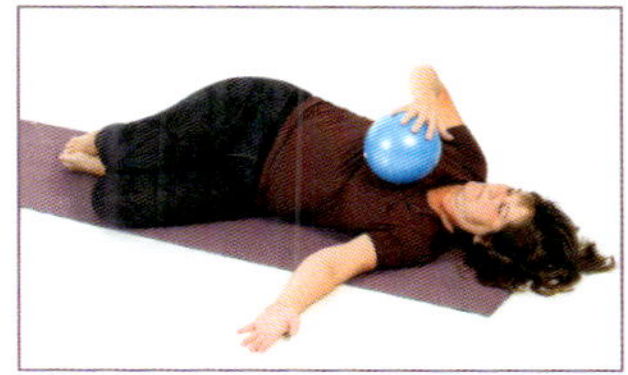

8. Dehnung der Hals- und Nackenmuskulatur – S. 42

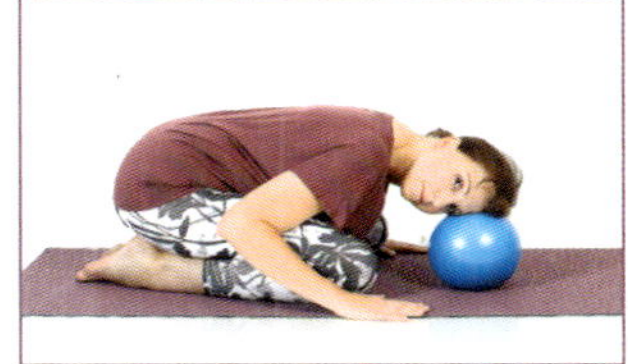

9. Hund – S. 110

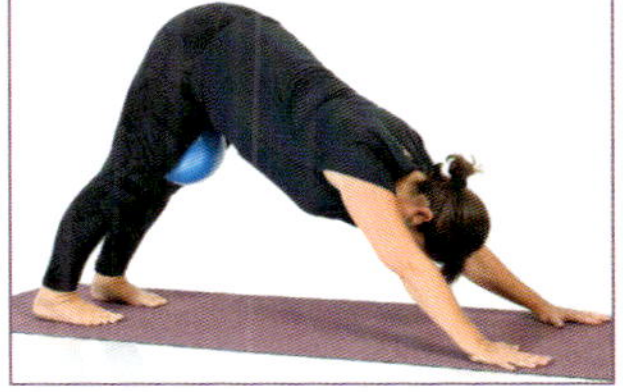

10. Berghaltung – S. 68

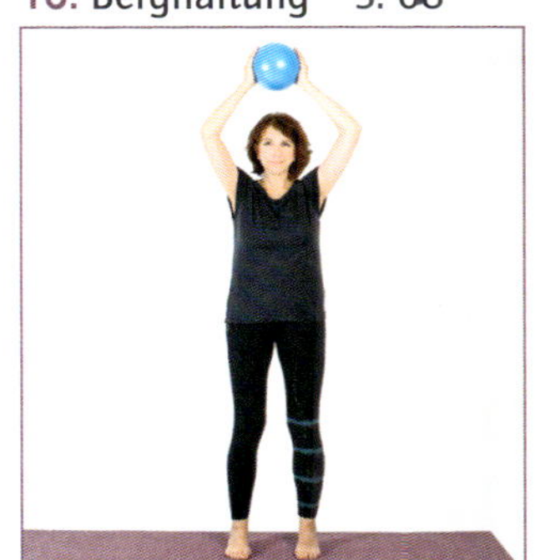

11. Flow in der Berghaltung – S. 70

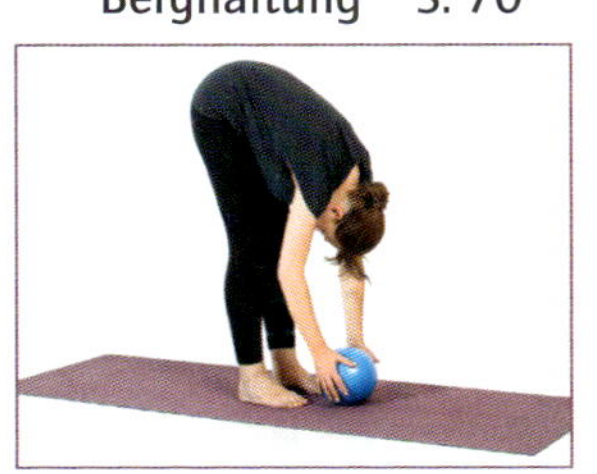

Anhang

1 Literaturliste

Hager-Forstenlechner, E. (2015). *Medical Yoga professional – Spiraldynamik trifft Hatha-Yoga.* Stuttgart. New York: Georg Thieme Verlag.

Hesse, K. (2002). 10. Edition. *Meister Wangs Fingerspiele.* Egmond: VGS.

Rittiner, R. (2017). *Das grosse Ayur-Yoga Praxisbuch.* Petersberg: Vianova Verlag.

Skuban, R. (2021). *Die Buteyko Methode.* 3. Auflage. Amerang: Crotona Verlag.

Skuban, R. (2022). *Atmen-Heilt Entspannt Zentriert.* München: Barth Verlag.

Sriram, R. (2013). *Pantanjali-Das Yogasutra.* Kamphausen: Theseus Verlag.

2 Bildnachweis

Covermotiv: TOGU GmbH
Covergestaltung: Dafni Perou, Annika Naas
Fotos Innenteil: TOGU GmbH
Layout: Annika Naas
Satz: www.satzstudio-hilger.de
Lektorat: Dr. Irmgard Jaeger

Du kannst den Redondo®Ball unter folgendem Link bestellen:
https://www.togu.de/shop/?sPartner=d9aaa4197

Mit dem Rabattcode Yogaball bekommst du noch einmal 10 % auf deine Bestellung.
Viel Spaß!

3 Danksagung

Ein von Herzen kommendes Dankeschön an meine Freundinnen Judith und Lisa für eure Unterstützung. Peter für sein geduldiges Ohr. Meiner lieben Familie, weil sie einfach immer für mich da ist und allen meinen LehrerInnen, die mich auf meinem Weg begleitet haben.

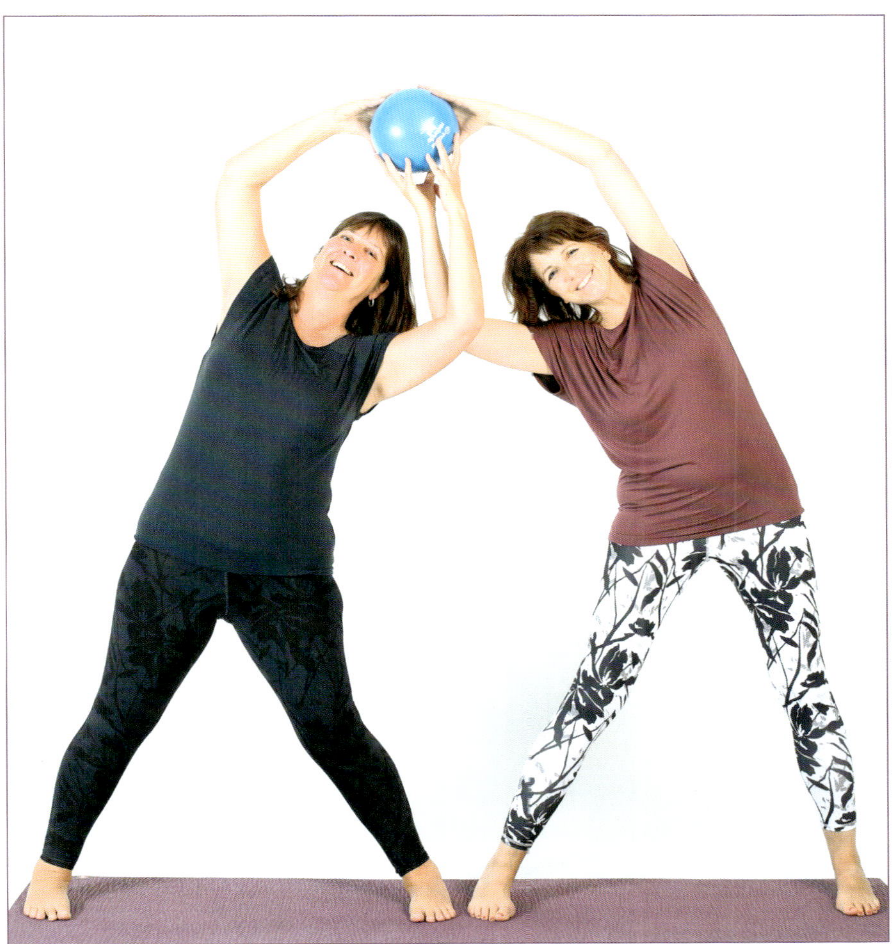

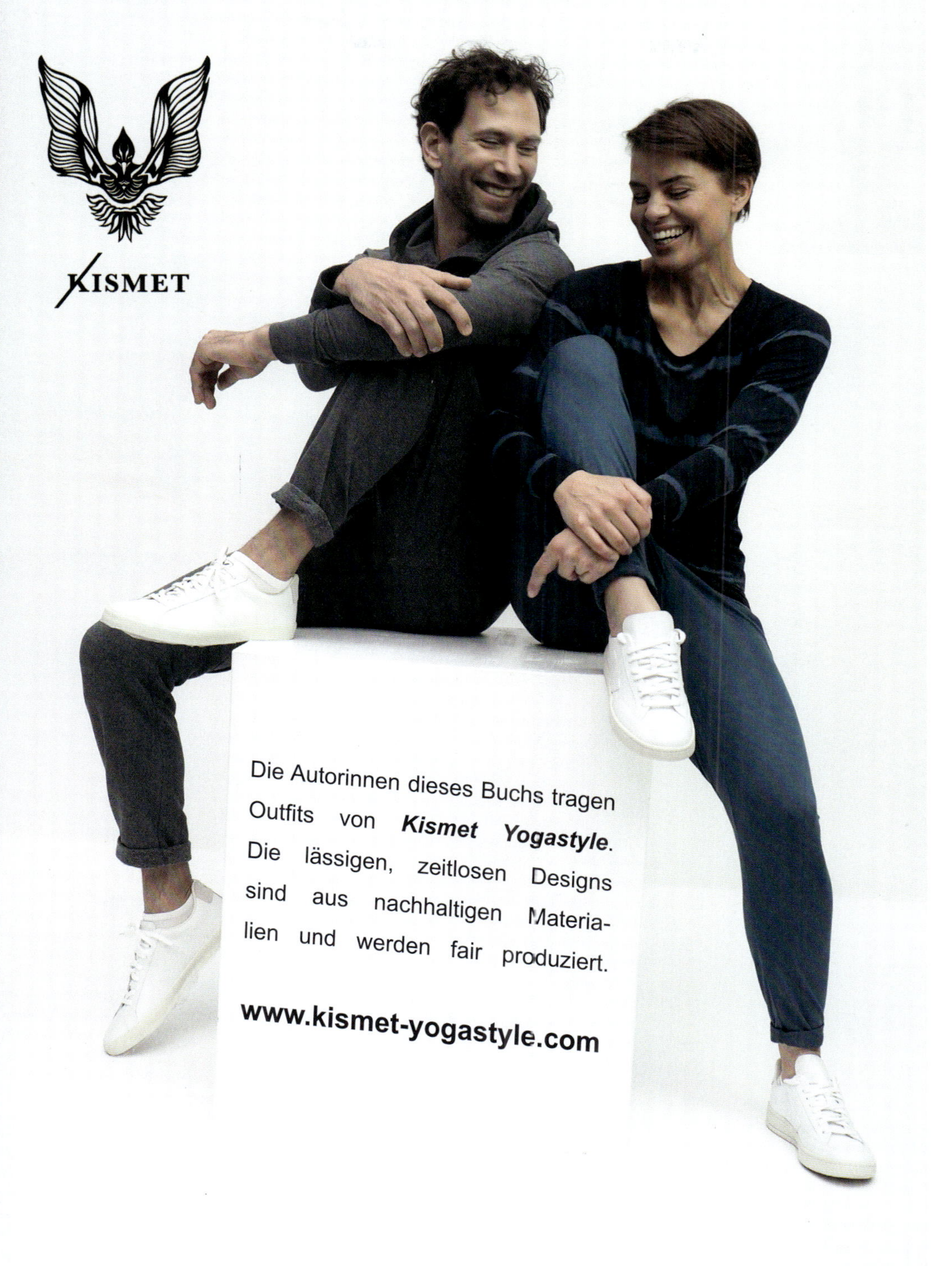
KISMET
Die Autorinnen dieses Buchs tragen Outfits von **Kismet Yogastyle**. Die lässigen, zeitlosen Designs sind aus nachhaltigen Materialien und werden fair produziert.
www.kismet-yogastyle.com

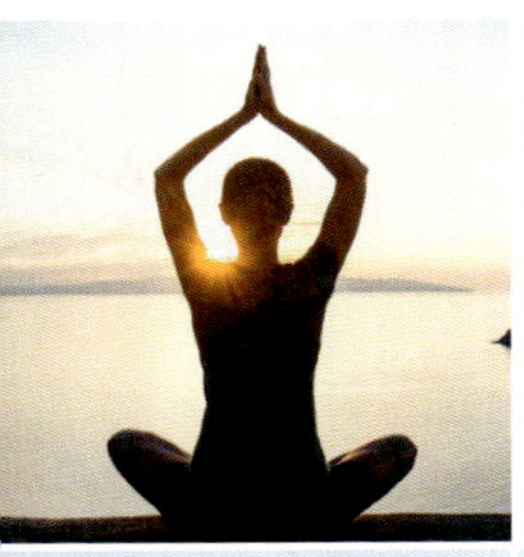

YOGA & ENTSPANNUNG

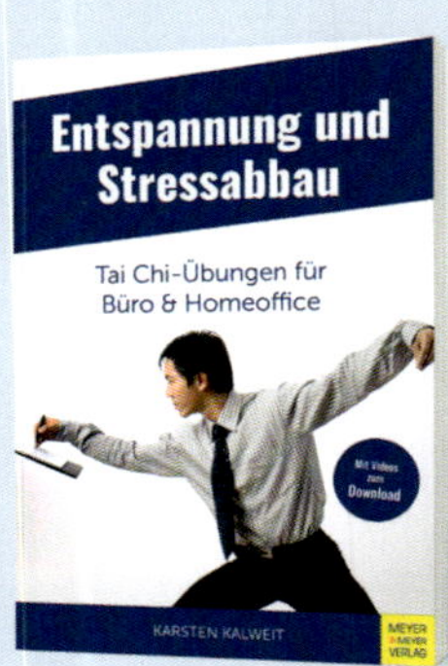

ISBN 978-3-8403-7818-8
ca. € [D] 20,00/[A] 20,60

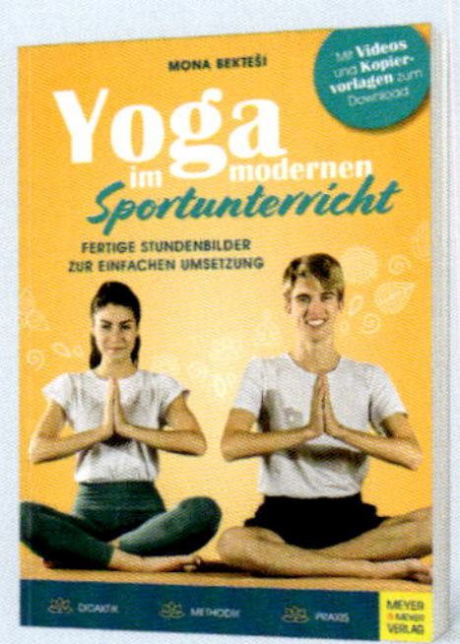

ISBN 978-3-8403-7821-8
ca. € [D] 24,00/[A] 24,70

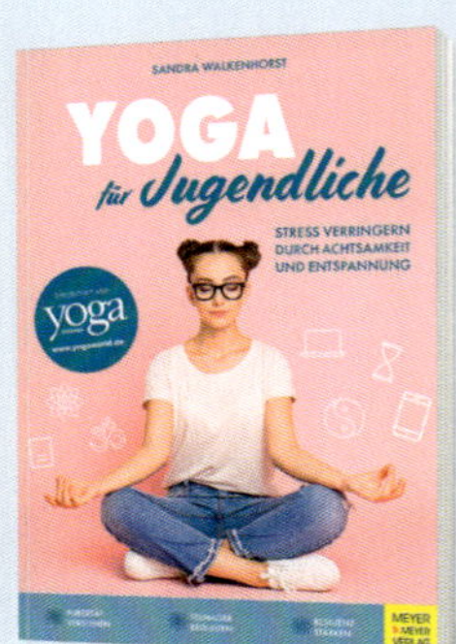

ISBN 978-3-8403-7775-4
€ [D] 20,00/[A] 20,60

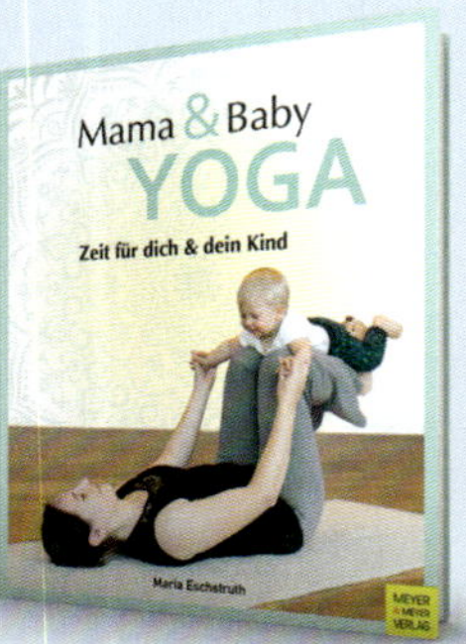

ISBN 978-3-8403-7845-4
ca. € [D] 22,00/[A] 22,70

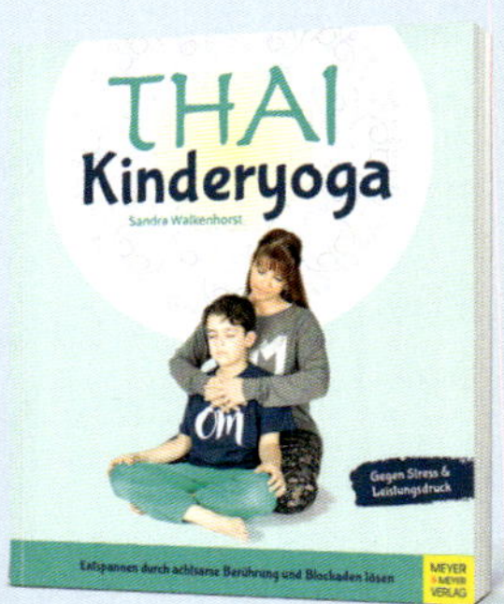

ISBN 978-3-8403-7662-7
€ [D] 24,00/[A] 24,70

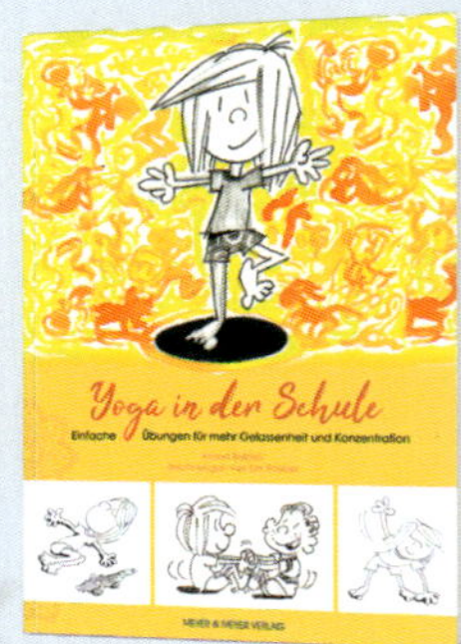

ISBN 978-3-8403-7697-9
€ [D] 24,00/[A] 24,70

* Preisänderungen vorbehalten und Preisangaben ohne Gewähr! ©Adobe Stock

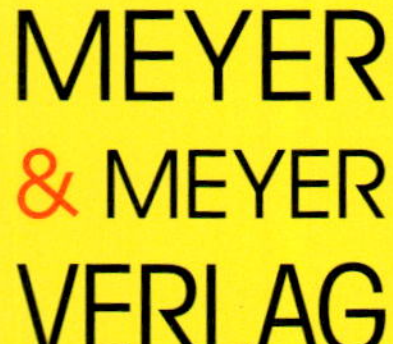

MEYER & MEYER Verlag
Von-Coels-Str. 390
52080 Aachen

Telefon 02 41 - 9 58 10 - 13
Fax 02 41 - 9 58 10 - 10
E-Mail vertrieb@m-m-sports.com
Webseite www.dersportverlag.de

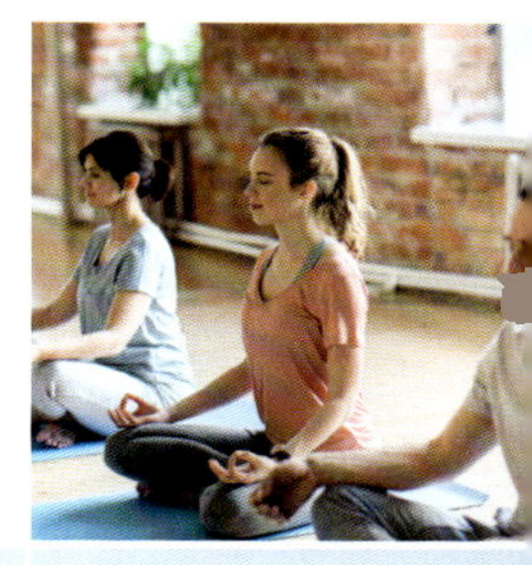

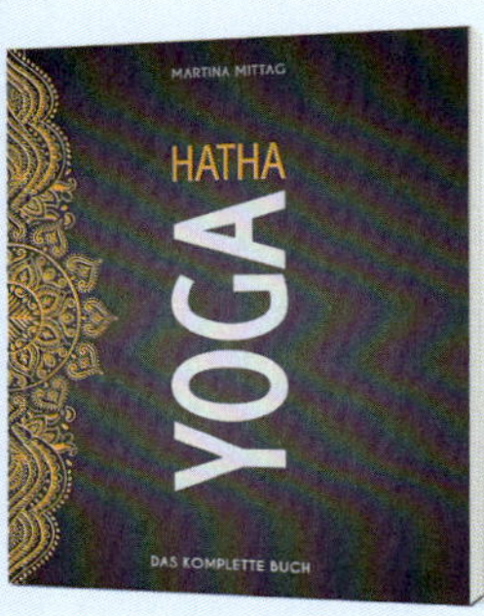

ISBN 978-3-8403-7530-9
€ [D] 29,95/[A] 30,80

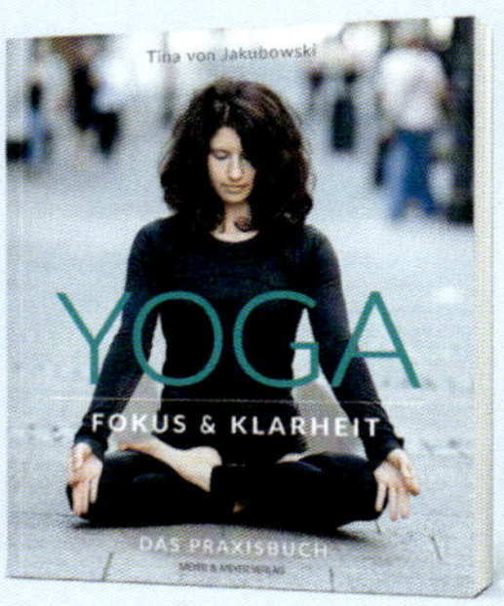

ISBN 978-3-8403-7653-5
€ [D] 25,00/[A] 26,00

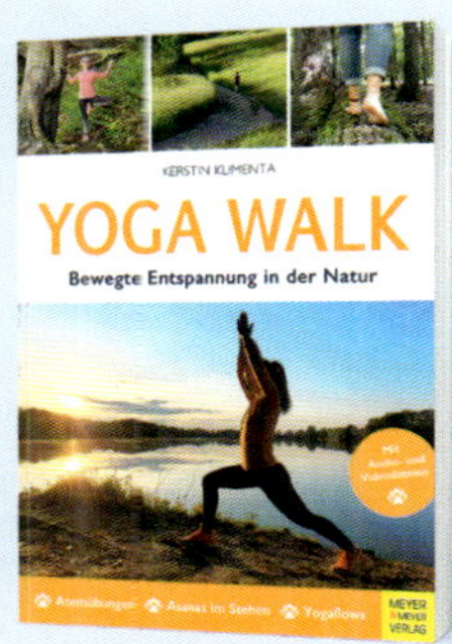

ISBN 978-3-8403-7812-6
€ [D] 24,00/[A] 24,70

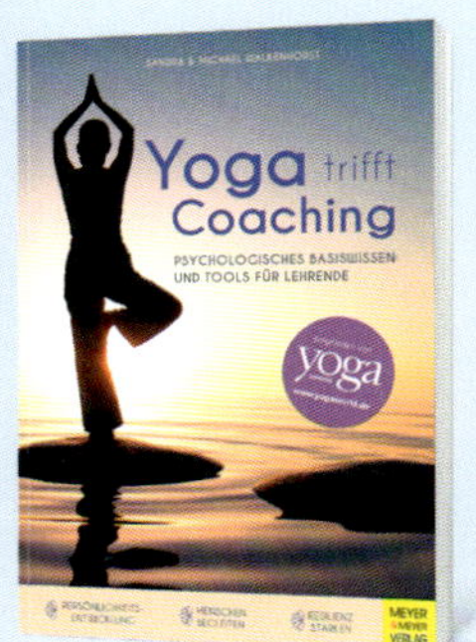

ISBN 978-3-8403-7722-8
€ [D] 28,00/[A] 28,80

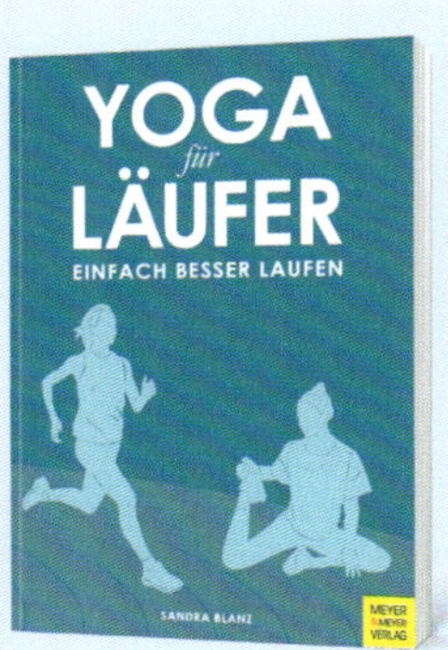

ISBN 978-3-8403-7729-7
€ [D] 22,00/[A] 22,70

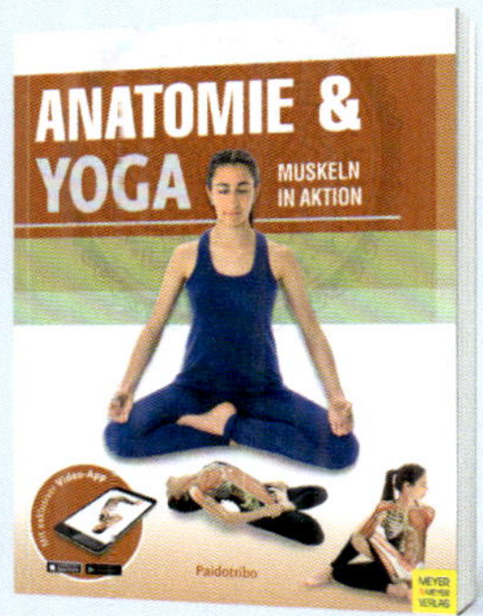

ISBN 978-3-8403-7606-1
€ [D] 25,00/[A] 26,00

* Preisänderungen vorbehalten und Preisangaben ohne Gewähr! ©Adobe Stock

AF533696

Don Edward Beck
Teddy Hebo Larsen
Sergey Solonin
Rica Cornelia Viljoen
Thomas Q. Johns

Spiral Dynamics in der Praxis

Originalausgabe:
Prof. Don Beck PhD, Teddy Hebo Larsen, Sergey Solonin, Dr. Rica Viljoen, DBL, Thomas Q. Johns
Spiral Dynamics in Action, Humanity's Master Code
published by John Wiley & Sons Ltd, The Atrium, Southern Gate, Chichester, West Sussex, PO19 8SQ, United Kingdom, 2018

Don Edward Beck /
Teddy Hebo Larsen / Sergey Solonin /
Rica Viljoen / Thomas Q. Johns:
Spiral Dynamics in der Praxis
© Kamphausen Media GmbH,
Bielefeld 2019
info@kamphausen.media

Übersetzung: Tom Amarque
Lektorat: Dr. Richard Reschika
Korrektorat: Nicole Mahne
Umschlag: Kerstin Fiebig, ad department
Typografie/Satz: KleiDesign
Druck & Verarbeitung:
CPI books GmbH, Leck

2. Auflage 2023

Bibliografische Information der Deutschen Nationalbibliothek
Die Deutsche Nationalbibliothek verzeichnet diese Publikation in der Deutschen Nationalbibliografie; detaillierte bibliografische Daten sind im Internet über **http://dnb.de** abrufbar.

ISBN 978-3-95883-360-9
ISBN E-Book 978-3-95883-362-3

Don Edward Beck
Teddy Hebo Larsen
Sergey Solonin
Rica Cornelia Viljoen
Thomas Q. Johns

SPIRAL DYNAMICS
IN DER PRAXIS

Der Mastercode
der Menschheit

Übersetzung
von
Tom Amarque

„Inmitten zunehmender ökonomisch-politischer und ökologischer Herausforderungen erscheint dieses Buch als Beleg für die Geburt eines neuen Führungsstils, der für die Rettung unseres Planeten notwendig ist. Was Don Beck und seine Kollegen auf diesen Seiten niedergelegt haben, ist nicht weniger als genial. … Dieses Buch ist ein Muss für *Leader*, die bewusste Wegbereiter für unseren Planeten werden wollen."

John Mackey, Geschäftsführer, *Whole Foods Market*

„Don Beck ist nicht nur ein Schöpfer neuen Wissens und ein Vordenker mit hohem Ansehen, sondern auch ein vortrefflicher Berater, Befürworter und Ermutiger praktischer Einsichten."

Dr. George Lindeque, ehemaliger Geschäftsführer von *ESKOM*

„*Spiral Dynamics in der Praxis* bietet eine Linse, die es uns ermöglicht, Trends in der Vielfalt der Welt zu erkennen, die uns vorher verborgen waren. Doch darüber hinaus schenkt uns dieses Buch eine Perspektive, mit deren Hilfe wir aktuelles Zeitgeschehen, Krisen und Konflikte verstehen können, und es fordert uns heraus, dieses Wissen zu nutzen, um die Gesellschaft, die Umwelt und die Menschheit zu verbessern. Diese praktische Anleitung ist ein Muss für jeden, der nicht nur die Welt verstehen, sondern sie auch positiv beeinflussen will."

Rabbi Anton Klein, *Union of Orthodox Synagogues* (UOS) und Direktor des *Beth Din* (des jüdischen Rabbinatsgerichts)

„Wie viele visionär-kreative Geister, die exakt den Kern der Angelegenheit treffen, ist auch Dr. Beck wahrscheinlich seiner Zeit voraus. Dieses Buch repräsentiert die Speerspitze integralen Denkens in der Praxis. Wir verfügen nun über einen Nordstern, der uns nach Hause zu bringen vermag, wenn wir nur willens und fähig sind, unsere Karten zu lesen. Dies ist die Landkarte."

Dr. Bert Parlee

„*Spiral Dynamics in der Praxis* nahm mich auf eine erhebende Reise der Selbstentdeckung mit und verlieh mir die Werkzeuge, die nötig sind, um in einem multi-ethnischen, multi-kulturellen Umfeld zu wachsen. Die Autoren von *Spiral Dynamics in der Praxis* machten Clare W. Graves Arbeit über das ‚emergente, zyklische, Doppel-Helix-Modell erwachsener bio-psycho-sozialer

Entwicklung‘ verständlich sowie einfach im Alltag anzuwenden. Die Lektüre dieses Buchs hat mein Leben verändert. Es ist ein absolutes Muss.“

Herman Bruwer, Vertriebsingenieur, *InterSystems*, Südafrika

„*Spiral Dynamics in der Praxis* zeigt, dass Beck als geopolitischer Berater und Provokateur globalen und gesellschaftlichen Wandels immer noch einiges beizutragen hat und sich auf die schwierigen Probleme und das soziale Durcheinander von 2017 und darüber hinaus konzentriert.“

Dr. Darrell Gooden, zertifizierter Ausbilder, *Adizes Graduate School*

„In der heutigen wechselhaften, ungewissen, komplexen und vieldeutigen Welt bedarf es eines breit gefächerten Führungsstils, um die Produktivität anzutreiben. *Spiral Dynamics in der Praxis* verwandelt Neurowissenschaft in Lernmöglichkeiten, um die Geschäftswelt zu gestalten.“

George Maluwi Damien, Arbeitnehmer-Engagement und Kommunikation, Damang, Ghana

„Der Reichtum dieses Buchs liegt in der Präsentation des Konzepts von *Spiral Dynamics,* und zwar sowohl in seiner theoretischen als auch in seiner praktischen Form, und zwar mit der Absicht, das menschliche Bewusstsein zu erweitern. Indem die ‚tiefen, zugrunde liegenden Archetypen der Menschheit‘ verstanden und die Mentalität der Menschen analysiert werden, können *Leader* die Bedürfnisse der Menschen auf allen Ebenen der Gesellschaft ohne Exklusion angehen. Dieses Buch erkennt die Ausformulierung von neuen Paradigmen an, während Menschen sich kontinuierlich an ihre dynamischen Umwelten anpassen, und plädiert für vielseitige Regierungsstrukturen, die den unterschiedlichen Wertesystemen, die es gibt, entgegenkommen.“

Dr Joyce Toendepi, *Leadership-and-Change*-Moderator, *Mandala Consulting* www.mandalaconsulting.co.za

„Dieses Buch bringt die wichtigsten Konzepte und Ansätze zusammen, die nötig sind, um mit den großen, komplexen menschlichen Herausforderungen umzugehen. Soziale Probleme wie Armut, Kriminalität und Korruption, Bildungsunterschiede und politische Polarisation werden durch ein praktisches Rahmenwerk handhabbar, welches die komplexen Dynamiken und ein tieferes Verständnis der menschlichen Natur umfasst."

Dr. Kevin Kells, *TeamEarth,* http://team.earth

„Dieses Buch wird ein wertvolles und wesentliches Instrument sein, das Unternehmen dabei unterstützt, Vielfalt am Arbeitsplatz zu verstehen und zu managen."

Henk van Zyl, Personalleiter, *Co-determination,* South Africa

„Ich vertraue heute jeden Tag diesem essenziellen kognitiven Bezugsrahmen, um komplexe Herausforderungen im Geschäftsleben zu bewältigen und meinen Klienten integrale Vorschläge zu unterbreiten. Ich stehe für immer in Dr. Becks Schuld."

Joseph Rende, *Social-Infrastructure*-Entwicklungsleiter

„Dieses Buch bereitet einen Weg zu einer Gesellschaft, die durch Inklusivität, Authentizität und Wertschätzung tiefer Weisheit charakterisiert ist. Durch das Wahrnehmen aller Stimmen im System werden die Leiter befähigt, die Fragen zu stellen, die zur Synthese und zur Schaffung der Anpassungsfähigkeit zum Nutzen der gesamten Gesellschaft führen."

Dr. Anna-Rosa le Roux, Psychologin und *Master OD Practitioner,* South Africa

„Das grundsätzliche Problem, dem sich die Menschheit gegenübersieht, bevor sie sich selbst zerstört, liegt darin, dass sie ihre wahre Identität und ihr eigenes Schicksal verstehen muss. Wir bezeugen Dr. Don Becks Vision, welche die wahre Identität der Menschheit definiert und einen Plan bereitstellt, dieses Schicksal zu verwirklichen. Beck bietet ein Paradigma, um einander sich ausschließende Denkweisen in ein organisch einheitliches Ganzes zu transformieren. Becks subtiles und doch praktisches Modell verlangt, dass wir sein neues Paradigma annehmen, welches uns die Hilfsmittel und Kontrollen an die Hand gibt, um unser kollektives Schicksal zu meistern."

Emanuel C Perlman, Gründer und CEO von *Destination Peace International*

„Endlich, endlich! Wenn du intelligente Entscheidungen treffen willst, lies dieses Buch."

Lawrence Bloom, Generalsekretär, *Be Earth Foundation*

„Ein großartiges, bahnbrechendes Werk, welches die Codes für Prozesse der menschlichen Evolution im Hinblick auf Handlungen und Veränderungen im kleinen, mittleren und großen Maßstab zusammenbringt. Ein Meisterwerk."

Albert Klamt, Philosoph

„Dieses Buch sollte Pflichtlektüre an jeder Schule und Universität sein. Es ist der Haupt-Code der menschlichen Natur, die DNA der menschlichen Psychologie, welche sehr viel über menschliche Beweggründe und Verhaltensweisen erklärt. Sobald Sie es verstehen, können Sie jene zugrunde liegenden Kräfte erkennen, die in Politik, Wirtschaft, Führung und Gesellschaft wirken."

Nicholas Beecroft, Facharzt für Psychiatrie und Direktor, *Future of Western Civilization Project*

„Dies ist ein wirklich bahnbrechendes Werk – eine essenzielle Lektüre für jene, die in einem folgenschweren Sprung nach vorn begriffen sind. Ich fühle mich geehrt, es empfehlen zu dürfen!"

Dr. Nancy Roof, Gründungsverleger, *Kosmos Journal*

„Dies ist ein bahnbrechendes Buch, welches die kritische Bedeutung der frühen Entwicklungsstufen betont, die zu der ganzen Person gehören. Dieses Wissen ist bedeutsam für jeden, der Strategien im Dienst der menschlichen Evolution entwirft und einsetzt."

Tom Feldman, Gründungsmitglied, Coach und Moderator der *Association of Transformational Leaders, SoCal*

„Dieses Buch schafft auf elegante Art und Weise eine Balance zwischen der Wissenschaft und der Kunst in der Einbindung von Menschen bei der Mitgestaltung von Verbesserungen. Untermauert durch ein reifes Verständnis vom Wandel, leitet *Spiral Dynamics in der Praxis* auf praktische Art und Weise die Befähigung der Menschen innerhalb der Organisation, Veränderungen in ihrem Kontext und sozialen System zu integrieren."

Ansie Prinsloo, *Specialist Quality Healthcare Improvement Advisor*

„*Spiral Dynamics in der Praxis* ist ein ganz außergewöhnliches Buch. Es zeigt, wie die ‚Theorie' von *Spiral Dynamics* die Grundlage von kritischen und dramatischen Veränderungen in der Welt gewesen ist, wie auch von der Entwicklung von Individuen, Organisationen und Ländern. Don und seine Partner haben einen vollständigen Weg bereitgestellt, und die Arbeit, die sie in diesem bemerkenswerten Buch geleistet haben, ist absolut fantastisch."

Laura Frey Horn

„Ein Muss für jene, die Veränderung von Menschen, Organisationen, Ländern und letztlich der Welt bewirken wollen."

Jim Chandler, Qualitäts-Leadership-Direktor, *NavalWarfare Assessment Centre,* und ein Advokat für die *Deming Coorporative* und das *Deming Institute*

„Jede Seite dieses Buchs bietet eine echte Hoffnung, die uns den Weg zeigen kann. Ließ es, und dann handle danach. Dr. Beck erinnert uns stets daran, die Frage zu stellen: ‚Was muss getan werden?' *Spiral Dynamics in der Praxis* schenkt uns den Schlüssel, um erfolgreich Wertesysteme, Weltsichten und Geisteshaltungen zu dekodieren, die unsere multidimensionalen Lebensweisen gestalten, sodass wir uns zu einer neuen Ordnung des Denkens und Seins zum Nutzen des Ganzen entwickeln können. Was könnte in dieser herausfordernden Zeit wichtiger sein als dies?"

Diane Williams, Gründer & Präsident, *The Source of Synergy Foundation*

„Dr. Don Beck und sein begabtes Team von internationalen Co-Autoren sollten für einen Nobelpreis nominiert werden. *Spiral Dynamics in der Praxis* ist nichts Geringeres als ein Meisterwerk, und ich ermuntere alle *Leader* und angehenden *Leader* gleichermaßen, mit dem Buch unter dem Kissen zu schlafen. Man sollte es lesen, wenn man morgens aufwacht und wenn man nachts schlafen geht. Dies zu tun führt nicht nur dazu, dass man dazu inspiriert wird, Wandel zu fördern, sondern auch seine eigene Größe als Führungspersönlichkeit zum Vorschein zu bringen."

Katherine Woodward Thomas, *New-York-Times*-Bestsellerautorin von „Lass uns in Frieden auseinandergehen"

„Dieses Buch ist ein Vermächtnis des Lebens meiner Familie, und ich könnte nicht stolzer auf meinen Vater, meine Mutter und meine Geschwister sein. Wenn ich meiner Tochter Jillian nur ein wenig von den Weisheiten, die auf den Ebenen des Zululands gewonnen wurden, weitergeben kann, dann kann ich sagen: Gut gemacht, Dad."

Don Beck Jr.

SPIRAL DYNAMICS IN DER PRAXIS:
DER MASTERCODE DER MENSCHHEIT

Don Edward Beck, Teddy Hebo Larsen, Sergey Solonin,
Rica Cornelia Viljoen und Thomas Q. Johns

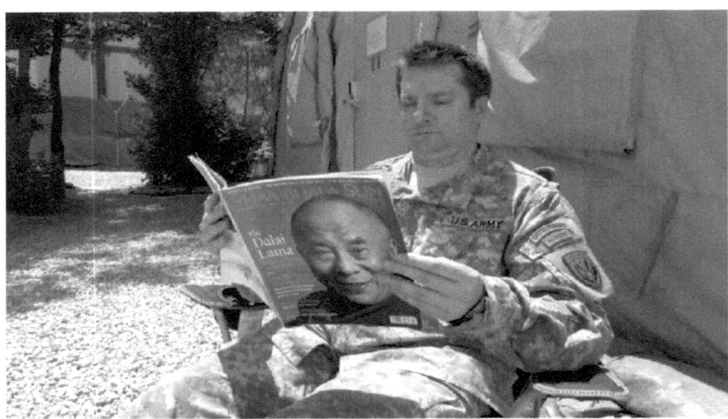

Fred Krawchuck ist Gründer und Geschäftsführer der *Pathfinder Consulting Group*, Hauptdozent in der IESE-Wirtschaftsschule, Trainer für Führungskräfte und Autor. Fred ermächtigt *Leader* und Organisationen darin, Ungewissheiten handzuhaben und sich dynamischen Umwelten anzupassen. Er ist eine anerkannte Fachkraft, bekannt für strategisches Planen, wobei er *Spiral Dynamics* nutzt und Hochrisiko-Operationen rund um den Globus leitet, einschließlich der Friedensarbeit auf dem Balkan, der Dschungel-Operationen in Latein-Amerika und Südost-Asien und der Aufstandsbekämpfung im Irak und Afghanistan.

Höchstleistung, Verhandlungsgeschick und seine Kompetenz in Sachen Design miteinander verbindend, schreibt er darüber und zeigt leitenden Angestellten, wie man unter Interessengruppen einen Konsens herbeiführt, Handlungen ausrichtet und pragmatische Lösungen für komplexe Herausforderungen findet. Fred arbeitet mit einer Vielzahl von Klienten des öffentlichen Sektors und Firmenkunden weltweit zusammen und ermöglicht ihnen, anpassungsfähiger und agiler in wechselhaften, ungewissen, komplexen und mehrdeutigen Situationen zu agieren, sei es im Geschäftsbereich, in der Regierung oder in Konfliktzonen. Als Absolvent von *West Point* verfügt er außerdem über Abschlüsse der *IESE Business School* und der *Harvard University*.

Er ist ein hochdekorierter Oberst der *US Army Special Forces*, Olmsted-Gelehrter und früherer *George C. Marshall Fellow* des *US Department of State*. Als ein langjähriger Experte in Sachen *Mindfulness* und Resilienz diente Fred auch dem *Advisory Commitee for the Coming Home Project* und dem Aufsichtsgremium von *Peace Through Commerce*.

Mit den Worten von Don Beck: „Oberst Fred ist ein Krieger des 21. Jahrhunderts. Für mich repräsentiert er Polizisten, Angehörige des Militärs und all jene, die den schwierigen Weg auf sich genommen haben, die Stabilität der Gesellschaft zu bewahren. Oberst Fred ist ein Mann, der sowohl ein Krieger als auch ein Friedensstifter ist. Er hat eine wunderbare Bilanz im Hinblick auf die Arbeit an schwierigen Orten, wo es um Menschen und darum geht, etwas zu verändern. Diese Widmung gilt diesen Arbeitern, ihren Familienmitgliedern und engen Freunden, die für uns alle den Preis zahlen, indem sie sich um diese Gesellschaft kümmern."

Dieses Buch ist Fred, dem Oberst, gewidmet.

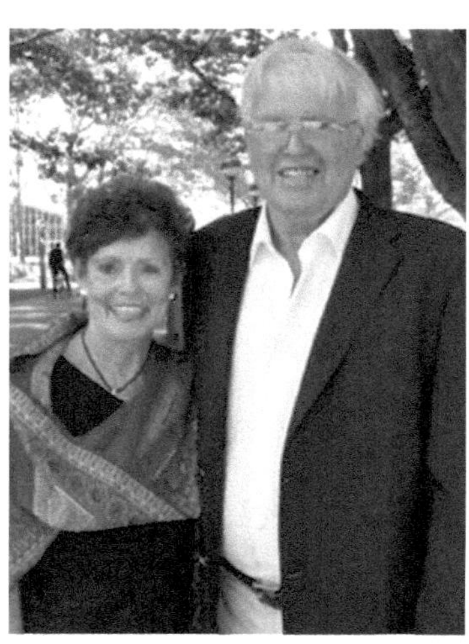

Dieses Buch über mein Lebenswerk wäre nicht vollständig, würde ich nicht meine Frau und Partnerin Pat Beck erwähnen, die während aller Höhen und Tiefen an meiner Seite war. Sie reiste mit mir, blieb zu Hause, um sich um meine Kinder zu kümmern, und teilte all meine Erfolge und Enttäuschungen.

Als ein sehr kleines Dankeschön widme ich dir, Pat, dieses Buch!

Gott segne Dich!

Besondere Danksagungen

Dieses Buch wurde nur möglich durch besondere Experten, *Leader*, Kollegen und Freunde:

- Jon Freeman, ein integraler *Spiral-Dynamics*-Experte, der aktiv *Spiral-Dynamics*-Kurse unterstützt.
- Mary Ann Thompson, eine Künstlerin und Philanthropin. Sie ist gegenwärtig Geschäftsführerin des *Mensoyne Institutes*, wo sie Menschen hilft, zu Kulturschaffenden zu werden. Don und Mary haben bei unterschiedlichen Projekten zusammengearbeitet, von der Erstellung von Lehrplänen, die auf *Spiral Dynamics* basieren, bis zur Beschaffung von Vitalparameter-Monitoren *(Signs Vital Monitors)*.
- Albert Klamt mit seinem neugierigen Geist und seinem steten Mahnen dessen, was wirklich wichtig ist.
- Keith E. Rice, der mit großer Sorgfalt einen großen Wissensfundus mithilfe seines sich stets aktualisierenden integralen psychosozialen Blogs geschaffen hat: http://www.integratedsociopsychology.net.
- Howard Putnam, ein wahrer Freund und Kollege und ein Rollenvorbild für ausführende Führungskräfte durch sein Höchstmaß an Integrität.
- John, Margo; von einem warmen Getränk in Boulder zu einer tiefen Freundschaft, ihr beide habt mich in so vielfältiger Hinsicht emporgehoben.
- Cherie Beck, was für eine Freundin und Partnerin du gewesen bist, du, die den Ton und den Schmelztiegel geschaffen hast. Wir teilen mehr als nur unseren Nachnamen.
- Diane Williams, die uns alle mit ihrem Design und ihrem Einfluss auf das *Evolutionary Leaders Project* bereichert hat. Sie hat mich ganz besonders über die Jahre unterstützt.
- Ben Levi, was für einen starken Geist du hast – mit einer Vielzahl von Fähigkeiten, die nur wenige auszubilden in der Lage sind. Du bist ein Teil dieses Buchs und dieser Bewegung.

- Emanuel Pelman von *Destination Peace*. Emanuel, du warst ein bereichender, tiefer und bedeutungsvoller Freund. Deine Musik erklingt in meiner Seele.
- Nicholas Beecroft: Du hast mir die Augen für eine größere Weltsicht geöffnet sowie für die wirklichen Herausforderungen, denen wir alle hier „im Westen" gegenüberstehen.
- Mike Jay (Ex-Marine): Du bist ein wahrer Freund und Kollege und ein intellektueller Gefährte.
- Phaedra Wintsett Stretcher, die für viele Jahre mit so viel Stil, Kreativität und Klasse unsere Grafiken hergestellt hat.
- Loraine Laubscher, die ihr Leben damit verbracht hat, *Spiral Dynamics* zu studieren.
- Und unser Freund Russ Volckmann II (*Integral Review*), der darüber geschrieben hat, die alten Denkweisen und Codes anzunehmen und zu transzendieren. Auf dass du selbst transzendierst und stets in Erinnerung bleibst.

Jeder von euch war da, als ich euch brauchte. Danke, dass ihr mit mir gereist seid und auch mit der Community von *Spiral Dynamics*.

Dr. Don Edward Beck

Vorwort

von Ronnie Lessem

Spiral Dynamics ist wohl das erste, große, systemische und konzeptionelle System als auch eine komplexe Denkweise über all das, was das „große Ganze" angeht. Holistische Perspektiven, die derzeit in Mode sind, stellen, was innovatives *Leadership*-Denken angeht, einen Mechanismus und eine Methodologie zur Verfügung, um gleichzeitig Makro- wie Mikroprobleme zu betrachten. Diese Perspektiven legen eine spezifische, praktische und nutzbare Technik des Wandels fest, die alle Variablen ausrichtet und innerhalb eines elegant entworfenen Organismus miteinander verbindet: Interessengruppen, Kulturen, Subkulturen und andere Interessen. Die Perspektive dieses Buchs integriert Technik, Geschäftssysteme und menschliche Dynamiken in einem nahtlosen interaktiven Prozess. Nichts, was auch nur irgendwie *Spiral Dynamics* ähnelt, kann in der anwendungsbezogenen Literatur, in Journalen, Bestseller-Büchern, akademischen Programmen oder Ratgebern gefunden werden. Es ist einzigartig. Darum fällt es vielen so schwer, das Ganze zu verstehen, denn wir sind darauf trainiert, uns nur auf die Teile zu konzentrieren. Wir sind daran gewöhnt, nach schnellen Lösungen Ausschau zu halten, Analysen einzelner Ursachen vorzunehmen und Mikro-Ansätze zu suchen.

Für mich sagt der Grund für die Existenz von *Spiral Dynamics*, wie in Kapitel 12 dieses Buchs beschrieben, alles aus. Was ich darüber hinaus sagen kann, soll einfach das Interesse wecken für die eindrucksvolle Arbeit, die Clare Graves und Don Beck in Amerika, Loraine Laubscher und Rica Viljoen in Südafrika, Said Dawlabani und Elza Maalouf als libanesische Amerikaner, Teddy Larsen und Sergey Solonin als Europäer sowie die unzähligen anderen, die in diesem Buch erwähnt wurden, geleistet haben, um Individuen, Organisationen und ganzen Gesellschaften weltweit zu helfen.

Ich traf Don Beck in Südafrika in den frühen 90ern, nachdem ich sein außerordentliches Buch gelesen hatte, welches er zusammen mit

Graham Linscott verfasst hatte, nämlich *The Crucible: Forging South Africa's Future*. Ich rief unmittelbar Graham an, da ich zu der Zeit gerade im Land war, und fragte ihn: „Wer genau ist dieser Don Beck, kann ich ihn treffen?" Mit gebührender Bescheidenheit wurde ich dann vor etwa zwei Jahrzehnten zur Geburtshelferin des ersten Buchs von Don Beck und Chris Cowan, das *Spiral Dynamics – Leadership, Werte und Wandel* hieß. Es war Teil unserer *Blackwell*-Serie über *Developmental Management*.

Es war kein Zufall, dass dieses bahnbrechende Werk das Resultat eines Meetings war, das Don und ich in Südafrika gehabt hatten, als dieses neue Land in den frühen 90ern geboren wurde. Dort, in Südafrika, hatte ich auch Rica Viljoen getroffen, und danach Lorraine Laubscher, und zwar im Rahmen eines Projekts zum *South African Management*. Es war das erste seiner Art, und es ist bis heute der einzige Versuch, die Rolle aufzudecken, die Afrika im Management spielen sollte. Zentral für unsere Arbeit waren *Spiral Dynamics* und die vielschichtigen kulturellen Meme, die diesem großen „Regenbogen"-Land zugrunde lagen. Warum aber war die *Spirale* für uns von so hohem Wert?

Bevor ich diese Frage beantworte, möchte ich einen Moment über Israel und Palästina sprechen, wo ich so viel Zeit meines Lebens verbracht habe und wo so viel bedeutende Arbeit, wie wir noch sehen werden, von Beck, Maalouf und Dawlabani geleistet wurde. Seit Jahrzehnten haben wir uns mit den Dynamiken der Ökonomie und der Unternehmenskultur in dieser Region der Welt herumgeschlagen, und zwar in einer Art und Weise, die nicht nur die organisatorischen und persönlichen Dynamiken berücksichtigt, sondern ebenso die umfassenden sozialen Prozesse. Die Einsichten, die hier durch die kulturellen Meme von Maalouf ermöglicht wurden, sind unglaublich wichtig. Wie sonst können wir den Genius eines Ortes und einer Gruppe erkennen, und zwar ungeachtet aller Irrungen und Wirrungen des palästinensisch-israelischen Weges, wenn wir all dies, einschließlich ihrer dynamischen Interaktion – im Guten wie im Schlechten –, nicht berücksichtigen?

Wenden wir uns nun den nordischen Ländern zu. Norwegen hat eine Schlüsselrolle in dem ins Stocken geratenen Friedensprozess des „Mittleren Ostens“ gespielt. Da ich in Europa lebe (und obwohl Zimbabwe mein Geburtsort ist), so habe ich doch immer gefühlt, dass diese nordischen Länder evolutionäre Katalysatoren auf dem europäischen Kontinent sind, wenn sie sich nur den Anforderungen gewachsen zeigen. Tatsächlich verbrachte mein ehemaliger Co-Autor, Sudhanshu Palsule, viele Jahre damit zu, an einer Universität in Dänemark zu lehren, als wir unser Buch *Managing in Four Worlds* schrieben. Dadurch wurde ich in die dänischen oder „nördlichen“ Volkstraditionen sowie in die Volkshochschulen, die daraus entstanden, eingeführt. Unser Buch aus dieser Zeit, also Mitte der 90er, war stark davon beeinflusst, desgleichen von den Volkstraditionen des Ostens, Westens und Südens.

So kommen Amerika, Südafrika, Palästina und Israel, Dänemark und auch Russland zusammen, wohin mich meine jüngste Schreibreise für *Integral Advantage: Emerging Economies and Societies* geführt hat. Dort entdeckte ich die „Zweite Ordnung“ (Second Tier). Das war die höchste Weisheit dieses großen Landes, welches, wenn man so will, sowohl vom Kommunismus als auch vom Kapitalismus komplett umgangen wurde. Lasst mich zu meiner früheren Frage zurückkehren: Was ist so besonders an *Spiral Dynamics in der Praxis?*

Es ist eigentlich die Tatsache, dass es all diese Grenzen überwindet, vom Osten und Westen zum Norden und Süden. Was so tragisch an der meisten Literatur über *Leadership* heute ist, ist, dass der „Westen“, hauptsächlich Amerika, anführt, und der Rest folgt. Es ist, als würde Donald Trump die Welt anführen. Und doch gibt es auch, durch Beck und Graves und mit ihnen Laubscher und Viljoen, Maalouf und Dawlabani, Larson und Solonin das andere Amerika und jenen Ort, wo sich die ganze Welt trifft und nicht zu einer gestaltlosen Masse verschmilzt.

Und nun noch ein letztes Wort: Der Grund, warum wir vor etwa zwei Jahrzehnten erkannten, dass *Spiral Dynamics* das Herzstück unserer *„Developmental Management Blackwell“*-Serie ist, liegt darin, dass es gleichzeitig und interaktiv nicht nur die vier Richtungen des Globus anspricht, sondern auch den Einzelnen, die Organisation und jede einzelne Gesellschaft. Die Katastrophe der heutigen *Leadership*-Theorie und -Praxis liegt darin, dass sie von einer einzigen Größe ausgeht, die heruntergebrochen und allem passend gemacht wurde, und dass der Einzelne in der Isolation seiner oder ihrer Gemeinschaft und Organisation „führen“ muss. Die Autoren dieses Buchs zeigen uns, dass es auch anders geht.

Ronnie Lessem, Mitgründer Trans4m, Frankreich,
und *Professor of Management, Da Vinci Institute* Südafrika

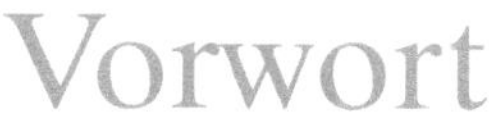

Vorwort

von Dr. Don Beck

„Probleme kann man niemals mit der gleichen Denkweise lösen, durch die sie entstanden sind."

ALBERT EINSTEIN

Wir leben in einer komplexen, seltsamen und gefährlichen Welt.

Warum können Israel und seine Nachbarn nach einem halben Jahrhundert internationaler Diplomatie und Friedensverhandlungen nicht miteinander Frieden schließen? Warum bringen einige afrikanische Länder weiterhin brutale politische Regierungen hervor, die ihre eigene Wirtschaft zerstören, ihre eigenen Bürger töten und ihre Frauen vergewaltigen? Warum ist Amerika so polarisiert, dass kollegiale Debatten wie ferne Erinnerungen aus einer früheren Zeit erscheinen? Wann begannen Amerika und seine engen Verbündeten in Nordeuropa, so unterschiedlich über globale Problemstellungen nachzudenken? Warum entwickelte es sich so?

Dies sind die Arten von Fragen, die wir beantworten müssen. Und wir werden die Antworten nicht finden, wenn wir nur die Oberfläche betrachten. Die Schlagzeilen von heute offenbaren nur die Symptome – aber nicht die Ursachen.

Jeder von uns verfügt über viele Arten und Weisen, Dinge zu betrachten – Linsen, die unsere Wahrnehmung von der Welt einfärben. Wir denken nicht auf dieselbe Art und Weise. Wir haben nicht alle dieselben Werte. Wir alle betrachten die Welt nicht durch dieselbe Linse. Dies ist es, was das 21. Jahrhundert so komplex und gefährlich macht. Es gibt jetzt auf diesem Planeten mehr als sechs Milliarden Menschen mit unterschiedlichen Weltsichten, die durch Migration, Luftfahrt und das Internet zu einem Ganzen vermischt werden. Die meisten von uns sind sich sicher, dass unsere Weltsicht und unsere Werte richtig sind. Wir schieben und drängeln und knurren und drohen und tragen Schilder, die besagen: „Mein Weg oder kein Weg!" Einige von uns töten sogar dafür.

Wie ist es dazu gekommen? Und wie können wir dieses Durcheinander hinter uns lassen? Wie können wir Systeme strukturieren, die fähig sind, die Komplexität unserer Vernetzung handzuhaben, während sie gleichzeitig den Menschen erlauben, sich natürlicher über die Stufen menschlicher Entwicklung zu bewegen?

Die Antwort darauf liegt in einer Suche, auf der ich 40 Jahre lang war:

> *Was ist der Universelle* Mastercode, *der zu erklären vermag, wie sich die Menschen entwickelt haben?*
>
> *Und wie informiert dieser* Mastercode *der Menschheit darüber, was wir als* Nächsten tun müssen, um *uns weiterhin positiv zu entwickeln?*

Ich bin ein Optimist. Ich glaube an die Kraft der Menschheit zur Erneuerung. Als ich ein kleines Kind war, sang mir meine Mutter stets das Staatslied von Oklahoma vor, *„There's a bright, golden haze on the meadow"*, gefolgt vom Refrain, *„Oh, what a beautiful morning ..."*. Es machte nichts, dass Purcell, Oklahoma, mitten in der „Tornado-Gasse" lag und wir in der beständigen Gefahr lebten, alles zu verlieren, sobald aus dem Südwesten dunkle Wolken aufzogen. Ich war ein Kind aus dem Lande des „goldenen Nebels". Ich wusste, alles war gut.

Mehr jedoch als ein intuitives Gefühl bestätigt doch die menschliche Geschichte die Gültigkeit einer optimistischen Perspektive. Unsere Geschichte ist stets die der Erneuerung, in der wir uns immer und immer wieder an neue Herausforderungen heranwagen und neue Lebens- und Denkweisen hervorbringen, um diese Herausforderungen zu bewältigen.

Als junger Professor suchte ich nach dem Rosettastein[1] für die menschliche Entwicklung. Ich verbrachte 20 Jahre damit, mich in das Beste und Neueste zu stürzen, was die Psychologie zu bieten hatte. Ich

1 Der Rosettastein, jene Tafel, die von der Armee Napoleons gefunden wurde, half, die ägyptischen Schriften zu entschlüsseln, indem er Übersetzungen der Hieroglyphen ins Griechische bot.

war auf dem besten Weg, als Experte für Konfliktlösungen anerkannt zu werden. Ich wusste, dass Konfliktlösungen tief in der menschlichen Psyche verborgen lagen, viel tiefer, als die meisten von uns es erklären konnten. Ich wusste auch, dass, wenn wir nur die menschliche Entwicklung verstehen würden – und zwar nicht nur *wie* wir uns verändern, sondern auch *warum* –, wir vielleicht auch erfolgreich jegliches menschliche Dilemma überwinden können würden.

Als ich 1974 dann Dr. Clare Graves' Artikel über menschliche Entwicklung in *The Futurist*[2] las, fand ich, wonach ich gesucht hatte – eine akribisch recherchierte Erklärung, warum sich Menschen entwickeln und wie genau dies geschieht. Entwicklung und Emergenz sind kein singuläres Ereignis. Sie sind ein niemals endender Prozess. Wir sind stets Teil eines Prozesses, mehr zu werden als das, was wir waren und noch nicht sind, was wir sein werden.

Graves, ein emeritierter Professor für Psychologie am *Union College New York*, hatte Jahrzehnte damit verbracht, diesen Prozess zu entschlüsseln – ein Forschungsthema nach dem anderen –, bis Zehntausende von individuellen Fällen ein Muster der menschlichen Entwicklung offenbarten. Der Name, den er seiner Entdeckung verlieh, war so präzise wie seine Datensammlung. Graves nannte seine Entdeckung „das emergente, zyklische Doppel-Helix-Modell des erwachsenen bio-psycho-sozialen Verhaltens". Das ist ein großer Titel, aber genau darum geht es.

Wenn wir Herausforderungen gegenüberstehen, die wir nicht auf unserer gegenwärtigen Seins-Ebene lösen können, machen wir einen Sprung zu einem neuen, höheren System, und zwar in biologischer, psychologischer, sozialer und spiritueller Hinsicht. Später wurde diese Theorie als *Spiral Dynamics* bekannt.

Das alte System verschwindet indes nicht. Es bleibt ein Teil von uns und ist stets verfügbar, wenn wir es benötigen. Offenbar verfügen wir über einen machtvollen und dynamischen Geist. Er erneuert sich selbst in Reaktion auf die *Lebensbedingungen*, und zwar auf zügige Art und Weise. Während die menschlichen Gene ihre Zeit benötigen,

2 Graves, C. W. (1974) *Human Nature Prepares for a Momentous Leap*. The Futurist, April. Unterschiedliche Autoren beziehen sich auf diesen Artikel in diesem Buch. In den folgenden Texten werden wir uns auf diesen Artikel als den Artikel von Graves (1974) beziehen.

um Wandel hervorzubringen, können neue Codes der evolutionären Spirale sprichwörtlich über Nacht auftauchen.

Was Graves' Forschung zeigte, war eine Erklärung dafür, wie sich Menschen entwickeln. Er unterschied acht Stufen und vermutete, dass weitere Stufen folgen werden. Sechs von ihnen machen die Codes erster Ordnung *(First Tier)* aus und schließen die organisatorischen Strukturen ein, mit denen wir vertraut sind, wie etwa Stämme, Reiche, Heilige Orden, strategischer Kapitalismus. Dies sind die Systeme, die heute miteinander um die Vorherrschaft kämpfen, wobei jedes von der Richtigkeit seiner Werte überzeugt ist. Die Zukunft liegt jedoch in dem, was Graves als den großen Sprung hin zu einem System zweiter Ordnung verstand. Seine Forschung fand einige Individuen, die über eine neue Weltsicht verfügten, die darin bestand, die Codes der ersten Ordnung zu umfassen. Diese Individuen verstanden, dass wir, um uns jetzt weiterzuentwickeln, jeder Emergenz-Ebene Rechnung tragen müssen, indem wir ihnen gesunde Übergänge durch die Codes ermöglichen. Und die Antwort dafür, wie dies zu tun sei, lag in einer neuen Denkweise.

Die Menschheit befindet sich in einem Zustand kontinuierlicher Bewegung. Wir werden durch den Code der Spirale geformt. Kurz gesagt, wir können unsere eigene Psychologie verändern. Das Gehirn kann sich neu vernetzen. Die Gesellschaft ist nicht statisch. Die Probleme von heute sind die Lösungen von morgen. Evaluierung und Revolution sind Teile unserer Zukunft. Wir befinden uns auf immerwährenden Wanderungen des Geistes. Viele glauben, dass wir uns jetzt gerade in einer folgenreichen Transformation befinden, an einem großen Wendepunkt, an einem historischen Umbruch. Ein neues Denkmuster beginnt sich weltweit wie auch in den unterschiedlichen Bereichen menschlicher Tätigkeit zu zeigen. Graves sagte voraus (in Roemicher 2002, S. 125): „Zum gegenwärtigen Zeitpunkt versucht unsere Gesellschaft, die schwierigste, gleichzeitig aber auch aufregendste Wandlung durchzumachen, der die Menschheit bislang gegenüberstand. Es ist nicht nur eine Veränderung zu einer neuen Existenzebene, sondern auch der Beginn eines neuen Satzes in der Sinfonie der menschlichen Identität."

Darum geht es in diesem Buch. Es handelt von dem Universellen *Mastercode*, also jenem verborgenen Code, der alle vergangenen und zukünftigen Codes enthält. Diesen *Mastercode* zu verstehen wird uns nicht nur helfen, die heutigen Herausforderungen zu bewältigen, sondern uns viel weiterbringen, als wir es uns je hätten vorstellen können. Und wir *müssen* diesen Code verstehen. Nicht nur deshalb, weil sich unter uns Leute mit der Mentalität von Attila dem Hunnen befinden, die Nuklearwaffen als ein Mittel zum Errichten ihres persönlichen Reiches betrachten, sondern auch weil wir über biochemische und medizinische Technologien verfügen, die unsere Vorstellungen darüber herausfordern, was es bedeutet, Mensch zu sein. Wir müssen uns mit beiden Extremen auseinandersetzen und es gut machen.

Aber es kann bewerkstelligt werden. Ich habe Graves' Forschung 40 Jahre lang im Einsatz erprobt und ich habe sowohl die Forschung als auch die praktischen Anwendungen dieses Wissensfundus erweitert. Ich habe mich selbst in jeden Code mit eingebracht. Ich habe praktische Wege gefunden, das zu erschaffen, was ich die Macht des „Dreifachen Gewinns" nenne – du gewinnst, ich gewinne, der Planet gewinnt. Das Buch dreht sich um diese Reise, den *Mastercode* der Menschheit zu finden.

Mit diesem Buch hoffe ich auch, neue Einsichten und Wege dafür vorzustellen, gesellschaftliche, unternehmerische und politische *Leader* herauszufordern, Dinge einmal anders anzugehen. Zu diesem gibt es eine begleitende Website mit dem Namen www.spiraldynamics-global.com, wo eine Vielzahl von Artikeln, Blogs, Zeitungsausschnitten, akademischen Thesen und weiteren Anwendungen von *Spiral Dynamics* gefunden werden kann. Dieser Wissensfundus wird sich über die Zeit entwickeln und vertiefen.

Ich weise behutsam darauf hin, dass viele unserer gewöhnlichen konstruktiven Dialoge und Arten und Weisen von *Leadership* begrenzt sind, wenn wir komplexen, verzwickten und systemischen Problemen gegenüberstehen, bei denen das Risiko der Polarisation unmittelbar gegeben ist. Hier fordere ich die *Leader* dazu auf, nachhaltige Kulturen zu errichten, in denen eine überzeugende Vision entwickelt, verbreitet und stets erneuert werden kann, sowie einen transzendenten Sinn und eine Reihe von übergeordneten Zielen zu erschaffen, um gemeinsam eine komplexe Kultur zu formen.

Mit den Worten von Ken Wilber: „*Spiral Dynamics* ist eine der ersten derzeit verfügbaren integralen Psychologien, und so wie sie von Don Beck präsentiert wird, möchte ich ihr meine höchste Empfehlung aussprechen. *Spiral Dynamics* hat tiefgreifende Implikationen für Unternehmen, Politik, Erziehung und Medizin und gibt dem Einzelnen die Werkzeuge an die Hand, um diese revolutionären Ideen im eigenen Bereich unmittelbar anzuwenden. Verpass es nicht!"

Meine Hoffnung ist es, dass ich durch mein Lebenswerk und dieses Buch ein Vermächtnis von wertsteigernden sozialen Systemen und funktionalen geopolitischen Sphären zurücklassen kann, während gleichermaßen individuelle Führungskräfte inspiriert werden, gemeinsam eine Zukunft zu erschaffen, die wir uns alle wünschen.

Abbildungen und Grafiken als Karten für das Buch

In diesem Buchteil wird eine Zusammenstellung von unterschiedlichen Grafiken präsentiert, die eine einfache Synthese für die Leser ermöglichen. Sie dient als Hinweis für die unterschiedlichen Farben, Codes, Wertesysteme und Denkstrukturen, welche die unterschiedlichen Codes prägen, die in *Spiral Dynamics* eine Rolle spielen.

Die Leser werden eingeladen, sich mit den unterschiedlichen Archetypen und organisatorischen Mustern und Illustrationen vertraut zu machen, mit denen jeder Code bestimmte Arten und Weisen der Bedeutungserzeugung und Integration verhindert. Betont werden sollte auch, wie die unterschiedlichen Codes unterschiedliche Fragen in Bezug auf die Existenz stellen – keine davon besser oder schlechter als die andere. Die ursprüngliche Aussage von Graves ist, dass kein Wertesystem besser als ein anderes ist. Er hob hervor, dass das beste System für eine bestimmte Menge von Bedingungen das kongruenteste sein wird.

Die Leser sollen auch nochmal an *The Crucible, Forging South Africa's Future* von Beck und Linscott erinnert werden, ursprünglich 1991 veröffentlicht und 2006, 2011 und 2014 neu aufgelegt, wie auch an *Spiral Dynamics – Leadership, Werte und Wandel*. Weitere Publikationen, wie in Teil 5 erwähnt, vertiefen die Theorie und diverse Anwendungen.

Beck erinnert uns daran, dass, wenn wir die unterschiedlichen Karten studieren, die hier vorgestellt werden, wir uns stets daran erinnern sollten, dass diese Codes nicht wie Noten sind, sondern eher wie Akkorde, und dass eine Person nicht eine Farbe ist. *Es gibt Codes in Menschen, aber nicht Codes von Menschen.*

Diese unterschiedlichen Codes wie auch ihre unterschiedlichen Informationen, Anlagen und Nebeneffekte zu verstehen ist eine kritische *Leadership*-Fähigkeit für die Zukunft der Arbeit, wie auch dafür, nachhaltige Kulturen und einen zukunftsfähigen Planeten zu ermöglichen.

GLOBALE KULTURELLE LANDSCHAFTEN

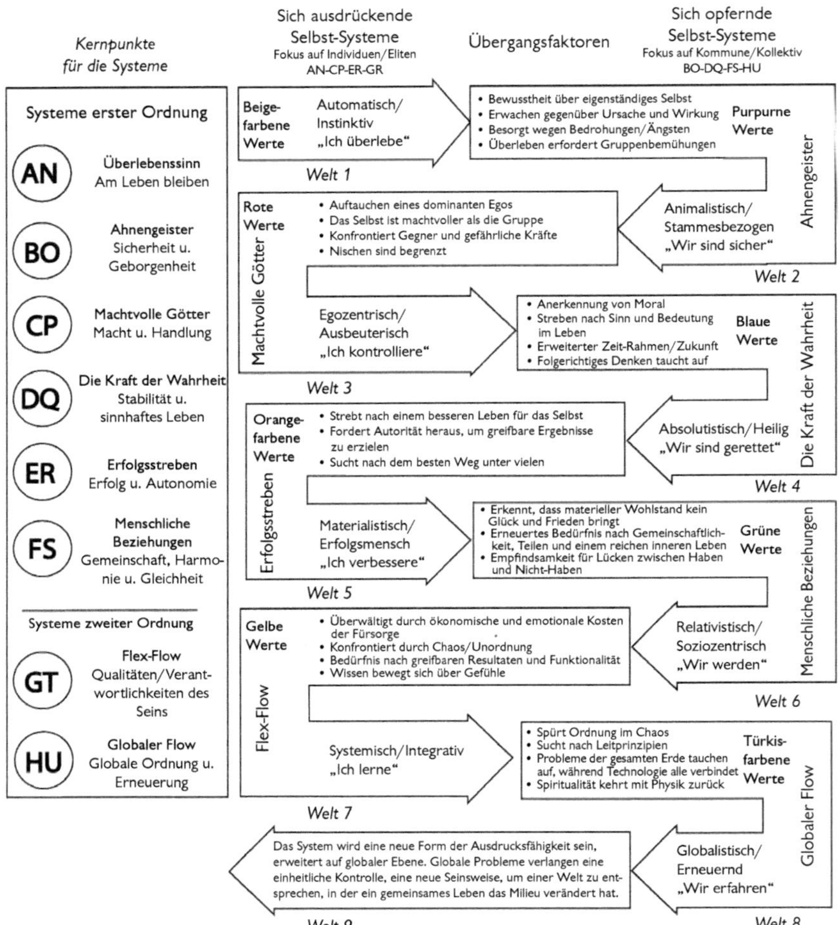

SPIRAL DYNAMICS*

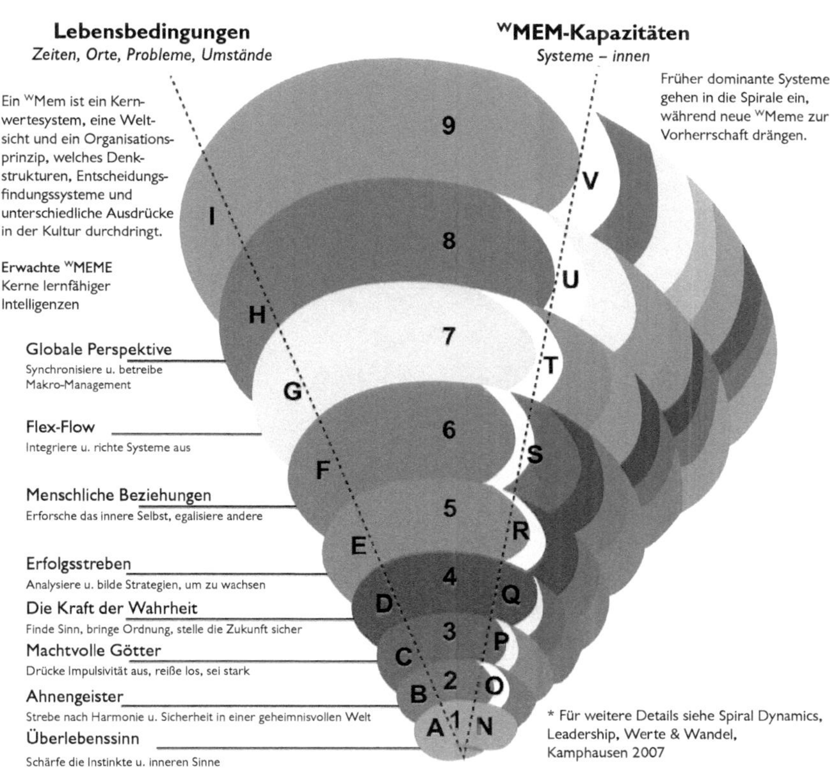

Organisierende Codes und Prinzipien – *die psychosoziale „DNA“*

Überlebens-gruppe	Stammes-ordnung	Ausbeuterisches Reich	Autoritäre Struktur	Strategisches Unternehmen	Soziales Netzwerk	Systemischer Flow	Holistischer Organismus
Angetrieben von Instinkt	Angetrieben von Sicherheit	Angetrieben von Macht	Angetrieben von Ordnung	Angetrieben von Erfolg	Angetrieben von Menschen	Prozess-orientiert	Synthese-orientiert

TEIL 1

Spiral Dynamics: Die Grundlagen

- Einleitung – Die Beschaffenheit dieses Buchs
- Der Architekt der existenziellen Stufenleiter – Clare Graves
- Das Code-Buch
- Natürliches Design – Die sich stets entwickelnde Ökologie

1

Einleitung – Die Beschaffenheit dieses Buchs

Spiral Dynamics in der Praxis: Die Suche nach dem Mastercode – Eine Einführung

Über das Buch

Dieses Buch über *Spiral Dynamics* entsteht im Herbst von Don Becks Leben. Die Geschichten, die hier erzählt werden, hat er erlebt. Die meisten der Interventionen, die hier beschrieben werden, hat er unterstützt. Seine Erinnerung reicht bis zum Zweiten Weltkrieg zurück. Selbst heute noch verfolgt er auf jeder möglichen TV- und Radiostation internationale Nachrichten und nimmt aktiv seine Pflichten als Bürger dieses Landes und Mitglied der menschlichen Rasse wahr. Dieses Buch wurde von Beck und Freunden und Kollegen aus Russland, Amerika, Dänemark und Südafrika zusammengestellt. Es handelt sich hier um die Älteren der *Spiral-Community*, und doch waren auch *Millennials* (d.h. die dritte und vierte Graves'sche Generation) daran beteiligt. Es ist unmöglich, einen vollständigen Bericht über die unzähligen Interventionen, Beratungen und Strategien abzuliefern, für die Beck verantwortlich zeichnete. Es ging daher eher darum, gehaltvolle Erzählungen zu präsentieren, die etwas in dem Leser auslösen und durch die er sich womöglich bewegt fühlt, aus der Welt einen besseren Ort zu machen.

Die Theorie, die hier beschrieben wird, kreist um die komplexen Probleme, wie Individuen, Gruppen und Gesellschaften mit sich verändernden *Lebensbedingungen* umgehen. Systeme in Menschen, Organisationen und Gesellschaften helfen uns, die Anpassungsfähigkeit von sich verändernden Umweltbedingungen zu verstehen. Diese Bedingungen in der Umwelt umfassen folgende Aspekte:

- Weltsicht: Mitteilungs- und Mustererkennung.
- Komplexitätsgrad: Existierende und sich entwickelnde Codes des Denkens.
- Befehl und Kontrolle: die dazugehörende Flexibilität.
- Organisationsprinzipien: die Intensität der Bedingung.
- Implikationen erwägen: die Sicht auf und die Implikationen des Zeitstrahls der Vergangenheit, Gegenwart und Zukunft sowie die Sicht darauf.
- Potenzial: die Funktionalität oder Gesundheit des Systems.

Der Sinn dieses Buchs

Der Sinn dieses Buchs liegt nicht darin, ein tiefgehendes akademisches oder theoretisches Wissen der Schlüsselkonzepte und Konstrukte zu vermitteln. Obwohl wir uns ein wenig der Geschichte und der Entwicklung der Theorie und ihrer Merkmale zuwenden, bietet dieses Buch vor allem Beschreibungen der Anwendungen von *Spiral Dynamics* in unterschiedlichen geopolitischen Umgebungen industrieller und organisatorischer Bereiche.

Die Vielfalt und der Reichtum der Fälle, das ethnographische Verständnis unterschiedlicher Nationen und Gruppierungen innerhalb von Nationen, die Tiefe des akademischen Fundaments und die praktische Arbeit, die Beck (alleine sowie auch mit anderen) in mehr als 50 Jahren geleitet hat, können schwerlich in einem Buch wie diesem hier zusammengefasst werden. Hinzu kommt all die außerordentliche Arbeit, die einige von Becks Studenten und Mitarbeiter geleistet haben und die, aus einer *Spiral-Dynamics*-Perspektive, einen umfangreichen Wissensfundus erzeugt haben. Beck hat sich ganz besonders gewünscht, dass sich dieses Buch wie ein Potpourri von Weisheitsperlen und wichtigen Teilen seiner Arbeit anfühlt, inklusive besonderer Meilensteine, die erreicht wurden.

Das Buch zielt darauf ab, *Leadern* in Organisationen und dem öffentlichen Bereich zu helfen, und zwar konkret:

- Wie man die kulturellen DNA-Codes von sozialen Systemen erkennt, identifiziert und definiert und wie man versteht, welche Funktionen diese Codes ausüben.

- Wie alles beeinflusst wird, sobald sich Kern-Wertesysteme in der kulturellen DNA einer Organisation oder Gruppe verändern.
- Wie man unterschiedliche Arten von Organisationen gestaltet, seien es kommerzielle, wie z. B. Banken oder Minen, erzieherische, religiöse/spirituelle oder sportliche Organisationen und Hochleistungsteams, militärische Systeme und unternehmerische und Dienstleistungsorganisationen wie Fluglinien und Kliniken.
- Wie man die zugrunde liegenden Prozesse, Prinzipien und Werkzeuge des natürlichen Designs anwendet, um die alten, starren und die von oben nach unten organisierten *Leadership*- und Management-Modelle zu transzendieren.
- Wie man Ansätze in Bezug auf *Leadership*, Organisationstheorie und Kultur synthetisiert.
- Wie man über Holismus hinauswächst und spezifisch funktionale Designs entwickelt, die über die Fähigkeit verfügen, sich selbst mit der Zeit und mit neu auftauchenden Problemen zu verändern.

Wir versuchten, nicht nochmal die Arbeit darzustellen, die schon früher publiziert wurde. Stattdessen präsentieren wir eine vielseitige Sammlung von Schriften und Lehren von *Spiral Dynamics*, wie sie von Don Edward Beck gelehrt und interpretiert und von Clare W. Graves konzeptualisiert wurden, und zwar als ein Potpourri von theoretischen, praktischen und unternehmerischen Anwendungen. Der Leser soll hier daran erinnert werden, was Graves vor einigen Jahrzehnten einmal sagte, dass, wenn man die Struktur und die Implikationen dieser Theorie gut versteht, man nahezu alles versteht. Die Essenz dieser kraftvollen Theorie, Methodologie und Anwendung mag erklären, warum die unterschiedlichen Teile und Kapitel so unterschiedlich und abweichend erscheinen mögen, während sie sich tatsächlich um dasselbe Phänomen drehen. Dies ist der *Mastercode* der Menschheit, wie ihn Dr. Don Edward Beck bezeichnet hat.

Das Œuvre ist mehr als das Buch, welches Sie nun lesen. Tatsächlich handelt das Buch nur von der historischen Entwicklung, also den theoretischen Bausteinen, die wir benötigen, um die Konzepte, mit denen wir es zu tun haben, zu verstehen, sowie einigen unterschiedlichen Anwendungen. Dies Buch ist lediglich die physische Manifestation eines ganzen Schatzes von Fällen, Artikeln, Blogs, Fallstudien und Quellen, die in einem unterstützenden technischen Netzwerk verfügbar sind und das so viel mehr bereitstellt als einfach ein weiteres theoretisches Buch. Die Absicht lag vielmehr erstens darin, das Lebenswerk von Dr. Don Beck zu teilen, und zweitens, die komplexe und doch integrale Natur des Phänomens zu illustrieren. Zuletzt soll auch eine Quelle der Einsicht erschlossen werden sowie der gelernten Lektionen und Anwendungen in unterschiedlichen Bereichen, von Nord bis Süd, von Ost bis West, von der Politik bis zum Sport, und sogar in der Kunst. Die folgenden Kriterien wurden angewandt, um auszuwählen, was in dem Buch erwähnt werden und was Teil der korrespondierenden Website sein sollte:

- Das Fundament im ursprünglichen Graves'schen Denken.
- Der einzigartige Beitrag, den Beck diesem Studienbereich hinzufügte.
- Die Hervorhebung der einzigartigen Integration unterstützender Theorien, die Beck bietet.
- Die Anwendungen, die den Test der Zeit in Bezug auf das Folgende bestanden haben:
  - Nachhaltigkeit
  - Plausibilität
  - Übertragbarkeit
  - akademische Tiefe
  - puristische Anwendung der theoretischen Grundlagen von Graves und Beck

Der Sinn dieses Buchs ist seiner Natur nach ein integraler. Es finden sich ein paar Kapitel mit tiefgehenden theoretischen Untermauerungen, die von Fachleuten geprüft und mit der notwendigen akademischen Strenge aus einer konstruktivistisch-ontologischen und interpretativ-epistemologischen Perspektive präsentiert wurden.

Andere Kapitel konzentrieren sich auf die Anwendungen von *Spiral Dynamics*. In ihnen werden praktische Hinweise gegeben, wie man mit realen, systematischen und unterschiedlichen Problemen umgehen kann. Die Studien variieren von der Ebene des Individuums über die Ebene der Gruppe hin zur organisatorischen und geopolitischen Ebene. Aufgenommen wurde sogar ein Artikel, in dem Beck als „Seelenklempner" beschrieben wird, der Länder heilt.

Am Wichtigsten ist jedoch die Betonung der Führungspersonen, sowohl im privaten als auch im öffentlichen Bereich. Die Lösungen und Entscheidungen, die bislang gefunden und gefällt wurden, haben die Probleme erzeugt, denen wir als Menschheit heute gegenüberstehen. Wir brauchen dringend ein komplexeres, systematisches, integrales und funktionales Denken, um sicherzustellen, dass die Zukunft unterschiedliche Bedingungen für unsere Kinder und Kindeskinder bereithält. In diesem Buch werden *Leader* aus allen Bereichen aufgefordert, nicht notwendigerweise ihre Weltsicht zu ändern, als vielmehr ganz bewusst andere Fragen zu stellen, die andere Ergebnisse zeitigen werden, da nämlich das, was wir heute tun, morgen bedeutende und eskalierende Nebeneffekte hervorbringen wird. Die Welt braucht dringend *Leader*, die über die Fähigkeit verfügen, die unterschiedlichen Gaben, die durch die Vielfalt des Denkens hervorgebracht werden – wie mithilfe von *Spiral Dynamics* beschrieben –, durch ein funktionales Denken und einen integrierenden Prozess zu verflechten, sodass sich simultan wertsteigernde Fähigkeiten synergetisch zum Nutzen aller Sozialsysteme und der Menschheit als Ganzes manifestieren können.

Die angewandte Methodologie

Die Methodologie, der hier während der Phase zur Datensammlung dieses Buchs gefolgt wurde, schließt eine Inhaltsanalyse der bereitgestellten Daten, die von Beck und seinen engen Kollegen präsentiert wurde, ein. Diese Daten umfassen Kursmaterial, über die Jahre publizierte Artikel, unterschiedliche Kurse, die entwickelt und angewandt wurden, Feldnotizen, Akkreditierungshandbücher sowie analoge und elektronische Briefe, die sie von unterschiedlichen politischen Führungspersonen, Mitarbeitern und Teilnehmern von Interventionen erhalten haben. Eine Vielzahl von Audio- und Videoaufzeichnungen wurde transkribiert und analysiert. Dies schließt Originalsendungen aus Fernsehen und Radio mit ein, in denen Beck auftrat. Des Weiteren wurden die Literatur und die akademischen Quellen geprüft, welche die Entwicklung von *Spiral Dynamics* als Studienfeld beeinflusst haben. Das gilt auch für Doktorarbeiten, welche die Theorie entweder aus einer praktischen Position oder aus einer akademischen Perspektive anwandten. Eine große Anzahl von Büchern über Management, *Leadership*, systemisches Denken, Politik, Ökonomie und Kultur war Teil der Literatursichtung. Die Referenzliste, die am Ende des Buchs präsentiert wird, verweist auf diese Quellen. Feldnotizen wurden von Thomas Q. Johns über einen Zeitraum von 18 Monaten aufgezeichnet. Diese Feldnotizen bestanden aus analysierten Daten und gewonnenen Einsichten, die in den Text integriert wurden. Niki McCuistion leitete drei tiefgehende Interviews, die aufgezeichnet und übertragen wurden. Sie produzierte auch eine TV-Show, die auf dem *McCuistion-Network* ausgestrahlt wurde. Dr. Rica Viljoen hat 36 tiefgehende Interviews geführt, die über eine Periode von 18 Tagen von Johns per Video und Audio aufgezeichnet wurden. Auch diese Interviews wurden übertragen. Die Methodologie, der gefolgt wurde, um die Kapitel im Buch zu präsentieren, ist eine Mischung aus Lebensgeschichte – wie beschrieben bei Plummer (2001) – und grundlegender Theorie – wie beschrieben von Charmaz (2008) und Viljoen (2017). Die Ergebnisse dieser Untersuchung werden in Form eines Teppichs aus Geschichten, Metaphern, Fallstudien, akademischen Texten, Lebensgeschichten, Theorien und Anwendungen präsentiert. Entsprechend der Unterschiedlichkeit der Autoren, wie auch der sich unterscheidenden Ontologien und Epistemologien, sind einige Teile in der ersten und andere in der dritten Person geschrieben. Die akademischen Kapitel in diesem Buch wurden von Fachleuten gegengeprüft.

Die Struktur des Buchs

Dieses Buch ist in drei Teile unterteilt. Jeder Teil wird unten beschrieben. Entsprechend ihrer systemischen, integralen und symbiotischen Beziehung können die einzelnen Kapitel der Teile sogar anderen Teilen zugeordnet werden. Die unterschiedlichen Teile mögen eine unterschiedliche Anmutung haben. Man muss sich vergegenwärtigen, dass das Buch von unterschiedlichen Autoren mit unterschiedlichen Wertesystemen in der Spirale verfasst wurde. Aus diesem Grund wird es Teile geben, auf die sich der Leser leichter beziehen kann, während andere Teile fremdartiger oder sogar kompliziert erscheinen mögen. Bevor der eigentliche Text beginnt, wurde eine Reihe von Grafiken und Bildern beigefügt, die es dem Leser vereinfachen sollen, die Sachargumente im Rest des Buchs zu verstehen.

Teil 1 des Buchs legt die Grundlagen für die theoretische Entwicklung dessen, was wir heute *Spiral Dynamics* nennen. Kapitel 2 beschreibt den Hintergrund und die Geschichte von Clare Graves, des Architekten dessen, was damals als die existenzielle Stufenleiter bezeichnet wurde. Die Geschichte von Beck beginnt, als die Geschichte von Graves langsam verblasst. Obwohl sie mehr als ein Jahrzehnt miteinander verbracht haben und es durchaus bekannt ist, dass Beck Graves um mindestens weitere zehn Jahre seiner Zeit gebeten hatte, ermöglichte die symbiotische Synthese dieser beiden Geister die Integration von psychologischen, soziologischen, politischen, ökonomischen und biologischen Konstrukten für ein tiefes Verständnis der untersuchten Phänomene. Daraus resultierte eine Metatheorie, die in vielen Studienbereichen angewandt werden kann. Solch eine integrale Sichtweise und ein solcher multidisziplinärer Ansatz für Erwachsenenverhalten waren in der Tat progressiv und in den veröffentlichten akademischen Texten der späten 60er Jahre unbekannt.

Das dritte Kapitel handelt von den Konzepten, die Beck dem Wissensfundus beisteuerte. Seine Doktorarbeit, die sich um die Verhinderung eines Bürgerkriegs in Amerika drehte, seine Handhabung der Studentenaufstände auf der Höhe der politischen Rassenkonflikte in Amerika während der 60er und seine Konfliktlösungsfertigkeiten, die zu einer wahren Kunstform wurden, erweiterten die Anwendungen der ursprünglichen Schriften und Publikationen von Clare Graves. Es gab Probleme, die zu lösen fast unmöglich schien, wie etwa die Apartheid in Südafrika und deren sozial-politisch-ökonomischen Dynamiken. Konzepte wie der Universelle *Mastercode* und die EINIGE-Regel werden konzeptualisiert. In Kapitel 4 wird das Argument derart erweitert, dass es natürliches Design[3] erfordert sowie das Konzept von „Gleichungen und nicht Lösungen", um harte soziale Probleme neu anzugehen.

3 Natürliches Design ist ein Ansatz der Psychologie und Biologie, der besagt, dass sich Begriffe wie „Motivation", „Emotion" usw. nicht auf Erklärungen von Dingen reduzieren lassen, sondern sich auf Beschreibungen von Mustern beziehen, zu denen diese Dinge gehören. In Kapitel 4 wird genauer auf das Konzept vom natürlichen Design eingegangen, A. d. Ü.

In **Teil 2** dieses Buchs werden länderspezifische und geopolitische Geschichten vorgestellt, in denen Beck beim Versuch, die Gesellschaft zu heilen, persönlich involviert war. Kapitel 5 handelt von dem südafrikanischen Fall. Dies war eine Angelegenheit, bei der eine weiße Minderheitengruppe durch das umstrittene Apartheid-Regime eine ökonomische, politische und soziale Machtposition über die Mehrheit der unterdrückten Bürger innehatte. Beck hielt sein Versprechen, dass er Graves gegeben hatte, nämlich das einzige Land in der Welt zu besuchen, von dem sie annahmen, dass dort all die unterschiedlichen Wertesysteme, wie sie in *Spiral Dynamics* beschrieben wurden, auf natürliche Art und Weise in demselben Sozialsystem auftauchten. Um den Bürgerkrieg zu verhindern, besuchte Beck das verzweifelte Land, das sich an der Schwelle zum Krieg befunden hatte, ganze 63 Mal. Die vollständige Geschichte wurde in *The Cruicible* beschrieben. Hier werden Höhepunkte und Erzählungen skizziert, die bislang noch nicht veröffentlicht worden sind. Beck konnte damals nicht ahnen, dass die Angelegenheit in Südafrika zu seiner eigenen Feuerprobe[4] werden sollte. Dies war sein Feldversuch, um auf einer nationalen und geopolitischen Ebene einzugreifen, um Frieden, Fortschritt und Inklusivität zu vermitteln.

In Kapitel 6 wird die Geschichte von Palästina erzählt, verfasst von Elza Maalouf und ursprünglich in *Emerge!* publiziert. In diesem Kapitel beschreibt Maalouf meisterhaft die herausfordernde Situation zwischen Israel und Palästina und teilt persönliche Erfahrungen, die sie und Beck in dieser konfliktreichen Zone der Welt erlebt haben.

Dänemark ist ein offensichtliches und repräsentatives Beispiel für eine postmoderne Gesellschaft mit einem typischen GRÜNEN Schwerkraftzentrum. Dasselbe gilt für die anderen vier nordischen Länder (Schweden, Norwegen, Finnland und Island). Kapitel 7 präsentiert eine eingehende Analyse und Diskussion dessen, was diese Länder aus der Perspektive von *Spiral Dynamics* so erfolgreich gemacht hat. Dieses Kapitel fokussiert sich auch auf die frühen Kennzeichen eines Bewusstseins zweiter Ordnung, wie man es von einem Land erwarten sollte, das bekanntermaßen die meisten Qualitäten des GRÜNEN Mems entwickelt hat und als solches daher bereit sein sollte

4 Cruicible = Feuerprobe, Schmelztiegel, A. d. Ü.

für das, was Graves in seinem Artikel von 1974 den „bedeutsamen Sprung" genannte hatte. Nur die Zeit wird zeigen, ob die nordischen Länder über die notwendigen anpassungsfähigen Tendenzen verfügen – oder sie entwickeln werden –, um den nächsten Sprung auf der Spirale zu machen.

In **Teil 3** verlagert sich der Schwerpunkt auf die Industrie und eine besondere Feldperspektive. Kapitel 8 fährt damit fort, sich mit der Industrie zu beschäftigen, enthält aber einen Text, der von Said Dawlabali geschrieben wurde. Dieser wurde ursprünglich in seinem Buch *MEMEnomics* veröffentlicht. In diesem Kapitel behauptet er, dass die gegenwärtigen ökonomischen Strukturen nicht zwangsläufig die heutigen Probleme thematisieren. Hier wird die Forderung nach *Leadership* laut, um Organisationen zweiter Ordnung zu schaffen. Dies sind Unternehmen, die mit den Komplexitäten und Herausforderungen der heutigen Wirklichkeiten tatsächlich umgehen können. Ein neuer Ansatz für die Ökonomie ist dabei entscheidend.

Ein paar kurze Geschichten und Fälle werden in Kapitel 9 beschrieben, die Szenarien offenlegen, wie *Spiral Dynamics* lebendig umgesetzt werden kann: Wie *Spiral Dynamics* die Kunst inspiriert, wie es sich in den religiösen Bereichen manifestiert, welchen Wert es Sportmannschaften geben kann und wie Städte ohne unzumutbare Bemühungen gesäubert werden können. Der Sinn dieses Abschnitts ist es, den Leser darin zu unterstützen, praktische Anwendungen für *Spiral Dynamics* zu erkennen. Außerdem betonen die Geschichten und Fälle die Übertragbarkeit, die Modifizierbarkeit und die Anwendbarkeit eines integralen Ansatzes von *Spiral Dynamics*.

Für Geschäftsführer und Fachleute für Organisationsentwicklung wird in Kapitel 10 eine Fallstudie präsentiert. Diese Studien handeln von kultureller Integration, welche die Wirtschaftsführer bei Unternehmenszusammenführungen und -übernahmen im Hinblick auf Wachstumsstrategien sowie organisatorische Transformation herausfordert. Die Anwendung von *Spiral Dynamics* wird in einem konkreten Fall in Tansania (Ost-Afrika) vorgestellt. Dem folgt eine Fallbeschreibung aus Ghana (West-Afrika), die zeigt, wie eine schauspielerische Aufstellung nachhaltig durch Methodologien der Organisationsentwicklung wie Open-Space-Technologie, verständnisvolle Befragungen, *World Café* und Theater umgesetzt werden kann. Des

Weiteren werden australische und chinesische Fallstudien präsentiert. Wirtschaftsführer werden hier eingeladen, die Sprache von *Spiral Dynamics* zu erlernen, da offene Organisationen zu schaffen notwendig sein wird, um nachhaltige Unternehmen in zukünftige Arbeitswirklichkeiten zu führen.

In **Teil 4** wird *Spiral Dynamics PLUS* vorgestellt. Beck erkannte, dass, um GELB zu sein, es erforderlich ist, dass der *Leader* funktionelle, systemische und integrale Entscheidungen fällen kann. Entsprechende Methodologien und Technologien werden hier integriert. Die Arbeit von Ichak Adizes wird im ersten Abschnitt von Kapitel 11 betrachtet. Des Weiteren wird der *Werte-Assimilations-Kontrast-Effekt* (^{V}ACE) im zweiten Abschnitt diskutiert. Der Gebrauch von *Vital-Signs*-Monitoren (VSMs) wird vorgestellt. Carkhuffs *Sieben Fähigkeiten*, um mit Konflikten umzugehen, werden besprochen. Werte-Inszenierung, Werte-Management und Werte-Kreise werden in diesem zweiten Abschnitt diskutiert. Dieses Kapitel ist einzigartig in der Art und Weise, wie Beck Lösungen für bösartige, systemische und soziale Probleme mitteilt. Sieben Design-Funktionen von Entscheidungsfindung werden vorgestellt, wie auch die Bedeutung von Sprachfunktionen wie Indexierung [= Verschlagwortung], Getrennt- und Zusammenschreibung.

Einsichten, die auf jahrelangen Erfahrungen als *Spiral-Dynamics*-Fachmann beruhen, werden im abschließenden Teil des Buchs präsentiert. Hier, in Kapitel 12 von **Teil 5**, sprechen Beck und andere Autoren über die Herausforderungen für die Menschheit, die Bedeutung einer offenen Welt, in der all die unterschiedlichen Standpunkte zusammenfinden, wie auch über eine Erweiterung der integralen Metatheorie und anderer diesbezüglicher Disziplinen.

Dem folgt eine Zusammenstellung von unterschiedlichen Büchern, Artikeln, Blogs und Websites, die sich alle auf die Art und Weise konzentrieren, wie Beck *Spiral Dynamics* interpretiert. Auch werden Links zu anderen Publikationen aufgelistet und Ähnlichkeiten wie auch Unterschiede im Hinblick auf Philosophie und Interpretationen hervorgehoben. Zuletzt werden akademische Arbeiten und Dissertationen vorgestellt, welche die Theorie aus unterschiedlichen Perspektiven über einen Zeitraum von mehr als 40 Jahren zum Thema hatten. Die akademischen Bemühungen reißen auch heute nicht ab, wo *Spiral Dynamics* in den Lehrplan unterschiedlicher Universitäten integriert wurde und die Suche nach praxisnahen Anwendungen fortgeführt wird.

Wer wird das Buch wertvoll finden?

Für den Einsteiger, der *Spiral Dynamics* bislang nicht kennt, wird es sinnvoll sein, zunächst die Klassiker *Spiral Dynamics*[5] oder sogar *The Cruicible*[6] zu lesen. Die Grafiken am Anfang des Buchs können zudem helfen, die Komplexität dieses Ansatzes zu verstehen. Für den erfahrenen Anwender von *Spiral Dynamics* oder den Wirtschaftsführer kann das Kaleidoskop unterschiedlicher Anwendungen die weiten und umfassenden Anwendungsbereiche der Theorie von *Spiral Dynamics* unterstreichen.

In vielerlei Hinsicht kann *Spiral Dynamics* als der Heilige Gral betrachtet werden. Einige streben nach einfachen und schnellen Lösungen für systemische Probleme. Dies ist eine Fantasie, die niemals nachhaltige Resultate hervorbringen wird. Je mehr man von der Theorie versteht, desto mehr wird man von der Tiefe der Anwendungen und der Verwertbarkeit beeindruckt sein. Die Theorie ist vielschichtig. Gerade dann, wenn man denkt, man verstehe eine Perspektive dieses Ansatzes, erscheint eine neue Facette. Wie es auch bei Graves und Beck der Fall war, kann das Verfolgen dieses Ansatzes zu einer lebenslangen Suche nach dem Universellen *Mastercode* werden. Er eröffnet dem akademischen Leser wie auch dem Fachmann für Organisationsentwicklung tiefe Einsichten.

Am Ende jeder Vorlesung, die Beck gehalten hatte, bat er die Klasse, *Humpty Dumpty* mit ihm zu rezitieren. Beck ist auch der stolze Eigentümer von mehr als 80 *Humpty Dumpties* aus der ganzen Welt. Lasst uns also beginnen, wie es Beck immer getan hat:

Humpty Dumpty saß auf einer Mauer

Humpty Dumpty fiel tief hinunter

Alle Pferde des Königs und dessen Mannen

Konnten Humpty nicht mehr zusammensetzen...

---

5 Beck and Cowan (2007)
6 Beck and Linscott (1991)

2

Der Architekt der existenziellen Stufenleiter – Clare Graves

Clare Graves und die existenzielle Stufenleiter

„Verdammt nochmal, ein Mensch hat das Recht, der zu sein, der er ist.“

GRAVES, IN BECK AND COWAN (2007, S. 46)

Clare W. Graves hat als Psychologie-Professor am *Union College* am oberen *Hudson Valley* in Connecticut, Amerika gearbeitet. Die Nachwirkungen des Zweiten Weltkriegs regten ihn dazu an, nach einem neuen Grund für die sich verändernden Ansichten der menschlichen Natur zu suchen. Als Entwicklungstheoretiker war Graves daran interessiert herauszufinden, auf welche Arten und Weisen unterschiedliche Menschen Reife unterschiedlich konzipierten und warum einige von ihnen durch sich ergebende und häufig chaotische Phasen der menschlichen Existenz steuerten. In dem Buch *Spiral Dynamics* erklären Beck und Cowan, dass die Orientierung von Graves darin bestand, biologische, psychologische und soziale Dynamiken zu integrieren; und „menschliches Wissen zu vermengen und die akademischen Mauern einzureißen, die unterschiedliche Disziplinen und Bereiche voneinander trennen“ (2007, S. 46). In Abbildung 2.1 kann Clare Graves in seiner Glanzzeit betrachtet werden.

Graves war Psychologie-Professor und der Urheber einer Theorie über Erwachsenenentwicklung. Er wurde in New Richmond, Indiana, geboren. Seine Arbeit war tief in den Erkenntnissen von Freud, Watson und Skinner, Rogers und dem System von Maslow verwurzelt. Er studierte die neuesten kognitiv-psychologischen Theorien. Studenten fragten ihn häufig, welche Theorie denn die richtige sei. Das erzeugte in Graves einen tiefen Konflikt. Dasselbe Dilemma kann auch bei unterschiedlichen politischen Positionen betrachtet werden: Warum gibt es unterschiedliche ökonomische Argumente und unterschiedliche Sichtweisen bei Konferenzen, warum gibt es all die unterschiedlichen Theorien und warum stehen sie in Konflikt miteinander? Aufgrund dieses Dilemmas überlegte er sogar, den akademischen Betrieb ganz zu verlassen. Doch im Jahr 1951 begann er mit der Erforschung dieses Phänomens, um es besser zu verstehen. Er bat unterschiedliche Menschen, dieses Phänomen zu beschreiben, indem sie über das Folgende nachdachten:

- Gesunde Menschen sind ...
- Reife Menschen sind ...
- Fokussierte Menschen sind ...

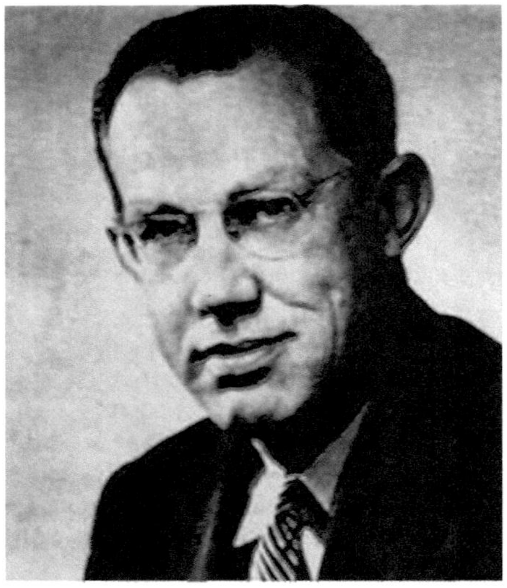

Abbildung 2.1 Clare W. Graves auf der Höhe seiner akademischen Karriere.

Graves verfügte buchstäblich über Tausende solcher Konzeptualisierungen. Ursprünglich hatte er versucht, die Themen mit den Daten aus Maslows Bedürfnispyramide abzugleichen, doch bald erkannte er, dass es zusätzliche Muster gab, bei denen es den Menschen nicht immer um individuelle Dinge ging. Manchmal wurden auch Systeme der Selbstaufopferung (respektive der Selbsthingabe) angesprochen. Es wurde bald klar, dass:

- Unterschiedliche Menschen unterschiedliche Weltsichten ausdrückten.
- Unterschiedliche Menschen über eine Zeitperiode hinweg unterschiedliche Dinge sagten.
- Gewisse Muster in seiner Datenanalyse auftauchten, die den Übergang von einer Weltsicht zur anderen kennzeichneten.

Graves (2007, S. 46) war ein Visionär, was die Konzeptualisierung dieses systematischen Bezugssystems anging. Er beschreibt es folgendermaßen: „Die Psychologie des reifen menschlichen Wesens ist ein sich entfaltender, entwickelnder, oszillierender und spiralförmiger Prozess, der durch progressive Unterordnung von älteren, niederen Verhaltenssystemen unter neuere, höhere Systeme kennzeichnet ist, während sich die existenziellen Probleme des Menschen verändern." Graves (1974) nahm an:

- Die menschliche Natur ist nicht statisch oder endlich ist, sondern neue Systeme formen sich, wenn sich die Existenzbedingungen ändern. Die alten Systeme bleiben jedoch bei uns.

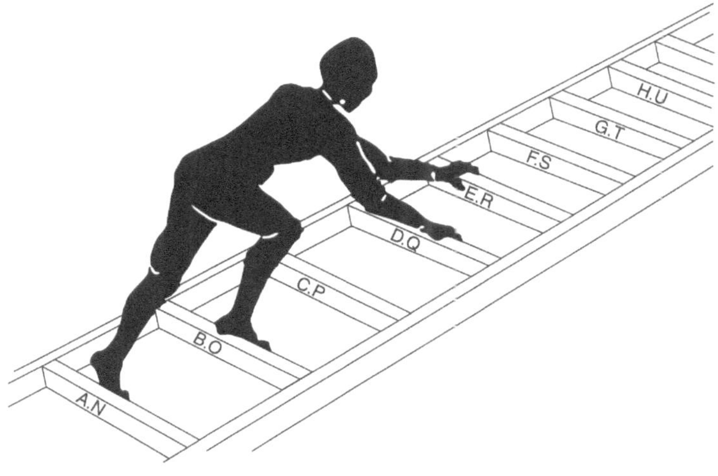

Abbildung 2.2 Der existenzielle Aufgang. Graves (1974)

- Wenn ein neues System aktiviert wird, entwickeln sich unsere Psychologie und unsere Anpassung an neue Bedingungen.
- Die Welt ist ein offenes Wertesystem mit unendlich vielen Modellen, die uns zur Verfügung stehen, und es gibt keine finale Stufe, die wir alle erreichen müssen.
- Soziale Systeme (Individuen, Gruppen, Gesellschaften) können nur auf die Prinzipien, Formeln und rechtlichen oder ethischen Codes positiv reagieren, die sich in Übereinstimmung mit der gegenwärtigen Ebene der menschlichen Existenz befinden.

Graves Theorie der menschlichen Entwicklung, Veränderung und Transformation ist auch heute noch anerkannt. Sie befähigt einen auf einzigartige Art und Weise dazu, mit unterschiedlichen Verhaltensweisen sowohl auf der individuellen als auch auf der globalen Ebene umzugehen. Der übergreifende Sinn des Modells liegt darin, zu vereinheitlichen und zu integrieren.

In seinem Artikel *„The Deterioration in Work Standards“*[7], veröffentlicht in der *Harvard Business Review* im November 1967, richtet Graves seine Betrachtungen auf Qualitätskontrolle und Re-Engineering. Beck und Cowan (2007, S. 49) heben hervor, dass das Bezugssystem von Graves „zeigt, wie man ein Unternehmen oder eine Gesellschaft transformieren kann, damit es bzw. sie gesund und empfänglich für die Einführung komplexer Technologien und für einen schnellen Wandel wird“. In Abbildung 2.2. sieht man den existenziellen Aufgang, wie er von Graves 1974 zuerst in *The Futurist* beschrieben wurde.[8]

Über Maslow und andere Entwicklungsansätze hinaus

Abraham Maslow ist bekannt für seine Motivationstheorie. Seine populäre Bedürfnishierarchie beginnt mit den grundlegenden Bedürfnissen. Wenn diese Bedürfnisse befriedigt sind, streben die Menschen schließlich nach Selbstverwirklichung. Als ein Entwicklungstheoretiker für Erwachsene untersuchte Graves ähnliche Dynamiken. Graves war

7 „Der Niedergang des Arbeitsstandards“, A. d. Ü.

8 Graves (1974). Human Nature Prepares for a Momentous Leap. Verfügbar unter www.spiraldynamicsglobal.com. In diesem Buch wird auf diesen Artikel mehrfach als „Graves-Artikel (1974)“ hingewiesen.

oft die Vorlesungsvertretung für Maslow in New York gewesen. Er nahm jedenfalls an, dass es zusätzliche Ebenen der menschlichen Entwicklung gebe – später fanden wohl beide dann den Konsens, dass es keine letzte Stufe der menschlichen Entwicklung gab, wie auch, dass sich unterschiedliche Menschen in unterschiedlicher Art und Weise selbst verwirklichten. Er glaubte fest daran, dass sich eine gesunde Persönlichkeit, die nicht auf individuellen, persönlichen Bedürfnissen beruhte, jenseits der Ebene der Selbstverwirklichung Maslows ausdrücken konnte. Über viele Jahre hinweg kam es zu einer freundlichen Debatte zwischen diesen beiden akademischen Gurus. Maslow stellte sich vor, dass, sobald ein Bedürfnis in seiner/ihrer Bedürfnishierarchie befriedigt wird, die Person automatisch auf die nächste Motivationsebene springt. Graves ging aber davon aus, dass dies nicht immer notwendigerweise der Fall ist. Es gibt keine Garantie dafür, dass das nächste System auftauchen wird.

Vor dem Hintergrund all dieser Daten begann sich nach und nach ein gewisses Muster zu zeigen. Graves wies den Themen nicht absichtlich bestimmte Kategorien zu. Er nutzte ein auftauchendes Forschungsdesign, während er frühere Annahmen und Arten und Weisen der Bedeutungserzeugung unberücksichtigt ließ. Was Graves von anderen Entwicklungspsychologen seiner Zeit unterschied, war die Tiefe seiner Forschung und die integrale Konzeptualisierung von erwachsenem, reifem Verhalten, und insbesondere die Betrachtung eines Wertesystems im Sinne eines bio-psycho-sozialen Konstrukts.

Ursprünglich wurden zwei Systeme der Selbstaufopferung sowie zwei Systeme des Selbstausdrucks identifiziert. Graves wandte sich den Daten von solchen Tests wie dem MMPI zu, der Aufgeschlossenheits- und Engstirnigkeits-Skala sowie der Dogmatiker-Skala, und zwar aufgrund von Vergleichsstudien. Er konnte sechs unterschiedliche Systeme identifizieren – drei waren der Selbstaufopferung und drei dem Selbstausdruck verpflichtet. Die Natur dieser Tests strukturierte jedenfalls die Antworten. Aufgrund seiner Überlegungen entwickelte er einen umfassenden Symbolerkennungstest.

Abbildung 2.3. zeigt die beiden Themen, die durchweg in der Geschichte auftraten – namentlich ein WIR-orientiertes und ein ICH-orientiertes System.

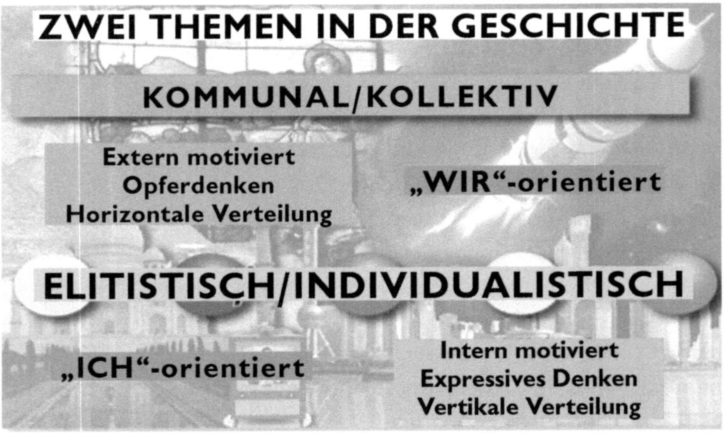

Abbildung 2.3 Zwei Themen in der Geschichte – WIR versus ICH.

Abbildung 2.3 zeigt die zwei Orientierungen, die durch die Geschichte hindurch sowohl in Individuen als auch in der Gesellschaft auftauchen. Graves (1974) erklärte in seiner klassischen Publikation:

> *Auf jeder Stufe des menschlichen Daseins ist der erwachsene Mensch auf seiner Suche nach seinem Heiligen Gral, der Art und Weise, durch die er sucht, sein Leben zu bestreiten … Während er sich auf die Suche begibt, nimmt er natürlich an, dass er die Antworten für seine Existenz finden wird. Zu seiner Überraschung, wie auch zu seinem Schrecken, findet er aber auf jeder Stufe heraus, dass die Lösung für die Existenz nicht die Lösung ist, die er finden wollte. Jede Stufe, die er erlangt, lässt ihn verwirrt und perplex zurück. Es ist einfach so, dass, während er eine Menge von menschlichen Problemen löst, er unmittelbar ein neues Problem findet. Er erkennt, dass die Suche niemals enden wird.*

Die Begegnung zweier visionärer Denker

Im April 1974 las Beck in seinem Büro der *University of North Texas* den heute berühmten Artikel von Graves in *The Futurist*. Anstatt eine weitere trostlose und depressive Sicht auf Rezession und Depression zu geben, präsentiert Graves eine Meta-Analyse von Themen menschlicher Entwicklung. Anstatt Phänomene und Herausforderungen der Gesellschaft als problematisch zu betrachten, versteht Graves sie als Zeichen der Erneuerung. Er beschreibt grundlegende Muster, die bestimmte Stufen der menschlichen Geschichte waren, auf denen Bedingungen aufgebaut wurden, um die Welt auf eine neue Art und Weise zu errichten. Beck kontaktierte Graves sogleich und bekam eine Einladung, ihn zu besuchen.

Professor Graves und Dr. Beck verstanden sich auf Anhieb und begannen, das Phänomen der menschlichen Existenz in den folgenden Jahren zu untersuchen (siehe Abbildung 2.4).

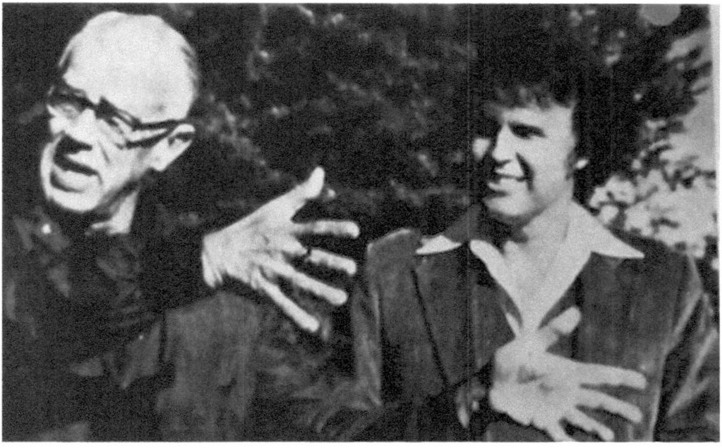

Abbildung 2.4 Graves und Beck bei einem Gespräch über die menschliche Existenz.

Anfang 1975 besuchte der 39-jährige Beck schließlich Graves. Beck erinnert sich liebevoll an die große, kantige und eindrucksvolle Figur, die eine russische Pelzmütze trug, als sie ihn am Flughafen abholte. Er war eingeladen worden, nach Rexford, New York, zu fliegen, um sich dort mit Graves zu treffen. Beide Professoren ahnten nicht, dass dies der Anfang von viel mehr als einer bloßen Auseinandersetzung ihrer Philosophien und Ansätze werden sollte. Dies sollte zu einem lebendigen, exponentiell wachsenden Verständnis der Arten und Weisen führen, wie Menschen Sinn erzeugen, sich entwickeln oder zurückfallen, entsprechend den jeweiligen *Lebensbedingungen.*

Beck traf auch Graves' Familie und für die nächsten 11 Jahre arbeiteten sie eng zusammen. Aufgrund seiner schlechten Gesundheit war Graves nicht in der Lage, jenes Buch fertigzustellen, an dem er zuletzt gearbeitet hatte. Obwohl Beck zu jener Zeit ein ordentlicher Professor war, dessen Kinder selbst an der Universität waren, kontaktierte er Graves und bot ihm auf leidenschaftliche Art und Weise an, die nächsten zehn Jahre seines Lebens einer tiefgehenden Studie des Graves'schen Denkens zu widmen. In einer privaten Konversation verriet Beck, dass Graves darauf bestand, mit seiner Pionierarbeit fortzufahren, während er (Beck) sowohl finanzielle als auch emotionale Unterstützung anbot, um lebendige, einnehmende und zum Nachdenken anregende Gespräche zu ermöglichen.

KERNPUNKTE FÜR DIE SYSTEME

Individuell/Elite	(innere Kontrolle, ausdrucksstark)	
AN	Überlebenssinn – *Beige* Am Leben bleiben	AN
CP	Machtvolle Götter – *Rot* Macht u. Handlung	CP
ER	Erfolgsstreben – *Orange* Erfolg u. Autonomie	ER
GT	Flex-Flow – *Gelb* Qualitäten/Verantwortlichkeiten des Seins	GT

Kommunal/Kollektiv	(äußere Kontrolle, opfernd)	
BO	Ahnengeister – *Purpur* Sicherheit u. Geborgenheit	BO
DQ	Die Kraft der Wahrheit – *Blau* Stabilität u. sinnhaftes Leben	DQ
FS	Menschliche Beziehungen – Grün Gemeinschaft, Harmonie u. Gleichheit	FS
HU	Globaler-Flow – *Türkis* Globale Ordnung u. Erneuerung	HU

Abbildung 2.5 Kernpunkte der Wertesysteme.

Sie nannten das „sich entwickelnde, zyklische, Doppelhelix-, bio-psycho-soziale Modell" *Spiral Dynamics*. Die acht unterschiedlichen Systeme, die sich aus den Daten ergaben, können in Abbildung 2.5

betrachtet werden. In diesem Bild sind die acht Kategorien, die sich aus 32 Jahren Forschung durch Graves ergaben, dargestellt. Nachdem Graves die Themen, die aufgetaucht waren, kodiert hatte, wurden den unterschiedlichen Wertesystemen die Kategorien AN, BO, CP, DQ, ER, FS, GT und HU zugeordnet. Jedes dieser Wertesysteme hatte sehr spezifische Kernpunkte, welche die Existenzfragen jedes Systems beschrieben. Er begann erst später, diese unterschiedlichen Wertesysteme als Codes zu bezeichnen. Im nächsten Kapitel wird Becks einmaliger Beitrag zum Fundament beschrieben, welches Graves gelegt hatte.

Beck verglich das Denken von Graves mit 42 anderen Systemen, die Verhalten beschrieben. Er erkannte, dass der integrierte, komplexe und sich stets wandelnde Ansatz zur erwachsenen menschlichen Entwicklung sowie zu den existenziellen Fragestellungen, wie ihn Graves entwickelt hatte, weitaus systemischer und integraler als frühere Versuche war, die menschliche Natur zu beschreiben. Beck begann, vom Tanz der Doppelhelix zu sprechen – eine lebenslange Untersuchung der Arten und Weisen, in deren sich Menschen und Gesellschaften entwickeln. Die unterschiedlichen Wertesysteme oder Codes und ihre Kernpunkte werden in Abbildung 2.5 dargestellt.

Graves und Beck verbrachten viel Zeit auf der Ranch von Graves (siehe Bild 2.6). Sie diskutierten lange über die Welt und die menschlichen Dynamiken. Bevor Graves 1986 verstarb, sprachen sie auch über die Situation in Südafrika, wo eine Kombination aller Denksysteme eine Rolle spielte. Beck versprach, sich in den Kessel all jener Konflikte dieses Landes zu begeben, das damals so sehr von Apartheid und all ihren Nebeneffekten geplagt war. Graves erklärte, dass er auch gerne die Gelegenheit ergreifen würde, nach Südafrika zu gehen, um das Zusammenspiel all der Systeme im realen Leben zu untersuchen.

In Abbildung 2.7. sind Beck und Graves gemeinsam anlässlich einer universitären Veranstaltung zu sehen.

Beck versprach Graves, dass er seine Arbeit stets in jenem tiefgehenden, theoretischen und konstruktivistischen System verankern wird, welches über so viele Jahre wissenschaftlicher Forschung entstanden war. Selbst heute noch zollt Beck seinem Mentor und Freund dafür Anerkennung, wenn er Vorlesungen hält, unterrichtet und

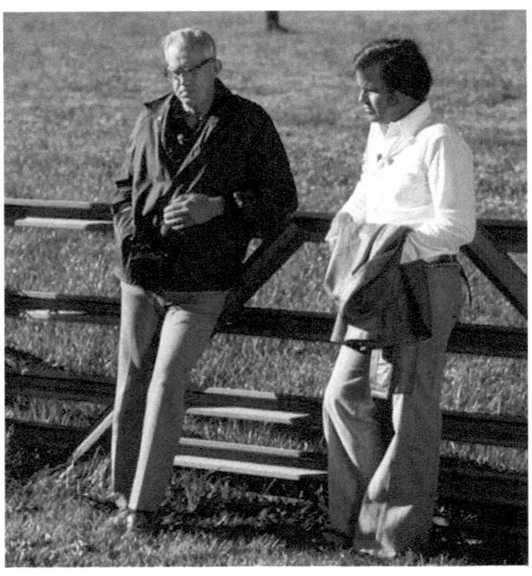

Abbildung 2.6 Graves und Beck auf der Ranch von Graves.

schreibt. Beck flößte diese Haltung auch seinen Kollegen ein. Die auffällige Anerkennung von Graves' Werk in diesem Buch ist auch ein Ausdruck dieser Haltung.

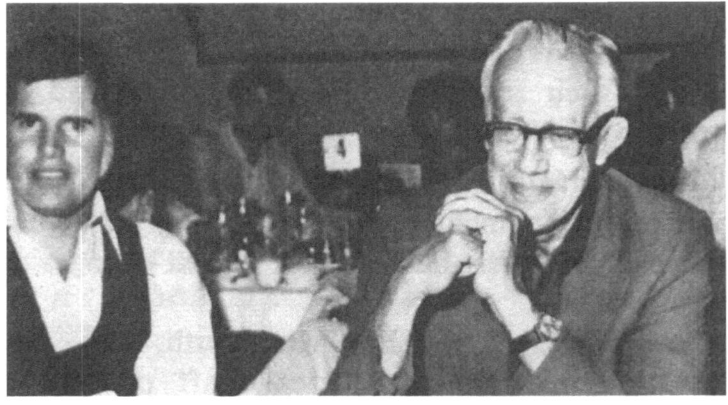

Abbildung 2.7 Beck und Graves während einer universitären Veranstaltung.

Clare Graves über die Zukunft

In dem Artikel von 1974 erklärt Graves, dass ein Teil der Menschheit bereit sei, sich auf eine neue Existenzebene zuzubewegen. Er sah voraus, dass wir dann höchstwahrscheinlich zu Zeugen einer dramatischen Transformation der menschlichen Institutionen werden würden. Graves warnte davor, dass sich das Bewusstsein des Menschen in exponentiell zunehmender Geschwindigkeit entwickeln und damit auch eine Vielzahl neuer Denksysteme auftauchen würde. Diese Denksysteme würden in der radikalen Umkehrung des gesamten historischen Fortschritts von Systemen bestehen, welche die Menschheit bis zum gegenwärtigen Zeitpunkt gebracht hatten.

Für die Codes wurden ursprünglich unterschiedliche Buchstabenpaare (AN, BO, CP) genutzt. Graves und Beck wurde jedoch mitgeteilt, dass dies zu verwirrend sei. Zunächst sprachen sie dann von numerischen Ebenen – Ein, Zwei, Drei –, und ihnen wurde gesagt, dass dies den Eindruck erzeugte, dass die höheren Zahlen besser als die kleineren Zahlen seien, wie Charles Darwin wohl sagen würde. Dann nutzten sie Bezeichnungen wie stammesbezogen, egozentrisch, absolutistisch – und wurden wiederum dafür kritisiert, allzu simpel vorzugehen, als würde ein Wort ausreichen, ein derart komplexes System zu beschreiben. Wortpaare wurden dann zu einer Option – Ahnengeister, machtvolle Götter, Macht der Wahrheit – stellten jedoch wieder semantische Fallen dar. Dann begann Beck, einfach Farben einzusetzen, da diese neutral waren, die grafische Darstellung von Vermischungen und Farbtönen ermöglichten und auch grafisch attraktiv waren. Warme Farben wurden den ausdrucksstarken, expressiven individuellen Systemen zugewiesen – AN wurde zu BEIGE, CP – ROT, ER – ORANGE und GT – GELB. Den kollektiven Systemen wurden die kühleren Farben zugewiesen: BO – Purpur, DQ – BLAU, FS – GRÜN und HU – TÜRKIS.

Graves nannte die alten Werte „Subsistenz-Ebenen“ (engl. „subsistence levels“ im Sinne von „Lebensunterhalt“, „Lebensgrundlage“) und die neueren Werte „Seins-Ebenen“ (engl. „being levels“). Er betrachtete zudem Letztere als „höherwertige Umkehrung“ der Ersteren. Er argumentierte, dass die Menschheit damit wieder an einem neuen Anfang stünde, wenn die GELBE Generation an die Macht käme und damit eine neue Menschheit durch die Transzendierung auf eine neue Ebene ermöglichte. Laubscher (2013) hebt hervor, dass Graves hier zum Ausdruck brachte, dass GELB eben BEIGE zum Quadrat sei. Auch hier sind wir wieder mit Existenzfragen konfrontiert, doch nun auf einer anderen Komplexitätsebene, auf der wir uns um das Überleben unserer selbst und anderer kümmern, und daher um die Menschheit als Ganzes.

Graves (1974) identifiziert die folgenden drei grundlegenden Szenarien:

1. Die Möglichkeit, dass wir daran scheitern, die Welt zu stabilisieren, und durch eine Reihe von Katastrophen zurückfallen, und zwar bis zu dem Punkt, an dem wir als Menschheit begonnen hatten.
2. Eine andere Möglichkeit könnte darin liegen, dass sich eine Fixierung auf den BLAUEN/ORANGEFARBENEN/GRÜNEN sozialen Komplex ergeben könnte. Für Graves versprach diese Kombination eine tyrannische, manipulative Regierung mit einem trügerischen Anstrich humanitären Denkens und mit moralisierenden Rationalisierungen.
3. Die letzte Möglichkeit bestand darin, dass wir uns zu einer GELBEN Ebene zweiter Ordnung entwickeln und auf diese Art und Weise die Welt stabilisieren würden, sodass alles Leben weitergehen könnte.

Die ersten beiden Optionen sind in der Tat furchteinflößend. Dieses Buch hätte zu keinem wichtigeren Zeitpunkt erscheinen können. Solange die *Leader* in Sozialsystemen, ob nun im individuellen, gruppenmäßigen, organisatorischen, nationalen oder geopolitischen Bereich, nicht die unterschiedlichen Denkstrukturen oder Codes verstehen, wie Beck die tief zugrunde liegenden organisierenden Prinzipien der Menschheit begreift, und beginnen, Dinge auf eine vollkommen andere Art und Weise zu tun, ist unsere Zukunft wahrscheinlich dem Untergang geweiht. Es ist wichtig, die Prinzipien des natürlichen Designs zu verstehen, ansonsten könnten wir nur dazu beitragen, den Teufelskreis der Zivilisation zu vertiefen.

Wenn wir jedoch in dem letzten Szenario erfolgreich sind, wird sich eine andere Welt als die entwickeln, die wir heute kennen. Neue *Lebensbedingungen* werden neue Denkstrukturen stimulieren. Wir werden dann nicht länger in einer Welt leben, die durch exzessiven Selbstausdruck und Maßlosigkeit gekennzeichnet ist. GELB (GT) bestimmt Funktionalität nicht dadurch, dass es Dogma, Religion und Fundamentalismus anwendet, sondern durch systemischen *Flow*. Dieses Denken wird uns in eine Welt führen, in der jeder überleben kann, was auch das Lernen einschließt, innerhalb der Grenzen, die dem Gleichgewicht des Lebens innewohnen, zu handeln.

GT ist frei von Furcht, Schuld und Scham. Es ist frei von Ego und auf das größere Gut konzentriert. Es ist transpersonal, existenziell und zuversichtlich, doch auch achtsam, praktisch und niemals überflüssig. Es impliziert, bewusst in einem komplexen, paradoxen Universum zu leben. Während international die sozialen Aufstände zunehmen, polarisieren sich fundamentalistische Gruppen quer durch Religion, Land und Glaubensvorstellungen und gegenwärtige ökonomische und politische Strukturen werden zerfallen. Der Graben zwischen den Reichen und Besitzlosen wird sich vergrößern und die Kräfte in der kollektiven Wirtschaft werden so gegensätzlich sein, dass die ganze Welt auf eine primitivere Existenzebene zurückfällt. Graves beschrieb die ökologische Krise, die Energiekrise, die Bevölkerungskrise und die Wachstumsgrenzen als T-Probleme. Die individualistische Natur des GT-Denkens sowie seine Flexibilität mag es befähigen, sich mit systemischen Problemen innerhalb jenes Denkens auseinanderzusetzen, die diese Probleme überhaupt erst hervorgebracht haben. Nach Graves' Ansicht betrachtet eine Person mit GELBER Kodierung Regeln, Geld, Errungenschaften und Philanthropie als künstlichen Ersatz für bedingungslose Liebe.

Es ist wichtig, die alten Spaltungen zu transzendieren, sich zusammenzutun und zusammenzuarbeiten, um gemeinsam ein übergeordnetes Ziel zu erreichen, sodass wir auf wundersame Art und Weise einen Sprung nach vorn machen können, wie ihn Graves vorhergesehen hat.

Die Geschichte und die Forschung von Clare Graves wurden in einer Arbeit von Krumm, Parstoffer und Fayyad publiziert. Sie zeigte, dass Graves während seiner Lebenszeit nicht viel Anerkennung für seine Forschung, seine tiefen Einsichten und seine Theorie erhalten hatte und dass sich all das Interesse an seiner Arbeit Beck und Chris Cowan verdankt. Obwohl das Buch auf Deutsch geschrieben wurde, enthält es einige englische Passagen.

Beck versprach Graves, dass er mit seiner Arbeit fortfahren würde, und verbrachte damit die nächsten 50 Jahre seines Lebens. Man erinnert sich in der *Community* wärmstens an Graves, der für seinen grundlegenden Beitrag in diesem Studienfeld anerkannt wird. Abbildung 2.8. zeigt einen *Spiral-Dynamics*-Experten, der einen Vortrag auf der *Zweiten Integralen Europäischen Konferenz* (IEC) 2006 in Siofok, Ungarn, hielt.

Das Foto kann als Beleg dafür gelten, dass – sogar 30 Jahre später – die Arbeit von Beck immer noch im Graves'schen Denken verankert ist.

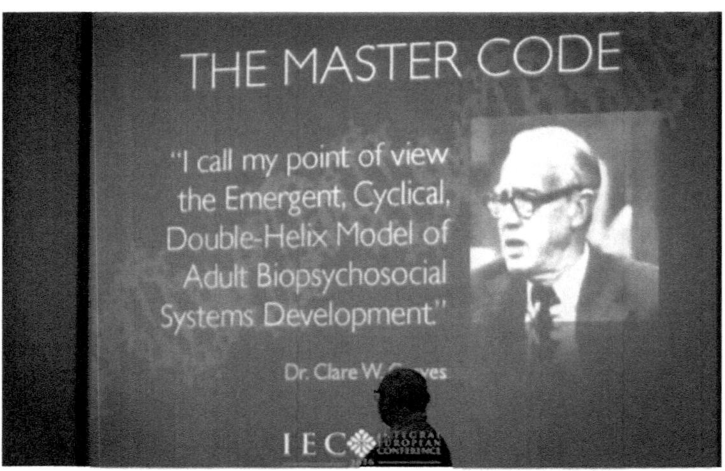

Abbildung 2.8. Vortrag, der den Beitrag von Graves bei der IEC 2006 in Siofok, Ungarn, anerkennt.

Fazit

Graves (1974, S. 28) sagt: „Die Psychologie des reifen Menschen ist ein sich entfaltender, emergenter, oszillierender, spiralförmiger Prozess, der durch die fortschreitende Unterordnung älterer Verhaltenssysteme niedrigerer Ordnung unter neuere Systeme höherer Ordnung gekennzeichnet ist, wenn sich die existenziellen Probleme des Menschen ändern." Dieses Kapitel zielt darauf ab, den Leser mit den Konzepten von *Spiral Dynamics*, der von Graves beschriebenen Entwicklung des erwachsenen Menschen und deren Auswirkungen auf andere Denksysteme vertraut zu machen. Der berühmte Entwicklungstheoretiker Piaget hat einmal festgestellt, dass Graves dort weitergemacht hat, wo er selbst aufgehört hatte. Es ist diese Konzeptualisierung der erwachsenen existenziellen Theorie, welche die Grundlage dieses Buchs bildet.

Graves vertraute Beck Folgendes an:

> Das emergente, zyklische Doppelhelix-Modell der erwachsenen bio-psycho-sozialen Entwicklung.

Wie bereits erwähnt, fingen beide an, es aufgrund der oszillierenden Zickzack-Natur zwischen den Polen ICH-MIR-MEIN und WIR-UNS-UNSER als Spirale zu bezeichnen. In den nächsten beiden Kapiteln besprechen wir die Art und Weise, wie Beck die Spirale versteht – nämlich als Codes *in* Menschen und nicht als Codes *von* Menschen.

3

Das Code-Buch

„Es gibt keine Typen von Menschen, aber es gibt sicherlich Systeme in Menschen und unterschiedliche Arten und Weisen, über Dinge nachzudenken."

BECK, 2017

Einleitung

In diesem Buch lag der Schwerpunkt bislang auf der ursprünglichen Theorie der Entwicklung des erwachsenen Menschen, wie sie hauptsächlich von Professor Clare Graves konzipiert wurde. Es wurde betont, dass die gesellschaftlichen Dynamiken, die das bestehende System formen, immer in Betracht gezogen werden sollten, um die systemischen Dynamiken zu verstehen, da die Werte und Lebensweisen, die einst für die Entwicklung der Menschheit gut waren, aufgrund veränderter Existenzbedingungen nicht mehr optimal sind (Graves 1974).

In diesem Kapitel verlagert sich der Schwerpunkt auf den Beitrag von Don Beck, Graves' lebenslangen Schüler und Freund. Wenn die hier untersuchten Annahmen auf der individuellen Ebene, auf der Gruppen- und der Organisationsebene angewandt werden, gibt es keinen Grund, warum diese Erkenntnisse nicht auch auf großflächige nationale und geopolitische Transformationen angewandt werden können. Tatsächlich werden in Teil 2 des Buchs Transformationsanwendungen in großem Maßstab veranschaulicht.

Der letzte Teil des Kapitels konzentriert sich auf die Dynamik groß angelegter Transformationen. Stück für Stück können wir den Planeten heilen. Oft führen schwierige Straßen zu wunderbaren Bestimmungsorten. Wenn wir, wie ein Puppenspieler, unsere geopolitischen und globalen Strategien mit der Absicht, alles zu optimieren, konstruieren können, können wir womöglich das latente Wohlwollen in sozialen Systemen von Schwellen- und Industrieländern gleichermaßen entfesseln.

Die acht Codes

Ein Code verkörpert eine Anzahl von Dingen. Ursprünglich bedeutete ein Code ein Gesetzbuch, und einer der ersten bekannten Codes war der babylonische Kodex von Hammurabi, ein Gesetzbuch aus dem 20. Jahrhundert v. Chr., welches sich mit Zivil- und Strafsachen befasste.

Ausgehend von den bestehenden aufgezeichneten Gesetzen eines Landes, kam es zu einem Bedeutungswandel in Richtung einer differenzierteren Definition. Jedes System von Regeln und Vorschriften, wie beispielsweise die Verhaltensregeln eines Gentlemans, wurde zu einem Code. Viele dieser gesellschaftlichen Regeln blieben ungeschrieben, aber wehe dem, der in vornehmer Gesellschaft diesen Code nicht kannte. Heute wird das Wort „Code" unterschiedlich verwendet – der Morse-Code, der Da-Vinci-Code, der Code des Kriegers, der evolutionäre Code, der Postleitzahlencode und der Quellcode. Codes treten in allen Disziplinen auf. Vielleicht ist heute die einfachste Definition für einen Code einfach „die Entschlüsselung eines Geheimnisses".

Das Geheimnis der kulturellen Codes zu entschlüsseln ist das, was wir hier vorhaben. Derzeit verstehen nur wenige Menschen, die sich tiefgehend mit der menschlichen Entwicklung beschäftigen, die kulturellen Codes, die unsere Denkweise und die Werte, nach denen wir leben, beeinflussen. Aber das ändert sich. Es ist an der Zeit, dass wir alle zusammen Zugang zum Verständnis unserer eigenen Menschlichkeit bekommen.

Einfach gesagt, ist ein Code ein Bezugssystem dafür, *wie* Menschen über Dinge denken. Zum Beispiel mögen wir beide besorgte Bürger sein, die sich über einen Krieg sorgen. Aber wenn ich sage, dass ich patriotisch bin, kann das für mich etwas anderes bedeuten als für Sie. Der Code, dessen ich mich bediene, bestimmt, *wie* wir Patriotismus definieren. Patriotisch zu sein bedeutet vielleicht für mich, freiwillig in der Armee zu dienen und zu kämpfen, wenn ich dazu aufgefordert werde, um mein Land und seine Lebensweise zu schützen. Patriotisch zu sein bedeutet vielleicht für Sie, gegen einen ungerechten Krieg zu protestieren und bereit zu sein, ins Gefängnis zu gehen, um Ihr Land vor einem schweren Fehler zu bewahren. Welcher von uns ist nun patriotisch? Wir beide sind es. Wir denken nur anders darüber, was das Beste für unser Land ist. Und der Grund, warum wir anders darüber denken, liegt darin, dass sich jeder von uns eines anderen Bezugssystems bedient – und eines anderen Codes.

Ein Code repräsentiert die Container, welche die Weltansichten formen, aber nicht die Inhalte, die sie füllen. Jeder Code-Container ist mit Überzeugungen, Idealen, Moralvorstellungen, Prinzipien und Zielen gefüllt. Wir kennen acht Codes, die sich heute auf der Erde ausdrücken. Tatsächlich existiert auch heute noch jeder Code, der jemals in der Geschichte der Menschheit existiert hat.

In den folgenden Kapiteln untersuchen verschiedene Autoren jeden dieser Codes, aber um zu beginnen, folgt hier ein kurzer Überblick über die acht Codes. Ich will hinzufügen, dass die für die Codes verwandten Farben an sich keine Bedeutung haben. Ich habe sie Ende der 80er und Anfang der 90er Jahre ausgewählt, als ich auf friedvolle Art und Weise daran arbeitete, die Apartheid in Südafrika zu zerschlagen. Die Hautpigmentierung war im Schmelztiegel feuriger Emotionen von größter Bedeutung. Zu dieser Zeit wurden die Menschen in Südafrika nach Rasse und Hautfarbe klassifiziert. Sie erhielten eine Nummer, um zu bestimmen, wo sie wohnen, zur Schule gehen, wen sie heiraten, welche Arbeit sie bekommen und ob sie das Land verlassen konnten oder nicht.

Also nutzte ich die Neutralität der Farben, um rassistischen Profilierungen zu entkommen. Ich wünschte mir von den *Leadern*, die an der friedlichen Lösung der Apartheid arbeiteten, dass sie sich der verschiedenen Codes bewusst würden, die in den Menschen und in jeder Rasse existierten. Nur dann konnten wir ein realistisches Bild dessen bekommen, was wirklich vor sich ging.

Zulus[9] tendierten dazu, als ethnische Stammesgruppe stereotypisiert zu werden. Aber Millionen von Zulus lebten in städtischen südafrikanischen Umgebungen mit westlich geprägten, städtischen

9 Einer der zehn Stämme in Südafrika.

Werten. Der typische Afrikaaner (in der gegenwärtigen Fachliteratur hat sich der Terminus „Afrikaaner" für die Nachfahren niederländischer, deutscher und französischer Siedler weißer Hautfarbe in Südafrika, deren Muttersprache „Afrikaans" ist, durchgesetzt) europäischer Herkunft wurde als ein sehr traditioneller und religiöser Bauer stereotypisiert, dessen Werte auf dem „einzig wahren Weg" beruhten. Dieser Code könnte jedoch von seinem städtisch-lebenden Sohn zu einer stark kapitalistischen Orientierung verändert werden. Die städtischen Zulu und die Afrikaaner hätten dann mehr miteinander gemein als mit ihren Vätern.

Wenn ich neutrale Farben verwandte, könnten die *Leader*, die an der Planung von Südafrikas Zukunft beteiligt waren, Systeme entwerfen, die mit den Codes arbeiten, anstatt mit Systemen, die auf Rasse, ethnischer Zugehörigkeit, Geschlecht, Religion, Nationalität oder anderen Mitteln zur gegenseitigen Kennzeichnung basierten. Denn diese Eigenschaften sind oberflächlicher Natur. Darunter liegen die wirbelnden Strömungen von Weltanschauungen und Wertesystemen. Diese Weltanschauungen und Wertesysteme müssen wir jedoch entschlüsseln, um angemessene Lösungen zu finden. Diese farbkodierte Ansicht enthüllt, wie ein psychologischer Rosettastein, die Werte, durch und mit denen wir leben.

Die Farben sind also – mit einer Ausnahme – rein willkürlich gewählt. Die warmen Farben – BEIGE, ROT, ORANGE und GELB – stellen Codes dar, die sich darauf fokussieren, wie der Einzelne seine Umgebung meistert. Warme Farben handeln von „ich, mir, mein". Kühle Farben – PURPUR, BLAU, GRÜN und TÜRKIS – repräsentieren Codes, die sich darauf konzentrieren, wie die Gruppe oder die Gesellschaft mit unserer Umwelt in Frieden lebt. Kühle Farben handeln von „uns, wir, unser". Wenn die neuen Codes auftauchen, schlängeln sie sich zwischen diesen beiden Orientierungen, da die Probleme, die dadurch entstehen, dass zu viel Gewicht auf „ich, mir, mein" gelegt wird, dadurch korrigiert werden können, dass wir auf die „uns, wir, unsere"-Bedürfnisse zurückspringen. Wenn dann zu viel Miteinander den Individualismus erstickt, springt der Code zurück zu „ich, mir, mein". Mit jedem Hin-und-Zurück werden die geschaffenen und gelösten Probleme komplexer, insofern bewegen wir uns nicht nur wie ein Pendel hin und her. Wir entwickeln immer größere Fähigkeiten.

Die Codes sind in zwei Kategorien unterteilt. Die ersten sechs, die über Hunderttausende von Jahren entstanden sind, sind die „Subsistenz"-Codes (Lebensunterhalt) der ersten Ordnung. Den meisten von uns werden diese bekannt vorkommen. Die beiden letzten Codes, GELB und TÜRKIS, sind ein Blick in unsere nahe Zukunft – die Emergenz der „Seins"-Codes zweiter Ordnung, die erst vor 50 Jahren entstanden sind und einen großen Sprung in eine neue Denkweise darstellen.

„Subsistenz"-Codes erster Ordnung

Code BEIGE begann vor 100.000 Jahren und kreist um das grundsätzliche Überleben. Nahrung, Wasser, Wärme, Sex und Sicherheit sind Prioritäten für Menschen, die in kleinen Clans vom Land leben und ihre Instinkte zum Überleben nutzen. Dies sind die Höhlenmänner und Höhlenfrauen unserer Frühgeschichte. Auf internationaler Ebene wird derzeit von der *Spiral-Community* versucht, die BEIGE-Dynamik nochmals aufzugreifen.

Code PURPUR begann vor etwa 50.000 Jahren, als sich die Clans zu Gruppen entwickelten, die dem Stamm und seinen Anführern, Ältesten, Vorfahren, Riten, Ritualen und heiligen Bräuchen gewidmet waren. Amerikanische Ureinwohner, die australischen Aborigines, die afrikanischen Zulu und irischen Clans sind nur einige Beispiele für die Verbreitung dieser Gruppierungen auf der ganzen Welt.

Code ROT, impulsiv und egozentrisch, riss sich vor ungefähr 10.000 Jahren von dem Stammesdenken los, um andere zu erobern, auszutricksen und zu dominieren – in einer Welt, die als ein Dschungel voller Räuber wahrgenommen wird. Attila der Hunne, Alexander der Große, Julius Cäsar und Napoleon gehörten zu den erfolgreichen Herrschern in einer Welt, die noch heute ihren Anteil an „starken Männern" hat.

Code BLAU entwickelte sich vor etwa 5.000 Jahren, als die Menschen einen Sinn in einer transzendenten Sache, Wahrheit oder in einem rechtschaffenen Weg entdeckten. BLAU glaubt daran, dass die Durchsetzung der Gemeinschaftsordnung vermittels eines Verhaltenskodex, der auf ewigen, absoluten Prinzipien basiert, Stabilität bringt und zukünftige Belohnungen garantiert. Judentum, Christentum und Islam entstanden während dieser Periode. BLAU ist eine grundlegende Bauordnung für Recht und Gesetz.

Code ORANGE entwickelte sich vor etwa 300 Jahren, als sich die Wissenschaft und die in Europa stattfindende Aufklärung entwickelten. Selbstständige und risikofreudige Individuen glaubten, dass Veränderung und Fortschritt der Ordnung der Dinge innewohnen. Unter Code ORANGE erlangt der Einzelne durch Wettbewerb Status und Wohlstand und sucht stets nach besten Lösungen. Freie Märkte, der Aufstieg von Industrialisierung und Konzernen, Demokratie und empirische wissenschaftliche Forschung entsprangen diesem neuen Code.

Code GRÜN erschien vor 150 Jahren, strebt nach Frieden im inneren Selbst und erforscht mit anderen die fürsorglichen Dimensionen der Gemeinschaft – und stellt einen Wechsel von dem nach Status suchenden ORANGE zu einem egalitären und humanistischen Code dar. Dieser Code glaubt, dass wir diejenigen, die auf dem Weg zum Fortschritt zurückgelassen wurden, retten und das Gleichgewicht der Ressourcen wiederherstellen müssen. Die Umweltbewegung und die Bürgerrechtsbewegung beginnen mit der Entstehung von GRÜN.

„Seins"-Codes zweiter Ordnung

Code GELB ist erst vor 50 Jahren entstanden und hat verstanden, dass Chaos und Veränderung natürlich sind und die Integration des Kaleidoskops natürlicher Hierarchien, Systeme und Formen in voneinander abhängige, natürliche Flüsse notwendig ist. GELB schätzt die Großartigkeit der Existenz mehr als materielle Besitztümer und versucht, als Individuum, das sich selbst treu ist, selbstverantwortlich zu leben. Wir können GELBES Denken bei einigen Politikern entdecken, die in der Lage sind, Werte erster Ordnung aus dem Farbspektrum in eine Botschaft zu integrieren, die alle in ihrem Zuständigkeitsbereich akzeptieren können.

Code TÜRKIS erschien zum ersten Mal vor 30 Jahren und betrachtete das Selbst sowohl als etwas Eigenständiges als auch als Teil eines größeren, mitfühlenden Ganzen, in dem ganzheitliches, intuitives

Denken und kooperatives Handeln erwartet werden, um alles Leben zu erhalten. Für einen TÜRKISFARBENEN Denker ist die Welt ein einziger, dynamischer Organismus, in dem sich alles in ökologischer Ausrichtung mit allem anderen verbindet.

Code KORALLE ist noch nicht erkennbar, wird aber entstehen, wenn sich die Menschheit weiterentwickelt. Es können sogar noch neuere Systeme höherer Ordnung folgen. Die *Lebensbedingungen* für KORALLE fordern den Menschen noch nicht heraus, sich darauf einzustellen. In diesem Buch sind TÜRKIS und KORALLE unterrepräsentiert – genau wie im richtigen Leben.

Abbildung 3.1 zeigt verschiedene Prioritätscodes, wie sie von Beck beschrieben wurden. Für *Leader* ist es entscheidend, diese Codes zu verstehen, um das in den Systemen gefangene menschliche Potenzial zu erschließen.

Der Doppelhelix-Code des Wandels

In dieser evolutionären Spirale sind zwei Kräfte am Wirken: *Lebensbedingungen* und die Denkweise eines Menschen. Wenn sich die *Lebensbedingungen* ändern, passen sich Menschen, die über eine komplexe und anpassungsfähige Intelligenz verfügen, an diese neuen Lebensbedingungen an. Ähnlich der strukturellen Anordnung der DNA, bilden diese beiden Faktoren eine Doppelhelix (Abbildung 3.2). Komplexe anpassungsfähige Intelligenzen entstehen als Reaktion auf *Lebensbedingungen*, und während die beiden Kräfte – die *Lebensbedingungen* und die anpassungsfähige Intelligenz – miteinander interagieren, drängen sie einander und die Evolution vorwärts.

Bakterien sind z. B. lebende Organismen mit anpassungsfähiger Intelligenz. Medizinforscher haben ein Antibiotikum entwickelt, um diesen lebensbedrohlichen Organismen entgegenzuwirken und ihre *Lebensbedingungen* zu verändern. Die Bakterien, die nicht immun sind, sterben, aber andere, wenn auch nur wenige, überleben und entwickeln neue Immunitäten gegen diese Veränderung. Sie vermehren sich schnell und überlisten die Antibiotika. Wir müssen dann ein neues Antibiotikum für eine neue Sorte dieser mikroskopisch kleinen Veränderungskünstler entwickeln.

Menschen machen das Gleiche. Wir kalibrieren uns neu, wenn uns die *Lebensbedingungen* bombardieren. Unser Geist verändert sich. Und das ist notwendig. Weil unsere *Lebensbedingungen* von so unlösbaren Problemen übersät sind, verändern wir buchstäblich unseren Geist und formen neue neurologische Wege, die uns zu höheren Denkfähigkeiten treiben. Wir erfinden neue Codes, die sich mit den Problemen befassen, die durch den gegenwärtigen Code, mit dem wir leben, entstanden sind. Der neue Code ist zwangsläufig komplexer als der vorherige.

Die *Lebensbedingungen* eines Individuums werden von vier Faktoren beeinflusst:

- **Zeit**. Wir leben zur gleichen Zeit in verschiedenen Epochen. Ein Physiker in Genf lebt in einer anderen Zeit als der afghanische Bauer ohne Zugang zu Bildung, Telefon oder Internet. Der eine lebt in einer Kultur ständigen Wandels und neuer Entdeckungen. Der andere lebt unter *Lebensbedingungen*, die sich über Generationen nicht viel verändert haben.
- **Ort**. Die Geografie beeinflusst ebenso unsere sozialen Werte und Interaktionen. Eine isolierte Inselrasse produziert andere kollektive Verhaltensweisen als wandernde Wüstenbewohner oder Bauern, die sich in einem warmen, fruchtbaren Tal entwickeln. Das einfache Leben der Polynesier mit ihrem vielfältigen Zugang zu den Reichtümern des Ozeans spiegelte sich in ihren freundlichen und einladenden Gesellschaften wider, während im beschwerlichen Leben der in der Wüste lebenden Beduinen harte Regeln und kriegerisches Verhalten zum Schutz begrenzter Ressourcen die Norm waren. In der heutigen Welt umfasst das auch unsere von Menschen gemachte Umwelt – unsere Arbeitsplätze und Gemeinschaften.
- **Menschliche Probleme**. Unsere *Lebensbedingungen* können einzigartig für eine Kultur sein, wie Hungersnot in einer bestimmten Region, oder sie können einzigartig für ein Individuum sein, wie z. B. eine Krankheit. Eine universelle Herausforderung wie die globale Erderwärmung konfrontiert die gesamte Menschheit. Diese Bedingungen, welcher Art und Weise auch immer sie sind, fordern die Bewältigungsmechanismen innerhalb der bestehenden Ordnung heraus. Die Herausforderung triggert das Gehirn, das Problem

PRIORITÄTS CODES

Überlebensprioritätscode: Erfülle Grundbedürfnisse; Nahrung, Wasser, Schutz, Fortpflanzung; überlebe um jeden Preis.

Bindungsprioritätscode: Finde Sicherheit, beschütze Nest/Familie: Verteidige Ethnie, Blut.

Egozentrischer Prioritätscode: Fordere die „Drachen“ heraus, behaupte das Selbst; lebe im Heute; Vergnügen/Handlungen suchen.

Zweckmäßiger Prioritätscode: mit der Ursache/Wahrheit/Überzeugung konform gehen; Opfer für Morgen erbringen; diszipliniert sein.

Unternehmungslustiger Prioritätscode: Produziere gutes Leben; erzeuge Technologie; erziele Erfolg; ermögliche Fortschritt.

Humanistischer Prioritätscode: Stelle den Fokus aufs Menschliche wieder her; finde einen Konsens; wertschätze Gleichheit; reagiere auf Gefühle.

Integraler Prioritätscode: Suche Authentizität; denke systemisch; entwickle Komplexität; umarme das Natürliche.

Holonischer Prioritätscode: Nehme Muster im Ganzen wahr; richte alle Punkte aus; erneuere tiefe Spiritualität.

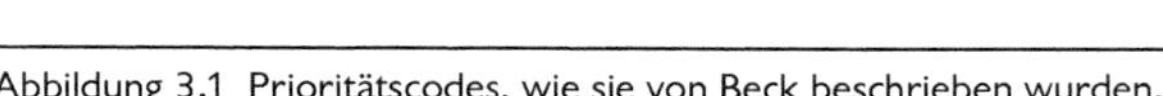

Abbildung 3.1 Prioritätscodes, wie sie von Beck beschrieben wurden.

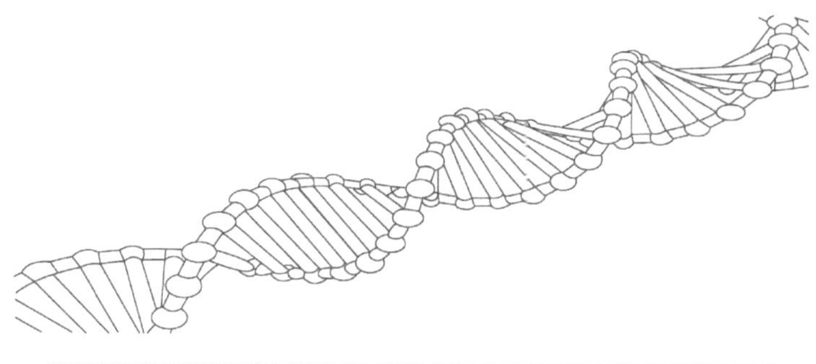

Abbildung 3.2. Typische DNA-Struktur.

genauer wahrzunehmen und die entsprechende Energie und konzeptuelle Kraft freizusetzen, um damit angemessen umzugehen. Jeder Code hat sein eigenes einzigartiges Bündel von Herausforderungen, die angegangen werden müssen. Wenn eine Reihe von Problemen zur gleichen Zeit und am gleichen Ort auftaucht und die vorhandenen Ressourcen überfordert, entwickeln sich „Hot Spots" von Turbulenzen und Konflikten.

- **Soziale Umstände.** Letztendlich haben wir alle unseren eigenen individuellen Platz, unsere soziale Rangordnung, unser genetisches Erbe, unsere intellektuellen oder physischen Begabungen. Keine zwei Menschen sind Bewohner von identischen konzeptionellen Welten oder teilen die gleichen Erfahrungen auf exakt die gleiche Art und Weise. Jeder von uns ist einzigartig. Diese Umstände definieren für uns offene oder geschlossene Grenzen im Hinblick auf die Beweglichkeit und die Chancen in den Bereichen Soziales, Ausbildung oder Wirtschaft. In Abbildung 3.3 werden die Komponenten der Veränderung beschrieben.

Abbildung 3.3 zeigt, dass die *Lebensbedingungen*, welche die Probleme und Herausforderungen der Existenz aufwerfen, den Arten und Weisen, wie Menschen denken, sowie ihren Prioritätscodes entsprechen. Verschiedene Wertesysteme, Weltanschauungen oder Codes kommen hier zum Ausdruck. Die Interaktion zwischen den äußeren *Lebensbedingungen* und den internen Prioritätscodes bestimmt, was die Menschen denken und was sie tun. Wir sehen dann die sichtbare

Manifestation der Prioritätscodes im Verhalten von Individuen, Gruppen oder der Gesellschaft.

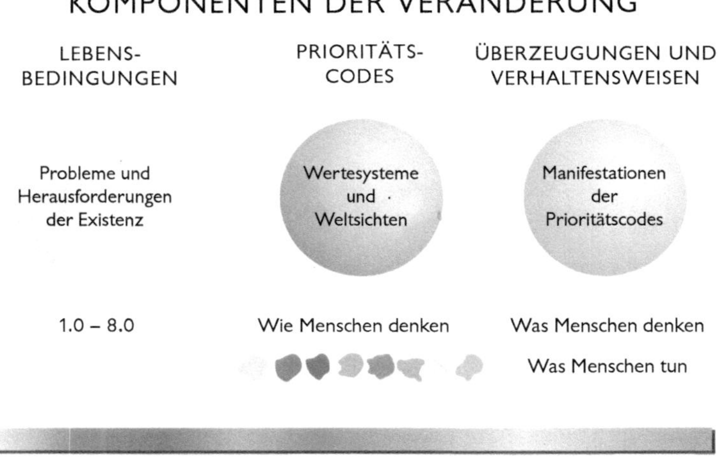

Abbildung 3.3 Komponenten der Veränderung – wie Lebensbedingungen Verhaltensweisen bestimmen.

Die „Ich"- und „Wir"-Welle des Codewechsels

Wie im ersten Kapitel erwähnt, bewegt sich der Code in einem Zickzack-Kurs zwischen „Selbstausdruck" und „Selbstaufopferung" (respektive „Selbsthingabe"), schwingt also zwischen einem Fokus auf „ich" und „wir", zwischen einem freien Individuum und einer Person, die sich selbst in Bezug auf eine Gruppe definiert. Wir werden zwischen externen Outputs und Feedbacks von anderen pendeln, um unserem inneren Urteil zu vertrauen.

Diese Schwankungen finden wellenartig statt. Ob nun die Emergenz eine individuelle Entwicklung oder eine gesellschaftliche ist, diese Veränderungen sind wie aufeinander folgende Wellen, die auf einen Strand zurollen. Jeder Code hat seine eigene ansteigende Brandung und überlagert gleichzeitig die zurückgehenden Wellen der vorherigen Systeme, die nachlassen.

Wie Meereswellen verfügt jeder Code über drei Phasen: Eingangsphase, Höhepunkt und Ausgangsphase. Die Eingangsphase bringt Propheten und Visionäre hervor, die die kommenden Veränderungen darlegen. Zwangsläufig werden sie von antikörperartigen Protesten der Anhänger des früheren Kodex angegriffen und oft als Ketzer getötet. Ihre Erklärungen werden jedoch von anderen Visionären übernommen, die sehen, dass Lösungen in diesem neuen Paradigma enthalten sind. Diese frühzeitigen Anwender übernehmen die Vorreiterrolle. Wenn sie erfolgreich sind, breitet sich der neue Kodex weit aus und tritt in eine Hochphase ein, erreicht den Höhepunkt, auf dem die Werte und Prinzipien von den Bewahrern der Wahrheit kodifiziert werden, deren Aufgabe es ist, die Regeln des jetzt akzeptierten Paradigmas für die Mehrheit zu etablieren. Der neue Code breitet sich aus, bis er die Macht übernimmt. Nach einer gewissen Zeit beginnt der Code jedoch, steif und ausschweifend zu werden, und kann mit den Problemen nicht länger auf angemessene Art und Weise umgehen. Dann degeneriert er zu leeren Symbolen und Ritualen. Sein Einfluss lässt nach, und die entstehenden Probleme werden durch neue, komplexere Codes ersetzt, wenn der alte Code verschwindet.

Dieser Prozess dauert an. Es gibt keinen endgültigen Zustand für die sich entwickelnden Codes. Codes entstehen weiterhin. Die evolutionären Prinzipien, durch die sich das Leben entwickelt, stellen keinen ultimativen Zustand dar, sondern eine zugrunde liegende Struktur, welche die Codes repliziert und neue hervorbringt, wenn die *Lebensbedingungen* komplexer werden. Sollte sich *Star Trek* je bewahrheiten, könnten wir erwarten, dass eine zukünftige Generation über weitaus nuanciertere, verständnisvollere und mitfühlendere Werte verfügen wird als wir heute – sowie über coole Tech-Spielzeuge, mit denen wir uns durch die Milchstraße *beamen*.

Die Ebbe und Flut des Codewechsels

Wir entwickeln uns jedoch nicht immer auf leichte Art und Weise zu einem komplexeren Denken. Die Umstände können uns sowohl abwärts als auch aufwärts durch die Ebenen der Komplexität treiben. Stressvolle *Lebensbedingungen* können uns zu einem früheren Code abwärts taumeln lassen. Als zwei Flugzeuge das New Yorker *World Trade Center* zerstörten, vereinigten sich die schockierten und trauernden Amerikaner in einem aufwallenden Patriotismus, wie er seit dem Bombenangriff der Japaner auf *Pearl Harbor* am 7. Dezember 1941 in Amerika nicht mehr aufgetreten war. Die Artikel über wirtschaftliche Globalisierung verschwanden. Der Ruf wurde laut nach einem starken Führer, der Amerikas Lebensart retten sollte. Die normalerweise heftig parteiischen Demokraten und Republikaner standen gemeinsam auf den Stufen des Kapitols und sangen „*God Bless America*", eine symbolische Geste, die nur wenige Tage zuvor undenkbar gewesen wäre. In Abbildung 3.4 wird die Natur menschlicher Codes beschrieben.

Als der Hurrikan *Katrina* Tausende von Menschen in New Orleans mittellos machte, hieß der Code plötzlich „Jeder für sich". Durch hüfthohes Wasser watend, übernahm Code BEIGE die Führung, während Männer und Frauen Schaufenster zerbrachen, um an Nahrung und Wasser zu kommen. Und manche befanden sich im festen Griff einer ungesunden Code-ROT-Mentalität, als sie mit Waffen in der Hand zu plündern begannen.

Der Amoklauf des ungesunden Codes ROT in New Orleans bietet eine weitere wichtige Lektion in Bezug auf die Natur der Codes. Codes laufen nicht nur in einer Spirale auf und ab, sondern von jedem Code gibt es eine gesunde und eine ungesunde Form. Zum Beispiel bringt ein gesundes BLAU der Gesellschaft Ordnung und Stabilität. Ein ungesundes BLAU verschließt sich aber so sehr jedem anderen System, dass es sich nicht entwickeln kann, wenn die *Lebensbedingungen* eine komplexere Denkweise erfordern. Folglich kann eine Religion darauf bestehen, dass ihre jahrhundertealten Interpretationen heilige Wahrheiten sind, auch wenn neues Wissen die früheren Interpretationen negiert und zu einem verbesserten Leben für ihre Anhänger führen würde, wenn die Lehrsätze angepasst würden.

Gleichermaßen kann ein Individuum ungesunde Formen eines Codes zeigen und es als gerechtfertigt empfinden, abnormale und kriminelle Handlungen zu begehen. Insofern fühlt sich ein stark religiöser Mann berechtigt, einen Arzt zu töten, der Abtreibungen durchführt, und der Umweltaktivist fühlt sich berechtigt, einen spritschluckenden Hummer (gemeint ist ein amerikanischer Geländewagen) in die Luft zu jagen. Diese ungesunden Versionen sind es, die wir eliminieren müssen, um Harmonie und gesunde Bewegung zwischen den Codes zu ermöglichen.

- Menschen besitzen die Fähigkeit, neue Codes zu entwickeln.
- Lebensbedingungen erwecken Codes, die als Antwort auftauchen, aufsteigen, sich zurückbilden oder verblassen.
- Codes springen zwischen Selbstausdruck und Selbstopfer hin und her.
- Codes entwickeln sich entlang der Spirale in wellenartiger Art und Weise, beginnen, erreichen ihren Höhepunkt und enden.
- Codes existieren in unseren eigenen Profilen, wie bei der russischen Matrjoschka-Puppe.
- Codes durchlaufen je nach Lebensbedingungen die Komplexitätsebenen in der Spirale auf und ab.
- Codes gruppieren sich in sechs Ordnungen entlang der Spirale.

Abbildung 3.4 Die Natur menschlicher Codes.

Wir sind alle mischfarbig in einer vielfarbigen Welt

Die Charakteristik dieser Spirale von Codes, die zu verstehen so wichtig ist, besteht darin, dass jeder neue Code, während er den vorherigen Code transzendiert, auch jeden Code enthält, der ihm vorherging. Zu jedem Zeitpunkt können verschiedene Töne für uns laut oder gedämpft erklingen, wie in einem Orchester, in dem der Part der Saiteninstrumente dem Part der Blasinstrumente Platz macht, während die Becken, bis auf einen gelegentlich erschallenden Klang, still bleiben.

Codes koexistieren in uns wie musikalische Akkorde und nicht wie einzelne Noten.

Man stelle sich eine russische Matrjoschka-Puppe vor. Man öffnet die erste Puppe und findet darin eine kleinere Puppe. Man öffne diese Puppe, um eine andere, noch kleinere Puppe vorzufinden und so weiter. Auf dieselbe Art und Weise verbleiben die Eigenschaften eines Codes in unserem Bewusstsein eingebettet, auch wenn ein neuer Code in unserem Denken vorherrscht. BEIGE ist also eingebettet in

PURPUR, was eingebettet ist in ROT, was eingebettet ist in BLAU, was eingebettet ist in ORANGE, was eingebettet ist in GRÜN und so weiter.

Das Leben selbst offenbart uns dies. Ein Teilchen ist in einem Atom eingebettet, das wiederum in ein Molekül eingebettet ist, während sich das Molekül in einer Zelle befindet. Und es geht noch weiter aufwärts, da Zellen zusammenwirken und sich zu einer mehrzelligen Struktur zusammenschließen. So finden wir eine große Vielfalt an Lebewesen, einschließlich Ihrer selbst und mich – wie in Abbildung 3.5.[10] zu sehen ist.

Codes sind Typen *in* Menschen.

Sie sind keine Arten *von* Menschen.

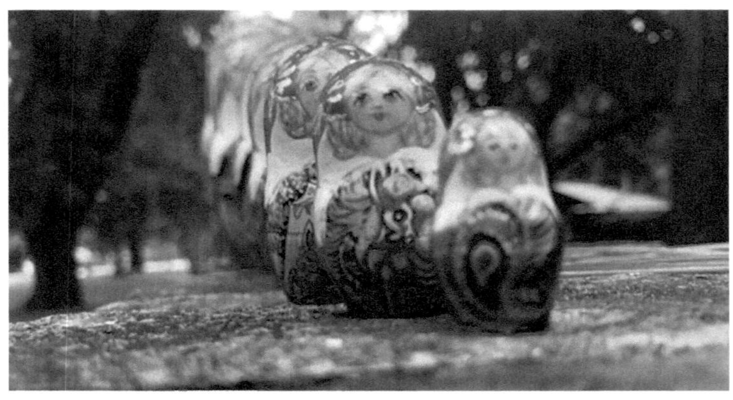

Abbildung 3.5 Russische Puppen als Metapher für verschiedene *Spiral Dynamics Codes*.

Jemand mag beispielsweise ORANGEFARBENEN Werten starken Ausdruck verleihen, aber wir dürfen nicht vergessen, dass innerhalb dieses Individuums auch die Codes BEIGE, PURPUR, ROT und BLAU eingebettet sind. Möglicherweise können sie auch den Beginn von Code GRÜN in ihren psychologischen Aufbauten anzeigen.

10 Die Analogie mit den russischen Puppen war ein Geschenk eines Delegierten auf einer von Becks Reisen nach Russland.

Niemand ist eine Code-ORANGE-Person.

ORANGE drückt ein Wertesystem aus, einen Code.

Die Herausforderung des Codewechsels

Obwohl Menschen und Gesellschaften, abhängend von den *Lebensbedingungen,* sich auf und ab durch die Codes bewegen können, geschieht die allgemeine Entwicklung doch in Richtung größerer Komplexität, weil unser Wissen und unsere Erfahrungen stetig zunehmen. Das Universum erweitert sich, und dies gilt auch für unser Bewusstsein. Dieser sich ausweitende Fluss verfügt über vier Eigenschaften:

- Erweiterung des psychologischen Raums hin zu facettenreicheren Persönlichkeiten, verschiedenen Organisationsformen und einem viel komplizierteren Planeten.
- Erweiterung des konzeptionellen Raums hin zu „*Big-Picture*"-Perspektiven, einem größeren Einflussbereich und einem erweiterten Zeitrahmen.
- Erweiterung der Auswahlmöglichkeiten aus einer breiteren Palette an Möglichkeiten, etwas zu tun.
- Erweiterung der Verhaltensfreiheit hin zu mehr Möglichkeiten, wie man sich in akzeptablen Arten und Weisen menschlicher Wechselbeziehungen befinden kann.

Diese Erweiterungen verursachen große Herausforderungen auf der Ebene erster Ordnung. Denn jeder der sechs Codes, die innerhalb dieser Ebene existieren, verachtet den alten Code, der zurückgelassen wurde. Jeder Code ist sich dessen sicher, dass seine neue Lebensweise die richtige ist. Daher wird oft angenommen, dass Fortschritt darin besteht, das Alte zu beseitigen. Und doch benötigt, wie wir gesehen haben, jeder Code den vorhergehenden.

Ein Code-ORANGE-Unternehmer ermogelt z. B. mehr Gewinn, indem er die Regeln der Code-BLAU-Bürokratie umgeht und ein Unternehmen in einem steuerfreien Hafen gründet, um zu vermeiden, Steuern auf die Gewinne des Unternehmens zu zahlen. Dieser Unternehmer mag sogar Verachtung für jedes Unternehmen empfinden, das von einer solchen Methode keinen Gebrauch macht. Seine

ORANGEFARBENE Mentalität ist jedoch abhängig von Code BLAU, welcher ihm ein Umfeld von Recht und Ordnung bietet, in dem ein Unternehmen funktionieren kann. Ohne Code BLAU könnte kein Code ORANGE existieren. Code ROT würde mit seinen Regeln, dass der Stärkste den ganzen Gewinn bekommt, regieren. Für den unternehmungslustigen Unternehmer ist im Code ROT kein Platz. Stattdessen müsste er ein Lakai für den starken Mann sein und hoffen, dass ihm „der Mann" ein paar Belohnungen gibt.

Hier ist ein weiteres Rätsel. Man müsste eigentlich annehmen, dass zumindest die Leute, die dem gleichen Code folgen, miteinander auskommen müssten. Aber das ist nicht der Fall. Unter dem Code BLAU haben wir Hindus, die gegen Christen und Muslime kämpfen, sunnitische und schiitische Muslime, die sich gegenseitig bekriegen, und es gibt fortwährende Spaltungen innerhalb der christlichen Konfessionen ... Es ist eine lange Liste von Fraktionen, die viele Pfade innerhalb des Codes darstellen.

Die acht Codes beschreiben also die Art und Weise, in der eine Person denkt. Die Codes beschreiben *nicht*, was innerhalb des Code-Containers bewertet wird. So können wir zwei Menschen finden, deren dominierende Farbe der Code BLAU ist und die über das, *was* Teil dieses Code-Containers ist, streiten. Fundamentalisten verschiedener Religionen sind sich ziemlich sicher, dass die Glaubensvorstellungen ihrer jeweiligen Religion die Wahrheit sind, und doch kann die Wahrheit dem Islam, dem Christentum, dem Hinduismus, dem Judentum oder einer anderen Tradition entspringen.

Der Mastercode der Menschheit

Dies sind die verborgenen Dynamiken, die Individuen prägen, Organisationen gestalten und Gesellschaften transformieren.

Dies ist die große Hoffnung der zweiten Ordnung, die jetzt am Horizont erscheint. Dieses neue Verständnis ist das Entsperren des *Mastercodes*, jener integralen Logik, die erklärt, wann verschiedene Codes erscheinen und wie sie funktionieren. Durch das Verstehen dieses *Mastercodes* können wir gesunde Codes fördern, sodass sich Menschen zwischen den Codes hin und her bewegen können, so wie es die *Lebensbedingungen* jeweils erfordern.

Wenn man den *Mastercode* versteht, kann man die tiefsten menschlichen Motive und Prioritäten von Individuen und Gruppen entdecken. Er erzeugt eine anpassungsfähige Intelligenz für unterschiedliche *Lebensbedingungen*, um Probleme auf mehreren Ebenen zu lösen, und verfolgt die tiefgreifenden Änderungscodes, um die Transformation großer Systeme zu überwachen und zu erleichtern.

Es geht NICHT darum, irgendeinen Code zu beseitigen!

Die Aufgabe besteht darin, die Bedeutung jedes Codes zu erkennen und die Übergänge zwischen den Codes offenzuhalten, damit sich die Menschen innerhalb des Codes, der ihren *Lebensbedingungen* entspricht, gesund entwickeln und wachsen können. Das ist die Aufgabe. Wir müssen die natürlichen Muster finden, durch die wir uns in eine bessere Zukunft entwickeln können. Beck (2017) verweist häufig auf den Song *„The Gambler"* von Kenny Rogers, wenn er über den *Mastercode* spricht. Denn diese Zeilen aus dem Song stellen die Essenz des *Mastercodes* dar: *„You've got to know when to hold 'em, know when to fold 'em."*[11]

Es wird wichtig für die *Leader* der Zukunft, Netze ähnlich denen der Spinnen zu weben, um das zu verbinden, was am wichtigsten ist, und um das zu entwerfen, was am besten funktioniert: Globales mit Lokalem zu verbinden wie auch das Denken der linken und rechten Hirnhemisphäre und auch heilige und säkulare Muster, um die menschliche Entwicklung zu fördern. Der *Mastercode* kann alle Bereiche der Gesellschaft beeinflussen, sei es Wirtschaft, Geopolitik, Religion und Spiritualität, Gemeindeentwicklung, Bildung und Gesundheitsversorgung. Einige Anwendungen von *Spiral Dynamics* werden in Teil 3 dieses Buchs besprochen.

Spiral Dynamics hilft uns, die Entwicklung des menschlichen Bewusstseins zu verstehen. Es basiert auf einer Spirale, was bedeutet, dass während es sich spiralförmig entfaltet, es sich auch zu größerer Komplexität entwickelt. Es ist in gewissem Sinne eine einzelne Linie, denn wenn eine Spirale auseinandergezogen wird, ist es eine Linie. Jede Windung der Spirale stellt jedoch eine andere Weltanschauung dar ... eine Art und Weise, die Realität, die Quintessenz und ein [W]Mem zu verstehen. Wir können insofern zeigen, was in Beziehungen, in

11 „Du musst wissen, wann du sie halten musst. Und du musst wissen, wann du aussteigen musst", A. d. Ü.

Streitfragen, in Kontroversen und sogar in Kriegen unter der Oberfläche liegt. Die Codes sind in der Tat verschiedene anpassungsfähige, kontextuelle und komplexe Kernintelligenzen. Wenn wir uns der verschiedenen Codes bewusst geworden sind und wissen, wie sie der Realität Sinn verleihen – und uns so organisieren, dass wir uns an veränderte *Lebensbedingungen* anpassen können –, dann können wir auch die Schönheit jeder Etappe unseres Lebens und unserer Reisen transzendieren und miteinbeziehen.

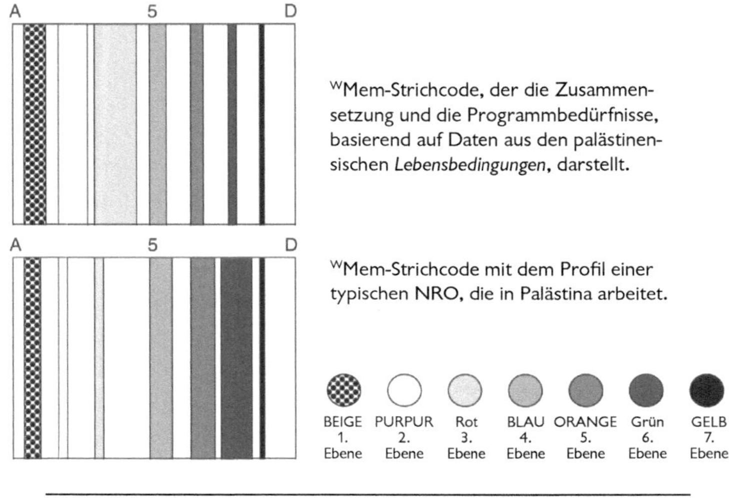

Abbildung 3.6 Die *Barcodes* im Nahen Osten. Maalouf (2014, S. 188)

Der Strichcode

Eine hilfreiche und kreative Möglichkeit, die Codes von Einzelpersonen und Gemeinschaften anzuzeigen, ist die Entwicklung eines Strichcodes. In Abbildung 3.6 wird der von Dr. Kevin Kells angegebene Strichcode gezeigt, wie er im Nahen Osten wirksam ist.

In Abbildung 3.6 wird die Fehlausrichtung von NRO-Aktivitäten mit den *Lebensbedingungen* im Nahen Osten grafisch anhand eines Strichcodes erläutert. Man beachte den übergroßen Bedarf an Dienstleistungen, um PURPUR-ROTE *Lebensbedingungen* zu befriedigen, im Vergleich zu den Kapazitäten von NROs, ORANGEFARBEN-GRÜNE

Dienstleistungen zu erbringen, was insgesamt zu nicht-nachhaltigen Resultaten führt (Maalouf 2014).

Fazit

In diesem Buchabschnitt wurden Konzept und Anwendung von Codes besprochen. Ein Code ist ein Rahmenkonzept dafür, *wie* Menschen denken, und nicht, *was* sie denken. Ein Code repräsentiert den Container, der die Weltansichten formt, und nicht die Inhalte, die sie füllen. Jeder Code-Container ist voller Überzeugungen, Ideen, Moralvorstellungen, Prinzipien und Ziele. Alte Codes verschwinden nicht. Sie bleiben ein Teil von uns und sind uns zugänglich, wenn wir sie brauchen. Wenn alte Denksysteme mit sich verändernden *Lebensbedingungen* nicht übereinstimmen, können sie einen Sprung in eine neuere Ordnung biologischer, psychologischer, gesellschaftlicher und spiritueller Systeme machen.

4

Natürliches Design – Die sich stets entwickelnde Ökologie

Natürliches Design

Natürliches Design, so Orr (2003), bezieht sich auf einen Ansatz in der Psychologie und Biologie, der systematisch Konzepte wie das innere Gefühl, Motivation, Anpassung und die Entwicklung eines Systems untersucht. Statt reduktionistischer Erklärungen, durch die wir Dinge zerlegen:

- Ansätze des Typs „eine Lösung für alle Probleme" machen keinen Sinn.
- ist es wichtig, dass der Prozess des natürlichen Designs nach dem DNA-ähnlichen Code im Kern des sozialen Systems sucht.
- sollte die einzigartige Natur der Rhythmen und Wechselbeziehungen, die durch das System fließen, beschrieben werden.
- ist ein Gewahrsein des Energieflusses wichtig.
- nutzt Don Beck beständig neue Technologien in der Entwicklung eines *Vital-Signs*-Monitors.
- muss man fähig sein zu verstehen, wie die Gesamtheit reagiert und worin die Bedürfnisse für die Veränderungen liegen.

Statt starrer, künstlicher und „Top-down"-Modelle für *Leadership* und Management schlage ich vor, dass die folgenden Prinzipien berücksichtigt werden:

> Die „dem Natürlichen" zugrunde liegenden Prinzipien und Prozesse.

Es ist wichtig, bereits von Anfang an die Ebbe und die Flut eines sozialen Systems zu erkennen, wie auch die einzigartigen Muster innerhalb der Verteilung von Informationen sowie die Energie, die den unterschiedlichen Funktionen und Unterfunktionen zu eigen ist. *Leader* sollten in der Lage sein, den tiefsten ^{W}memetischen Code innerhalb von Unternehmen und Machtzentralen zu bestimmen. *Spiral-Dynamics*-Zauberer können Entscheidungsträgern helfen, den natürlichen Flow innerhalb ihrer spezifischen organisatorischen Kultur oder Gemeinschaft zu bemerken.

Die grundlegenden Eigenschaften des „Designs“

Design bezieht sich auf unterschiedliche Arten von Formen, Typen, Ausdrucksweisen und Manifestationen – von speziellen Entwürfen über lineare Sequenzen bis hin zu gleichzeitig stattfindenden Ereignissen in Feedback- und Feedforward-Loops – sowie auf das Weisheitsfeld und das Wissen, das Funktionen und Menschen in holonischen Zonen (den aus dem Griechischen übernommenen Begriff „Holon“ hat *Arthur Koestler* geprägt; er bedeutet ein Ganzes, das Teil eines anderen Ganzen ist) miteinander verbindet.

Auswahl von Werkzeugen des natürlichen Designs

Unterschiedliche Werkzeuge des natürlichen Designs können von Führungskräften genutzt werden. Dies schließt mit ein:

- Kernpunkte schmieden.
- Stromsequenzen implementieren.
- ^{W}memetische Codes entschlüsseln.
- ^{W}memetische Landkarten erstellen.
- 4Q/8L-Quadranten ausarbeiten.
- *Vital-Signs*-Monitore erschaffen.
- Gleichungen und Kompasse anwenden.
- Kreisläufe beobachten und sich ihnen anpassen.
- Szenarien erschaffen und Wandel ermöglichen.
- technische, unternehmerische und menschliche Spiralen synchronisieren.
- Codes in Menschen einschätzen.
- Ansätze in *Leadership*, Organisationstheorie und *Leadership*-Stile synthetisieren.

Das Gerüst von Programmen und Optionen wird zu einer Bibliothek und einem Referenz-Handbuch, um „natürliche Designs" zu erstellen und zusammenzufassen. *Leadership* zweiter Ordnung (GELB oder GT) ist hier entscheidend, um die Eigenschaften und die Geschenke der Werte der unterschiedlichen Codes in Menschen voneinander zu unterscheiden. Es verwebt letztlich alle Aspekte des Lebens in einer funktionalen Art und Weise, um ein übergeordnetes Ziel zu erreichen. Im Gegensatz zu Ansätzen wie „eine-Lösung-für-alle-Probleme", geht *Leadership* zweiter Ordnung auf das System ein und erzeugt hier eine Magie, indem menschliche Energie in das System überführt wird, um dort Ausdruck zu finden (Viljoen 2015).

Organisatorische Eleganz

In dem Kapitel über *Spiral Dynamics* PLUS werden unterschiedliche Technologien besprochen, um *Leadership* dabei zu unterstützen, gemeinsam elegante und systemische natürliche Designs zu erschaffen. Adizes (1999) und Gooden (2016) betonen die Bedeutung der Integration in den Organisationen. Um organisatorische Eleganz zu erreichen, sollte die Verbindung von auszuübenden Funktionen, Designformen, welche die Funktionen ermöglichen, sowie die Passung von Menschen zu den unterschiedlichen Funktionen und Formen hergestellt werden. Des Weiteren werden die Erregung und die Nachhaltigkeit des Fokus, die Auslösung und die Erhaltung des Flows und die Erfüllung der Visionen, Bedürfnisse und Bestrebungen der Menschen zu entscheidenden Bedingungen systemischen *Leaderships*. Wie Leadership ein verhaltensmäßiges Bezugssystem oder eine Kultur in der Organisation erschafft, so liegt es auch in seiner architektonischen Verantwortlichkeit, eine Atmosphäre zu schaffen, die Beteiligung, Freude und eine fortwährende Empfindsamkeit für die Bedürfnisse und Anforderungen der Zukunft ermöglicht.

Für organisatorische Eleganz sollten die 9 F's befolgt werden. *Leader* sollten über **Voraussicht** (**Foresight**) verfügen, um Kongruenz, Wechselseitigkeit und Integrationen zwischen den **Funktionen** der geschäftlichen, organisatorischen, das Arbeitsmodell betreffenden Design-**Formen** sicherzustellen; sie sollten **fit** sein, um die Kongruenz zwischen Menschen und ihren Positionen sicherzustellen, den **Fokus** und **Flow** auf menschliche und systemische Energie, die **Erfüllung**

(**Fulfillment**) von Visionen, die Ermöglichung von **Freude** und die gemeinsame Gestaltung eines übergeordneten Ziels legen, welches die erwünschte **Zukunft** (**Future**) sicherstellt.

Es muss angemerkt werden, dass die umfangreiche Definition einer Organisation, wie sie von Viljoen (2015) vorgenommen wurde, hier zum Tragen kommt. Das Studienobjekt ist nicht nur das Unternehmen, sondern jedes lebende System, in dem funktionales Organisieren stattfindet, wie etwa in der Familie, der Gemeinschaft, der Gesellschaft oder einer geopolitischen Region.

Die Bausteine der unterschiedlichen Codes sollten analysiert und durch Inklusivität miteinander vernetzt werden. Abbildung 4.1 zeigt die Bausteine der Menschheit.

GELBES integrales *Leadership* zweiter Ordnung ist vonnöten, um die essenziellen Komponenten, Eigenschaften und Dimensionen einer eleganten Organisation zu identifizieren, mitzuteilen, einzusetzen und zu messen. Diese *Leader* können mühelos die Muster bemerken, die durch die Wechselbeziehung der unterschiedlichen Codes im Periodensystem der Elemente der menschlichen Rasse auftauchen, wie in Abbildung 4.1 sichtbar. Organische, funktionelle und nachhaltige Verbindungen können zwischen Elementen (Codes) hergestellt werden, um neue Code-Kombinationen zu ermöglichen, die wiederum neue soziale Strukturen bilden.

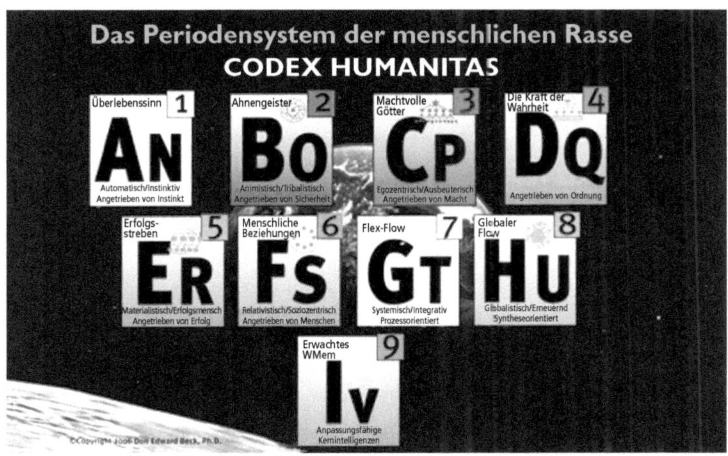

Abbildung 4.1 Das Periodensystem der menschlichen Rasse.

Prinzipien des natürlichen Designs

In Abbildung 4.2 wird ein Dutzend Prinzipien des natürlichen Designs aufgelistet.

Fünf Kernpunkte des natürlichen Designs

Die fünf Kernpunkte des natürlichen Designs sind:

- Edler SINN und transzendente Ziele.

  Viele Menschen gedeihen und sind leistungsfähiger, wenn das, was sie tun, mit etwas Größerem verbunden wird, also mit einem Ziel, welches über das eigene Selbst hinausgeht und das dem eigenen Leben Sinn oder Bedeutung verleiht. Dieser Anreiz erhebt den Menschen über seine alltäglichen Sorgen und stattet ihn mit der Möglichkeit aus, Teil eines Ganzen oder eine *cause célèbre* zu werden, dem er sich ganz widmen kann.

- Gesunde PRINZIPIEN und effiziente PROZESSE.

  Dies beinhaltet, sich einem hohen Grad von Professionalität zu verpflichten, des Weiteren zu lernen, Dinge auf die beste und kosteneffizienteste Art und Weise zu verrichten, und die Verschwendung und Extravaganz um des Egos und des Statusstrebens willen zu vermeiden. Man lernt, mehr mit weniger zu tun; und inwiefern Produktivität und Leistung das Resultat von natürlichem Design und effektiven Menschen sind.

- Verantwortlicher PROFIT mit vielfältigem Nutzen.

  Profit wird als etwas Gutes betrachtet, als die essenzielle Ressource und das Elixier, das die Verwirklichung anderer Kernpunkte ermöglicht. Er muss jedoch:

  „Verantwortlich sein“ – die Vermeidung von Ausbeutung;

  „Vielfältig sein“ – der Profit wird nicht nur den Erfolgreichen oder der

  „Elite“ zuteil – damit diese ihre Schäfchen ins Trockene bringt, vielmehr sollte er der Förderung der Gesamtheit dienen und ihre gegenwärtige Funktionsfähigkeit bewahren und steigern, während man ihn zugleich für eine vielversprechende Zukunft nutzbar macht.

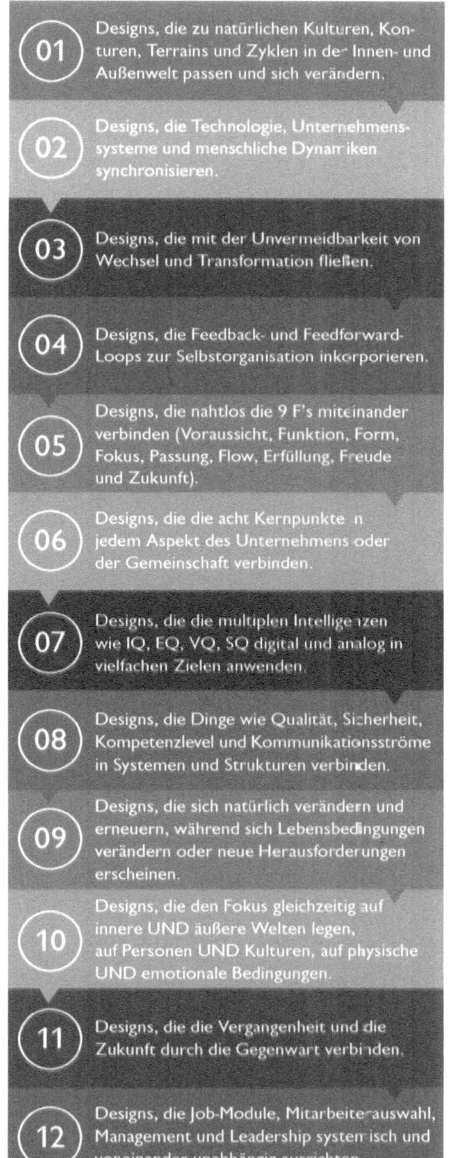

Abbildung 4.2 Ein Dutzend Prinzipien des natürlichen Designs.

- Empfindsamkeit für MENSCHEN und soziale Bedürfnisse.

  Der Druck, „sozial bewusst“ zu sein, wächst in einer Vielzahl von öffentlichen und privaten Bereichen. Dies führt auch zu einer erhöhten Empfindsamkeit im Hinblick auf die Bedürfnisse der Menschen, sowohl innerhalb als auch außerhalb eines Unternehmens. Der Respekt vor ihrer Menschlichkeit rückt an die erste Stelle; der Einfluss der Organisation auf ihre physische und emotionale Gesundheit wird zu einer grundlegenden Sorge. *Leader* werden empfänglicher für die Bedürfnisse der Menschen in der örtlichen Gemeinschaft, der Kultur und der Gesellschaft.

- Respekt vor der natürlichen Ökologie des PLANETEN und der Systeme.

  Dies schießt die Anerkennung der zerbrechlichen Natur unserer Umwelt und der vielfältigen Ökosysteme mit ein, die stets miteinander verbunden sind. Wenn wir unseren Planeten ruinieren, werden wir alle die Konsequenzen dafür tragen müssen. Dies impliziert auch einen tiefen Respekt vor der Integrität der unterschiedlichen Professionen wie auch das Bedürfnis, sie zu ehren und zu achten, da sie wichtige Funktionen in unserer Gesellschaft ausüben.

Integrale Anwendungen

Die Mem-Fabrik übersetzt ^{W}Mem-Codes und die Prinzipien von *Spiral Dynamics* in Programme, Produkte, Ergebnisse und praktische Initiativen. Das Folgende sollte berücksichtigt werden:

- Integrale Auswahl und Platzierung.

  Die ^{W}memetische Abstimmung von Menschen und Arbeitsfunktionen und Verantwortungsebenen.

- Integrale Kommunikation.

  Zu lernen, die Sprache der unterschiedlichen ^{W}Mem-Codes im Design der Botschaften und Werbemaßnahmen zu sprechen sowie anspruchsvolle öffentliche Initiativen zwischen den Bereichen zu vermitteln. Beispiele und Fallstudien von einigen effektiven und nachhaltigen Anwendungen werden in Teil 4 dieses Buchs beschrieben.

- Integrale Motivation.

  Die vielfachen ^Wmemetischen Kernpunkte der Menschen aktivieren (wie in Kapitel 2 beschrieben), um das, was man tut, mit ihrem natürlichen motivationalen *Flow* zu verbinden.
- Integrales Marketing.

  Die entscheidungstragenden Motive der Entitäten wie Zölle, Marktplätze, Klienten, Interessengruppen, Aktionäre und Wähler zu bestimmen, um ihre tiefen ^WMem-Codes anzusprechen.

Komplexe anpassungsfähige Systeme

In „*Organizational Development: Tier 2, Natural Design and Living Systems*“[12] stellt Jon Freeman (2017) fest, dass *Spiral Dynamics* seiner Zeit voraus ist. Indem es sich die Einsichten von Graves zu Nutze mache, verstricke es sich nicht in die konventionelle wissenschaftliche, akademische und intellektuelle Sichtweise. Freemans Ansicht nach würde das systemische Design von *Spiral Dynamics* zwangsläufig von der ORANGEFARBENEN Weltsicht in Beschlag genommen werden, die zurzeit die vorherrschende Kultur bestimmt. Organisationen werden hier als Mechanismen und Menschen als Komponenten betrachtet, die von außen objektiviert und beeinflusst werden können. Diese Ansicht hindert uns jedoch daran, die Implikationen von Organisationen als lebende Systeme mit ökologischen Eigenschaften tatsächlich anzuerkennen.

Aufgrund dieser Herausforderungen formuliert Freeman das Konzept einer Organisation als eines intelligenten, komplexen, anpassungsfähigen Systems (engl. ***C**omplex **A**daptive **S**ystem*) (iCAS), indem er zunächst als externes Wesen in das Innere schaut und dort Menschen, Prozesse und Dinge identifiziert und dann ganz bewusst die lebende Entität untersucht, um ihre Intelligenz, Komplexität und Anpassungsfähigkeit zu betrachten.

Freeman (2017) beschreibt die Vielzahl von Komplikationen, denen man sich gegenübergestellt sieht, wenn man ein iCAS untersucht. Ein iCAS enthält eine Folge von sich bewegenden und doch scheinbar

12 „Organisatorische Entwicklung: 2. Ordnung, natürliches Design und lebende Systeme“, A.d.Ü.

fragmentierten Aktivitäten, die auf ein intelligentes System schließen lassen, das jedoch nicht einfach offenbart, wo die Intelligenz liegt. Es wird durch die folgenden Aspekte verkompliziert:

- Jene, die das System sehen und verstehen.
- Die Information, die sie sehen und zu verstehen versuchen.
- Den Prozess der Interpretation und des Verstehens.
- Das Urteil, was wahrscheinlich der wichtigste Aspekt ist.
- Die Wahl der Handlung, einschließlich der Kommunikation.
- Den Einfluss, den all dies auf das System hat.

Freeman (2017) erläutert die Frage nach der Organisationsintelligenz weiter und legt dar, wie sie zunächst vom Individuum und dann vom Kollektiv in der Organisation wahrgenommen wird. Sie hängt von ihrer Bewusstheit ab und wird von ihnen dazu benutzt, die Wirklichkeit zu erzeugen, in der sie existieren. Da dies ihr aktiver, lebendiger Prozess ist, kann sie nicht von der Organisation getrennt oder von außen kontrolliert werden. Sie kann nicht veräußert oder gelenkt werden.

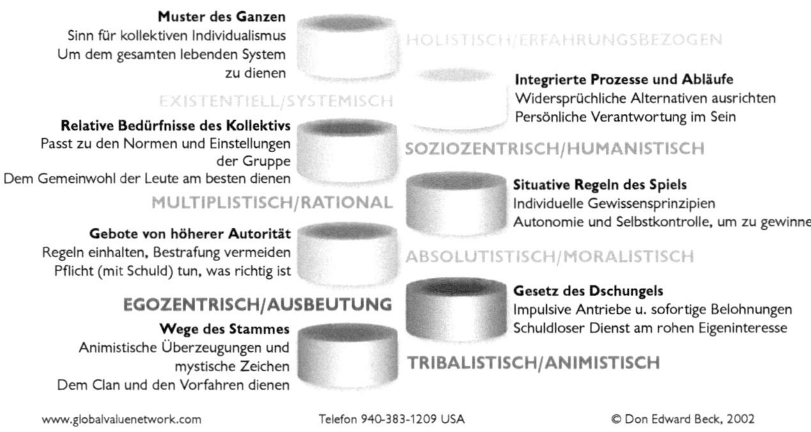

Abbildung 4.3 Die Grundwerte und Ethiken.

Es mag logisch erscheinen, dies als einen Mangel an Werkzeugen zu betrachten, die Daten für eine Analyse zu erfassen. Dies führt fälschlicherweise zu dem Versuch, mehr Daten, Komplexitäten oder Muster zu identifizieren, die eine weitere Analyse oder Erhebung nötig machen. Freeman (2017) argumentiert, dass unabhängig von dem Bemühen um die Daten oder sogar ihrer Analyse nicht die Komplexität das eigentliche Problem ist, sondern die unbekannten Elemente, die in den Personen gefunden werden, die im iCAS auftreten. Dies sind Menschen, deren Handlungen, Gedanken und Wahrnehmungen von ihrer Weltsicht, ihrem Persönlichkeitstypus, dem Kontext und dem emotionalen Zustand, den Wert-Aussagen, den Codes und dem Ort, den sie innerhalb des intelligenten Systems einnehmen, wie auch von vielen weiteren Aspekten beeinflusst werden, die ein Individuum zu einem bestimmten Zeitpunkt ausmachen (Freeman 2017). In Abbildung 4.3 werden die Grundwerte und Ethiken der unterschiedlichen Codes, welche sich in einem iCAS ausdrücken können, dargestellt.

Tabelle 4.1: Die fünf Zustände der Veränderung.

ALPHA	Ein Zustand, der stabil und ausbalanciert ist. Das Individuum/die Gesellschaft befindet sich in Harmonie mit seinen/ihren *Lebensbedingungen*.
BETA	Ein Zustand der Ungewissheit, des Hinterfragens und der Frustration.
GAMMA	Ein Zustand der Wut, Hoffnungslosigkeit und Revolution.
DELTA	Ein Zustand der Erregung, das Individuum/die Gesellschaft ist enthusiastisch und taktlos.
ALPHA NEU	Hier manifestiert sich eine Konsolidierung von Ideen und Einsichten. Das Individuum/die Gesellschaft befindet sich wieder in Harmonie.

In einem iCAS sollten all die unterschiedlichen Codes der Spirale um ein übergeordnetes Ziel identifiziert, anerkannt, gefeiert, einander ausgerichtet und energetisiert werden (siehe Abbildung 4.3).

Die fünf Zustände der Veränderung

Beck (2013a) erinnert uns auch daran, dass es in Bezug auf jede Transformationsbemühung für jeden Veränderungsprozess fünf Veränderungszustände gibt. Diese Veränderungszustände werden in Tabelle 4.1 beschrieben.

Die fünf Veränderungszustände, die mit dem *Change State Indicator* (CSI) (Veränderungszustandsindikator) gemessen werden, werden in Tabelle 4.1 beschrieben. Das von Beck entwickelte CSI wird im Buch *Organizational Change and Development*[13] (Viljoen 2015) ausführlich beschrieben.

GELBES Denken zweiter Ordnung ist erforderlich, um mit der Komplexität von Menschen angemessen umzugehen, die sich während einer Transformationsbemühung in verschiedenen Veränderungszuständen befinden. Die Notwendigkeit dieser Art von *Leadership* wird im nächsten Abschnitt weiter erörtert.

Die Notwendigkeit für GELBES Denken

GELBES (GT) *Leadership* zweiter Ordnung studiert Themen und Trends im globalen Bereich. Es integriert mehrere Funktionen. Durch einen ähnlichen Prozess wie *MeshWORKS* (Netzwerke, siehe Kap. 9) verbindet es Kern-DNA-Motive. GELBES Leadership gestaltet natürliche Systeme und Strukturen und ermöglicht Flexibilität und *Flow*. Der Führungsstil eines GELBEN *Leaders* ist inklusiv. Er berührt und motiviert spontan das Herz und den Geist verschiedener Menschen. Er umarmt tatsächlich die Gaben der verschiedenen Wertesysteme der ersten Spirale.

Wie Beck es selbst in Südafrika getan hat – wo er, anstatt zu versuchen, das Wertesystem der weißen Afrikaaner zu verändern, vielmehr ihren Eigenwert und potenziellen Mehrwert hervorgehoben hat –, betont er auch heute den Mehrwert, den der westliche Mensch der globalen Arena bieten kann.

Für jedes unterschiedliche soziale Umfeld sollte die *Leadership*-Gleichung berücksichtigt werden (Abbildung 4.4):

13 „Organisatorischer Wandel und Entwicklung“, A. d. Ü.

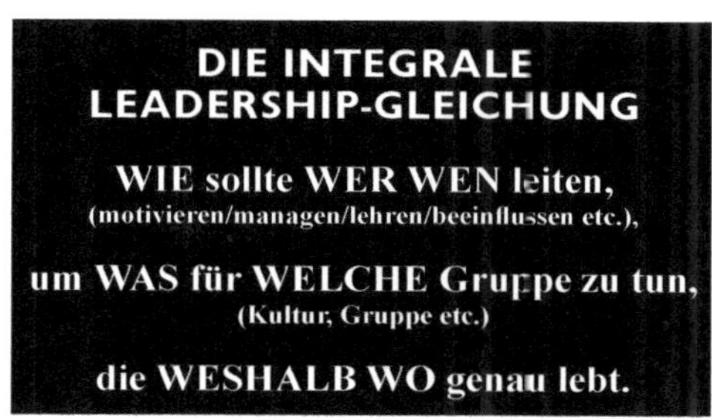

Abbildung 4.4 *Die Leadership*-Gleichung.

> Integrale *Leader* müssen versuchen, auf die Gleichung zu antworten, und nicht nach Lösungen suchen.

Werkzeuge des natürlichen Designs

Es gibt verschiedene Werkzeuge des natürlichen Designs, die der *Spiral-Dynamics*-Anwender oder Wirtschaftsführer anwenden kann. Diese umfassen:

- **Codes: Memetische DNA oder *m*DNA** – die Kern-Intelligenzen erreichen, wo Entscheidungen getroffen werden und langfristige kulturelle Kerne erschaffen werden.
- **Karten: Die „Lage des Landes"** – oberflächliche Darstellungen der Codes als memetische Reliefkarten, die sich über verschiedene physische und kulturelle Gebiete erstrecken.
- **Gleichungen** – komplexe, kalkulatorische Aussagen, die mehrere Funktionen und systemische Ausrichtungen miteinander verbinden.
- **Vital-Signs-Monitore (VSM)** – physische oder elektronische Orte, an denen die kritischen Indikatoren für die Gesundheit, das Wohlbefinden und die Leistung einer Entität gesammelt und in einer einzigen Umgebung angezeigt werden.
- **Szenarien** – Vorgezeichnete „Geschichten über die Zukunft", die nach ihrer Möglichkeit/Wahrscheinlichkeit verortet werden. Informationen der VSMs werden verwandt, um das „wahrscheinlichste" Szenario auszuwählen.

- **Kompasseinstellungen** um Punkte, Knoten und Zonen auszurichten.
- **Stasis Points** („Stillstands- respektive Stauungspunkte"]) – Kritische Referenzen oder Ausrichtung von Zielen, Ergebnissen und Zwecken.
- **Misch-Knoten und Zonen** – Orte oder Zeitrahmen in Prozessen, bei denen entscheidende, aber getrennte Entitäten, Intelligenzen oder Kenntnisse auf systemische und oft synergetische Art und Weise zusammenfließen müssen.
- **Sensoren**, die wichtige Informationen für VSMs liefern und Kompasseinstellungen für die Entscheidungsfindung festlegen. Diese sind in oder in der Nähe von *Stasis Points* vergraben.
- **Zyklen** – das Verständnis der natürlichen Prozesse der rhythmischen Veränderung und Unvermeidbarkeit von Gipfeln/Tälern, Ebbe/Flut und Problemen/Lösungen.

Weitere Werkzeuge und unterstützende Technologien werden in Teil 4 des Buchs besprochen.

Groß angelegte Transformation

Abbildung 4.5 zeigt die „Großen Zehn"-Bedingungen, die bei umfangreichen Transformationsbemühungen zu berücksichtigen sind:

- Um verstehen zu können, wie man etwas verändert, muss man die grundlegenden Überzeugungen im System verstehen. Das Verständnis der menschlichen Codes kann auch die Möglichkeit der Transformation beeinflussen.
- Große organisatorische Transformation braucht *Leadership* mit Mut; *Leadership*, das nicht von seinen Überzeugungen abweichen wird.
- Ein *Leader* ist kein *Leader*, wenn er oder sie keine Gefolgschaft hat. Prozesse sind notwendig, damit einzelne Geschichten miteinander verwoben werden können, um ein gemeinsames Verständnis zu erschaffen.
- Es muss Bedeutung erzeugt werden, um sich an die Transformation zu binden. Menschen erkennen diese Tatsache häufig, wenn sie an einem integralen Inklusionsprozess teilnehmen.

CV 7 und CV 8 Veränderungen für großangelegten Wandel

Die großen 10

1. Potenzial in dem System, in der Kultur oder in dem Land

- Fähigkeiten und Strukturen zur Veränderung müssen gegenwärtig sein, um ein neues Denken zu verstehen und zu implementieren.
- Es gibt so etwas wie eine Tabula Rasa (ein unbeschriebenes Blatt) nicht.
- Sind Systeme offen, gehemmt oder verschlossen?
- Potenzial ist häufig eine „Erschaffen-oder-zerbrechen"-Bedingung, damit der Wandel eintreten kann.

2. Gegenwärtige und vorhergehende Probleme und Bedrohungen gelöst

- Solange noch „die Hunnen vor dem Tor stehen", sind Fortschritte unmöglich.
- Ein komplexeres Denken und Lösungen tauchen auf, wenn eine Komfortzone erreicht und ein relatives Gleichgewicht erlangt wurde.
- Überschüssige Energie ist dann verfügbar, um das zu erforschen, was als Nächstes kommt.

3. Dissonanz ist im gegenwärtigen System vorhanden

- Turbulenzen erzeugen ein Gefühl von „etwas stimmt nicht".
- Ein zunehmendes Bewusstsein über die wachsende Lücke zwischen Lebensbedingungen und gegenwärtigen Bewältigungsweisen.
- Eine regressive Suche schlägt fehl ... alte Lösungen können neue Existenzprobleme nicht lösen.
- Dissonanz vermag nun Energie freizusetzen und stimuliert frisches Denken, um sich entlang der Spirale zu bewegen.

4. Einsicht in mögliche Ursachen und mögliche Alternativen

- Versteht, was verkehrt lief, aber auch welche Ressourcen und Lösungen nun erforderlich sind.
- Einsicht, wie sich Systeme formen, niedergehen und reformieren – muss die Möglichkeit und die Mittel der Veränderung akzeptieren.
- Betrachtet andere Szenarien, neue Modelle und Alternativen.
- Anerkennt das Auftauchen neuer Lebensbedingungen und passt die WMeme bestens an.

5. Einfuhr von Energie, um Menschen, Systeme und Ressource zu bestärken

- Energie kann positiv oder negativ sein – doch um Menschen oder Systeme für eine Veränderung zu energetisieren, werden die ZÜNDUNG und der FLOW durch die Zwänge, Motive und Veränderungen sowie die Formen der Stimulation wichtig.

6. Erfassung der Veränderung VON etwas ZU etwas

- „Mapping" bietet Möglichkeiten und gibt Richtungen an.
- Menschen müssen wissen, was „Veränderung" bedeutet.
- Veränderungen können in Lebensbedingungen oder Wmemetischer Entwicklung (oder sogar in neuen Bereichen) auftreten.
- Das „Warum" hinzufügen – durch angemessene Werte, Sprache und Redewendung –, fügt Anreize und größere Einfachheit für Entwicklung und Veränderungen hinzu.

7. Tipping-Points, cause célèbres und definierende Momente ausrichten, um Potenziale zu erweitern, Visionen zu vergrößern und Handlungen zu ermöglichen

- Diese bereiten die Bühne, um die Dynamiken und Gründe für den Wandel zu vergrößern.
- Überraschungen, Joker und unerwartete Ereignisse sind Möglichkeiten, um sowohl den Veränderungsprozess zu klären als auch das Momentum für den Wandel zu erzeugen.

8. Sowohl intern als auch extern Grenzen identifizieren und überschreiten, die Veränderungen blockiert und gestört haben

- Grenzen können Faktoren, Menschen oder Strukturen sein, die über Einfluss verfügen: Familie, das „System", das Establishment etc.
- Verleugnungen, Entschuldigungen und Rationalisierungen identifizieren und dafür offenlegen, dass sie dem Wandel gegenüberstehen.
- Grenzen sind extern UND intern: „Es ist ihre Schuld!" „Wir werden unterdrückt und die werden bezahlen!" „Wenn nur..." „Sie haben damit angefangen!"
- Den vollen Umfang von Pressestrategien und Taktiken nutzen, um Grenzen zu entfernen oder zu überwinden.
- Ein sicheres Fundament schaffen, bevor man anfängt, neu zu bauen.

9. Konsolidierungsbemühungen müssen aktiviert werden, um neues Denken und Handeln zu unterstützen

- Unterstützung während des Überganges ist wesentlich: emotional, finanziell, strukturell, sozial.
- Einige Verwirrung, falsche Anfänge, steile Lernkurven und unangenehme Assimilationen sind zu erwarten.
- Es wird einige Zeit in Anspruch nehmen, um ausreichende Veränderungen zu etablieren, um den Angriffen negativer Kräfte, die zurückgelassen wurden, zu widerstehen.

10. Antizipation der neuen Probleme, die aus den neuen Lösungen hervorgehen

- Die Frage stellen: „Welche neuen Probleme werden nun aus unserer erfolgreichen Lösung der vorhergehenden Probleme entstehen?"
- Geist und Gehirn auf die integralen Pfade zwischen Problemen und Lösungen bringen ... sodass ein neues Denken, neue Pläne und Handlungen auch die Codes einer schnelleren Veränderung tragen können, während der Druck aufgrund von Erfolgen und Misserfolgen zunimmt.

Abbildung 4.5 Zehn Bedingungen für umfassende Veränderungen. (Beck 2006)

- Indem Menschen einbezogen werden, werden Energien entfesselt. Diese Energien müssen für die jeweilige Aufgabe genutzt werden oder sie könnte störend wirken.
- Systemische Hebelpunkte sollten für eine maximale Wirkung identifiziert werden.
- Neue Probleme, die nach neuen Lösungen rufen, werden als alte Probleme erscheinen, sobald sie gelöst sind.

VORLAGEN

Das Konzept

Das Wort „Vorlage“ (engl. „template“) stammt vom französischen *templet* und bezieht sich auf eine Reihe von Anweisungen, ein Muster oder eine Form, die angewandt werden können, um Verhaltensweisen und Handlungen zu leiten. Vorlagen werden von den ^{W}Memen in unserer psychologischen DNA geformt, welche die Grenzen unserer psychologischen Karten bilden. Sie umfassen die natürlichsten Designs für Menschen, Technologien und Arbeitsabläufe, um bestimmte Ergebnisse zu erzielen. Jede Vorlage muss für die spezifischen *Lebensbedingungen* und ^{W}memetischen Systeme in einem sozialen System erschaffen werden. Sie umfasst Aspekte wie Rang, Ideologie, zwischenmenschliche Beziehungen, Traditionen und Territorium.

Drei spiralförmige Vorlagen können der Organisationsentwicklungs-Werkzeugkiste hinzugefügt werden:

- Vorlage X: Die natürlichsten Formen und Abläufe für die entscheidenden Funktionen.
- Vorlage Y: Personenfaktoren und Managementsysteme.
- Vorlage Z: Befehlsintelligenzen.

Jede dieser Vorlagen wird im Folgenden kurz beschrieben. Mehr Details können auf www.spiraldynamicsglobal.com gefunden werden.

Vorlage X

Das X. In dieser Vorlage wird jede Variable, welche die auszuführende Arbeit beeinflusst, in den Arbeitsablauf eingeschlossen. Die visualisierte X-Vorlage ähnelt einem Netzwerk, einer Ansammlung, einer Konstellation, einem Spielbrett, einer Handlung oder einer Zeitsequenz. Hier verwenden wir Begriffe wie „strategische Allianz".

Solange man *Spiral Dynamics* nicht versteht, können teure und zeitaufwendige Initiativen des umfassenden Qualitätsmanagements (TQM) und gutgemeinte Umarbeitungsbemühungen aufgrund von Tradition, Schuldgefühl oder Ausreden scheitern. Hier verwenden wir oft Kompetenzmodelle; wir passen Menschen sorgfältig ihren Arbeitsplätzen an. Diese Vorlage ist so konzipiert, dass alle Variablen, die den Job betreffen, miteinander verknüpft werden, damit sie nacheinander bearbeitet werden können.

Vorlage Y

Indem man die Y-Vorlage durchsieht, greift man auf die memetischen Codes und Denkmuster jener Personen zu, die ganz natürlich die Arbeitsplatzgestaltung der X-Vorlage ausführen. Sie bereichert die X-Vorlage; sie stärkt sie, fixiert sie und macht sie funktional. Man richtet die Y- an der X-Vorlage aus. Die zu stellende Frage lautet:

> Wie sollte wer wen managen, um was und wann zu tun?

Die Y-Vorlage ist für die Feinabstimmung des Arbeitsablaufs, die Überwachung aller Vitalparameter, die Verbesserung der Kompetenzen der Mitarbeiter während der Arbeit sowie für die Bereitstellung der für eine reibungslose Organisation erforderlichen Integration verantwortlich.

Vorlage Z

Viele Organisationen versuchen, schlank und effektiv zu werden. Sie entlassen manchmal mittlere Führungskräfte. Geschäftliche Probleme werden allerdings komplexer und mehrdimensionaler. Die Umgebungen, in denen wichtige Entscheidungen getroffen werden, sind chaotischer, temporeicher und weniger nachsichtig. Die Z-Vorlage verknüpft die X- und Y-Vorlagen mit der Gesellschaft. Hauptgeschäftsführer und Führungskräfte sind sich oft der Unvollständigkeit ihrer eigenen Kenntnisse und Einsichten bewusst, insbesondere im Hinblick auf die menschlichen Dynamiken. Die Z-Vorlage hat den Zweck, Intelligenzen auszurichten. Die kollektive Weisheit, das Wissen und das Urteil eines sozialen Systems müssen entfesselt werden.

Eine Z-Vorlage kann einen ausführenden Kern (EC) haben, der sich wie ein kreatives, integratives, natürliches System verhält und auch so aussieht. Der EC verändert kontinuierlich das Unternehmen, um den *Lebensbedingungen* zu entsprechen. Der EC benötigt Menschen mit hoher Energie, Interesse, Gewissen und Fähigkeiten. Er schwebt inmitten der drei Vorlagen, als handle es sich um einen Zirkus mit drei Manegen und mit dem EC als Zirkusdirektor.

Andererseits konzentriert sich die Z-Vorlage darauf, gebündelte Intelligenzen auf ein bestimmtes Problem zu richten. Unter der EC-Führung werden Intelligenzen aus allen drei Vorlagen bestimmten Aufgaben zugeordnet. Es gelten die Prinzipien der Qualitätssteuerung. Die Z-Vorlage stimmt sich auf jene Art von exotischen Botschaften aus der Zukunft ein, die für die Schaffung von Visionen benötigt werden.

Letztendlich verwaltet die Z-Vorlage das gesamte Unternehmen. Jede Organisation verfügt über Lebenszeichen, also Indikatoren für ihre Gesundheit. Einige davon sind in den üblichen Kalkulationstabellen zu finden. Die meisten kulturellen Lebenszeichen sind jedoch immaterieller, trügerischer und schwerer zu ergründen. Sie beinhalten Welt-Erfahrung, die Konstruktion von Folge- oder Sequenz-Plänen sowie komplexe Planausführung. *Leader*, die in dieser Arbeitswelt gut funktionieren, offenbaren eine unternehmerische Intelligenz, eine translatorische Intelligenz sowie eine transformative Intelligenz.

Sechs Bedingungen für den Wandel

Bedingung 1

Die erste Bedingung ist das *Potenzial* für Veränderung. Nicht jedes Individuum hat die Fähigkeit zur Veränderung. Veränderung ist manchmal nicht möglich. Offene Systeme haben die größte Möglichkeit zur Veränderung. Personen, die ein *offenes* System aufweisen, sind aufgeschlossen, genießen neue Reize und sind nicht starr. Sie studieren, reisen und erforschen neue Dinge. In einem *gehemmten* System sind Menschen aufgrund von internen oder externen Grenzen gefangen. Sie können sich nur ändern, wenn die Grenzen entfernt werden. Angst führt dazu, dass die Menschen oft in derselben Position bleiben, in der sie sich gerade befinden. Veränderung wird als bedrohlich empfunden. Menschen in einem *geschlossenen* System sind durch bio-psycho-soziale Fähigkeiten blockiert. Die Ursache könnte entwicklungsbezogen, umweltbezogen oder psychologisch sein, und Einzelpersonen sind im Wesentlichen nicht in der Lage, sich zu ändern.

Bedingung 2

Wenn sich eine Person nicht in einem *geschlossenen* System befindet, benötigt er oder sie *Lösungen*, um aktuelle und frühere Probleme zu lösen. Das Ziel, diese Bedingung zu erfüllen, liegt in der Stabilisierung aller aktuellen Bedrohungen, seien sie nun extern oder intern. Zum Beispiel ist ein kranker Mensch nicht in der Lage, sich zu ändern (ein ganzheitlicheres und gesünderes Leben zu führen), bis die Todesgefahr aufgrund der Krankheit gebannt wurde. Ein weiteres Beispiel: Eine Person mit einer Angststörung wird Schwierigkeiten haben, Veränderungen durchzumachen, wenn nicht zuerst ihre Angstproblematik gelöst wurde.

Bedingung 3

Es muss auch *Dissonanz* innerhalb des Individuums oder innerhalb seiner oder ihrer *Lebensbedingungen* geben. Individuen müssen sich stets irgendwie unwohl fühlen. Das Individuelle mag sogar aufgelöst, losgelassen werden, damit das Neue eintreten kann.

Bedingung 4

Die *Barrieren* für Veränderungen müssen identifiziert und überwunden werden. Die Barrieren müssen neu ausgerichtet werden.

Bedingung 5

Das Individuum muss über *Einsicht* verfügen in das, was die vorherige Denkstruktur zum Scheitern gebracht hat. Er oder sie muss wissen, was beim vorherigen System misslungen ist und warum, und muss dann ein Bewusstsein für neue Ressourcen entwickeln, die verfügbar sind, um das Problem besser lösen zu können. Neue Modelle, Ansätze und Wege müssen dem Einzelnen zur Verfügung stehen. Sie müssen in der Lage sein, die Entstehung neuer *Lebensbedingungen* zu erkennen.

Bedingung 6

Während des Übergangs muss es eine *Konsolidierung* und Unterstützung geben. Übergänge sind oft unbeständig und schwer zu stabilisieren.

> Wenn nicht alle sechs dieser Kriterien erfüllt sind, wird auch der Veränderungsprozess nicht erfolgreich sein.

In dem Buch *Spiral Dynamics* (2007) findet sich eine umfassendere Darstellung des Modells. Weitere Informationen, unterstützende Dokumente und Artikel finden sich auf der Website www.spiraldynamicsglobal.com.

Fazit

Sowohl Kulturen als auch Länder werden durch die Entstehung von Codes als Antwort auf *Lebensbedingungen* geformt. Komplexe, anpassungsfähige Intelligenzen bilden den Klebstoff, der eine Gruppe zusammenhält; sie definieren, wer sie als Menschen sind, und spiegeln auch den Ort auf dem Planeten wider, den sie bewohnen. Obwohl sie alle als legitime Ausdrucksformen der menschlichen Erfahrung gelten, sind sie in Bezug auf ihre Fähigkeiten, mit komplexen Problemen in der Gesellschaft umzugehen, nicht „gleich". Wie Graves (1974) feststellt, ist die Frage nicht, wie man Menschen motivieren soll, sondern wie man das, was man tut, mit seinem natürlichen Motivationsfluss in Beziehung setzen kann. In diesem Kapitel wurde die Natur des natürlichen Designs als Schlüsselkomponente besprochen, um die komplexe Dynamik von sozialen, aufstrebenden Systemen zu verstehen. Verschiedene Methoden und Werkzeuge des natürlichen Designs wurden hervorgehoben. Die *Leadership*-Gleichung von Beck sollte stets berücksichtigt werden, nämlich:

> **Wie** sollte **Wer Wen** anleiten, **Was** für **Welche** Leute zu tun, die **Wo** und **Warum** leben?

TEIL 2

Spiral Dynamics Global

- Zurück in die Zukunft – Den südafrikanischen Schmelztiegel erneut besuchen
- Aufdeckung indigener Intelligenz: Eine Fallstudie zu Israel und Palästina
- Die nordischen Länder und das Bewusstsein zweiter Ordnung: Die Notwendigkeit für *Leadership* zweiter Ordnung in Zeiten großer Turbulenzen

5

Zurück in die Zukunft – Der südafrikanische Schmelztiegel

Dr. Rica Viljoen

Im Jahr 1990 wandte sich F. W. de Klerk, der damalige südafrikanische Präsident, an die Welt und kündigte die Abschaffung der Rassentrennung in Südafrika an. Dies war der Beginn von The New South Africa. Dies geschah aus einem GELBEN Wertesystem heraus, das eine größere Perspektive auf die Gesundheit und das Überleben aller Menschen im Land einnehmen konnte. Und dies führte natürlich zu Problemen innerhalb des Landes, da die Menschen aus unterschiedlichen Wertesystemen heraus handelten.

Beck war Teil der Menschenmenge, die sich an jenem Tag vor dem Parlament in Kapstadt versammelt hatte. Er war wahrscheinlich die einzige Person, die wusste, was passieren würde. Beck erinnert sich genau, wie ihn die Menge gegen das Geländer drückte. Die Energie und die Spannung waren greifbar. Beck konnte kaum atmen, als der schwarze Mercedes Benz mit F. W. de Klerk auf dem Rücksitz um die Ecke bog. Für den Bruchteil einer Sekunde erwiderte er den geschäftigen Blick des Präsidenten. Sie wussten beide, dass die Ereignisse dieses Tages Südafrika für immer verändern würden. De Klerk gab Beck ein „Daumen-hoch!". Mit einem tiefen Gefühl des Verständnisses und der Unterstützung grüßte Beck zurück.

Geschichte war im Entstehen. Madiba sollte aus dem Gefängnis entlassen werden.

Einführung

In den späten 80er- und frühen 90er Jahren flog Beck mehrfach zwischen Südafrika und seinem Haus in Texas hin und her. Insgesamt machte er unglaubliche 63 Reisen dorthin. Sie wurden weitestgehend privat gesponsert. Er wagte das Undenkbare: Er wollte die unterschiedlichen Wertesysteme integrieren, die in Südafrika zum Ausdruck kamen. Apartheid und ihre Auswirkungen waren auf einem Allzeithoch, soziale Aufstände waren an der Tagesordnung und harte amerikanische Sanktionen erstickten die lokale Wirtschaft. Jeden zweiten Tag wurde ein Lynch-Vorfall gemeldet. International wurde befürchtet, dass sich Südafrika am Rande eines Bürgerkriegs befände. Es tauchte jedoch ein Cowboy aus Texas auf und betrat die Brutstätte der verschiedenen sozialen Konflikte in dem Versuch, einen integralen Teppich der Menschlichkeit zu weben, von dem der Rest der Welt lernen könnte.

Beck analysierte die südafrikanische Dynamik mit der Graves'schen Wertesystemtheorie und versuchte, ein enorm gespaltenes Land zu vereinen, in dem die meisten Wertesysteme zum Ausdruck kamen, die es weltweit gab. Beck glaubte daran, dass – wenn es Südafrika gelang, die vielfältigen Intelligenzen und die Gaben jedes Wertesystems innerhalb der Spirale in Einklang zu bringen – insgesamt ein Gleichgewicht erschaffen werden könnte, das zu einem großen Erfolg für Südafrika führen und Lösungen für den Rest der Welt bieten würde. Mithilfe von Graham Linscott und Loraine Laubscher lernte Beck während seiner zahlreichen Besuche in Südafrika verschiedene Menschen mit verschiedenen Wertesystemen kennen. Laubscher begleitete ihn auf jeder seiner 63 Reisen nach Südafrika. Er traf *Leader* wie Nelson Mandela, Desmond Tutu, F. W. de Klerk und andere Schwergewichte der politischen Parteien sowie mit des *National Peace Committees*, welches Unternehmen in Südafrika vertrat. Er erklärte *Spiral Dynamics* und initiierte die Co-Kreation des Übergangs und Wegs zu den Wahlen 1994, zum *Rugby World Cup* 1995 sowie in die Post-Apartheid Südafrikas.

Dieses Kapitel stützt sich auf die tiefgehenden Interviews mit Beck, *The Crucible*, zahlreichen Publikationen sowie auf den chronologischen Blog von Keith E. Rice. Loraine Laubscher steuerte ebenfalls Dokumente und zahlreiche Geschichten bei.

In diesem Kapitel wird ein kurzer Überblick über die südafrikanische Dynamik vor der Demokratie, über die Arbeit von Beck und seinen Kollegen in dieser Regenbogennation der Spiralfarben und über die heutige Situation in Südafrika gegeben. Beck ahnte damals nicht, dass Südafrika auch sein eigener Kochkessel sein würde, in dem sich die Einsichten darüber, wie Länder und Regionen heilen, in den Spannungen zwischen den unterschiedlichen Akteuren herauspräparierten. Die Angelegenheit in Südafrika bereitete ihn auf erfolgreiche Interventionen in so unterschiedlichen Ländern wie Palästina, Russland, Island, Großbritannien und Südamerika sowie in Amerika vor.

Ein Hintergrund zur Geschichte Südafrikas

Im Jahr 1980 war Südafrika aufgrund der Spannungen zwischen der Herrschaft der Afrikaaner und den Aufständen der unterdrückten Bevölkerung ein zerrissenes Land. Beck wandte das Doppelhelix-Modell von Graves an, indem er den verschiedenen Wertesystemen Farben zuordnete.

Mit der Ankunft der Siedler aus Europa am Kap im Jahr 1652 wurden europäische Wertesysteme von BLAU und ROT in das afrikanische PURPURNE Wertesystem eingeführt. Dieses PURPURNE Wertesystem wurde zu Gunsten der europäischen Siedler ausgebeutet. Im Laufe der Zeit erhöhte sich der Zustrom von unterschiedlichen Wertesystemen durch die niederländischen, französischen und britischen Unternehmer, die in Südafrika nach Geschäftsmöglichkeiten Ausschau hielten. Das Kap wurde zu einer Verschmelzung von ROTEN, BLAUEN, ORANGEFARBENEN und PURPURNEN Wertesystemen, was weitere Probleme verursachte.

Bis zum Jahr 1836 führte der *Groot Trek* viele holländische Siedler und andere auf der Suche nach Freiheit von der britischen Herrschaft, aber auch nach größeren Wachstumsmöglichkeiten für ihr Wertesystem, getrennt vom System des Kaps, nach Norden. Diese Leute, die Buren, wurden als *Voortrekker* bekannt. Als sich die Landschaft veränderte, änderte sich auch die Opposition und die Buren trafen auf verschiedene afrikanische Stämme. Durch Gefechte und Machtkämpfe nahmen diese *Voortrekker* erneut Land in Anspruch, vertrieben afrikanische Stämme, die über PURPURNE Wertesysteme verfügten, und verursachten schließlich den Kollaps des Zulu-Stammes, als sie begannen, das Land zu beherrschen, das sie entdeckt hatten. Als Ergebnis dieser Wanderung wurde das PURPURNE Wertesystem besiegt und von den Buren einer neuen Herrschaft unterworfen. Während die Kämpfe mit den Zulu (BLAU versus PURPUR) und den Briten (BLAU versus ROT) weitergingen, wuchs der Nationalismus der Afrikaaner und ergriff schließlich das Land nach den Parlamentswahlen im Jahr 1948. Das BLAUE Wertesystem hatte nun die volle Kontrolle.

Mit der Entdeckung von Gold und Diamanten entwickelten sich auch die Landwirtschaft und weitere Möglichkeiten. Eine langsame Entwicklung in Richtung eines Unternehmertums und eines ORANGEFARBENEN Wertesystems setzte ein. In den 70er Jahren wurde das Wertesystem des Landes insgesamt BLAU-ORANGE mit besonderem Fokus auf Entfremdung und Dominanz, sowohl seitens der ROTEN (englischen) als auch der PURPURNEN (schwarzen) Bevölkerung. Das Land erfuhr Wachstum und begann, eine wohlhabende Mittelklasse zu bilden. Dies stand in einem starken Gegensatz zu den armen *Voortrekkern*, die als Erste in den neu gegründeten Provinzen außerhalb des Kaps eingetroffen waren.

Mit der Zunahme der Technologie und der globalen Vernetzung wurde sich die Welt nach und nach der Dissonanz bewusst, als Bilder von Sharpeville[14] und anderen Massakern in Südafrika in den Nachrichten erschienen. Dies führte dazu, dass einige PURPURNE Leute in das ROTE Wertesystem wechselten. Trotz des Hasses, der sich zwischen den Afrikaanern und der Mehrheit der PURPURNEN Bevölkerung des Landes entwickelt hatte, erkannte das ORANGEFARBENE Wertesystem die Notwendigkeit, eine schwarze Mittelschicht zu entwickeln, um diese Disharmonie und die Störung der zuvor benachteiligten Bevölkerung zu überwinden. Schwarze Arbeiter durften nun Gewerkschaften gründen und bessere Löhne und Arbeits- und Lebensbedingungen verlangen.

Dies drängte jedoch zunehmend das in das ROTE Wertesystem unterdrückte PURPUR dazu, für mehr Freiheit zu kämpfen. Einige dieser Leute bewegten sich in das BLAUE Wertesystem, während andere fortschritten und nach Reichtum strebten und ORANGEFARBEN wurden. Der internationale Druck von außen tat das Seine, um die Bestrebungen der zuvor benachteiligten Menschen anzuheizen. Die Entwicklung eines GRÜNEN Wertesystems entstand innerhalb des Landes sowohl bei Afrikaanern als auch bei Engländern. Ebenso tauchte die GRÜNE Bewegung in anderen westlichen Ländern auf und übte

14 Am 21. März 1960 wurden 69 Menschen während eines friedvollen Marsches in Sharpeville getötet, als die Polizei das Feuer auf die Masse eröffnete.

weiteren Druck auf die Afrikaaner-Nationalisten aus. Dieses GRÜNE Wertesystem schrie nach Gleichheit für alle Südafrikaner, unabhängig von der Rasse. Außerdem legte man Südafrika Sanktionen auf, um diese Veränderung zu erzwingen. Das BLAUE Wertesystem der Afrikaaner wurde ernsthaft angegriffen und beeinträchtigte ihre Sicherheit.

Entsprechend dieser farblichen Erklärung der Wertesysteme von Graves, erklärte Beck den Wandel der Afrikaaner durch die Farbwertesysteme, was Ende der 80er Jahre zur Freilassung von Nelson Mandela führte. Er wandte *Spiral Dynamics* auf diese Veränderungen der Wertesysteme an – basierend auf den Bedürfnissen und dem Wachstum der Afrikaaner innerhalb von Südafrika.

Der südafrikanische Verhandlungstisch

Beck erklärte seinen Ansatz, sich den politischen und Wertesystemen in Südafrika anzuschließen, indem er die politische Führung in Südafrika mithilfe des in Abbildung 5.1 dargestellten Positionspanoramas an

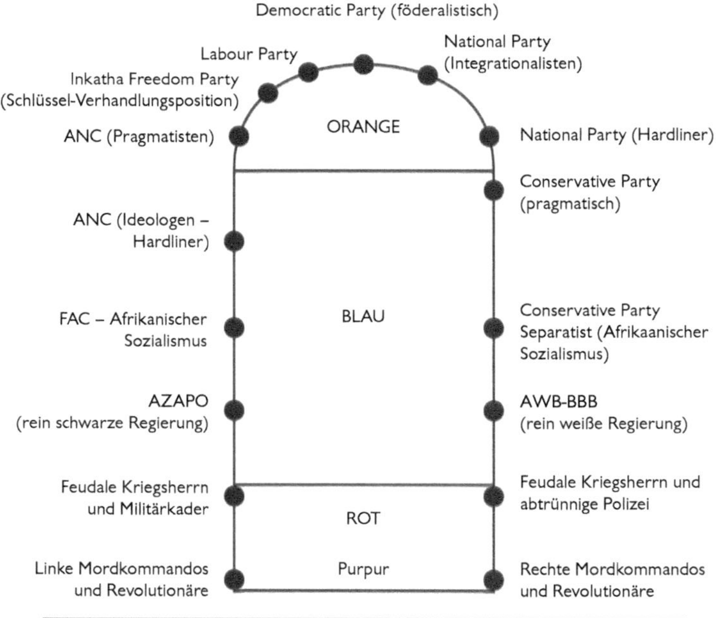

Abbildung 5.1 Panorama der Positionen. Beck und Cowan (2007)

den sprichwörtlichen Verhandlungstisch brachte. Dieses Diagramm kennzeichnete Personen an beiden Enden des Spektrums des Farbwertesystems und bezeichnete sie als „links orientiert“ oder „rechts orientiert“.

Beck versuchte, mit so vielen politischen Führern in Südafrika wie möglich zu sprechen, und integrierte seine wissenschaftlichen Erkenntnisse mithilfe von *Spiral Dynamics*, um einen Bürgerkrieg in diesem Land zu verhindern. Seine einzigartige Integration des Assimilationskontrasteffekts (^{V}ACE) und *Spiral Dynamics* sind in Abbildung 5.1 dargestellt. Die Unterschiede in den Wertesystemen, wie auch in den gegensätzlichen Spektren der Wertesysteme, bildeten die schwierige Situation, der sich Südafrika damals ausgesetzt sah. Ihre gegensätzlichen Ansichten und Bündnisse verursachten zu dieser Zeit für alle Wertesysteme massive Schwierigkeiten und Frustrationen. Beck und seine Kollegen Linscott und Laubscher wussten, dass die Assimilation dieser Wertesysteme hin zu einer Kernideologie und einen Weg in die Zukunft Geduld und Zeit in Anspruch nehmen würde. Denn dabei spielten nicht nur unterschiedliche Wertesysteme eine Rolle, da sich auch Menschen im selben Wertesystem gegenüberstanden. Beide Seiten wollten dasselbe, konnten aber nicht die Wünsche des anderen Pols anerkennen. Denn Menschen beginnen sich ganz natürlich zu verteidigen, wenn ihr Wertesystem angegriffen wird, und dies war die Situation in Südafrika Anfang der 90er Jahre. Daher die Schaffung von „linken“ und „rechten“ oppositionellen Parteien und Polen.

Tabelle 5.1: Bedeutende Faktoren der verschiedenen Codes

Codes	**Denken**	**Bedeutende Faktoren**
BEIGE	Reflexiv	Instinkte und Überlebenssinne
PURPUR	Animistisch	Traditionen, mystische Zeichen, Gegenseitigkeit
ROT	Egozentrisch	Dominanz und sofortige Befriedigung
BLAU	Absolutistisch	Hohe Autorität und Ordnung/Logik
ORANGE	Strategisch	Wettbewerbsvorteil und Risikobereitschaft
GRÜN	Relativistisch	Harmonie und kollektiver Druck

Südafrika nahm jedoch im Rahmen der *Spiral-Dynamics*-Wertesysteme die Mitte der Pole ein. Das Land verfügte über eine große PURPURNE Wertesystembasis und ein wenig ROT. Darüber hinaus herrschte ein starkes BLAUES Wertesystem vor – sowohl bei den Afrikaanern als auch bei den Afrikanern. Es gab hier und da Hinweise auf ORANGEFARBENE Wertesysteme. Anfänge von GRÜN und GELB verlangten nach Versöhnung und einem Weg in die Zukunft, der von Frieden und Harmonie für alle geprägt war. Beck entwickelte für Südafrika eine Wertesystemverteilung, welche die Notwendigkeit für ein neues Denken und die Bildung einer neuen und mächtigen Nation verallgemeinerte.

Beck versuchte, eine Lösung für das südafrikanische Dilemma zu entwerfen, die „zum Wohle aller" sei – diese Welt war GELB. Beck hielt es für wichtig, die Entscheidungsprozesse am „südafrikanischen Verhandlungstisch" (Beck und Linscott 1991) hervorzuheben. Tabelle 5.1 zeigt die Vielfalt, wie sie in dieser Regenbogennation lebendig ist.

Die in der Tabelle beschriebenen Codes mussten von den Mitgliedern am Verhandlungstisch verstanden werden, sodass jedes Wertesystem jedes andere verstehen und sich vor Beginn der Verhandlungen darauf einigen konnte.

- Der **BEIGEFARBENE** Code war nicht aktiv an der Diskussion beteiligt; 9 % von Südafrika verfügen über diesen Code.[15]
- Der **PURPURNE** Code verlangt gemeinschaftliche Beiträge, Diskussionen unter den Ältesten und eine Entscheidung des Häuptlings. Beziehungen sind für dieses Wertesystem wichtig; 65 % von Südafrika zeigen diesen Code.
- Der **ROTE** Code verlangt, dass alles „zu seinen Bedingungen" getan wird. Das ROTE System nutzt Macht durch Drohungen und Einschüchterung, um seine Ziele zu erreichen. Dieser Wille muss thematisiert werden, da die Leute des ROTEN Wertesystems am Verhandlungstisch flexibler werden müssen; 15 % von Südafrika zeigen diesen Code.

15 Die Prozentangaben in diesem Abschnitt wurden in der Dissertation von Dr. Loraine Laubscher dokumentiert.

- Der **BLAUE** Code stützt sich auf Regeln, das Gesetz und die Notwendigkeit von Struktur, Ordnung und Respekt vor dem Prozess der Verhandlungen. Traditionen und tiefsitzende Überzeugungen sind bedeutsam und müssen am Verhandlungstisch anerkannt und angesprochen werden; 10 % von Südafrika zeigen diesen Code.
- Der **ORANGEFARBENE** Code sieht Verhandlungen und Geschacher als Teil seiner Natur an. Alles hat seinen Preis. Machtbündnisse sind für ORANGEFARBENE Wertesysteme wichtig, um allen Beteiligten dabei zu helfen, zu denken, dass jeder „gewonnen" hat. Dies musste im Rahmen des südafrikanischen Verhandlungstischs anerkannt und bekannt gegeben werden, um faire Verhandlungen für alle zu gewährleisten. 1 % von Südafrika offenbart diesen Code.
- Der **GRÜNE** Code wird auf einer Konsensentscheidung bestehen und dabei Aspekte des PURPURNEN Systems enthalten, fordert dabei jedoch das Aussetzen von Hierarchien, damit alle Gehör finden. Der GRÜNE Code kann dafür sorgen, dass langwierige Diskussionen stattfinden, und fordert Kompromisse, damit die Entscheidungsfindung fair ist. Dies ist möglicherweise kein einfacher Prozess für den GRÜNEN Code am Verhandlungstisch, da die Dinge für GRÜNE Codes nicht harmonisch genug sind. 0,1 % von Südafrika zeigt diesen Code.

Die Gewalt, die in Südafrika zum Ausdruck kam, wie auch die sozialen Aufstände der 70er und 80er Jahre, wurden als Freisetzung von Energie und aufgestauter Wut zwischen den verschiedenen Wertesystemen betrachtet. Zudem nahm die Spannung zu, als Gegenpole innerhalb des gleichen Wertesystems aufeinandertrafen. Dies lag an der unleugbaren Veränderung, mit der das Land konfrontiert wurde, und an der Emergenz menschlicher Energie aus dem Schmelztiegel der Unterschiede.

Für Beck bestand die einzige Lösung für eine Entwicklung der Situation in Südafrika in einem integralen Weg, um die Funktionalität des Landes wiederherzustellen. Der GELBE Code nimmt eine konzeptuelle Welt der Ambiguität und Veränderung in Anspruch, in der die Grundlage des Verhaltens tief im Wissen und in der Realität verwurzelt ist. GELBE Denker sind geschickt im Umgang mit Komplexitäten und finden klare Wege, das Mosaik der Unterschiede in einem lebenden System zu synthetisieren. In Abbildung 5.2 sieht man die Spirale als visuelle Erinnerung aller Systeme, die in Südafrika integriert werden mussten, um einen Bürgerkrieg zu vermeiden. Alle Systeme dieses Modells spielten im südafrikanischen Kontext eine Rolle, und sie tun es heute auch noch. Diese Dynamik macht Südafrika aus der Perspektive der Komplexität einzigartig, aber auch zu einem natürlichen Labor, um die Denkmuster zu studieren, die in einer integralen Gesellschaft eine Rolle spielen.

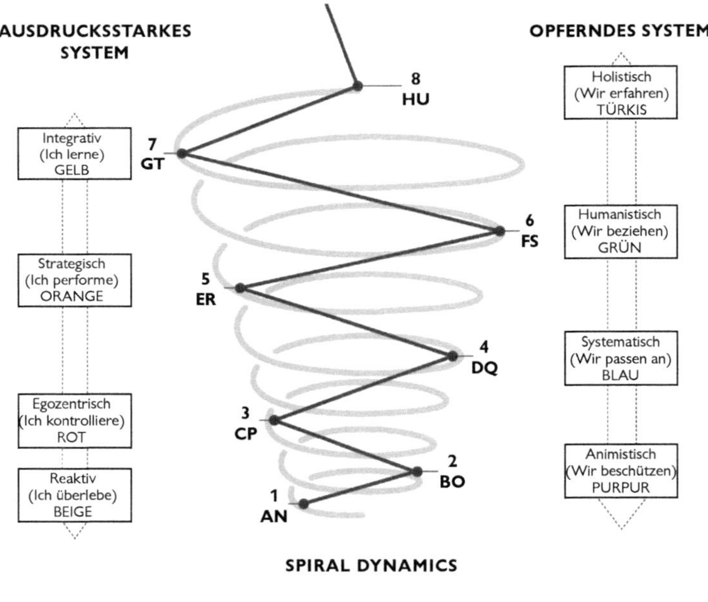

Abbildung 5.2 *Spiral Dynamics* in der Praxis.

Die Arbeit in Südafrika tun

Keith E. Rice hat die südafrikanische Geschichte in seinem umfassenden Blog *Integrated Socio-Psychology* genau dokumentiert.[16] Der folgende Abschnitt beruht in hohem Maße auf Rices Beitrag. 1981 besuchte Beck zum ersten Mal auf Einladung von Keith van Heerden Südafrika,

16 Keith E. Rice, www.integratedsociopsychology.net.

der einen Vortrag von ihm über Graves' Arbeit auf einer Konferenz in Dallas, Texas, gehört hatte. Becks erster Auftritt in Südafrika fand im Rahmen der dreitägigen Konferenz *South African Values Circles* in Sun City statt. Es war die erste von 63 Reisen in jenes Land zwischen den 80er- und 90er Jahren. Seine letzte Reise fand 2013 statt, es war die 64ste.

Ein *Vital-Signs*-Monitor wurde 1988 angewandt, um die Dynamik in Südafrika darzustellen. Abbildung 5.3 zeigt diese Dynamik.

Laubscher begleitete Beck auf jeder dieser Reisen. Zusammen haben sie zahlreiche *Spiral-Dynamics*-Sitzungen geleitet, das Parlament besucht, Entwicklungsarbeit geleistet, sich mit verschiedenen politischen Führern beraten und aktiv an der Bildung eines neuen Südafrika teilgenommen. Ein Interview mit James Clarke von *The Star* erhielt große Aufmerksamkeit. Es kann auf der Website www.spiraldynamicsglobal.com nachgelesen werden. Beck war Gast bei zahlreichen Radio-Talkshows, bei *Good Morning South Africa* auf SABC-TV und

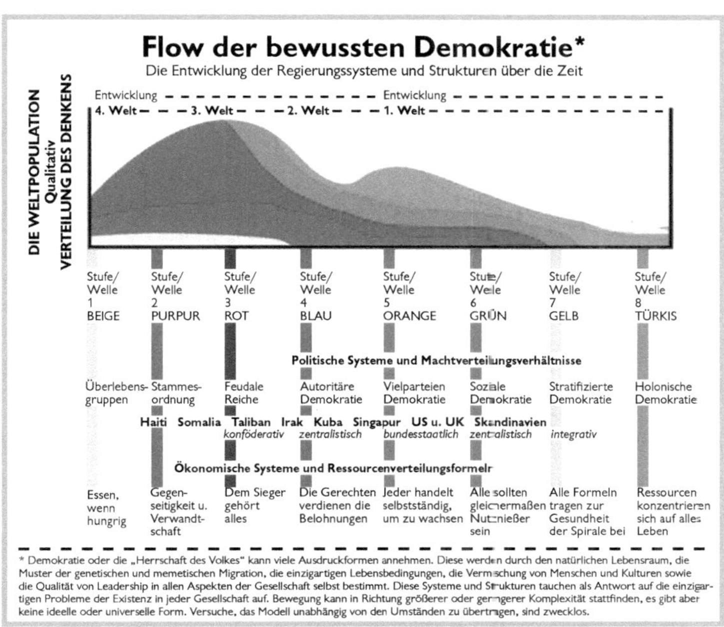

Abbildung 5.3 Fluss der bewussten Demokratie. Beck (2013a)

wurde via Radio in Denton, Texas, live in Südafrika ausgestrahlt. Er lehrte an verschiedenen akademischen Institutionen und im Rahmen medizinischer, beruflicher und wissenschaftlicher Vereinigungen und sogar in der traditionellen Niederländisch-reformierten Kirche.

Sechs Artikel von ihm wurden im April 1989 in allen großen südafrikanischen Zeitungen veröffentlicht. Diese Artikel finden sich unter dem Titel „The Six Articles that Influenced the Release of Mandela“[17] im letzten Kapitel des Buchs, das sich mit den Artikeln befasst. Ohne Becks Wissen las Madiba diese Artikel im Gefängnis und arrangierte es, Beck und Laubscher bald nach seiner Freilassung zu treffen.[18]

Zu dieser Zeit wurden die Friedensverhandlungen von Menschen geführt, die als neutral betrachtet wurden, insbesondere von Kirchenführern und Geschäftsleuten verschiedener Rassen, einschließlich weißer Afrikaaner-Geschäftsleute. Diese Geschäftsleute finanzierten Becks Reisen nach Südafrika und gründeten das *National Peace Committee*. Beck wusste um die Bedeutung eines übergeordneten Ziels, gemeinsamer Werte und Symbole, wie sie von Sport- und Kulturveranstaltungen geboten werden, sowie auch um die hohe Bedeutung von spürbaren Verbesserungen bei der Schaffung von Wohnräumen, der Schaffung von Arbeitsplätzen, der Bildung und der Gesundheitsversorgung. Beck sah nicht die Rasse als Ursache für jene sogenannten „rassistischen“ Probleme an, sondern die Unterschiede in den Wertesystemen und der Erziehung, die sich aufgrund dieser Wertesysteme ergaben. Dieser Standpunkt schien den Südafrikanern zunächst recht fremdartig zu sein, da er letztlich alle Wertesysteme in Frage stellte. Bei zahlreichen Gelegenheiten wurde Beck mit den Worten „Yankie gaan huis toe“ aus den Sitzungen gejagt.[19]

Was die Führer in Südafrika nicht wussten, war, dass Becks Beteiligung an der südafrikanischen Transformation in Amerika verpönt war. Südafrika war immer noch mit schweren amerikanischen Sanktionen belastet. Die amerikanischen Verantwortlichen billigten keinen Amerikaner, der den Schöpfern der Apartheid, den weißen, männlichen Afrikaanern helfen wollte, in eine neue Demokratie integriert zu werden. Immerhin waren sie ja die Unterdrücker.

17 „Die sechs Artikel, welche die Befreiung von Mandela beeinflussten“, A. d. Ü.
18 Online verfügbar unter www.spiraldynamicsglobal.com.
19 Afrikaans für „Geh nach Hause, Yankee“.

Andere Bündnispartner, die Spiral Dynamics unterstützten

Keith van Heerden, Laubscher und Beck haben die Unternehmen *Western Deep Level Mine* und *Middelburg Steel and Alloy* beraten. Die Integration von Qualitätssicherung und *Spiral Dynamics* war eine natürliche Weiterentwicklung der Beziehungen und unterschiedlichen Interessen. John C. Hall von *Middleburg Steel and Alloy* hatte sehr an *Spiral Dynamics* Gefallen gefunden. Alan Tonkin war sein Personalleiter und leitete später die Website von *Global Values Network*. Beck arbeitete mit Dr. George Lindeque, dem Personalleiter von *Eskom*, zusammen. *Eskom* war in seinen Gewerkschaftsverhandlungen sehr fortschrittlich und versuchte bei seinen Verhandlungen mit der Gewerkschaft, einen Mitbestimmungsprozess einzuführen. Qualitätssteuerungsexperte Andrew Barker und der Journalist Graham Linscott waren ebenfalls involviert. Tonkin, Beck und Hall setzten ihre Workshops fort, um Inklusion sicherzustellen. Laubscher (2013) erinnert sich daran, dass eines Tages Desmond Tutu in einer der Stahlwerkstätten auftauchte, wo eine integrierte Belegschaft aus schwarzen und weißen Mitarbeitern zusammenarbeitete. Er schüttelte ungläubig den Kopf und Tränen rollten über seine Wangen. An einigen Orten war Gleichberechtigung die Norm, auch unter der Apartheid. Im *Saturday Star* erschienen am 15. Dezember 1990 folgende Zeilen: „Etwas derart Ungewöhnliches passiert im östlichen Transvaal-Gebiet der südafrikanischen Stahlindustrie, dass Erzbischof Desmond Tutu seinen Augen nicht trauen konnte.“ Dennis Beckett, Redakteur von *Frontline*, schrieb gleich am nächsten Tag, „dass es so friedlich sei, dass gestern ein AWM-Marsch[20] durch die Stadt nicht nur ohne Zwischenfall, sondern auch mit der vollen Unterstützung der örtlichen Kameraden vonstattengehen konnte“.

Über einen Zeitraum von 16 Jahren baute Beck persönliche Beziehungen auf, zu denen schließlich Nelson Mandela, Cyril Ramaphosa, Walter Sisulu, Andries Treurnicht, Desmond Tutu, Roelf Meyer, Leon Wessels, Wynand Malan und F. W. de Klerk gehörten. *Spiral Dynamics* wurde angewandt, um mehrere mögliche Alternativen der Zukunft Südafrikas, basierend auf den ^{W}memetischen Konturen

20 „The African Women’s Movement“, A. d. Ü

der Gesellschaft, zu beschreiben. Es wurde ein übergeordnetes Ziel für Südafrika entwickelt, nämlich die „friedliche Abschaffung der Apartheid“. Unter Becks Einfluss war John Hall von 1991 bis 1993 Vorsitzender des *National Peace Committee*.

Eine ganz besondere Verbindung entstand zwischen Beck und Prinz Mangosuthu Buthelezi, einem südafrikanischen Politiker, dem Gründer der *Inkatha Freedom Party* (IFP) und Stammesführer der Zulus. Sie führten tiefgehende Gespräche über Themen wie die illegale Einwanderung und die Nachhaltigkeit der Zulu-Nation. Beck erhielt einen besonderen Zulu-Namen: Amizi Muthi – was „Der mit der starken Medizin“ bedeutet.

Ein neues Denken zweiter Ordnung – Für eine Regenbogennation

Damit die Verhandlungen erfolgreich sein konnten, musste ein neues Paradigma übernommen werden, um die folgenden und entscheidenden sechs Aspekte in den Mittelpunkt stellen zu können:

Das Gesetz der Spirale: Menschen verändern ständig ihre Denksysteme und ermöglichen so die Bildung neuer Paradigmen. Beck hoffte, dass die Spirale, und d. h. jedes Wertesystem, als eine Stärke angesehen wird, die jedes Wertesystem auf den Tisch bringen könnte. Die Unterhändler mussten die Auswirkungen jedes Wertesystems auf die Stabilität der gesamten Spirale und des Landes als Ganzes verstehen. Wenn also die Spirale zwischen jedem Wertesystem harmonisch wie Ebbe und Flut arbeiten würde, dann würde auch das Land stabil bleiben und der Gewalt und Instabilität entgehen.

Multiple Intelligenzen: Die verschiedenen Wertesysteme, welche die Spirale darstellt, fungieren als bio-psycho-soziale DNA. Jedes Wertesystem in der Spirale verfügt über seine eigene Intelligenz und seine eigenen Gaben, die es den anderen Wertesystemen anbietet. Dies verleiht jedem Wertesystem seine eigene Stärke und Integrität, wodurch jeder Person in der Spirale ermöglicht wird, auf ihre eigene Art und Weise außergewöhnlich zu sein. Beck glaubt, dass diese Intelligenzen nicht nur anerkannt werden, sondern auch im Management der Spirale, die Südafrika als Ganzes darstellt, sichtbar sein müssen. Selbst die Unterdrücker waren ein Teil des Ganzen.

Integrative Strukturen: Die Integration der Gaben jedes Wertesystems sollte bekräftigt werden, um die Spirale durch die Schaffung einer wechselseitigen und dynamischen Beziehung unter und zwischen den Ebenen der Spirale zu stärken.

Die Macht des Paradoxons: Im Chaos des politischen Systems der 90er Jahre innerhalb Südafrikas gab es eine „Gegenüberstellung von ‚These' und ‚Antithese'". Das war in dem Fall das „System und der Kampf" (Beck und Linscott 1991). Es musste eine Synthese sowohl des Systems als auch des Kampfes geben, wobei die Gaben jedes einzelnen Wertesystems genutzt wurden, um ein neues Paradigma und eine neue Ordnung des Denkens und Seins zu schaffen. Menschliche Emotionen erlaubten es jedoch nicht, dass eine so einfache Synthese gefunden wurde, da es Wunden gab, die zunächst angesprochen und geheilt werden mussten, um voranzukommen.

Die Regel von EINIGEN: Während des groß angelegten Transformationsansatzes, um ein neues Südafrika zu erschaffen, wurden alle Gruppen an die Regel von EINIGE erinnert. Jedes Mal, wenn unverhohlen ein Stereotyp über Rasse, Alter oder Geschlecht ausgedrückt wurde, erinnerte Beck sie daran, vor die eigentliche Aussage das Wort EINIGE zu stellen. Zum Beispiel gehören EINIGE Weiße, EINIGE Schwarze und EINIGE Frauen – sicherlich nicht alle Menschen innerhalb einer demografischen Kategorie – zu derselben Denkstruktur, wie sie von der Spirale beschrieben wird.

Werte-Management: Die südafrikanische Angelegenheit zeigte, wie wichtig es ist, etwas Neues und Besseres zu schaffen, anstatt einfach die Teile zu addieren, um integral zu sein. Auch hier können Ungleichheiten, frühere Verletzungen und Wertesysteme diesen Prozess behindern. Daher liegt der Schwerpunkt auf dem „Werte-Management". Das Werte-Management ist ein disziplinierter Entscheidungsprozess, der kreative, wissenschaftliche, ganzheitliche und partizipative Mechanismen nutzt, um komplexe technische und menschliche Probleme zu lösen, die von der Führungsetage bis zum Kohlenstoß reichen. Werte-Management wird in Teil 4 dieses Buchs beschrieben. Jeder ist in einen Entscheidungsprozess mit spezifischen, praktischen und praktikablen Lösungen eingebunden, die durch Co-Kreation gefunden werden können. Später entwickelte Viljoen (2008) einen Prozess der Inklusivität im Sinne eines radikalen Transformationsprozesses, der verschiedene Denksysteme in einer Organisation um ein allgemein definiertes Ziel herum integrierte.

Ein neues Südafrika

> *„Ich habe gegen die weiße Herrschaft gekämpft und ich habe gegen die schwarze Vorherrschaft gekämpft. Ich ehre das Ideal einer demokratischen und freien Gesellschaft, in der alle Menschen in Harmonie und mit gleichen Chancen zusammenleben. Es ist ein Ideal, das ich zu erreichen hoffe und für das ich lebe. Aber wenn es nötig ist, so ist es auch ein Ideal, für das ich bereit bin zu sterben."*
>
> NELSON MANDELA, Rivonia-Prozess, April 1964

Rice (2016) beschreibt das folgende Ereignis in seinem Blog:

> *1999 kam ich in Leeds mit einer Gruppe von südafrikanischen Studenten ins Gespräch. Zu meiner Überraschung kannten sie nicht nur Beck, sondern hielten ihn für so etwas wie einen „politischen Helden". (Tatsächlich hatten zwei von ihnen Beck bei einem Universitätsauftritt sprechen hören.) Einer von ihnen erwähnte, dass Rasse aufgrund von Becks Arbeit innerhalb von fünf Jahren in Südafrika kein Thema mehr sein werde; und diese Studenten kamen aus dem Transvaal und stammten von den harten Buren mit ihrer inhärent rassistischen Tradition ab!*

Wir schreiben das Jahr 2017. Rassismus ist in Südafrika nicht verschwunden. In der Tat sind soziale Aufstände an der Tagesordnung. Örtlich vereinigen sich Weiße und Schwarze gegen schlechte Dienstleistungen und aufgrund von Versprechen, die von der Partei der Freiheit, dem ANC, nicht erfüllt werden. Die Studenten sind desillusioniert, häufig gibt es Unruhen und Streiks, die Gesellschaft schreit Parolen wie „Niedrige Gebühren!" und „Zuma muss gehen!". Fremdenfeindliche Angriffe finden regelmäßig statt.

Ungeachtet des zunehmenden Unbehagens mit der derzeitigen lokalen Regierung und der Herabstufung der Wirtschaft aufs Ramschniveau, beschreiben private und öffentliche *Leader* – schwarze wie weiße –, in jeder *Leadership*-Sitzung, die ich veranstalte, dass sie persönliche Verantwortung für die Dinge übernehmen, um das Leben in ihren Gemeinden zu verbessern. Die Qualität dieses Führungsverhaltens raubt mir in diesen Sitzungen den Atem. Die *Millennials* sind ziemlich gleichgültig gegenüber der tiefen Schuld und dem Schmerz, die der älteren Generation noch in den Knochen sitzen. Sie machen deutlich, dass die Apartheid nicht ihr Kampf ist, sondern der ihrer Eltern und Großeltern. Sie fordern eine Zukunft, die dem persönlichen und wirtschaftlichen Wachstum förderlich ist.

Spiral Dynamics, wie von Graves begründet, wird in Südafrika an fünf Universitäten auf Master- und Doktoranden-Niveau gelehrt.

Beck (2006) stellt in einem sehr interessanten Artikel zur amerikanischen Politik die folgenden Fragen:

- Wenn wir die Weisheit und die Intelligenzen der Spirale nutzen, was können wir als Alternative zur gefährlichen Polarisierung in unserer Gesellschaft anbieten?
- Würde das irgendjemand interessieren?
- Was müsste dafür getan werden?

Diese Fragen sind für alle Nationen wichtig!

Die hier aufgeworfenen Fragen können dazu genutzt werden, wichtige Gespräche in Südafrika anzuregen. So wie sich alle Mitarbeiter der Organisationen mit den Ergebnissen der relevanten Kulturstudien und -strategien zur Schaffung von Bewegung auseinandersetzen mussten, müssen sich die Bürger Südafrikas diesen Fragen zuwenden, um Sinn, Bedeutung und Heilung in diesem Regenbogenland zu ermöglichen.

Lindeque, jetzt 75 Jahre alt, ist immer noch damit beschäftigt, Veränderungen zu bewirken. Er ist fest davon überzeugt, dass wir in Südafrika eine wirtschaftliche Lösung hatten, aber keine politische. Zusammen mit Dr. Ramphele Mamphele, einer Geschäftsfrau, Aktivistin, Ärztin, akademischen und politischen Denkerin, erschufen sie ein übergeordnetes Ziel für Südafrika. Sie sagte: „Es ist Zeit, uns das Land und seine Zukunft neu vorzustellen. Das sind wir unseren Kindern schuldig. Wir dürfen nicht scheitern.“ In ihrem Buch *Dreams,*

Betrayal and Hope argumentiert sie, dass in Südafrika eine „Begutachtung der Narben" ausbeuterischer Wirtschaftspraktiken benötigt wird. Sie erinnert die Südafrikaner daran (Mamphele 2017, S. 182), dass es keinen besseren Weg geben kann, „die Grundlagen unserer Demokratie zu stärken, als die vier Imperative der Präambel unserer Verfassung zu bekräftigen und umzusetzen".

Diese vier Imperative lauten:

- Heile die Spaltungen der Vergangenheit, und begründe eine Gesellschaft, die auf demokratischen Rechten, sozialer Gerechtigkeit und grundlegenden Menschenrechten beruht.
- Lege die Grundlagen für eine demokratisch-offene Gesellschaft, in der die Regierung auf dem Willen des Volkes beruht und jeder Bürger gleichermaßen gesetzlich geschützt wird.
- Verbessere die Lebensqualität aller Bürger und befreie das Potenzial jeder Person.
- Erbaue ein geeintes und demokratisches Südafrika, das seinen Platz als souveräner Staat in der Familie der Nationen einnehmen kann.

Viele Initiativen werden in verschiedenen Teilen Südafrikas durchgeführt, um den Schmerz dort zu heilen, wo er noch auftritt. Lindeque und Mamphele zeigen der Jugend, was es bedeutet, ein aktiver Bürger in einer Demokratie zu sein. Aus einer psychoanalytischen Sicht ist es wichtig, dass ein älterer, traditioneller weißer Mann und eine ältere schwarze Aktivistin eine solche Initiative bilden können. Es gibt keine Parteizugehörigkeit – nur Bildung und Erziehung, damit die Jugendlichen die richtigen Fragen stellen können, wenn die Zeit dafür gekommen ist. In ihrem Buch argumentiert Mamphele, dass Südafrika eine weitere Gelegenheit gegeben wird, sich mit der Vergangenheit zu versöhnen. Sie beendet das Buch (Mamphele 2017, S. 187-188) mit der folgenden leidenschaftlichen Erklärung:

Mir mein Land neu vorzustellen erlaubt es mir, in der Zukunft zu leben, nach der ich mich sehne. Ich glaube nicht länger, ein einsames Sandkorn in meiner Hand zu halten. Viele weitere Hände haben sich ineinander verschränkt, um eine Welle der Hoffnung nach der anderen zu reiten. Der goldene Meeressand verteilt sich in den Wellen, es sind jedoch nicht länger einzelne Sandkörner. Der Reichtum der Möglichkeiten unserer vorgestellten Zukunft ist wie die Myriade goldener Sandkörner an niemals endenden, weiten Küsten. Dieser Traum ist lebendig.

Während eines Interviews für das Buch fragte Beck, was während der Intervention in Südafrika in den 1980ern und 1990ern schiefgegangen sei. Ich war ein wenig verblüfft und antwortete, dass die Frage nicht einmal gestellt werden könne. Südafrika ist eine junge Demokratie, aber der befürchtete Bürgerkrieg war nicht eingetreten, den 1994 alle erwarteten hatten. Es hatte einen friedlichen Übergang gegeben. Ich hatte eine andere Gegenfrage gestellt: „Was ist, wenn du nicht nach Südafrika gekommen wärst? Was dann?"

Fazit

Beck benutzte *Spiral Dynamics* und die Erklärung von Wertesystemen, um die Gedanken und Ideale der Wertesysteme der gegnerischen Parteien miteinander in Einklang zu bringen. Seine Erklärungen, seine Einsichten und seine Co-Kreation ermöglichten 1994 den reibungslosen Übergang vor und nach den Wahlen. Während es Störungen und heftige Ausbrüche gab, gab es mehr wertorientierte als politische oder rassistische Systeme. Sein Plan für das *South African World Cup Team* von 1995, seine Einsicht in die Vereinigung einer Nation und seine Fähigkeit, diesen Plan umzusetzen, ermöglichten die Vereinigung von Südafrika zu einer Nation.

Mein Basotho-Name ist Lebogang. Wie die Bedeutung dieses Namens nahelegt, bin ich „dankbar". Ich lebe nicht nur in dem wunderbaren Kaleidoskop der Vielfältigkeit in Südafrika, sondern hatte (und habe) noch das Privileg, mit Dr. Beck, Dr. Laubscher (Potseletso Seema, ein Sotho-Name für „jene, die nach dem Problem kommt") und Dr. Lindeque zu reisen. Jenen, die vor mir kamen.

Letztendlich wurde das Eintauchen in Südafrika zu Dons persönlichem Schmelztiegel. Hier konnte er die Gaben aller verschiedenen Wertesysteme auf magische Art und Weise zu einem Ganzen zusammenführen. Der Rest des Buchs berichtet von einigen Beispielen, bei denen die Magie, die in Afrika gefunden wurde, an anderen Orten entfacht wurde.

6

Einheimische Intelligenz aufdecken: Eine Fallstudie aus Israel und Palästina

Elza Maalouf

„Die Aufgabe, die Staatlichkeit zu erreichen, war für einige ein Problem, da es den Unilateralismus der Palästinenser repräsentierte. Ich bin hier, um allen zu sagen, dass es tatsächlich ein Unilateralismus ist. Und das ist so, wie es auch sein sollte, weil es darum geht, einen palästinensischen Staat aufzubauen. Es geht darum, sich auf die palästinensische Eigenstaatlichkeit vorzubereiten. Wenn wir Palästinenser es nicht aufbauen, wer wird es dann für uns tun?"

SALAM FAYYAD
Premierminister von Palästina
Konferenz für Strategische Regierungsführung, Herzliya, Israel
3. Februar 2010

Die Geburt des neuen einheimischen Denkens

In einer mondhellen Nacht Ende Oktober 2004 saßen zwei Männer in einem Straßencafé im jemenitischen Viertel von Tel Aviv und unterhielten sich zwanglos über die geringen Fahrkosten im Nahen Osten. Raffi Nasser war ein erfolgreicher Wertpapierhändler an der *Wall Street* und kam aus einer arabisch-jüdischen Familie mit einer langen Geschichte in dieser Region. Seine Vorfahren waren jahrhundertelang Teil des kulturellen Gefüges der antiken Stadt Aleppo gewesen, die nur wenige Autostunden nordöstlich lag. Seine Familie war bald nach der Gründung des Staates Israel nach Europa ausgewandert. Der andere Mann, Neri Bar-On, der in späteren Jahren Leiter des *Centers for Human Emergence* in Israel werden sollte, stammte von europäischen Juden ab. Er sah seiner Kleidung nach vollkommen gewöhnlich aus, doch in Wirklichkeit war Bar-On aufgrund seiner Beiträge zur Nanotechnologie ein gefeierter Star in der Mikrochip-Industrie.

Mounir Bannoura, ein palästinensischer Mitarbeiter und Ingenieur, hatte ein Buch über die Technologien von Bar-On und ihren Beitrag zu Motorolas Vorherrschaft auf dem Mobiltelefonmarkt in den 90er Jahren geschrieben. Israel ist voll von intelligenten Ingenieuren, die an der Spitze der Wissensökonomie stehen. Zu jener Zeit konnte man als Passant überall Gespräche in den Cafés hören, die sich lautstark darum drehten, was als Nächstes am Hightech-Horizont sichtbar werden würde. Tel Aviv ist ein technologischer Knotenpunkt, eine Oase der Innovation an der Mittelmeerküste. Nach dem *Silicon Valley* ist es nach wie vor eine der größten Quellen von High-Tech-Erfindungen in der Welt.

In dieser Oktobernacht diskutierten die beiden Männer im Café mit Blick aufs Mittelmeer aber nicht das nächste große Ding in Sachen Technologie. Sie konzentrierten sich auf eine andere Art von Wert – ein Produkt, das kein Geld der Welt oder Militär in diese Region hätte liefern können. Sie sprachen darüber, ihrem geliebten Israel mit neuen Methoden dauerhaft Sicherheit und Frieden zu bringen. Sie hofften, eine Graswurzelbewegung zu initiieren, wo Israelis und Palästinenser durch ein neues Prisma der Werte miteinander sprechen konnten, und nicht auf die historisch polarisierten Positionen auf beiden Seiten des ACE-Modells zurückfielen.[21]

An diesem Abend hatten Nasser und Bar-On auf der Grundlage von Don Becks Pionierarbeit in Südafrika eine tiefgehende Diskussion zum Thema „Konfliktlösung“ moderiert.[22] An diesem Abend trafen die Worte „Memetik“ und „groß angelegte Psychologie“ (engl. „large scale psychology“) erstmals im Hinblick auf die Ermöglichung von Veränderungen auf nahöstlichem Boden zusammen. Das Versäumnis Israels und Palästinas, die kulturellen Wertesysteme des jeweils anderen Landes zu verstehen, war eine wichtige Erkenntnis für die Salonteilnehmer. Israelis erhielten ihre erste Lektion in den wissenschaftlichen differenzialdiagnostischen Instrumenten, um zu bestimmen, was eine Kultur anrichtet, um soziokulturelle Entwicklung zu verstehen und Heilmittel für kulturelle Wertesystemkonflikte zu finden. Es würde

21 Der Assimilationskontrasteffekt wird in Teil 3 dieses Buchs beschrieben.

22 Wie in dem Buch *Spiral Dynamics* (2007) beschrieben.

bahnbrechend sein, eine Plattform zu nutzen – ähnlich wie es Beck für die Südafrikaner empfahl –, um den arabisch-israelischen Konflikt zu lösen.

Als sie sich an diesem Abend trennten, waren beide Männer davon überzeugt, dass diese neue Herangehensweise das Denken in entscheidender Art und Weise verändern könnte. Es wäre sicherlich die erste konkrete Veränderung in der israelischen Herangehensweise seit mehr als drei Jahrzehnten. Dies könnte das ultimative Werkzeug sein, um den Frieden zu ermöglichen und essenzielle soziale Kompetenzen zu ermöglichen, und ihr Ziel war es, dies in die Hände von Israelis auf allen Ebenen der Gesellschaft zu legen.

Zu dieser Zeit meines Lebens war ich seit einigen Jahren als Beraterin für arabische Unternehmen tätig und wollte einen neuen Weg erschaffen, was die Nutzung der bio-psycho-spirituellen Dimension von *Leadership* in jener Kultur anging, die ich so gut kannte. Ich war hauptsächlich mit dem Training von Führungskräften beschäftigt, und zwar sowohl für westliche Konzerne, die das Wie und Warum von Kulturen aus nahöstlichen Unternehmen verstehen wollten, als auch für Unternehmen des Mittleren Ostens, die Kapazitäten zum Verständnis des Verhaltens ihrer Mitarbeiter entwickeln wollten.

Es war üblich, dass mittelständische Unternehmen im Nahen Osten ihr Top-Management-Team aus zehn verschiedenen westlichen Ländern, das mittlere Management aus 30 verschiedenen Ländern und Tausende untere Angestellten aus jedem der Dritte-Welt-Länder in Nordafrika und dem asiatischen Subkontinent bezogen. Genauso wie die Israelis erkannt haben, dass es alternative Wege geben könnte, sich dem Frieden zu nähern, hatte ich keinen Zweifel, dass eine ähnliche Einsicht in der arabischen Welt möglich wäre, wenn man einen ganzheitlichen Ansatz durch das Bezugssystem einer groß angelegten Psychologie anwendet. Der Nahe Osten war mein Geburtsort und Arabisch meine Muttersprache. Zu verstehen, was die Region brauchte, um sich weiterzuentwickeln, war schon immer mein Ziel gewesen.

Um 2004 kannte ich Dr. Beck schon über einige Jahre und hatte seine Arbeit verfolgt. Wir waren beide begeistert ob der Möglichkeit, zusammenzuarbeiten, hatten uns aber zu diesem Zeitpunkt noch nicht viele Gedanken darüber gemacht, da wir uns beide des Ausmaßes der

Aufgabe und der enormen politischen Barrieren bewusst waren, die verhindern konnten, dass eine sinnvolle Arbeit auch Wurzeln schlagen würde. Wir wussten beide, dass die politischen Entscheidungsträger aus den Vereinigten Staaten, zumindest was den Nahen Osten anging, seit Jahrzehnten in ihrem Denken stecken geblieben waren. Washington war zu einem geschlossenen System geworden.

Es gab wenig bis gar keine Möglichkeiten, dass irgendeine Arbeit von der US-Regierung oder dem Establishment in Washington gesponsert wurde. Beck hatte versucht, seinen texanischen Landsmann George W. Bush und seinen Adjutanten Karl Rove dazu zu bewegen. Ich wusste jedoch, wie frühere Friedensverträge im Mittleren Osten durch die nachfolgenden Regierungen aus rein politischen Gründen inszeniert wurden. Für Washington war die „Nahost-Friedenskarte" immer ein Ass im Ärmel gewesen.

Anfang 2005 nahm Nasser in New York an einem Vortrag von Beck zum Thema „Konfliktlösung aus der Sicht von *Spiral Dynamics* und ^{V}ACE" teil. Nasser und Beck trafen zum ersten Mal nach dem Vortrag aufeinander, und Nasser war in der Lage, ihm die große Vision mitzuteilen, die er und seine israelischen Kollegen in Bezug auf die Anwendung kultureller Wertesysteme als wesentliches Werkzeug für die Lösung des Israelisch-Palästinensischen Konflikts hatten. Nachdem sie ein paar Minuten über das Thema diskutiert hatten, nahm Beck Nassers Einladung an, Israel zu besuchen, um einen ersten Eindruck von der israelisch-palästinensischen Situation zu bekommen. Es gab keine großen Versprechen, was das Engagement von Beck betraf oder zu was der erste Besuch führen sollte.

Ungefähr eine Woche später rief mich Beck an, um zu fragen, ob ich nicht mit ihm nach Israel gehen würde, um die Möglichkeit zu untersuchen, an einer Konfliktlösung zu arbeiten. Mein erster Gedanke war, warum sollte ich in Israel gebraucht werden, wenn mein kulturelles Wissen doch die arabische Welt betraf. Meine Skepsis verschwand jedoch schnell, als ich erkannte, dass mein Beitrag für die Israelis von unschätzbarem Wert sein könnte, wenn sie ihre Nachbarn von einem kulturellen Wertesystem-Ansatz aus verstehen würden. Zur Bestürzung meines Mannes brachte ich schnell meinen Terminkalender in Ordnung und entschied, Beck bei seinem ersten Besuch zu begleiten. Bar-On, Nasser und Orin hätten darüber nicht glücklicher sein können. Für sie war die Mischung aus einem Texaner und einer Araberin, die sich gemeinsam für eine Wertesystem-Sicht des Nahen Ostens einsetzten, eine kraftvolle Kombination – die jedes Stereotyp auf beiden Seiten durchbrach.

Wir begannen ernsthaft mit den Vorbereitungen einer Rahmenstruktur. Beck und ich begannen, unsere israelischen Freunde über die Infrastruktur zu informieren, die sie vor unserem Besuch vorbereiten mussten. Von Anfang an verkörperte Beck jene Qualitäten der Transparenz, die für GELBES *Leadership* so kennzeichnend sind. Unterdessen begann ich meine Suche nach ähnlich qualifizierten Palästinensern, mit denen ich zusammenarbeiten konnte – jene, die diese Kultur gut verstanden und auch systemisch denken konnten. Der Name Nafiz Rifai tauchte immer wieder während verschiedener Gespräche mit Kollegen auf. Ein gemeinsamer Freund stellte uns dann einander vor.

Rifai, ein *Fatah*-Führer der dritten Generation, hatte wegen seiner politischen Ansichten einige Zeit in israelischen Gefängnissen verbracht. Er war gemeinsam mit Marwan Barghouti (dem Mandela von Palästina) eingesperrt gewesen, und die beiden hatten eine Lerngemeinschaft geschaffen, die Mandelas Universität auf Robben Island ziemlich ähnlich war. Junge Palästinenser, die im gleichen Gefängnis saßen, hatten keine andere Wahl, als Englisch und Hebräisch zu lernen und einen intellektuellen Diskurs zu führen. Manche haben dort sogar einen Master-Abschluss gemacht. Rifai hatte mehrere erfolgreiche Romane geschrieben und auch die persönliche Aura eines tiefen Denkers, der Respekt verlangte.

Ein weiterer Partner auf der palästinensischen Seite war Abdel Majid Suwaiti, ein Mitglied der *Fatah* der dritten Generation und ein Mann des Volkes, der die Sitten der palästinensischen Stämme kannte und der von den Palästinensern aller Altersgruppen respektiert wurde. Beide Männer waren Krieger, die sich nach jahrelangem Kampf mit der Waffe der Macht des Wortes zugewandt hatten, um kluge Lösungen für den Konflikt zu finden.

Beck und ich verbrachten Monate mit unseren neu gefundenen Freunden auf beiden Seiten, um sicherzustellen, dass sie verstanden, wie unsere Initiative von Anfang an die Anatomie des Konflikts thematisierte. Wir trainierten beide Seiten sorgfältig dahingehend, die zentralen Positionen in jeder der beiden Kultur zu finden, bevor wir Israelis und Palästinenser zusammenbringen konnten. Es wurde bald deutlich, dass jeder von ihnen ein sehr gutes Verständnis für die Veränderungen hatte, die in beiden Kulturen stattfinden mussten. Um einen nachhaltigen Effekt zu erzeugen, begannen sie mit Gesprächen auf jeder Seite in Vorbereitung auf unsere Unternehmung.

Um sich gegen jede wahrgenommene Voreingenommenheit in dem Konflikt zu versichern, lehnte Beck jedes israelische finanzielle Sponsoring ab und entschied auch, keine Finanzierung durch das US-Außenministerium für dieses Unterfangen anzustreben. Stattdessen wandte er sich an Geschäftskollegen, die sich durch die Nutzung der Management-Beratungstalente Becks und der Anwendung des Wertesystem-Ansatzes einen Wettbewerbsvorteil erarbeitet hatten. Dies waren „bewusste“ Geschäftsführer in den Vereinigten Staaten, die vollständig die Werte des GELBEN Systems und den übergeordneten Zweck unseres Projekts verstanden. Viele von ihnen wussten auch um Becks früheres Engagement in Südafrika und hielten sich bereit, jedes ähnliche Projekt zu finanzieren, das er durchführen wollte.

PURPUR-ROTE Dörfer und BLAU-ORANGEFARBENE Städte

Im Februar 2006 unternahmen Don Beck und ich unsere erste Reise in den Nahen Osten, begleitet von Susan Vance, einem früheren Oberst der *US Air Force*, die die *Hearthstone Global Foundation* vertrat, jene Wohltätigkeitsorganisation, die unsere Arbeit unterstützte. John Smith, *Hearthstones*-Gründer, war ein „bewusster“ Wirtschaftsführer, hatte Israel oder Palästina bislang nie besucht und hatte daher auch keine Vorurteile in Bezug auf irgendeine der beiden Seiten des Konflikts. Er verstand aber die wirkungsvollen Methoden von Becks Arbeit.

An diesem Tag im Februar war ich der Letzte, der nach den für arabische Amerikaner üblichen Fragen durch den Zoll gelassen wurde. Beck blieb bei der letzten Vernehmung bei mir. Er beschwerte sich später über die Behandlung, die mir von einem Journalisten der israelischen Tageszeitung *Haaretz* entgegengebracht wurde, der dort über die Initiative berichtete. Als wir in unser Taxi stiegen, wies ich Beck auf die verschiedenen arabischen Dörfer hin, die sich uns auf dem Weg zeigten, und wie die Architektur die unterschiedlichen und einfachen alten Häuser definierte. Seine einzige Antwort war „PURPUR“. Dann kamen wir an moderne israelische Siedlungen vorbei. Sein einziger Kommentar war „ROT-BLAU mit ORANGEFARBENER Architektur“. Ich erkannte, wie ich meine Konzentration auf das Bezugssystem aufrechterhalten konnte – nämlich die Kultur durch die Linsen der Spirale zu betrachten.

Viele Israelis hatten sich in Erwartung unserer Ankunft versammelt. Sie wollten etwas über das Bezugssystem erfahren, welches Südafrika verändert hatte. Eine ganze Woche lang trafen wir in Tel Aviv und Herzliya einflussreiche Aktivisten, Akademiker und Politiker. Professor Ephraim Ya›ar von der Universität Tel Aviv, der Erfinder des *Peace-Index* (welcher die Höhen und Tiefen der Stimmung Israels nachverfolgt), freute sich sehr, uns zu treffen, um zu sehen, wie unser Bezugssystem die Vorhersage-Methoden seiner Forschung verbessern könnte. Das Niveau von ORANGE, welches ich in den israelisch-akademischen Institutionen beobachten konnte, konnte mit den besten Universitäten in den Vereinigten Staaten mithalten.

Unter den Politikern, mit denen wir uns trafen, war auch Gilead Sher, der ehemalige Generalstabschef von Premierminister Barak und einer der Hauptarchitekten des Friedensabkommens mit Palästina. Während unseres Treffens bezog sich Beck auf die von ihm im Jahr 1991 verfasste Diskussionsschrift *„Hard Truths and Fresh Start“*, in der es darum geht, warum die Friedensabkommen nicht erfolgreich sein konnten und warum traditionelle Verhandlungsmethoden die Anatomie des Konflikts nicht erkennen konnten und auf beiden Seiten zu Polarisierung und Entfremdung führten und somit weiteres Misstrauen ermöglichten. Mr. Sher, ein erfahrener Verhandlungsführer, verstand den Ansatz sofort und ist bis heute mit Beck in Kontakt.

Später in jener Woche hatten wir *Spiral Dynamics* einer Gruppe von Professoren an der *Bar-Ilan-Universität* vorgestellt. Einer der Professoren war von dem Bezugssystem so begeistert, dass er beschloss, es in seinem nächsten Semester zu unterrichten. Die neuen Erkenntnisse, die diese Professoren dadurch hatten, kamen in ihrer intellektuellen Leidenschaft zum Ausdruck, als sie über die Implikationen des Perspektivenwandels debattierten – und darüber, was nötig wäre, um eine „Zwei-Staaten-Lösung“ zu erlangen.

Unsere erste Woche endete mit einer öffentlichen Präsentation vor etwa zweihundert Leuten, der ersten ihrer Art in Israel. Wir sprachen über die innovative Wissenschaft der Wertesysteme, und Beck stellte die makro-memetische Sicht seiner Arbeit in globalen Hotspots wie Südafrika vor, wobei er vorsichtig war, nicht das Wort „Apartheid“ zu verwenden. Mein Vortrag konzentrierte sich auf die ^{W}memetischen Strukturen der verschiedenen Regionen der arabischen Welt, und ich hob dabei die Rolle hervor, die Frauen und die jüngere Generation bei der Verschiebung von geschäftlichen und kulturellen Paradigmen spielten.

In der folgenden Woche hatten wir dann die Gelegenheit, mit unseren palästinensischen Partnern zusammenzuarbeiten. Unser Taxi fuhr zunächst durch die weiten Straßen Tel Avivs mit ihren ORANGEFARBENEN Architekturen, schlängelte sich dann weiter durch holperige Passagen in PURPURNEN Dörfern und durch ein paar BLAUE *Checkpoints*, und wir erreichten schließlich das Westjordanland. Rifai hatte durchgesetzt, dass sich ein lokaler Nachrichtensender mit uns über den Zweck unserer Initiative unterhalten wollte. Nach ungefähr einer Stunde schlug der Reporter vor, weitere Interviews an der *Wall of Separation* zu filmen, die Israel vom Westjordanland trennt, um das einzufangen, was viele Palästinenser die „Mauer der Ungerechtigkeit“ bezeichnen.

Nachdem wir einen Rundgang entlang dieser Betonmauer gemacht hatten, verstanden wir, worüber dieser junge Mann gesprochen hatte. Die Mauer trennte Familien und Nachbarn. Wir erkannten jedoch auch die Möglichkeit, seine Leidenschaft (und die seiner Zuschauer) auf proaktive Bemühungen zu lenken, die Rhetorik zurückzuschrauben und zu erkennen, warum Israel die Mauer überhaupt errichtet hatte. So ungerecht den Palästinensern diese Mauer auch vorkommen mochte, unsere Aufgabe bestand nicht darin, die Richtigkeit oder Ungerechtigkeit ihres Sinns und Zwecks zu beurteilen oder zu rechtfertigen. Unser Ziel war es, beide Seiten in die zentrale

Position von Moderatoren, Pragmatikern und Versöhnern zu bringen, die ihre jeweiligen Kulturen so zu beeinflussen vermochten, dass die Mauer wie die in Berlin von allein verschwinden würde.

Es war keine militärische Intervention in dieser Strategie enthalten. Militärische Positionen dürfen nicht länger diese beiden Kulturen definieren. Es ist einfach ein Aufruf an das Herz und den Verstand, der beide Bevölkerungen ansprechen soll, wo Codes der Eigenständigkeit, des Respekts für Institutionen, des Wunsches nach Wohlstand und, später, der friedlichen Koexistenz die Meme auf beiden Seiten bestimmen werden.

In den Bemühungen, diese Codes durch die Medien zu verbreiten, wiesen Beck und ich auf die Resilienz von Palästinensern überall auf der Welt hin: Von brillanten Professoren und Philosophen wie Edward Said, die die zukünftigen globalen *Leader* prägten, bis hin zu Bankiers, Managern und Ingenieuren, die den modernen Mittleren Osten für Geschäftsleute heute so attraktiv machen. Wir wiesen auch auf die hochgebildete Öffentlichkeit im Westjordanland und in Gaza wie auch auf die wissenschaftlichen Entdeckungen der Universitäten im Westjordanland hin. Wir entdeckten, dass die palästinensische Jugend sehr flexibel war, und darin lag die Möglichkeit, das Denken zukünftiger palästinensischer *Leader* zu gestalten.

Neben den Medien trafen wir uns auch mit einflussreichen Politikern, darunter mit dem Gouverneur von Bethlehem. Das Treffen begann mit der üblichen Rede, die palästinensische Politiker den Amerikanern halten. Sie sprechen über die Besatzung und die *Checkpoints* und darüber, was die USA tun sollten, um das Leben der Palästinenser zu verbessern. Mitten in diesem Vortrag hob Rifai Beck erneut als jenen Kämpfer hervor, der Seite an Seite mit den Zulu in Südafrika zusammengearbeitet hatte, um ihnen zu helfen, ihre Freiheit in Anspruch zu nehmen. Der Gouverneur informierte Rifai, dass er die Ressourcen seines Büros zur Verfügung stellen würde, um unsere Mission zu erleichtern.

Wir trafen uns auch mit einer Reihe von palästinensischen Parlamentsmitgliedern und hörten den Bedenken zu, die ihre Wähler im Hinblick auf die Besetzung und die Kämpfe mit palästinensischen Regierungsbehörden hegten. Zu den Zeiten, in denen wir uns nicht mit Regierungsbeamten und organisierten Gruppen trafen, untersuchten wir die *Lebensbedingungen* der Palästinenser. Wir besuchten Flüchtlingslager. Wir sprachen mit Leuten auf der Straße und in den Cafés. Wir besuchten eine Moschee während eines Gottesdienstes für einen jungen Selbstmordattentäter, um ein tieferes Verständnis der Dynamik zu erlangen, die dieses tödliche Mem hervorgebracht hatte. Wir wandten traditionelle Informationskanäle und verfügbare Forschungsergebnisse an und kombinierten sie mit unseren eigenen Erkenntnissen, um eine genauere Sicht auf die Wertesysteme der palästinensischen Kultur erlangen zu können. Unser erster Besuch leistete Pionierarbeit, was neue Methoden angeht, um die Dynamik aufzudecken, die zu dem Konflikt beiträgt, und war das erste makromemetische Bild des Nahen Ostens.

Die Woche mit den Palästinensern endete mit einem Rathaustreffen im Palästinensischen Frauenzentrum. Beck und ich hielten einen Vortrag über unser Bezugssystem und regten viele Teilnehmer dazu an – darunter eine Gruppe von Professoren von der Universität Bethlehem –, zu überlegen, wie man das Modell von *Spiral Dynamics* nutzen kann, um einen Wandel hin zur Stärkung von Frauen und palästinensischen Jugendlichen herbeizuführen. Am Ende des Abends überreichte mir die Präsidentin der Frauenorganisation ihr 50-jähriges Jubiläumsbuch zum Gedenken an die Frauen Palästinas. Sie wies mich darauf hin, dass eine der Gründungsfrauen ihrer Organisation eine Maalouf war.

Empathie und die „Five-Deep“-Strategie

Zu verstehen, was einer Kultur fehlt, ist keine leichte Aufgabe. Das Beste, was man tun kann, ist zu versuchen zu verstehen, was sie in einem gehemmten Zustand hält und verhindert, dass sie sich zu einer höheren Existenzebene weiterentwickelt. Das Ziel im ersten Jahr unserer Mission war es, diejenigen zu unterrichten, die für das Bezugssystem offen waren, vor allem aber *zuzuhören und zu lernen*. Dieses wesentliche Element des einheimischen Design-Prozesses bestimmt die Ausrichtung des Modells auf die Kultur. Für einen GELBEN System-Designer der siebten Stufe gibt es keine höhere Priorität als diesen ersten Schritt im groß angelegten Design. *Zuzuhören* auf dieser Ebene hat eine ganz andere Qualität als das Zuhören in den Systemen erster Ordnung. Dies ist ein Raum tiefer *Empathie*, der nicht nur das Oberflächenverhalten einer Kultur anspricht, sondern eine spezifische *fünfschichtige Tiefenstrategie* (engl. „five-layer deep strategy") verfolgt, die bis zum Kern der bio-psycho-sozialen Wurzeln eines Konflikts vordringt.

Friedensabkommen sind politische Manipulationen und keine kulturweiten Lösungen. Daher sind es nur schnelle Lösungen, die nur für oberflächliche Manifestationen, also für die Symptome eines Problems, gelten. Sie sind im Wesentlichen die Spitze des Eisbergs kultureller Komplexität und durch das sichtbare Oberflächeneis zu navigieren führt nicht zu einem tiefen oder dauerhaften Frieden. Im Vergleich zu unserem Ansatz durchdringt eine traditionelle Konfliktbeurteilung kaum die zweite Schicht des „Five-Deep"-Bewertungsmodells (Abbildung 6.1).

In unserem ersten Jahr, in dem wir in Israel und Palästina arbeiteten, begannen wir absichtlich, unter die Oberfläche zu schauen, um

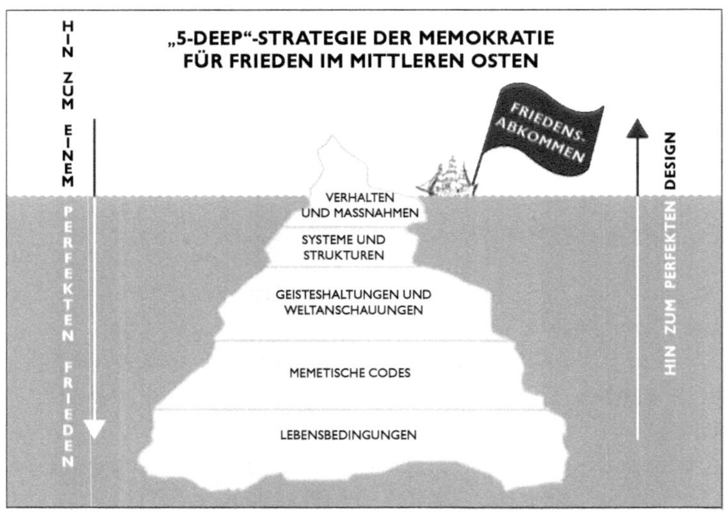

Abbildung 6.1 Die *Five-Deep-Strategie* für den Frieden im Mittleren Osten (Copyright *Centre for Human Emergence Middle East*). Maalouf (2014, S. 160)

die realen *Lebensbedingungen*, Ängste und Werte zu verstehen. Über die manifestierten Handlungen und Verhaltensweisen hinaus haben wir uns mit den Systemen und Strukturen beschäftigt, die zu diesem Verhalten beigetragen haben. Mit Hilfe der einheimischen Intelligenz unserer Experten für indigene Intelligenz (IIEs) auf beiden Seiten haben wir dann die Denkweisen betrachtet: persönlich, institutionell und gesellschaftlich. Es ist entscheidend, die Weltsicht jeder Kultur zu verstehen, einschließlich ihrer Selbstwahrnehmung, ihrer Nachbarn, ihrer Region und der Welt – und wie sich dies auf das Design und die Kultur ihrer Institutionen auswirkt.

Dann untersuchten wir die memetischen Codes jeder Kultur, um die Präferenzen und Prioritäten der verschiedenen Gruppen, die zu jedem Wertesystem gehören, zu bewerten, sowie das, was ihren einheimischen Inhalt formte. Wir erforschten das Was oder das Wen, was das Wertesystem am meisten schätzte, und wo bestimmte Probleme auf der Prioritätenliste standen. Schließlich haben wir uns die *Lebensbedingungen* in jeder Kultur angeschaut. Wir haben die Faktoren untersucht, die dazu führen, dass ^{W}Meme anschwellen, auftauchen, sich zurückbilden oder im schlimmsten Fall verblassen und toxisch werden. War jeder progressive Friedensvertrag nur eine weitere *Translation* früherer, gescheiterter Friedensabkommen oder hatte er angesichts der sich entwickelnden Zeiten das Potenzial, *transformierend* zu wirken? Waren die Israelis oder die Palästinenser in ihren historischen Ansichten stecken geblieben, und zwar bis zu dem Punkt, dass die Positionen auf beiden Seiten des Werte-Spektrums die Realität ignorierten? Würden sich diejenigen vor Ort aufgrund von Fehlausrichtungen mit *der Zeit* natürlich polarisieren?

Wir haben auch die Bedeutung des *Ortes* untersucht, der in diesem Konflikt im Mittelpunkt steht, da beide Seiten das Gebiet als ihr angestammtes Land beanspruchten. Wir betrachteten die internen Herausforderungen, mit denen jede Kultur konfrontiert war, wie auch die externen Herausforderungen, die das endgültige Ergebnis einer Verhandlungslösung beeinflussen konnten. Dann untersuchten wir die *Umstände*, welche die sozioökonomische Klasse, die politische Klasse und das Bildungsniveau auf beiden Seiten bestimmten. Bei der Betrachtung der *Lebensbedingungen* muss eine Untersuchung der

Umstände sowohl die externe Dynamik, die beide Seiten beeinflusst, als auch die innere Dynamik umfassen. Wir mussten untersuchen, wie viel militärische, finanzielle und internationale Hilfe bei der Neudefinition der inneren Umstände jeder Kultur eine Rolle spielte und ob diese Einflüsse und Autoritäten die Ansichten der verschiedenen Positionen zum ^{V}ACE-Spektrum verzerrt haben.

Wir haben des Weiteren untersucht, wer oder was für einen Machtmechanismus den Fluss der Ressourcen kontrollierte. Die diagnostischen Instrumente, die wir hatten, wurden jedem (auf jeder Seite) zur Verfügung gestellt, der Autorität, Macht oder Einfluss[23] hatte, damit sie erkennen konnten, wie sie die zukünftige Entwicklung im Nahen Osten in Richtung Frieden beeinflussen könnten. Mit Hilfe indigener Intelligenzen (Interessengruppen), sowohl in der palästinensischen als auch in der israelischen Kultur, konnten wir ein Modell des ^{W}memetischen Profils jeder Gesellschaft entwerfen, welches wir später als allgemeinen Leitfaden für die Designaspekte unserer Mission verwenden konnten.

Wir waren nicht mit vorgefassten Strategien oder Ansichten in den Nahen Osten gegangen, um sie einer der beiden Seiten aufzudrängen. Wir wollten die bestehenden Annahmen über Irrtümer und Mängel untersuchen, die den *Status quo* fortsetzten. Wir haben eine Fülle von Kenntnissen und Methoden eingeführt, mit denen die Menschen die bestehenden Probleme lösen konnten und die auf einem komplexeren System beruhten als diejenigen, die ursprünglich die Probleme erzeugt hatten.

Wir haben sorgsam darauf geachtet, keine großen Versprechungen zu machen. Wir lieferten aufschlussreiche Präsentationen, welche die grundlegenden Gemeinsamkeiten, die wir alle als Menschen teilen, auf unserer endlosen Suche nach mehr Sinn und Bedeutung in unserem Leben behandeln. In Israel hörten wir Politikern, Friedensunterhändlern, Akademikern und Wirtschaftsführern, gebildeten Frauen und jungen Menschen zu, die leidenschaftlich über ihre Hoffnungen und Träume für Frieden und Harmonie sprachen.

---

23 Adizes' Methodologie wird in Teil 4 dieses Buchs beschrieben. Dies ist Teil von *Spiral Dynamics PLUS*.

Auf der palästinensischen Seite hörten wir Parlamentariern, Gouverneuren, Professoren und verschiedenen Führungspersonen von Frauen- und Jugendorganisationen zu, die ihre Ansichten und die Herausforderungen beschrieben, denen sich ihr aufstrebender Staat gegenübergestellt sah. Wir wurden von beiden Seiten über die komplexen Realitäten ihrer täglichen Herausforderungen unterrichtet und verstanden ihre Vision im Hinblick darauf, was es bedeutete, Seite an Seite zu leben. Wir haben uns die Codes angehört, die ein erfolgreiches Palästina definierten. Wir verstanden die Beschreibungen der Israelis darüber, was es bedeutete, ständig Angriffen ausgesetzt zu sein.

Am Ende des ersten Forschungsjahrs hatten wir ein besseres ^{W}memetisches Bild der gesamten Dysfunktionen. Die Israelis erwarteten, ähnlich wie der Westen, von einem Friedenspartner, dass er ein BLAUES System der vierten Ebene vollständig entwickelte. Doch weder Israel, der Westen, die Araber noch die Palästinenser selbst hatten etwas dazu beigetragen, dass die palästinensischen Institutionen die Widerstandsfähigkeit aufbrachten, um langfristig auf dieser Entwicklungsstufe zu bleiben. Darauf hatten unsere Forschungsergebnisse immer wieder hingewiesen, und dies wurde durch unsere Erfahrungen vor Ort bestätigt.

Einer der wichtigsten Faktoren, die Beck und ich im ersten Jahr unserer Mission aufdecken wollten, war eine Einschätzung der Frage, ob beide Kulturen tatsächlich für Veränderungen bereit waren. Waren beide Seiten in irgendeinem Teil der memetischen Struktur ihrer Wertesysteme gehemmt oder verschlossen? Aufgrund des regen Interesses, das wir während unserer Anwesenheit weckten, war klar, dass beide Seiten aktiv nach einem alternativen Weg suchten, um über die gescheiterten Verhandlungen der Vergangenheit hinauszuwachsen. Die starke Begeisterung auf beiden Seiten hatte uns überrascht. Ich war mir nicht sicher, ob die Attraktion darin bestand, dass sie von Becks Erkenntnissen aus Südafrika hören wollten oder dass sie wirklich etwas verändern wollten. Von all den Medienberichten über unsere Aktivitäten im ersten Jahr hatte Akiva Eldar von der israelischen Tageszeitung *Haaretz* unseren Ansatz am besten erfasst. „Anstatt zu koexistieren, anstatt leben und leben zu lassen, bevorzuge ich lieber wachsen und wachsen lassen, gedeihen und gedeihen lassen."

Das [W]memetische-Profil von Israel erstellen

Die „Wachse und gedeihe"-Strategie ist ein Schlüsselfaktor und ein übergeordnetes Ziel hinter einer groß angelegten Psychologie, um Staaten aufzubauen. Sie definiert die Funktionalität der MEMEtokratie und leitet die gesunden Ausdrucksweisen von Ländern vom Pfad der Zerstörung um. Ich habe bereits Becks Diskussionsschrift mit dem Titel *„Hard Truths and Fresh Start"* (2014) erwähnt, in der er das Scheitern jedes Friedensabkommens vorhersagte. Es war diese Schrift, die mich zu der Annahme gebracht hatte, dass eine alternative Lösung für den Frieden im Nahen Osten möglich sei. Schon 1991 hatte Beck die Hypothese aufgestellt, dass an der Wurzel der gescheiterten Verhandlungen der Unterschied in den kulturellen Entwicklungsstadien zwischen Israelis und Palästinensern lag. Dies war im Kern das, von dem er annahm, dass es einen dauerhaften Frieden und Wohlstand verhinderte.

Da wir nun in beiden Ländern mit einem Team von kompetenten IIEs vor Ort waren, hatten wir die Möglichkeit, Becks Hypothese zu testen. Wir verbrachten viel Zeit damit, die Entwicklungslücken zu verifizieren, die zum Scheitern dieser Friedensinitiativen geführt hatten. Obwohl der Fragebogen *Global Values Monitor* genannt wird, werden die Bewertungen seitens der *Integral-Design-Architekten* (IDAs) mit dem Input der IIEs abgeglichen, um ein tieferes memetisches Profil ihrer Gesellschaft zu erhalten. Unsere Daten des Engagements im ersten Forschungsjahr bestätigten, dass Israel seinen Schwerpunkt in BLAU-ORANGEFARBENEN Werten mit einer gesunden Präsenz im GRÜNEN [W]Mem hat.

Die Gründungsprinzipien Israels waren aus den Werten des BLAUEN politischen Zionismus hervorgegangen, der während des Industriezeitalters und der ORANGEFARBENEN Werte Europas aufgetaucht war. Dies war ein Staat, der seit seiner Gründung im Jahr 1948 durch seine Institutionen und den Glauben an die Rechtsstaatlichkeit definiert wurde. BLAU ist der Beginn des abstrakten Denkens, welches die Macht des Einzelnen durch die Macht der Institution ersetzt. Respekt für diese Institutionen ist der Schlüssel zur Gründung eines jeden Erste-Welt-Landes, jeder Organisation und jeder menschlichen Gesellschaft. Obwohl die Behandlung der Palästinenser und die blutige

Geschichte, die das Land begründet hat, immer noch stark kritisiert werden, haben arabische Israelis, die heute die israelische Staatsbürgerschaft besitzen, mehr individuelle Rechte als die meisten Araber in ihren eigenen Ländern. Wie begrenzt ihre Macht auch ist, sie profitieren immer noch von den sozialen Programmen und Institutionen der israelischen Kultur.

Israel erfährt große Unterstützung durch die sehr erfolgreiche jüdische Diaspora auf der ganzen Welt, einschließlich einer starken politischen Lobby in den Vereinigten Staaten. Es gibt eine große Resilienz bei den Menschen, die an ein Heimatland für das jüdische Volk glauben. Während wir die Grundlagen für unsere Forschung festlegten, konnten wir uns dem Vorhandensein eines der dichtesten BLAUEN Codes in einer so komplexen Kultur nicht verschließen. Im Jahr 2006 wurde Premierminister Olmert wegen der Annahme eines illegalen Wahlkampfbeitrags oder Bestechungsgeldes angeklagt, was ihn den Vorsitz der Kadima-Partei kostete und schließlich zu seinem Rücktritt als Premierminister führte.

Dies war ein BLAUER Code, der laut und deutlich zu uns sprach. Er ermöglichte den forensischen Blick darauf, wie gut die verschiedenen Zweige der Regierung funktionierten und, noch wichtiger, wie die Kultur ihre gewählten Vertreter zur Rechenschaft zog. Dies war eine Nation von Recht und Ordnung. Mr. Olmert schien diesen Kodex in seiner Abdankungsrede zu respektieren: „Ich bin stolz, Bürger eines Landes zu sein, in dem ein Premierminister wie jeder andere Bürger auch zur Rechenschaft gezogen werden kann."[24] Diese besondere Ausformung von BLAU muss noch in vielen Teilen der arabischen Welt oder anderswo erreicht werden. In den Vereinigten Staaten erreichen solche Skandale traurigerweise niemals dieses Niveau absoluter Klarheit. Es ist selten, dass die Buchstabentreue des Gesetzes einen Politiker seine politische Karriere kostet.

Beck hatte mithilfe unserer israelischen Partner weitere feinfühlige memetische Analysen durchgeführt, wie etwa zur Kultur des israelischen Verteidigungsministeriums und der Knesset. Obwohl das Verteidigungsministerium über einige der fortschrittlichsten ORANGE-

24 Vollständiger Wortlaut der Rede „Ich bereue meine Fehler" Haaretz, 31. Juli 2008, http://www.haaretz.com/print-edition/news/full-text-of-speech-i-regret-my-mistakes-1.250899 (25. Juni 2013).

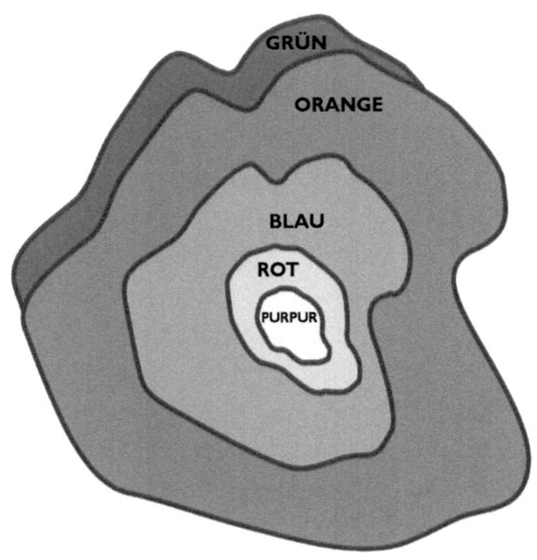

Abbildung 6.2 Israels Wertesystemprofils unter relativer Sicherheit. Maalouf (2014, S. 166)

FARBENEN Technologien und Trainingsweisen verfügte, konnte dies bei der Einschätzung der Wmemetischen Profile auf den Grenzübergängen nicht erreicht werden. Beck bot an, die israelischen Wachen an den *Checkpoints* darin zu schulen, wie sie die Werte der Palästinenser, die über die Grenze kamen, besser erkennen konnten.

Obwohl der Militärgeheimdienst an sich überlegen war, lagen ihre psychosozialen Fähigkeiten beim Verständnis der kulturellen Codes ihrer Nachbarn und des Rests der Region immer noch zurück. Als Beck sie bat, diesen Mangel zu erklären, erklärten ihm hochrangige Militärs, dass viele im Militär eine Ausbildung im Systemischem Design und *Leadership* anstrebten. Neben dem Umgang mit militärischem BLAU lehrte das Training Generälen und Kommandanten den Umgang mit ORANGEFARBENEN und GRÜNEN Werten, aber sie versäumten es, diese komplexen Prinzipien Soldaten an der Front nahezubringen, die ROTEN existenziellen Bedrohungen durch ihre Nachbarn ausgesetzt waren. Das Fehlen klarer BLAUER Richtlinien in der militärischen Führungs- und Kontrollstruktur des IDF zeigte sich in den schweren Verlusten, die sie bei ihrer Bodeninvasion im Südlibanon im 30-Tage-Krieg 2006 erlitten hatten. Der größte Schaden, der dem

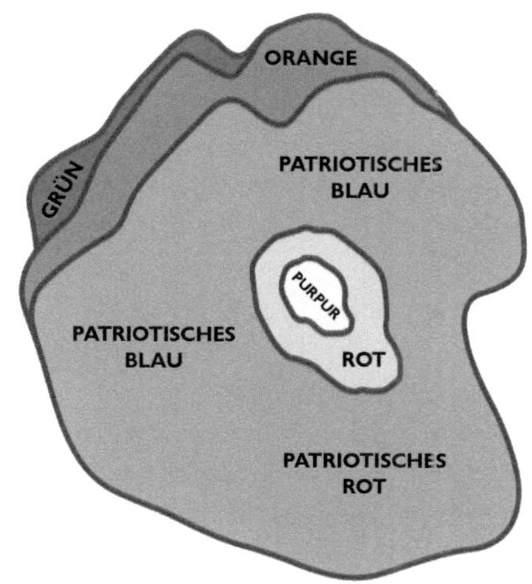

Abbildung 6.3 Israels Wertesystemprofil, wenn die Kultur existenziell bedroht ist. Maalouf (2014, S. 166)

Libanon zugefügt worden war, stammte von Luftangriffen, während die taktische und strategische Bodenbewegung in wenigen Tagen den Verlust von über 160 Soldaten zu verzeichnen hatte.

Während wir also das Wmemetische Profil von Israel erstellten, arrangierten unsere israelischen Partner, dass Beck Knesset-Mitglieder der neu gegründeten Kadima-Partei treffen konnte. Im israelischen Wertespektrum repräsentierte die Kadima damals die pragmatische Position des ehemaligen Premierministers Ariel Sharon. Sie vertrat die Hoffnungen der Israelis auf eine unilaterale Entscheidung, sich von den Siedlungen in Gaza und im nördlichen Westjordanland zu lösen. Unserer Einschätzung nach repräsentierte dies Israels Eintritt in die politischen Werte von ORANGE und *„Let's make a deal"*.

Mit einem unilateralen Rückzug erklärte die *Hamas* die israelischen Aktionen zu einem Sieg und übernahm die Kontrolle über den Gazastreifen, untergrub die palästinensischen Behörden und schwächte in dem Prozess die Kadima. Für den *CHE-Mideast* waren diese Dynamiken ein weiteres Signal dafür, wie viel Arbeit auf palästinensischer Seite noch getan werden musste. Es zeigte auch, dass, wenn Israel unter einer existenziellen Bedrohung stand, alle Seiten zu einer patriotisch (harten) BLAUEN Position wechselten, die jegliche Friedensbemühungen oder Verhandlungen von anderen Positionen auf dem Spektrum unmöglich machte.

Die Abbildungen 6.2 und 6.3 zeigen zwei Wertesystemprofile für Israel. Wenn ein Individuum oder eine soziale Einheit, wie eine Nation oder ein Stamm, mit Konflikten konfrontiert wird, wird es sich oft „zusammenkauern" und die Eigenschaften eines früheren Wertesystems aufweisen. So war das israelische ORANGE-GRÜN an der Grenze nicht so stark im Spiel wie BLAU. Viele andere Codes auf der israelischen Seite kamen aus anderen Gebieten zusammen, um unsere ^{W}memetische Analyse des Landes zu vervollständigen. Diese stammten aus vielen Segmenten der Geschäftswelt, die das innovativste ORANGE in der Region repräsentierten. Traditionelles ORANGE hatte den gesündesten Ausdruck von allen. Dies waren die älteren Unternehmer, die das moderne Israel aufgebaut hatten und funktionierende Beziehungen zu palästinensischen Unternehmern pflegten. Sie hatten ein Gefühl der patriotischen Verantwortlichkeit für die Lösung des Konflikts. Weil sie an die Zwei-Staaten-Lösung glaubten, hörten sie Beck aufmerksam zu und luden zu weiteren Dialogen ein.

Das ORANGE der Wissensökonomie war jedoch ein völlig anderes ^{W}Mem – und für uns war es ein klarer Hinweis auf eine Trennung innerhalb der israelischen Kultur. Die innovativsten Formen von ORANGE hin zu GELB wurden völlig vom politischen Prozess abgetrennt. Diese jungen Unternehmer, deren Startup-Unternehmen den NASDAQ bevölkerten, verfügen über jenen persönlichen Ehrgeiz, der ihnen das Gefühl gibt, dass sie selbst für ihr Schicksal verantwortlich sind, anstatt von der kulturellen Tradition und ihren Charakterisierungen abhängig zu sein und dominiert zu werden. Palästinenser, Araber und das israelische politische Establishment existieren nicht innerhalb des ^{W}memetischen Profils ihrer Gruppe.

Es war, als ob Israels langfristiger Wohlstand und Sicherheit nichts mit dem zu tun hätten, womit sie beschäftigt waren. Das Einzige, was sie wirklich wissen wollten, war, wie ihnen unsere Methoden einen Wettbewerbsvorteil in Bezug auf ihre Geschäftspraktiken bieten konnten. Sie wollten sich nicht von einem langsamen Friedensprozess aufhalten lassen. Ihr Leben bewegte sich mit der Geschwindigkeit des

Internets. So sehr die Werte dieser Gruppe auch die Zukunft Israels repräsentierten, sie waren doch unglücklicherweise völlig von der Realität vor Ort abgeschnitten. In gewisser Weise wollten sie in völliger Verleugnung leben und gedeihen.

In dem Mosaik, welches das Wmemetische Profil Israels abbildete, erschienen die GRÜNEN Codes bei den Müttern und Großmüttern, die den Palästinensern an den *Checkpoints* halfen und die die Missbräuche der israelischen Verteidigungssoldaten dokumentierten. GRÜN trat auch bei einigen ehemaligen IDF-Soldaten auf, die wir getroffen hatten und die nach ihrem Militärdienst nach Indien gegangen waren, um ihr Verständnis für die menschliche Natur zu vertiefen. Nachdem sie einen „inneren Frieden" erreicht hatten, kehrten sie zu dem an BLAU gebundenen Staat und seinen fortdauernden Realitäten des Konflikts zurück.

GRÜNE Codes waren in jenen Gemeinden am gesündesten, welche die *Integralen Salons* in Israel entwickelten. Diese Salons zogen Menschen jeder Herkunft an. Sie repräsentierten das Potenzial Israels, zum GELBEN System der siebten Stufe aufzusteigen. Da sie jedoch wenig politische Schlagkraft hatten, konnte die Bewegung nicht die kritische Masse erreichen, die sie brauchte, um die israelischen Werte neu zu definieren. Jetzt (2013) hat die soziale Bewegung in Israel einen GRÜNEN Mantel angezogen, ausgelöst durch das globale Phänomen der *Occupy*-Bewegung, welche die Ungleichheit zwischen Arm und Reich aufdeckte.

Wie alle anderen Kulturen hat auch Israel einen guten Anteil von ROT. Dieses Wertesystem wurde von trotzigen Flammenwerfern und Zündlern repräsentiert, also den Siedlern, die glauben, dass ganz Judäa den Juden gehört. Sie sind religiöse Zionisten mit ihrem eigenen Sinn für BLAU. Sie kämpften gegen die IDF-Soldaten, die gekommen waren, um sie als Teil des unilateralen Rückzugsplans aus dem Gazastreifen und dem nördlichen Westjordanland zu vertreiben. ROT ist auch bei einigen orthodoxen Juden in Jerusalem vertreten, die sich aus religiösen Gründen weigern, ihren Militärdienst abzuleisten und vom Staat soziale Vergünstigungen zu erhalten. Sie haben ihr eigenes verschlossenes BLAU, das von den meisten Israelis als nicht-patriotisch betrachtet wird.

Ein ^{W}memetisches Profil der palästinensischen Gebiete

Viele meiner Aufgaben im *CHE-Mideast* im ersten Jahr unserer Mission konzentrierten sich auf die palästinensische Seite. Es war äußerst wichtig für den Erfolg unserer Mission, ein ^{W}memetisches Profil zu erstellen, das die Einheimischen berücksichtigte, damit unser Design die *Lebensbedingungen* widerspiegeln konnte. Unsere Partner Rifae und Suwaiti verstanden dies, während wir das palästinensische Profil weiter ausformten. So wie das dichte israelische BLAU auf der israelischen Seite erkennbar war, stammten die lautesten Stimmen aus Palästina von den NRO-Aktivitäten, die dort zu finden waren. Dies waren wohltätige, philanthropische Organisationen, welche die Straßen Palästinas von Ramallah und die Flüchtlingslager im Westjordanland bis zu den Verbündeten des Gazastreifens bevölkerten. Es waren bis zu 3.200 Leute, die ihre eigenen Ideen darüber hatten, wie sie den Palästinensern am besten dienen konnten. Viele von ihnen waren Europäer, die sich mit der GRÜNEN Schuld auseinandersetzten, die Vertreibung der Palästinenser überhaupt mitverursacht zu haben.

Andere Wohlmeinende dachten, sie könnten das Leben der Palästinenser verbessern, indem sie Sensibilitätstrainings am Wochenende anboten, in der Hoffnung, dass ein solch willkürlicher GRÜNER Wert irgendwie Wurzeln schlagen würde. Andere boten *Empowerment*-Programme für Frauen an, die kaum über die Runden kamen. Viele dieser Frauen konnten sich keine guten Schulen für ihre Kinder leisten und die meisten ihrer Ehemänner waren arbeitslos. Postmoderne europäische Werte, die in die Förderung von sozialer Kompetenz, Zuhören und *Empowerment* eingebettet waren, waren allesamt abstrakte Konzepte, die in einer Kultur mit einer auf ORANGEFARBENEN und GRÜNEN Werten basierenden Dienstleistungswirtschaft sehr gut funktionierten, deren Inhalt jedoch nicht den Bedürfnissen der palästinensischen Gesellschaft entsprach.

Während unsere Suche nach Institutionen weiterging, die angemessene Dienstleistungen bieten konnten, erhielten wir von unseren palästinensischen Partnern einen Einblick in die politischen Prozesse. Ähnlich wie der Rest der arabischen Welt war die Politik tribalistisch geblieben. PURPURNE Familien, die traditionell politische Ämter innehatten, sind auf Volksabstimmungen angewiesen. Unsere *Experten*

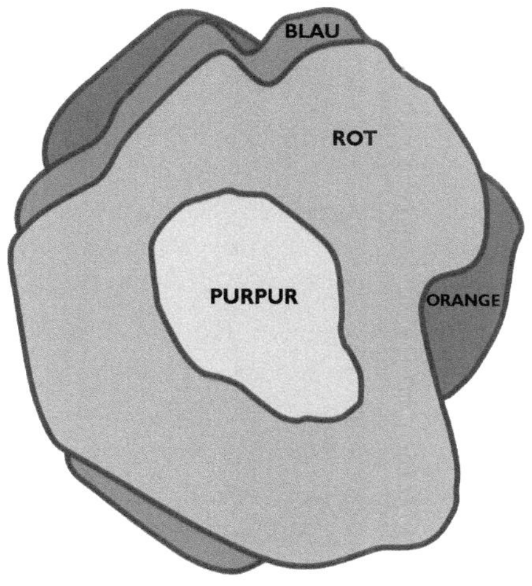

Abbildung 6.4 Ein erstes Profil des palästinensischen Wertesystems. Maalouf (2014, S. 169)

für Indigene Intelligenz wiesen immer wieder auf den Mangel an *Leadership* hin, der nötig war, um ihre Gesellschaft unter einem übergeordneten Ziel zu einem einheitlichen BLAU zu bringen. Aufgrund der polarisierten Dynamik zwischen *Hamas* und *Fatah*, wie auch innerhalb dieser beiden Bewegungen, hatte sich nie eine einheitliche nationale Vision verwirklicht. Als wir die externe politische und militärische Unterstützung der *Hamas* hinzufügten, die von Gruppen wie der *Hisbollah* und dem Iran stammten, entfernten sich die Palästinenser noch weiter von einer einheitlichen Vision von Staatlichkeit.

Als unsere palästinensischen Partner ihre Forschungen abgeschlossen hatten, erkannten wir, dass die BLAUE Schicht, die der Westen und Israel zur Zusammenarbeit benötigten, abgesehen von der Religion und der Präsenz einiger passiver Institutionen, sehr klein war. Sie bemühten sich nicht, die Bedeutung von ROT auf beiden Seiten der *Hamas* und der *Fatah* zu verbergen.

Abbildung 6.4 zeigt ein palästinensisches Wertesystemprofil mit einer ROTEN Auswölbung, einem PURPURNEN Kern, einem religiösen BLAU der *Hamas*, einem vorübergehenden BLAU der *Fatah* und einem minimalen BLAU-ORANGE, welches in Wirtschaft,

Wissenschaft, unter den Frauen und der *Millennial*-Generation auftaucht.

Als Rifai und ich unser Modell im *Fatah*-Hauptquartier in Ramallah vorstellten, hatten sie bereits die allgemeinen Wahlen 2006 gegenüber der *Hamas* verloren und suchten verzweifelt nach neuen Lösungen. Nachdem wir ihren Parkplatz voller Luxusautos passiert hatten – vorbei an *Fatah*-Mitgliedern, die Rolex-Uhren trugen –, begannen wir, ihre Verbindlichkeit für das nationale BLAU zu hinterfragen, das dem palästinensischen Volk dienen sollte. Als wir an ihren Stolz appellierten und sie an die Tage erinnerten, an denen sie palästinensischen Familien dabei geholfen hatten, Häuser zu bauen und ihnen Dienstleistungen zu erbringen, neigten sie zustimmend ihre Köpfe und gaben zu, dass die Partei ihren Pfad verlassen hatte.

Zu diesem Zeitpunkt erkannten wir, dass die *Fatah* ein offenes System war, bereit zu wachsen und zu lernen. Sie luden Beck, Rifae, Suwaiti und mich ein, einige der höchsten Mitglieder der *Fatah* der dritten Generation zu trainieren. Je mehr wir der *Fatah* und ihren Parteimitgliedern ausgesetzt waren, desto mehr konnten wir die memetische Struktur der palästinensischen Gesellschaft verstehen.

Die *Hamas* gewann als neuer, ehrlicher BLAUER Dienstleister für die meisten Palästinenser, die mit PURPUR-ROTEN Werten lebten, an Popularität. Indem sie die Korruption beschrieben, die unter der Führung der PLO stattgefunden hatte, und ihre Anhänger davon überzeugte, dass die Verträge der *Fatah* mit Israel wenig dazu beigetragen hätten, ihr Leben zu verbessern, entzündete die *Hamas* die Leidenschaft für eine Graswurzelbewegung. Sie riefen zu einem neuen palästinensischen BLAU auf der Grundlage des islamischen Fundamentalismus auf, der ihnen die Unterstützung vieler radikaler Brandstifter in der gesamten Region einbrachte. Dies war das alte parochiale islamische BLAU. Ich erlebte eine gesündere Form von islamischem BLAU, als einige moderate Mitglieder der *Hamas* den Kontakt zu Rifai und Suwaiti suchten, weil sie sich mit Beck treffen wollten. Wir waren überrascht zu sehen, dass sie trotz des von uns so wahrgenommenen geschlossenen Systems der Partei offen für neue Lernstrategien waren, wie sie mit Israel und dem Westen umgehen sollten.

Es ist an dieser Stelle erwähnenswert, dass, während Beck wollte, dass selbst seine Kollegen ihn „Don“ nennen, ich darauf bestand, dass ihn in Palästina jeder, einschließlich ich selbst, mit „Dr. Beck“ ansprach. Auf diese Art und Weise wurde er als Professor wie auch als Freiheitskämpfer respektiert, der eine wichtige Rolle in der Transformation Südafrikas gespielt hatte, und seine BLAUE Autorität konnte nicht untergraben werden. Am Tag des Trainings präsentierten sich die *Hamas*-Teilnehmer ganz anders als die *Fatah*-Azubis. Beck bemerkte später, dass er, als sie in das *Hamas*-Training gingen, sich fühlte, als hätte sein Großvater den Raum betreten Das drittrangige Mitglied übernahm die Einführungen der anderen in aufsteigender Reihenfolge, während sie alle in perfektem Rhythmus an uns vorbeigingen. Als Erinnerung an ihre konservativen islamischen Werte gab mir niemand seine Hand.

Die Moderaten innerhalb der *Hamas* hatten viele Beschwerden vorzubringen, und sie stellten sicher, dass wir sie alle kannten. Die Einwürfe und Einwände gegen das, was wir lehrten, hörten nicht auf. Ich nutzte diese Gelegenheit, um ihnen zu zeigen, dass ihr Mangel an Respekt ihre ROTEN Werte repräsentierte. Wenn sie die Aufmerksamkeit von Entscheidungsträgern (in anderen Ländern) auf sich ziehen wollten, mussten sie sich an bestimmte Höflichkeitsregeln halten. Ich begann damit, ihre Fragen auf eine Frage pro Person pro Stunde zu beschränken. Jedes Mal, wenn jemand diese Regel verletzte, stoppte ich ihn und erinnerte ihn an die Verpflichtung, die er bei seiner Ehre eingegangen war, nämlich sich auf nur eine einzige Frage zu beschränken. Als das Training beendet war, näherte sich Beck einer der hochrangigen Teilnehmer und zeigte ihm einen alten Schlüssel zu seinem Stammhaus. Mit einer ROTEN heroischen Stimme erklärte er, dass er kein Mann wäre, wenn er seine Familienehre nicht für die Zukunft seiner Kinder zurückfordern würde. In dem Versuch, den Fokus aller zu verlagern, um nicht das alte Paradigma zu bestärken, warf Beck ein: „Was würde es für die Zukunft deiner Kinder bedeuten, wenn dein Name an einer Schule stünde, die du gebaut hast?“ Der Teilnehmer gab zu, was sie alle längst wussten: Das alte Haus existierte wahrscheinlich schon längst nicht mehr, und es war Zeit, ein neues und anderes Haus zu bauen.

Als wir diese vorläufigen WMem-Analysen der israelischen und palästinensischen Kulturen erstellten, waren wir uns durchaus der Tatsache bewusst, dass sie nur einen allgemeinen Leitfaden oder einen äußeren Parameter zur Verfügung stellten. WMemetische Profile sind dynamisch und sollten mit großer Vorsicht angewandt werden. Ein GELBER Designer nutzt die Wmemetische Schicht des Landes, um eine Strategie zu erstellen, die Flexibilität in den Veränderungen der *Lebensbedingungen* ermöglicht.[25]

Die Geburt der Build Palestine Initiative (BPI)

Zwischen 2006 und 2008 haben wir unsere IIEs sowohl in Israel als auch in Palästina unterstützt und angeleitet, während sie sich weiterhin dafür einsetzten, dass der Konflikt durch die Linse der Spirale betrachtet wird. Auch bei weiteren Besuchen trafen wir uns mit Agenten des Wandels. Unsere palästinensischen IIEs haben die Stimmen und Sorgen des palästinensischen Volkes über unsere *CHE-Mideast*-Website, den Blog und über israelische und palästinensische Medien direkt an die globale Gemeinschaft weitergegeben. Auf israelischer Seite half Bar-On, das Bezugsystem weiter über akademische Veranstaltungsorte und an der Basis zu verbreiten. Beck und unsere israelischen Partner trafen sich auch weiterhin mit der israelischen Geschäftswelt, um ein höheres Bewusstsein und Engagement zu ermöglichen.

Als wir unsere kulturelle Begutachtung beider Seiten fortsetzten, kamen wir zu der Erkenntnis, dass die wichtigsten *Leader*, die wir auf beiden Seiten beeinflussen wollten, die gehemmten Stufen des alten Paradigmas repräsentierten. Sie hielten die alte CAPI, und sie würden keine Veränderung in Erwägung ziehen, solange nicht die Herzen und die Gedanken der Menschen es erzwingen würden. Um einen Neuanfang durch ein neues Narrativ zu ermöglichen, mussten wir uns auf unsere eigene Graswurzelbewegung konzentrieren. In Abbildung 6.5 sind einige Fotos der BPI zu sehen.

Israelisches BLAU hatte seit Langem die israelischen Institutionen definiert. Dasselbe konnte nicht über die palästinensische Seite gesagt werden, da sich die Institutionen noch in ihren Kinderschuhen befanden. Wir suchten also nach Möglichkeiten, die Kapazitäten in Palästina auszubauen. Wir begannen, unsere Methoden zu nutzen,

25 Diese Designelemente wurden zum Teil erstmals in Beck und Linscott, The Crucible; Forging South Africa's Future (1991) beschrieben.

um die Asymmetrie auf der palästinensischen Seite auszugleichen, und zwar mit Blick auf die langfristigen Auswirkungen, die dies auf ihre Verhandlungsposition und ihre Fähigkeit in der Zukunft haben würde.

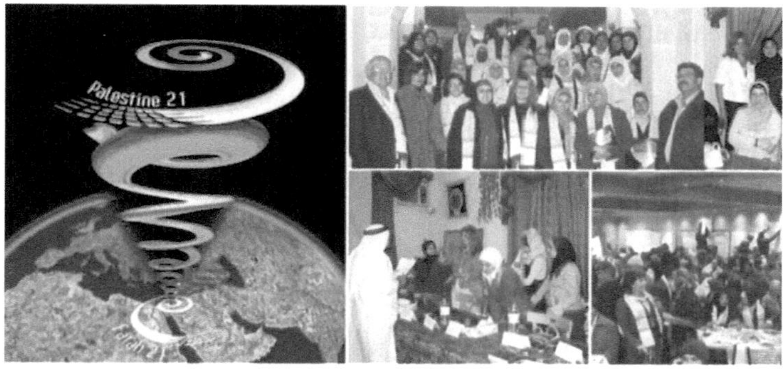

Abbildung 6.5 Die *„Build Palestine Initiative"*.

Die Bildung eines übergeordneten Ziels

Unserem Ansatz treu bleibend, wollten wir vergangene Wahrnehmungen nicht weiter aufrechterhalten. Doch statt die bereits erfolgten Bemühungen und Perspektiven einfach zu verwerfen, ehrten wir sie. Auf der palästinensischen Seite nutzten wir die WMem-Codes, die unsere Forschung aufgedeckt hatte, um die Botschaft zum Aufbau palästinensischer Institutionen zu entschlüsseln. Unsere Partner erklärten den Menschen aus allen Lebensbereichen, dass unser Ansatz die *Vergangenheit ehrte, mit der Gegenwart arbeitete und auf die Zukunft ausgerichtet war*. Die Bereitschaft der *Fatah*-Mitglieder der dritten Generation, diese Botschaft in alle Ecken des Westjordanlandes zu verbreiten, war außergewöhnlich. Sie fühlten sich persönlich verantwortlich dafür, gegenüber der *Hamas* verloren zu haben und die wenigen BLAUEN Institutionen zu erhalten, an denen sie so hart gearbeitet hatten.

Außerdem wollten sie neue Wege finden, der mächtigen Revolutionsgarde und dem inneren Kreis des Präsidenten die Vision einer neuen *Fatah* zu vermitteln. Die gesamte *Fatah*-Partei war zu der unvermeidlichen Erkenntnis gelangt, dass Korruption, mangelnde Transparenz sowie den Menschen die grundlegendsten Dienstleistungen zu versagen die Hauptgründe für ihren Untergang waren.

Beck und ich begannen, mit unseren palästinensischen IIEs eine Reihe von Gesprächen über ihre Vision für einen wohlhabenden palästinensischen Staat zu führen. Gemeinsam bewerteten wir die internen Kapazitäten der palästinensischen Gesellschaft und den Umfang der internationalen Hilfe, die Palästina jedes Jahr in Anspruch nahm. Doch anstatt zu fragen, wie sie die Hilfe stattdessen verteilen würden, fragten wir, wie sie sie einsetzen würden, um die Institutionen zu erschaffen, die ihre Gesellschaft brauchte. Diese Fragen gaben unseren IIEs – und den palästinensischen Unterstützern – die Möglichkeit und Gelegenheit, einmal anders über die Zukunft Palästinas nachzudenken.

Um zu verhindern, dass sie in alte Muster politischer Korruption und Dysfunktion zurückfielen, halfen wir ihnen, ein übergeordnetes Ziel zu bilden: eines, welches alle Palästinenser anzunehmen vermochten, welches jedoch keine einzelne Gruppe für sich allein erreichen konnte. Das übergeordnete Ziel musste inspirierend genug sein, sodass jeder Palästinenser stolz darauf sein würde, es zu verfolgen. Wir waren vorsichtig, keine voreiligen Erklärungen abzugeben, die unbeabsichtigt wichtige Teile der palästinensischen Gesellschaft ausschließen würden.

Seit Beginn unserer Arbeit in Palästina hatten wir die optimistischen ORANGEFARBENEN Werte der technisch versierten Millenniumsgeneration der Palästinenser bezeugen können. Wir untersuchten die Möglichkeit, ob dies die primäre Quelle unseres übergeordneten Ziels werden könnte. Nach vielen Diskussionen mit Rifai und seiner Gruppe wurde deutlich, dass der Zukunftssog, den wir für den Wohlstand benötigten, von diesen jungen Palästinensern ausgehen würde. Um dies zu ermöglichen, konnte die Deklaration eines übergeordneten Ziels nicht einfach nur darin bestehen, grundlegende Institutionen zu erschaffen. Das Ziel musste sich auf Fragen des *Leaderships* sowie auf wirtschaftliche und politische Fragen auf regionaler Ebene beziehen. Dann und nur dann wäre ein übergeordnetes Ziel so widerstandsfähig, dass es die Palästinenser und die regionalen und globalen Mächte unterstützen würde.

Als wir über viele Monate hinweg unsere Ideen prüften, wurde uns klar, dass die palästinensischen Möglichkeiten durchaus einen so lebendigen und prosperierenden Staat wie die Region Mumbai in Indien hervorbringen könnten. Die palästinensische Bevölkerung hatte einen der höchsten prozentualen Anteile an Ingenieuren in der Region außerhalb Israels. Viele Jugendliche, die sich aus Frustration und Langeweile den beiden *Intifadas*[26] angeschlossen hatten, hatten nun Anstellungen in der Hightech-Fertigung und in *Callcentern*, die 300 Millionen arabischsprachige Kunden bedienten. Sobald eine Kultur den Erfolg von ORANGE erlebt hat, wird es schwierig, ihre jungen Männer zu motivieren, Waffen oder Steine in die Hand zu nehmen und zu zerstören, was sie mit ihren eigenen Händen aufgebaut hatten. Zumindest war dies die Prämisse, die auf dem theoretischen Bezugssystem beruhte. Selbst auf lange Sicht hätte es potenziell das übergeordnete Ziel für Israel und Palästina werden können. Es passte gut zu den WMemen Israels, zu zukünftig möglichen Beziehungen in vielen westlichen Regionen wie auch zur Weiterentwicklung auf der Spirale.

Die Zukunftsvision wird einen *funktionalen Kapitalismus* einschließen, der auf der siebten Stufe GELB entwickelt wurde, d. h. jene Unternehmen und Menschen, die gewissenhaft Praktiken einsetzen, die der Menschheit und der Umwelt (ORANGE-GRÜN) zugutekommen. Die Bewegung der unternehmerischen Gesellschaftsverantwortung ist ein Zeichen für ORANGEFARBENE Innovation in einem globalen und lokalen wirtschaftlichen Kontext. Mit einem möglichen Friedensvertrag können die Palästinenser diejenigen sein, die Israels technologischen Innovationen – und ihre eigenen – in die Region einführen.

Wir erkannten, dass ohne einen funktionierenden Frieden und nur wenigen BLAUEN palästinensischen Institutionen zu dieser Zeit unser Schwerpunkt auf dem palästinensischen und nicht nur auf dem regionalen, übergeordneten Ziel liegen sollte. Die Palästinenser mussten sich zunächst auf den Aufbau ihrer eigenen Institutionen konzentrieren, und dies allein wäre ein langer Prozess auf dem Weg zur Erfüllung der Ziele der *Build Palestine Initiative*. Nach langem Überlegen erklärten unsere palästinensischen Partner, dass das übergeordnete Ziel Palästinas für den Rest der Mission „Das Mumbai der arabischen Welt zu bauen“ sein würde.

26 Ist der Name für zwei palästinensische Aufstände gegen Israel, A. d. Ü.

Mit dieser Erklärung als Zukunftssog für Palästina hatten wir die nötige Klarheit, welche die weitere Beteiligung unserer Mission gebraucht hatte. Unsere Partner begannen, die Notwendigkeit des Aufbaus widerstandsfähiger Institutionen hervorzuheben. Sie begannen, die Tugenden der Transparenz zu predigen. Sie hielten Stadtversammlungen darüber ab, was es bedeutet, gute Schulen zu haben, die den Bedürfnissen des Arbeitsmarktes der Zukunft entsprechen. Sie sprachen darüber, was es bedeutet, über gute Krankenhäuser und eine gute Gesundheitsversorgung zu verfügen.

Gleichzeitig schufen sie *Feedback* und *Feed-Forward-Loops*, die mit den örtlichen *Lebensbedingungen* in Berührung blieben, gewissermaßen mit einem ersten *Vital-Signs*-Monitor. Sie hörten von Landwirten, die eine bessere Bewässerungstechnik und Kenntnisse über den Getreidewechsel wollten. Sie erhielten Rückmeldungen von Müttern in Bezug auf die Kosten einer guten Ausbildung für die zukünftige Generation, die dazu bestimmt ist, das Mumbai der arabischen Welt zu gestalten. Der Optimismus war ansteckend, als ORANGEFARBENE Talente auf sich aufmerksam machten, um die Entwicklungslücken zu schließen, die für Jahre ignoriert worden waren. Viele Gespräche folgten darüber, einen stabilen Tourismussektor auszubauen.

Rifai arrangierte für uns, dass wir uns mit Fadwa Barghouti trafen, der Ehefrau des inhaftierten „Mandelas von Palästina“ und Rifais Zellengenosse im israelischen Gefängnis. Diese Frau erlebte die über 20 Jahre währende Verwandlung ihres Mannes in eine Gestalt, die sowohl die *Hamas* als auch die *Fatah* als Anführer, der die Einheit bringen konnte, annehmen konnte. Während die Palästinenser ihn als Freiheitskämpfer betrachteten, inhaftierten ihn die Israelis wegen seiner Verletzung BLAUER Gesetze. Die Israelis hatten Barghoutis Sohn eingesperrt, doch dieser wurde nun aus dem Gefängnis entlassen. Einer unserer IIEs lud ihn zu einer Schulung ein, die wir für junge fachmännische Palästinenser organisiert hatten. Dies war die Millenniumsgeneration, die nicht nur Einfluss, sondern auch unmittelbare Macht oder Autorität (CAPI) in Bezug auf die Zukunft Palästinas hatte.

Während des ersten Trainingstags zeigte der junge Barghouti ein unheimliches Verständnis für das palästinensische und israelische Wertesystem. Er beschrieb, wie ihm bestimmte Gefängniswärter, obwohl sie ihre BLAUE Pflicht erfüllen mussten, Schmuggelware wie Zigaretten, Zeitschriften und Zeitungen zusteckten. Diese Wachen repräsentieren in der israelischen Kultur ORANGE-GRÜN – jene, die einfach die Vergangenheit hinter sich lassen und in Frieden mit den Palästinensern leben wollten. Nachdem die Gruppe mit *Spiral Dynamics* in Kontakt gebracht wurde und an einer simulierten Umsetzung des Konflikts über das ^WACE-Werte-Spektrum teilgenommen hatte, wurde diskutiert, wie sie mit den zentralen Positionen und besonders den pragmatischen ORANGEFARBENEN Positionen der Israelis, die ein Abkommen eingehen wollten, arbeiten konnten.

Als wir darüber sprachen, nicht mehr geografische Karten, sondern memetische Karten zu nutzen, zeichnete Barghouti eine Karte vom memetischen Profil Israels. Barghouti machte mit seinem Team eine Übung, die offenlegte, wie Israel das Westjordanland und den Gazastreifen mit ROTEN Siedlern als erste Verteidigungslinie gegen ROTE Aktivitäten Palästinas umgeben hatte. BLAUE *Checkpoints* und eine IDF-Präsenz bildeten eine weitere memetische Schicht, die quer durch Jerusalem und an jedem Grenzpunkt des Westjordanlandes

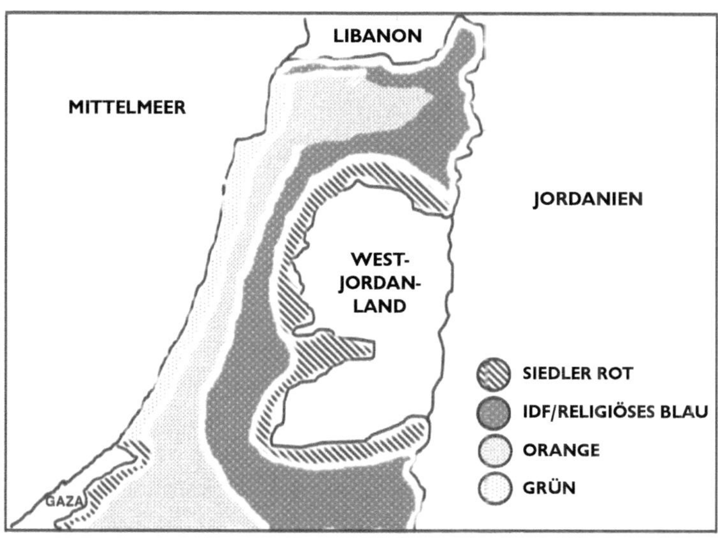

Abbildung 6.6 Palästinensische Millenniumsgenerationsansicht der Karte Israels. Maalouf (2014, S. 177)

verlief. Die BLAUE Präsenz war dort am stärksten, wo sie die Gebiete um die ROTEN Siedler und an den libanesischen und syrischen Grenzen unterstützte, wo sie gewissermaßen eine Pufferzone zum Schutz der ORANGEFARBENEN Geschäftswelt bildeten. ORANGE selbst befand sich im Zentrum des Landes, während die ORANGE-GRÜNE Wissensökonomie die Küstengebiete von Gaza bis zur libanesischen Grenze besetzte. In Abbildung 6.6 ist die Landkarte Israels aus der Perspektive der palästinensischen Millenniumsgeneration zu sehen, wie sie von Maalouf (2014, S. 177) vorgestellt wurde.

Als wir damit fortfuhren, weitere Palästinenser mit dieser neuen Sichtweise zu konfrontieren, wie man den Konflikt wahrnehmen könne, wurde schließlich ein neues Mem geschaffen (siehe Abbildung 6.4). Rifai hörte aus vielen Ecken des Westjordanlands, dass wir die „Spiral-Leute" genannt wurden. Je mehr Gemeinschaftstreffen Rifai und unsere Gruppe veranstalteten, desto mehr Menschen waren durch das Potenzial unserer Bemühungen inspiriert. Was 2005 als Graswurzelinitiative begonnen hatte, war zu einer Bewegung geworden, die schon im Sommer 2007 nicht mehr ignoriert werden konnte.

Wir begannen, die Aufmerksamkeit von hochrangigen Politikern auf beiden Seiten auf uns zu ziehen. Plötzlich wollten leitende Mitglieder der *Fatah* von Rifai, Beck und mir das Wesen des Bezugssystems kennenlernen. Kabinettsmitglieder und Exekutivkomitee-Mitglieder der *Fatah* wollten wissen, wie sich diese Theorie vor Ort in einer effektiveren Regierungsführung niederschlagen würde. Als Rifai bemerkte, wie das Interesse der *Fatah* an der Basis zunahm, schlug er vor, einen nationalen Gipfel zu veranstalten, bei dem Gemeindeleiter aus allen Teilen des Westjordanlandes und Gazas ihre Ideen zur Zukunft Palästinas mitteilen könnten. Rifai und seine Kollegen riefen das *Fatah*-Exekutivkomitee auf, mit Gemeindevorstehern zu sprechen und das gesamte Westjordanland zu erkunden, um Daten zu sammeln, damit die Stimmen aller auf dem nationalen Gipfel gehört werden konnten. Unser Ziel war es, ein aktuelles Profil der palästinensischen *Lebensbedingungen* zu präsentieren und den Teilnehmern einen Fahrplan mitzugeben, was getan werden musste, um die *Build Palestine Initiative* umzusetzen.

Auch die israelische Führung wurde sich langsam unserer Unternehmungen bewusst. Auf Becks Anfrage führten unsere Partner im CHE Israel einen Briefwechsel mit dem Büro des Israelischen Außenministeriums und dem Büro des Präsidenten Israels, um sie über unsere Aktivitäten in Palästina auf dem Laufenden zu halten. Beck und unser Kollege Bar-On trafen sich mit Dr. Pundak, dem Exekutivdirektor des *Peres Peace Centers*, um unser Modell zu erklären. Sie sprachen darüber, ob es möglich wäre, es im Rahmen der Bemühungen des Zentrums zu verwenden, um eine Kultur des Friedens unter den Jugendlichen auf beiden Seiten zu ermöglichen.

So wie Dr. Becks Team in Südafrika mit beiden Seiten zusammengearbeitet hatte, war ein ähnliches Gleichgewicht in unserer israelisch-palästinensischen Kommunikation notwendig. Unsere Hoffnung lag darin, dass sich die israelische Führung mit unseren palästinensischen Partnern austauschen würde, wenn der Gipfel greifbare Ergebnisse lieferte, welche die zukünftigen Verhandlungen beeinflussen und zu einem neuen Friedensfahrplan führen könnten. Schließlich war dies eine Initiative, die dem Willen und den Bestrebungen der Menschen entsprach und nicht den Ansichten der Politiker.

Wir glaubten nicht, dass der Graben zwischen Israel und Palästina so groß und institutionalisiert sei wie die Trennung zwischen den Menschen in Südafrika. Israel könnte eine führende Rolle darin spielen, unsere Vorstellungen Wirklichkeit werden zu lassen. Alles, was unsere palästinensischen Partner als Ausgangspunkt für den Aufbau eines Staates von den Israelis benötigten, war eine Bestätigung ihrer Bemühungen. Israel hatte keine natürlichen Ressourcen und sein ORANGE war hauptsächlich in der Informationstechnologie zu finden.

Zu Beginn des vierten Jahres unserer Mission (im Jahr 2008) waren wir optimistisch, dass die israelische Geschäftswelt die entscheidende Rolle des ORANGEFARBENEN WMems bei der Entstehung von Kulturen verstehen würde. Wir dachten, dass dies ein nachhaltiges Modell werden könnte, das von den Visionären beider Kulturen finanziert wird, die seinen transformatorischen Charakter erkannt hatten.

Ein Gipfel zum Aufbau Palästinas

Am 2. Januar 2008, einen Monat vor dem geplanten *National-Building-*Gipfel in Palästina, erhielt das *Global Centre for Human Emergence* einen Anruf vom Büro des israelischen Präsidenten, in welchem dem Bedauern Ausdruck verliehen wurde, dass Präsident Peres aufgrund anderer Verpflichtungen nicht am Gipfel teilnehmen könne. Dem folgte wenige Tage später ein weiteres Schreiben des israelischen Außenministers, in dem das Gleiche zum Ausdruck kam. Obwohl dies an sich eine Bestätigung dafür war, dass unsere Arbeit nicht unbemerkt geblieben war, war die Tatsache, dass die Israelis nicht bereit waren, mit unseren palästinensischen Partnern Kontakt aufzunehmen und mit ihnen zu verhandeln, ein Grund zur Besorgnis.

Das übergeordnete Ziel Palästinas war definiert, das zwischen Israel und Palästina schloss jedoch unterschiedliche Dynamiken und Annahmen auf der Ebene der Staatsoberhäupter mit ein. Nachdem einer Entwicklungs-Landkarte der *Build Palestine Initiative* eine Chance gegeben wurde, hatte das gemeinsame übergeordnete Ziel bessere Chancen, verwirklicht zu werden.

Wir waren jedoch darüber besorgt, dass es kein klares und übergeordnetes Ziel für eine Zwei-Staaten-Lösung gibt, um einen neuen Bezugsrahmen zu schaffen. Während die Afrikaaner unter der Führung De Klerks das klare Ziel hatten, ein unfaires System zu beenden und sich mit ihren eigenen inneren Konflikten auseinanderzusetzen, mussten die Israelis mit sehr viel extremeren Positionen in ihrer eigenen Kultur umgehen. Dies offenbarte ihre Fähigkeit, sich wirklich einer Initiative zu verpflichten – wir konnten nicht auf die volle politische Unterstützung Israels setzen. Die gleiche Dynamik zeigte sich in der palästinensischen Kultur auf der Seite der *Hamas*. Sie wollte nicht mit einer Bewegung in Verbindung gebracht werden, die auf der Grundlage von Werten eine nationale Einheit anstrebte, die ihre extremistische Position verdrängte. Das war auch fünf Jahre später immer noch so.

Am 2. Februar 2008 fand der erste palästinensische *MeshWORKS* statt. Es war die erste Konferenz dieser Art im Nahen Osten. Es gab nur zwei weitere *MeshWORKS*-Events außerhalb von Südafrika:

- Einige Jahre zuvor war in den Niederlanden eine Veranstaltung organisiert worden, bei der holländische IDAs ein neues BLAU entwerfen wollten, um mit muslimischem Extremismus in ihrem Land umzugehen.
- Das zweite *MeshWORKS*-Event versammelte im Rahmen einer nationalen Versammlung in Island mehr als 1.000 Menschen, um eine neue Zukunft für Island nach der Finanzkrise von 2008 zu gestalten. Dies führte letztlich zu Änderungen der isländischen Verfassung.

Bei allen Veranstaltungen handelte es sich um Forschungskonferenzen, die von IDAs entworfen und die persönlich von Beck ausgebildet worden waren. Die *MeshWORKS*-Events in Europa waren der Höhepunkt jahrelanger Arbeit vor Ort, zunächst auf der Graswurzelebene und dann in Abstimmung mit der politischen Führung. Alle von Beck vorgestellten Wertesystem-Methoden werden in dem Buch *Spiral Dynamics* von 2007 beschrieben.[27]

Jene chaotische Szene im *Shepherd Hotel* in Bethlehem am Tag der Konferenz war das Ergebnis der Energie und des Enthusiasmus, die unsere palästinensischen Partner in den vergangenen drei Jahren aufgebracht hatten. Rifai und Suwaiti hatten dafür gesorgt, dass viele Gemeindevertreter kamen und ihre Beiträge präsentieren konnten. Auf eine Art und Weise, die den wahren Kern des PURPURNEN Wertesystems einfing, hatte Rifai für diesen Anlass 1.000 Palitücher, den traditionellen arabischen Kopfschmuck, anfertigen lassen.

Obwohl es Gerüchte gab, dass nicht weniger als 1.200 Menschen teilnehmen würden, gerieten Beck und ich ein wenig in Panik, als am geplanten Konferenzbeginn zunächst nur sehr wenige Leute auftauchten. Rifai wusste aber, dass Busladungen von Palästinensern an den israelischen Kontrollpunkten stets genauer untersucht wurden. Und tatsächlich begannen die Busse etwa 15 Minuten nach Konferenzbeginn aus allen Teilen des Westjordanlandes einzutreffen. Der letzte Bus fuhr unter großem Applaus ein, nachdem er von dem IDF über zwei Stunden an einem Kontrollpunkt festgehalten worden war. Viele Passagiere waren befragt worden, aber alle durften wieder den Bus

27 Beck und Cowan, *Spiral Dynamics*, 2007.

besteigen, nachdem das IDF ihre Pässe für die Veranstaltung verifiziert hatte. Es gab einen Sinn für Ordnung in all dem Chaos. Frauen, die von Anfang an für die Organisation essenziell waren, kümmerten sich um die Organisierung der Redner, den Umgang mit den Medien und die Delegierung von Aufgaben an die *Millennials*. Mehr als 700 Gemeindeoberhäupter und andere Vertreter nahmen an der ganzen Veranstaltung teil, und viele weitere kamen, um Reden zu hören oder bestimmte Teile der Veranstaltung zu besuchen.

Mit Hilfe unserer IIEs unterteilte Rifai die Teilnehmer in Gruppen mit ähnlichen Fähigkeiten, d. h. in solche, deren Arbeits- oder Wissensgebiete am besten für eine bestimmte Funktion bei der Gestaltung des zukünftigen Staates Palästina geeignet waren. Dies könnte als Endnutzer-Input betrachtet werden, der die Entwicklung zukünftiger Projekte in ihrem jeweiligen Bereich vorantreibt. Während die Gruppen Ideen wie auch die Ergebnisse ihrer Forschungen austauschten, sprachen viele von einem „Neuanfang". Nur wenige der 60 Gruppen gaben der israelischen Besatzung irgendeine Schuld. Alle konzentrierten sich auf die eigene Verantwortung und darauf, wie sie ihre eigenen Kapazitäten zum Aufbau eines Staates erweitern konnten.

Eine der bewegendsten Reden, welche die transformatorische Wirkung unserer Arbeit zusammenfasste, hielt Rifai selbst. Nachdem er eine Übersetzung der Rede gelesen hatte, berichtete Judäa Pearl, der Wissenschaftler, Philosoph und Vater des ermordeten *Wall-Street-Journal*-Reporters Daniel Pearl, seinem Freund Beck, dass es die optimistischste Rede gewesen sei, die er seit Jahren in Palästina gehört habe. Vielleicht war es dieser Moment, in dem unsere Konferenz zu einem nationalen Gipfel wurde. Hier ein Teil der Rede:

> *Die Idee zu dieser Tagung entstand, als wir uns die Frage stellten: „Warum haben wir nicht die israelische Besatzung besiegt?" Viele in der Fatah versuchten, diese Frage zu beantworten, und scheiterten. Nach einer 43 Jahre währenden Rebellion sahen wir keinen Fortschritt. Warum?*
>
> *Nach einer langen Suche nach Antworten trafen wir Dr. Don Beck, den Urheber der Theorie von Spiral Dynamics. Wir fanden heraus, dass es Gründe für unser Versagen gibt. Doch denjenigen unter euch, die alle Hoffnung verloren haben, sage ich: Meine Damen und Her-*

ren, die Hoffnung liegt überall um uns herum, aber man muss wissen, wie man sie findet, um erfolgreich zu sein. Wir müssen Palästina an die erste Stelle setzen, und alle von uns in der Fatah müssen Palästina dienen, Palästina befreien und Palästina erbauen.

Heute stehen wir am Anfang des 21. Jahrhunderts und müssen uns mit Bildung bewaffnen. In Südafrika bewaffneten sich die Zulu mit Bildung. Sie verstanden ihren Feind, aber was noch wichtiger ist, sie verstanden sich selbst. Jetzt kommen wir an die Reihe, Dr. Becks Theorie anzuwenden.

Bitte lasst uns nicht über die Vergangenheit sprechen, denn wir alle müssen die Vergangenheit hinter uns lassen. Lasst uns eine laute Botschaft an unsere Führer und den Rest der Welt sein. Wir wollen über unsere Vision für die Zukunft sprechen. Wie werden wir diese Zukunft gestalten?[28]

Viele weitere Reden wurden an diesem Tag gehalten. Ich sprach über den Mut und die Geduld der Palästinenser, etwas anderes ausprobieren zu wollen, indem man unserem Annäherungsversuch eine Chance gab, und ich sprach über die Rolle des *CHE-Centers*. Beck hielt eine Rede, die einen BLAUEN Inhalt enthielt, den die Palästinenser über ihre patriotische Pflicht gegenüber der Zukunft, der *Fatah* der dritten Generation und ihrer Fähigkeit, echte Veränderungen durchzuführen, hören mussten. Dann wandte er sich an das Publikum und verkündete, dass er direkt ihre Zukunft ansprechen wollte: Er lud ein zehnjähriges Mädchen auf das Podium ein und fragte sie, was sie werden wolle, wenn sie erwachsen sei. Sie antwortete, sie wolle Ärztin werden. Beck bat daraufhin inständig alle Teilnehmer, sich von diesem Tag an der Schaffung von Institutionen zu widmen, um den Traum dieses zehnjährigen Mädchens Wirklichkeit werden zu lassen.[29]

Verschiedene Gruppen hielten Präsentationen darüber ab, wie sie sich einen neuen palästinensischen Staat vorstellen. Die 60 Gruppen, die fast das gesamte Westjordanland repräsentieren, stellten eine Liste von umsetzbaren Zielen zusammen, die später der Führung vorgelegt

28 http://www.humanemergencemiddleeast.org/build-palestine-blog/2008/02/palestineemergence-in-the-words-of-one-of-its-enlightened-leaders (8. Juli 2013).

29 *Center for Human Emergence Middle East.* http://www.humanemergencemiddleeast.org/build-palestine-blog/2008/02/palestinian-engineer-presents-ground-breaking-proposals (9. Juli 2013).

werden sollte. Eine Ingenieurin bereitete mit ihrer Gruppe die unten angeführte Liste vor, welche die Essenz dessen erfasste, wie Palästina aussehen könnte:

> Wir sind die Gruppe Nr. 40 mit dem Namen „Die viel versprechende Zukunft". Wir bestehen hauptsächlich aus fachkundigen Frauen aus Salfit und Al Khalil. Mein Name ist Nasra Zgheil und ich bin Ingenieurin.
> Hier ist unser Vorschlag:
>
> 1. An der Wirtschaftsfront: Bildung eines Fundaments für wirtschaftliche Stabilität durch:
>
>   Schaffung von Arbeitsplätzen (durch Projekte, Industrieparks, starke Institutionen), die Chancen für Frauen, Arbeitnehmer und Hochschulabsolventen bieten.
>
>   Öffnung für *internationale Märkte.*
>
>   Unterstützung des Landwirtschafts- und Tourismussektors und Entwicklung der ländlichen Region Palästinas.
>
> 2. An der Kulturfront:
>
>   Fokussierung auf Programme, welche die Entwicklung von Frauen, Kindern und Jugendlichen in allen Aspekten (Gesundheitswesen, psychologisch und kulturell) unterstützen.
>
> 3. An der Bildungsfront:
>
>   Konzentration auf Kompetenztraining und Unterstützung für Innovatoren ermöglichen.
>
>   Ein freies öffentliches Schulsystem.
>
>   Alphabetisierungsprojekte.
>
>   Erzwingung eines Verdienst-Systems für den Einstellungsprozess, basierend auf sozialer Gerechtigkeit.
>
> 4. An der politischen Front:
>
>   An erster Stelle steht unsere Nation, nicht die politische Bewegung.
>
>   Den richtigen Anführer wählen.

Unabhängigkeit bei der Entscheidungsfindung gegenüber äußeren Einflüssen.

Transparenz bei der Verwaltung öffentlicher Mittel und KEINE Vetternwirtschaft.

Innerhalb weniger Tage begann der Gipfel im gesamten Westjordanland nachzuhallen. Viele hochrangige *Fatah*-Parteifunktionäre riefen Rifai an, um ihre Hilfe bei der Implementierungsphase zur Erreichung dieser Ziele anzubieten. Unsere IIEs verfassten eine Broschüre mit allen Empfehlungen, die der Gipfel hervorgebracht hatte, und stellten sie den palästinischen Behörden und Tony Blairs Büro des *Middle East Peace Quartet* zur Verfügung. Die Ergebnisse wurden auch in vielen örtlichen Zeitungen veröffentlicht. Ich schrieb eine Zusammenfassung unserer vierjährigen Bemühungen in der Zeitung *Common Ground*, die eine weltweite Leserschaft besaß.[30]

Nach dem Gipfel begannen Beck und ich ernsthaft mit der zweiten Phase unserer Initiative, nämlich unseren IIEs zu helfen, die Institutionen zu entwerfen, die Palästina mitaufbauen sollten. Wir begannen mit Rifai und seiner Gruppe mit einer neuen Reihe von *Meetings* und *Design-Sessions*. Ziel war es, die Errungenschaften der Graswurzelbewegung zu festigen und den Designprozess auf der Führungsebene zu starten. Basierend auf den Prinzipien unseres *Spiral-Dynamics*-Bezugssystems, wollten unsere palästinensischen Partner in erster Linie eine Kultur der Transparenz für all jene schaffen, die einen Beitrag zur Zukunft der Bewegung leisten wollen. In den folgenden Monaten haben wir unseren IIEs geholfen, eine Charta für die *Build Palestine Initiative* (BPI) zu erstellen, die allgemeine Verhaltensregeln, Bündnisse und Prinzipien enthielt, an die sich die Teilnehmer des Entwurfs halten wollten. Diese BLAUE Grundlage half, die Nachhaltigkeit und Integrität der Arbeit sicherzustellen.

Rifai schlug vor, einen *Think Tank* aus etwa 50 Personen zu bilden, der die Vielfalt der palästinensischen Gesellschaft repräsentierte. Beck und ich sorgten dafür, dass Vertreter von Institutionen

30 Sixth Convention Fateh and the Building of a Nation, Common Ground News Service, August 20, 2009. http://www.commongroundnews.org/article.php?id=26127&lan=en&sp=0 (9. Juli 2013).

und gesellschaftlichen Gruppen, die zur Gestaltung des *MeshWORKS* beigetragen hatten, mit einbezogen wurden. Dies war ein entscheidendes Element für den Erfolg des Plans. Um einen reibungslosen Ablauf von der Strategie und Planung bis zur Umsetzung vor Ort zu gewährleisten, benötigte diese Phase unserer Mission weiteres Personal. Rifai musste Assistenten und wissenschaftliche Mitarbeiter einstellen, die die politischen und diplomatischen Kanäle der *Fatah*-Politik, der NRO-Gemeinschaft und der UN-Organisationen unterstützen konnten.

In den USA hat das *Global CHE* seit vielen Jahren ehrenamtliche Mitarbeiter eingestellt – und tut dies immer noch. Becks Bereitschaft, diese wichtige Arbeit zu tun, hatte viele fähige Freiwillige auf der ganzen Welt inspiriert. Wir trafen uns mit dem US-Außenministerium in Washington und gaben ihnen einen Überblick über das, was wir in vier Jahren mit einem schmalen Budget und freiwilligen Mitarbeitern erreicht hatten.

Im Sommer 2008 begannen auch unsere Sponsoren, die Auswirkungen der Finanzkrise zu spüren. In Zeiten der Rezession sind philanthropische Unternehmungen die ersten, die leiden. Die *Hearthstone Foundation*, unser Hauptsponsor, wurde vollkommen umstrukturiert, als Wohnungsbauunternehmen einen der schlimmsten Rückgänge seit Jahrzehnten erfuhren. Als die Finanzkrise im Herbst 2008 die Weltwirtschaft im Griff hatte, versiegten alle Finanzierungsquellen. Im Gegensatz zu Becks Zeit in Südafrika gab es niemanden in der politischen Führung, der unsere Arbeit unterstützen wollte. Die Geschäftswelt, die in Südafrika eine Katalysatorrolle gespielt hatte, war nirgendwo in Israel oder in Palästina zu finden. Rifai war schockiert über die Unfähigkeit der UN, finanzielle Mittel bereitzustellen. Ein Monatsgehalt für einen UN-Programmdirektor hätte zwölf Vollzeit-Forschungsmitarbeiter finanzieren können, um dazu beizutragen, dass die *Build Palestine Initiative* Wirklichkeit wird. Die UN entschied sich stattdessen dafür, weiterhin Wochenend-*Empowerment*-Programme durchzuführen. Nach vier Jahren Forschung schienen diese Programme bei den Palästinensern jedenfalls keine Priorität zu haben.

Aufgrund der globalen Finanzkrise und des mangelnden Interesses der UNO konnten unsere palästinensischen Partner nicht das zusätzliche Personal einstellen, das sie benötigten, um die nächste Phase unserer Pläne einzuleiten. Das war schrecklich enttäuschend, obwohl die ^{W}Meme, die wir durch unsere Arbeit erschaffen hatten, jeden Bereich der palästinensischen Kultur tief durchdrang. Palästina aufzubauen war bis Ende 2009 in den Straßen von Ramallah, Bethlehem und überall dazwischen zu einem gemeinsamen Ziel geworden. Es vermittelte vielen Palästinensern, ob jung oder alt, ein Gefühl von Stolz, welches aus Selbstermächtigung und Selbstvertrauen stammt. Es verlagerte den kulturellen Fokus von passiver Beteiligung hin zu einem Volk, welches sich durch die Fähigkeit zur Selbstbestimmung ermächtigt fühlte. Am deutlichsten war die Veränderung an den palästinensischen Universitäten beobachtbar, wo die *Fatah*-Studenten der dritten Generation zum ersten Mal in zehn Jahren die Wahlen gewonnen hatten, indem sie ein Bild einer strahlenden Zukunft gemalt hatten, das die Herzen und Köpfe dieser ehrgeizigen Jugend fesselte. Das „Build Palestine ^{W}Mem", wie es Rifai einmal beschrieben hatte, entwickelte sich zu einem Donnergrollen vor Ort.

Während wir uns weiterhin um institutionelle Unterstützung bemühten, arbeitete das *Global CHE* weiter daran, das Bezugssystem für die Institutionen zu gestalten, um diejenigen zu informieren, die beim Aufbau Palästinas helfen wollten. Beck und ich halfen Rifai dabei, einen Antrag für die Implementierung des *Vital-Signs*-Monitors (VSM) zu erstellen, der dem palästinensischen Innenministerium vorgelegt werden sollte. Obwohl ein Nicht-Autokrat Eisheh ersetzt hatte – jenen Minister, der sich bereit erklärt hatte, den VSM zu implementieren –, war Rifai der Ansicht, dass sich der neue Premierminister Salam Fayyad dem Aufbau palästinensischer Institutionen verschreiben und das Projekt unterstützen würde.

Unsere Erfahrung im Gaza und Westjordanland forcierte die Notwendigkeit einer zentralen Kontrolle der NRO-Aktivitäten innerhalb der *Build Palestine Initiative*. Auf der Grundlage der Ergebnisse des Gipfels von 2008 empfahlen wir der palästinensischen Führung, ein Integrationsamt auf Kabinettsebene einzurichten. Essenziell für das *MeshWORKS*-Modell würde diese neu geschaffene Abteilung alle NRO-Aktivitäten auf einer Plattform bündeln und integrieren und den Bedürfnissen der Palästinenser aus einer GELBEN Perspektive entgegenkommen. Dieses Amt für Integration wäre in der Lage, sich überschneidende Aktivitäten zu identifizieren und zu begrenzen, wie auch jene, die keine Nachhaltigkeit oder messbar langfristige Auswirkungen hatten. Wir mussten eine memetisch-orientierte Technologie entwickeln, um die Ineffizienz aus der Vergangenheit zu bekämpfen wie auch neue Werkzeuge zu nutzen, welche die gut gemeinten Absichten der NROs mit den *Lebensbedingungen* der palästinensischen Bevölkerung in Einklang bringen.

Dr. Kevin Kells entwarf Testmethoden, um dieses Problem zu lösen, das fehlausgerichtete und ineffiziente Ausgaben von mehreren Hunderttausend Dollar verursacht hatte. Nach Monaten der Forschung präsentierte er Beck und mir eine ähnliche Technologie wie die des Strichcodes. Sie kann das ^{W}memetische Profil einer Entität in relativ kurzer Zeit einfangen und ihre Werte mit dem Teilbereich der palästinensischen Kultur in Einklang bringen, der zu seinen Dienstleistungen passt. Seit ihrer Erfindung ist diese Technologie ein wesentlicher Bestandteil des großangelegten Designs für die gesamte Konstellation von *CHEs* auf der ganzen Welt. Die Strichcode-Technologie von Kells wird in Kapitel 3 besprochen.

2009 waren alle Hoffnungen, institutionelle Unterstützung zu bekommen, verblasst. Die Finanzkrise hat von vielen unserer Sponsoren ihren Tribut gefordert. Einige forderten angesichts der harten wirtschaftlichen Realität in den Vereinigten Staaten sogar einen Insolvenzschutz. Nach meinen eigenen vier Jahren Pro-Bono-Arbeit begann auch mein Ehemann, ein Immobilienentwickler, den finanziellen Druck zu spüren. Unterdessen warteten unsere palästinensischen Partner gespannt auf unsere Rückkehr ins Westjordanland. Laut Rifai hatten mehr als 200.000 Palästinenser Interesse daran gezeigt, den konfliktlösenden Ansatz der Wertesysteme zu erlernen.

Premierminister Fayyad hatte damit begonnen, die palästinensischen Institutionen aufzubauen, die für die Palästinenser am wichtigsten waren und die sekundäre Auswirkungen auf Israel und den Westen zeitigten. Er konzentrierte sich auf viele Elemente, die wir während unserer Anwesenheit in Palästina identifiziert hatten. Vor seinem Rücktritt im Juni 2013 hatte Mr. Fayyad eine neue BLAUE Schicht in der palästinensischen Kultur geschaffen, was unter der

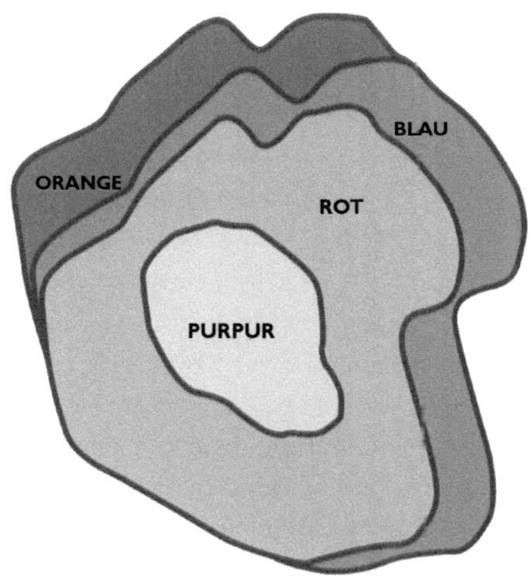

Abbildung 6.7 Memetisches Profil des Westjordanlandes zum Zeitpunkt von Fayyads Rücktritt im Juni 2013. Maalouf (2014, S. 119)

vorherigen Führung nicht möglich gewesen war. Dies war ein Entwicklungsfahrplan, der in seiner Reichweite dem unsrigen recht ähnlich war. Der einzige Unterschied war, dass Fayyads Plan den Gazastreifen nicht einschloss. Die *Hamas* lehnte seine Vorbedingungen zur Anerkennung des Existenzrechts Israels ab.

In einem Artikel vom April 2010 identifizierte die *Financial Times* die Politik von Premierminister Fayyad als „Fayyadismus". Der Fayyadismus beruhte zur Stärkung des palästinensischen BLAU auf drei Grundsätzen, nämlich auf der Stärkung der Sicherheitskräfte der palästinensischen Behörden, der Bildung einer Basis für gute Regierungsführung und der Bereitstellung wirtschaftlicher Möglichkeiten.

Fayyad begann mit einem detaillierten zweijährigen Arbeitsplan für die palästinensischen Behörden, um die grundlegenden Infrastrukturen zu schaffen sowie die Institutionen des zukünftigen palästinensischen Staates zu stärken. Er nannte es „Palästina – Beendigung der Besatzung, Errichtung des Staates". Dies beinhaltete unter anderem die Entwicklung bestehender und neuer Infrastrukturen sowie Regierungsbüros, eine Börse, einen Flughafen, freie Märkte und die Gewaltenteilung.[31]

31 Tobias Buck, *„Fayyad Boosts Palestinian Cause"*, *The Financial Times*, 12. April 2010

Ein [W]memetisches Profil des Westjordanlandes zum Zeitpunkt von Fayyads Rücktritt im Juni 2013 ist in Abbildung 6.7 dargestellt (Maalouf 2014, S. 119).

Nachdem US-Außenministerin Hillary Clinton die Auswirkungen der von Fayyad ins Leben gerufenen BLAUEN Institutionen beobachtet hatte, erneuerte sie die Forderung der Vereinigten Staaten nach einer dauerhaften Lösung, um den Bedürfnissen beider Seiten gerecht zu werden. In einem offenen Brief an Präsident Obama wiederholte der *CHE-Mideast* den Aufruf zu einer Konferenz, die allen Friedensverhandlungen vorausgehen sollte. Dies ist nach wie vor unser offizieller Standpunkt, wie eine endgültige Lösung erreicht werden kann, da die Fakten, die wir in unseren Untersuchungen aufgedeckt haben, bis heute gültig sind. Bevor der Frieden Wurzeln schlagen kann, muss viel getan werden, um die Asymmetrie der Kapazitäten zwischen diesen beiden Kulturen auszugleichen.

Fazit

Was 2006 als rein informativer Besuch in der Region begonnen hatte, entwickelte sich zu einem groß angelegten Unterfangen, welches das Potenzial hat, den Konflikt zwischen Israel und Palästina zu transformieren. Unsere Arbeit hat eine Vorlage und einen Entwicklungsentwurf geschaffen, der die Region auf den Weg zur Nachhaltigkeit und Eigenständigkeit bringen kann. Unser Zentrum hat einem ohnehin schon robusten Werkzeugkasten viele weitere Werkzeuge hinzugefügt und die Anwendungen von Wertesystemen für die indigene Intelligenz verfeinert.

Letztendlich wird die Demokratie im Nahen Osten eine funktionale Demokratie oder eine Memetokratie sein, die auf den Bedürfnissen der Region beruht. Das ist es, was das theoretische Bezugssystem der Memetokratie bietet. Unabhängig davon, wo auf der Welt Nationalstaaten geschaffen werden, muss die Regierung über die Herausforderungen informiert werden, denen sich die Menschen innerhalb ihrer geografischen Grenzen und innerhalb ihrer Wertesystemkapazitäten gegenübergestellt sehen.

Während er das übergeordnete Ziel für Palästina und Israel formulierte, verglich Beck es mit demselben übergeordneten Ziel, welches zur Integration Südafrikas beigetragen hatte. Dies war das Motto „gedeihe und lasse gedeihen", welches die Mechanismen für den Aufbau eines widerstandsfähigen Friedens in sich trägt. Während ein Großteil der Region den langen Weg in Richtung Aufbau BLAUER Institutionen und wirtschaftlicher Lebensfähigkeit begann, muss die Geschäftswelt ein Partner und Katalysator dabei sein, diese Institutionen zu den Säulen zu machen, auf denen die Zukunft der Region beruhen kann. So wie die visionären Wirtschaftsführer Südafrikas die natürlichen Ressourcen des Landes zu einem Akteur des Wandels gemacht haben, können Wirtschaftsführer im Nahen Osten die Führung übernehmen, indem sie sicherstellen, dass Unternehmen eine bedeutendere Rolle bei der Definition der Zukunft dieser Region spielen.

Über die Autorin

Elza S. Maalouf ist eine libanesisch-amerikanische Futuristin, die sich auf große Systeme und gesellschaftlichen Wandel spezialisiert hat. Sie ist die Gründerin des *Center for Human Emergence-Middle East.*

In *Emerge!* stellte Elza neue Konzepte für die Gestaltung einer funktionierenden Demokratie vor. Ihre Arbeit konzentriert sich auf die bewusste Entstehung von Unternehmen und auf die Entschlüsselung sozialer und politischer Komplexitäten des Nahen Ostens.

Elza berät Verwaltungen, visionäre Unternehmensführer und globale *Think Tanks* über die neuesten Fortschritte bei Gesamtsystemanwendungen.

Sie hat Vorträge auf verschiedenen internationalen Plattformen gehalten, unter anderem bei den Vereinten Nationen, dem *Oslo Center for Human Transformation*, der *World Future Society*, der Universität Paris-Sorbonne und der *Fatah*-Führung der dritten Generation in Palästina.

7

Die nordischen Länder und das Bewusstsein zweiter Ordnung: Die Notwendigkeit für Leadership zweiter Ordnung in Zeiten großer Unruhe

Teddy Hebo Larsen

Einführung

In einem kürzlich erschienenen dänischen E-Book über Europa und die Europäische Union (EU) haben Gade u. a. (2017) die interessante Frage aufgeworfen: „Wenn EU die Antwort ist, wie lautet dann die Frage?" Das Buch wurde von der dänischen Zweigstelle der Organisation *New Europe* veröffentlicht und umfasst insgesamt 21 Kapitel, in denen eine ausgewählte Gruppe von Autoren über die Zukunft eines zunehmend fragmentierten Europa philosophiert. Die Autoren repräsentieren eine große Gruppe von Dänen aus vielen verschiedenen Bereichen wie etwa Politik, Kunst, Wohltätigkeit, NROs, Literatur, Gewerkschaften, Nachhaltigkeit, Journalismus und dem akademischen Bereich.

Auf der Titelseite des Buchs findet sich eine Illustration Bjørn Nørgaards, eines berühmten dänischen Kunstprofessors. Neben der nachdenklich stimmenden Illustration findet sich die folgende Aussage: „Unsere gemeinsame Union kann sich in drei Richtungen entwickeln: Explosion, Implosion oder Evolution."

Das Buch wurde in den großen dänischen Tageszeitungen beworben. Im Vorwort zum Buch wird behauptet, 2017 sei Europas Schicksalsjahr, oder, genauer gesagt, das Schicksalsjahr für uns alle, die wir auf dem Planeten Erde leben. Wir stehen großen und bekannten Herausforderungen gegenüber, unter anderem: zunehmender Nationalismus, noch unbekannte Auswirkungen des Brexit, Auswirkungen von Flüchtlingen und Migrationsdruck, Trump, Putins Russland, Ungleichheit und Klimawandel. Vielleicht am wichtigsten davon ist, dass wir in Europa daran zu zweifeln scheinen, wer wir sind, was uns verbindet und welche Werte und Institutionen, die wir gemeinsam seit dem Zweiten Weltkrieg aufgebaut haben, für uns am wichtigsten sind. Es ist, als ob unser Selbstvertrauen verschwunden wäre. Es ist Zeit zum Nachdenken. Es wird Zeit, über die Vergangenheit nachzudenken. Das Schicksal Europas liegt nicht nur in der Hand von anderen. Es ist unser aller Verantwortung, wie auch das Zitat auf Seite 2 des dänischen E-Books betont:

In der Gegenwart trifft die Vergangenheit auf die Zukunft
Wenn die Gegenwart zur Vergangenheit wird
Wird die Zukunft zur Gegenwart
Unsere Zeit ist das Schicksal der Zukunft

Wenn man sich die Titel und Inhalte der einzelnen Kapitel des Buchs genauer ansieht, findet man Titel wie „Das Schicksal Europas ist deine Wahl“; „Können wir ein sozialeres und faireres Europa erschaffen?“; „Über die Vermeidung des Kriegs“; „Wie schaffen wir eine Gesellschaft, in der jeder seinen Träumen folgen kann?“; „Wie kommen wir zur sozialen Gleichheit und zum grünen Wandel?“ und „Globalisierung mit menschlichem Antlitz?“. Das Ziel liegt darin (um den Herausgeber des Buchs zu zitieren), „den Zusammenbruch Europas zu vermeiden“. Die Autoren drücken ihre Frustration und Angst aus ebenso wie ihre Hoffnung, die Träume und die Bestrebungen, ein „neues Europa“ zu verwirklichen.

Aus der Sicht von *Spiral Dynamics* ist es klar, dass die Mehrheit, wenn nicht sogar alle Mitwirkenden jenes Buchs, unter denen sich auch ein ehemaliger EU-Kommissar befindet, ein starkes memetisches Schwerkraftzentrum im GRÜNEN ^{W}Mem hat und/oder stark von diesem Denksystem beeinflusst wurde.

Trotz der Tatsache, dass es sich in dem Buch um das offensichtlich fragmentierte Europa dreht, ist es augenscheinlich, dass die Ansichten und Meinungen in dem Buch weit über Europa hinausgehen; es sind Ansichten und Punkte, die implizit und höchstwahrscheinlich den Autoren selbst unbekannt sind, die aber nach einem komplexeren regionalen und globalen weltzentrierten Denken rufen. Es findet sich dort ein tiefes Verlangen nach einem Bewusstsein und *Leadership* der nächsten Ebene, und zwar im Sinne einer Vorbedingung für die Menschheit, sich mit den gegenwärtigen globalen Unruhen zu befassen, um jenen bedeutsamen Sprung auf die nächste Stufe zu machen, den Graves in seinem Artikel von 1974 angekündigt hatte.

Der Bedarf nach einem dänischen Buch

Warum sollte in die Diskussion über das mögliche Auftauchen eines Bewusstseins zweiter Ordnung und eines *Leaderships* ein dänisches E-Book miteinbezogen werden? Schließlich stellt die dänische Bevölkerung nur einen kleinen Bruchteil der gesamten Weltbevölkerung dar; etwa 5,6 Millionen Menschen, um genau zu sein. Allerdings ist dieses dänische E-Book nur ein sehr aktuelles und selektiv ausgewähltes Beispiel unter zahlreichen anderen dänischen und internationalen Büchern, die ähnliche Fragen über die Zukunft der Menschheit aufwerfen. Die Mehrzahl dieser Autoren beschreibt verschiedene Lösungsansätze, die sich auf die Handhabung, Erleichterung und/oder eventuelle Entschärfung der gefährlichen globalen Spannungen und Kräfte beziehen. Einige dieser Versuche sind dabei natürlich interessanter als andere. In einem kürzlich erschienenen Buch, das von Thomas L. Friedman, dem außenpolitischen Kolumnisten der *New York Times*, verfasst wurde, kommt zum Ausdruck (2016, Klappentext): „Wir alle spüren es – etwas Großes ist im Gange. Man bemerkt es an seinem Arbeitsplatz. Man fühlt es, wenn man mit seinen Kindern spricht. Man kann es nicht übersehen, wenn man die Zeitungen liest oder die Nachrichten sieht. Unser Leben beschleunigt sich – und zwar in schwindelerregender Art und Weise." Zudem äußert Friedman seine Besorgnis darüber, ob die Menschen über die Fähigkeit verfügen, sich rechtzeitig anzupassen, um einen Kollaps der Zivilisation zu vermeiden.

Eine wichtige und damit verbundene Beobachtung ist – ohne dabei zu negativ oder kritisch zu klingen –, dass es so erscheint, als ob viele dieser Bücher von „Gehirnen" geschrieben wurden, die im Denken und Bewusstsein erster Ordnung gründen. Solche konditionierten Gehirne sind auch immer Gehirne, die irgendwie Opfer der

Vergangenheit sind, ob nun von gestern oder vor 1000 Jahren, und die aus dem Blickwinkel der Vergangenheit operieren. Es ist ein enges kognitives Gefängnis, aus dem ihre jeweiligen Wahrnehmungen und Erkenntnisse über die komplexen globalen Probleme auftauchen. Oft werden diese Ansätze durch gut gemeinte, aber wirkungslose Vorschläge und kurzfristige Lösungen ergänzt. Solch eine starke Aussage wirft natürlich eine wichtige Frage auf: Warum diesen Aspekt der Gehirne erster Ordnung überhaupt erwähnen? Der Autor wird hier versuchen, diese Frage zu beantworten. „Die Strategien der ^WMeme bei Veränderung“ im klassischen Buch *Spiral Dynamics* (Beck und Cowan 2007, S. 115) besagt, dass „ein Verstand, der ausschließlich vom roten, blauen, orangefarbenen oder grünen ^WMem erster Ordnung kontrolliert wird, davon überzeugt ist, bereits die Lösung zu besitzen“. Angesichts der Natur der heutigen komplexen Probleme löst eine auf das Hier und Jetzt fixierte Antwort das Problem nur selten. Im Gegenteil, die Angelegenheit oder das Problem spitzt sich häufig zu.

Die Grundannahmen für Veränderungen werden von Beck und Cowan in Verbindung mit einer anderen kritischen Frage aufgeworfen: „Der Wandel von welchen ^WMemen zu welchen ^WMemen?“. Beck und Cowan erklären außerdem, dass Versuche, die Denkweise und/oder das Verhalten von Menschen zu verändern und dabei gleichzeitig die Rolle der ^WMeme zu ignorieren, sowohl naiv als auch ineffektiv sind. Sie stellen fünf wesentliche und kritische Fragen (Beck und Cowan 2007, S. 115) zu ^WMem-Verschiebungen:

- Wie und unter welchen Bedingungen werden neue ^WMeme zum Leben erweckt und aktiviert?
- Wie kann man die Macht spezifischer ^WMeme verstärken oder verringern, um Überzeugungen und Verhaltensweisen in einer bestimmten Situation zu beeinflussen?
- Warum sind einige ^WMeme für Veränderungen zugänglich, während andere sich dem Versuch einer Änderung zu widersetzen scheinen?
- Wie kann man die Prozesse natürlicher ^WMeme-Veränderungen und -Übergänge erkennen, verstehen und in einigen Fällen beeinflussen?

- Wie beeinflussen sich verschiedene WMeme auf der Spirale untereinander, insbesondere dann, wenn viele von ihnen zur gleichen Zeit tief greifenden Veränderungen unterworfen sind?

Ein besonderer Grund dafür, diese Themen in Bezug auf den Inhalt des dänischen E-Buchs über Europa und die Zukunft der Menschheit zu erwähnen, liegt in der Tatsache, dass Dänemark, zusammen mit den anderen vier nordischen Ländern (Schweden, Norwegen, Finnland und Island), zu einer wachsenden, aber dennoch exklusiven Gruppe von Ländern gehört, in denen man, von einem Wmemetischen Standpunkt aus betrachtet, das fortschrittlichste Denken in der Welt beobachten kann. Diese Länder weisen alle einen Schwerpunkt von GRÜNEN und GELBEN Codes in ihrer memetischen DNA auf. Auch Länder wie die Niederlande und die Schweiz verfügen über ein dominierendes GRÜNES Bewusstsein. Man findet auch Bereiche mit dominantem GRÜN in Regionen wie der West- und Ostküste der Vereinigten Staaten und in Regionen Deutschlands und Großbritanniens.

Man betrete eine öffentliche dänische Schule oder Universität, ein dänisches Regierungsbüro oder ein typisches dänisches Unternehmen und man wird sofort erkennen, dass man sich in einem sehr GRÜNEN WMem-Land befindet. Zu den Qualitäten einer solchen GRÜNEN WMem-Gesellschaft gehört, dass alle dänischen Bürgerinnen und Bürger Zugang zu Kinderbetreuung, staatlich abgesichertem Krankenurlaub sowie Elternurlaub, kostenlosen Studiengebühren, Qualitätskrankenhäusern, zur allgemeinen Gesundheitsversorgung sowie zu großzügigen Pensionsplänen haben. Darüber hinaus hat jeder Arbeitnehmer in Dänemark Anspruch auf fünf Wochen bezahlten Urlaub plus elf bezahlten Feiertagen, und selbst wenn ein Arbeitnehmer seinen Arbeitsplatz in Dänemark verliert, deckt die Arbeitslosenversicherung für einen Zeitraum von bis zu zwei Jahren 90 % des Einkommens ab. Auf der anderen Seite zahlen die Dänen nahezu die höchsten Steuern in der Welt, einschließlich einer 25 %igen Steuer auf alle Waren und Dienstleistungen und einen oberen Grenzsteuersatz von fast 60 %.

Die fünf nordischen Länder unterscheiden sich in den meisten Aspekten von anderen Ländern. Ich meine, dass sich Dänemark und die anderen nordischen Länder in einer kritischen Phasenverschiebung zwischen zwei qualitativ unterschiedlichen WMem-Denkweisen befinden – einer GRÜNEN erster und einer GELBEN zweiter Ordnung. Um die Verschiebung zu veranschaulichen, werde ich im Folgenden einige Belege dafür liefern. Eine umfangreichere Beschreibung kann man auf der *Website* www.spiraldynamicsglobal.com finden.

Ein GRÜNES Dänemark

Was sind die Hauptmerkmale eines im Wesentlichen GRÜNEN WMem-Landes wie Dänemark? In den folgenden Abschnitten wird eine Auswahl wichtiger kultureller Merkmale und verwandter Wmemetischer dänischer Qualitäten analysiert und besprochen. Dazu gehören die Ebene des öffentlichen Vertrauens, Glück, Humankapital, Werte, Korruption, Frauenbewegungen, Homosexualität, Gleichberechtigung der Geschlechter, grüne Transformation, Kreislaufwirtschaft und die Leichtigkeit, unternehmerisch tätig zu sein. Auch wird kurz eine historische Perspektive, die dazu beigetragen haben könnte, den Hintergrund für das Auftreten und die Entwicklung dieser Qualitäten in Dänemark und den anderen nordischen Ländern zu erklären, diskutiert. Es wird allerdings auch nützlich sein, zu hören, was einige bekanntere Personen über Dänemark gesagt haben.

Professor Francis Fukuyama

Bereits 1995 fragte Professor Francis Fukuyama von der Johns-Hopkins-Universität, warum manche Gesellschaften bei der Schaffung von Wohlstand erfolgreicher sind als andere. Fukuyama (1995) argumentierte damals, dass die wohlhabendsten Länder dazu tendieren, die Geschäftsbeziehungen zwischen Menschen informell und flexibel auf der Grundlage von Vertrauen zu führen. Er sagte weiter, dass die meisten Ökonomen seit Adam Smith (1776) eine entscheidende Wachstumsvariable ignoriert hatten, nämlich die der Kultur. Seiner Ansicht nach könnte die neoklassische Ökonomie als zu 80% korrekt angesehen werden und habe aufgrund ihres grundlegenden Modells des rationalen, eigennützigen menschlichen Verhaltens wichtige Wahrheiten über das Wesen von Geld und Märkten aufgedeckt. Die restlichen 20% können aber vom neoklassischen Denken kaum angemessen verstanden werden, da sie in einem soziokulturellen Kontext betrachtet werden müssten, der soziale Faktoren wie Vertrauen einschließt, welches er als Erwartung eines regelmäßigen, ehrlichen und kooperativen Verhaltens auf der Grundlage gemeinsam geteilter Normen definiert. In gegenwärtigen wirtschaftlichen Debatten werden solche kulturellen Faktoren oft nicht vollständig berücksichtigt.

Fukuyama (1995) hob auch einen anderen kulturellen Faktor hervor, nämlich das *Sozialkapital*, was die Fähigkeit von Menschen kennzeichnet, für gemeinsame Ziele zusammenzuarbeiten, sowie die Vorherrschaft von Vertrauen in einer bestimmten Gesellschaft. Das könne nicht durch rationale Investitionsentscheidungen erworben werden. Vielmehr erfordert der Erwerb des Sozialkapitals die Gewöhnung an Anpassung an moralische Normen einer Gemeinschaft und den Erwerb von Tugenden wie etwa Loyalität, Ehrlichkeit und Verlässlichkeit.

Fukuyama warnte jedoch davor, dass Vertrauen und andere kulturelle Tugenden leichter zerstört als erschaffen werden könnten. Große zentralistische Regierungen zerstören jene intermediären Institutionen zwischen der Familie und dem Staat, und damit das Vertrauen. Darüber hinaus zerstören Überzeugungen und Praktiken, die in extremer Art und Weise das Individuum und nicht die Gruppe betonen, auch die intermediären Institutionen und das Vertrauen (Fukuyama 1995).

Fukuyama führte die dänische Gesellschaft als Beispiel an für ein gut regiertes, friedliches, wohlhabendes, sozial-liberales und unzerstörtes Land, das als Vorbild für jene Nationen oder Länder in der Welt dienen kann, die über drei politische Institutionen verfügen: einen kompetenten Staat, starke Rechtsstaatlichkeit und demokratische Rechenschaftspflicht. In seinem Buch *Political Order and Political Decay* (2014, S. 25) schreibt er: „Ein Teil des Problems besteht darin, dass wir nicht verstehen, wie Dänemark zu Dänemark wurde, und dass wir daher auch die Komplexitäten und die Schwierigkeiten politischer Entwicklungen nicht verstehen."

Vier Volksbewegungen, die in der zweiten Hälfte des 19. Jahrhunderts in den nordischen Ländern aufgetaucht sind, scheinen eine entscheidende Rolle für die ziemlich fortgeschrittene Position der nordischen Länder auf der Spirale gespielt zu haben. Die vier Bewegungen sind die folgenden:

1. Die Volkshochschulen
2. Die Genossenschaftsbewegung
3. Die Gewerkschaften
4. Die Frauenbewegung

Der Einfluss und der Beitrag jeder dieser Bewegungen haben gleichzeitig die nordischen Gesellschaften in der Spirale nach oben gebracht, damit sie mit den ständig zunehmenden Komplexitäten der herrschenden *Lebensbedingungen* Schritt halten können. Diese zunehmend schnellere Aufwärtsbewegung auf der Spirale wurde durch eine günstige Kombination ethnisch und sozial homogener Bevölkerungen und das übergeordnete Ziel eines Wohlfahrtsstaats gefördert. Diese vier bedeutsamen dänischen Volksbewegungen werden genauer auf der *Website* www.spiraldynamicsglobal.com beschrieben. Eine interessante Informationsquelle über die nordischen Länder lässt sich unter www.nordicsecret.org finden.

Es stellt sich also die Frage, warum Dänemark zu Dänemark wurde. Wenn wir versuchen, eine historische Perspektive zu entwickeln, um „die Komplexität und die Schwierigkeit der politischen Entwicklung zu verstehen", können wir Folgendes mutmaßen, dass:

- Dänemark und die nordischen Länder haben eine lange Geschichte im Aufbau nationaler und regionaler Gemeinschaften haben sowie in der Zusammenarbeit in diesen kleinen Gemeinden.
- Die Vorstellungen und Visionen von vier bedeutsamen Bewegungen haben die Grundlage dafür geliefert, warum Dänemark zu Dänemark wurde oder warum die nordischen Länder zu den nordischen Ländern wurden, nämlich:
  - Die Volkshochschulbewegung
  - Die Genossenschaftsbewegung
  - Die Gewerkschaftsbewegung
  - Die Frauenbewegung

- In der Sprache der Spirale haben die nordischen Wohlfahrtsstaaten zunächst einige der bedeutenden ^{W}Meme-Qualitäten des typischen GRÜNEN Mems entwickelt und sind dann darüber hinausgewachsen, und zwar bis zu einem Punkt, wo man klare Zeichen eines Bewusstseins zweiter Ordnung erkennen kann, wie etwa die Emergenz des GELBEN ^{W}Mems.
- Die gegenwärtigen *Lebensbedingungen* erfordern solch eine Denkweise höherer kognitiver Ordnung, um die Probleme, Herausforderungen und Chancen, die sich der Menschheit stellen, anzugehen.

Lassen Sie uns nun einige der kulturellen Merkmale und Qualitäten von Ländern mit einem typisch GRÜNEN ^{W}Mem-Profil wie Dänemark und den nordischen Ländern genauer betrachten.

Eigenschaften eines typisch GRÜNEN ^{W}Mem-Landes

Vertrauen In Dänemark, wie auch in den anderen nordischen Ländern, gibt es ein außerordentlich hohes Maß an gesellschaftlichem Vertrauen. In den letzten zehn Jahren gab es auf internationaler Ebene ein wachsendes Interesse daran, die Hintergründe für dieses außerordentliche nordische Vertrauen zu verstehen und zu ermitteln was dies in Bezug auf diese so gut entwickelten nordischen Wohlfahrtsstaaten bedeutet. Viele haben darüber spekuliert, ob diese Einzigartigkeit ein dauerhaftes Merkmal der nordischen Gesellschaften und ein dauerhaftes kulturelles Merkmal ist oder ob sie vor allem durch zeitgenössische Ereignisse geprägt wurde. Der kürzlich veröffentlichte Artikel *Danish Exceptionalism: Explaining the Unique Increase in Social Trust over the Past 30 Years*[32] zeigte, dass in Dänemark das Vertrauen zwischen 1979 und 2009 bemerkenswert angestiegen ist.

Die Ergebnisse widersprechen der kulturellen Perspektive und rechtfertigen stattdessen die empirische Perspektive auf Vertrauen. Die Daten dieser Studie zeigen, dass der Vertrauenszuwachs in Dänemark auf einen Generationswechsel, ein steigendes Bildungsniveau, eine verbesserte Qualität staatlicher Institutionen sowie ein zunehmendes Vertrauen der Bürger in diese Institutionen zurückzuführen

32 Die Einzigartigkeit Dänemarks: Eine Erklärung des einzigartigen Anstiegs sozialen Vertrauens in den letzten 30 Jahren, A. d. Ü.

ist. Mit anderen Worten, Bildung auf vielen verschiedenen Ebenen – d.h. nicht einfach erworbenes Wissen, sondern eine strukturierte Ausbildung –, ist für die Entwicklung und das Vertrauen in jeder gegebenen Gesellschaft entscheidend. Es könnte Zeit für neue Interventionen sein.

Tabelle 7.1: Index-Rankings von 2012.

Ranking	Land	Globale Wettbewerbsfähigkeit	Leichtigkeit Geschäfte zu machen	Globale Innovation	Wahrnehmung von Korruption	Menschliche Entwicklung	Wohlstand
1	Schweden	4	13	2	4	10	3
2	Dänemark	12	5	7	1	16	2
3	Finnland	3	11	4	1	22	7
4	Norwegen	15	6	14	7	1	1
5	Schweiz	1	28	1	6	11	9
6	Neuseeland	23	3	13	1	5	5
7	Singapur	2	1	3	5	26	19
8	USA	7	4	10	19	4	12
9	Niederlande	5	31	6	9	3	8
10	Canada	14	17	12	9	6	6

In einem Sonderbericht „*The Secret of the Success*", der im Februar 2013 von der Wochenzeitung *The Economist* veröffentlicht wurde, wurde behauptet, dass die nordischen Länder wahrscheinlich die in der Welt am besten regierten Länder seien. Der Bericht beschreibt, dass die nordischen Länder nicht nur von den wirtschaftlichen Problemen weitestgehend verschont geblieben sind, welche die mediterrane Welt erschütterten, sondern „auch weitgehend den sozialen Missständen entkommen sind, die Amerika plagen". Auf jeder Bewertungsskala – von der Gesundheit einer Gesellschaft, den Wirtschaftsindikatoren wie Produktivität und Innovation bis zu sozialen Faktoren wie Ungleichheit und Kriminalität – stehen die nordischen Länder stets ganz oben (siehe Gesamtwertung in Tabelle 7.1).

Der Bericht fährt fort mit der Frage: Warum hat sich diese abgelegene, dünn besiedelte Region mit ihren eiskalten Wintern und ihrer unbändigen Wildnis als so erfolgreich erwiesen? Einige der Antworten, so der Bericht, liegen darin, dass die nordischen Länder neben einer umfassenden Transparenz auch über Pragmatismus und Robustheit verfügen. Es wäre ein schwerer Fehler, die nordische Nettigkeit als Schwäche misszuverstehen. Der Pragmatismus als Philosophie erklärt, warum der neue Konsens den alten ersetzt hat. Und der Pragmatismus erklärt auch, warum die nordischen Länder ihr Modell stets erneuern. Sie haben immer noch viele Probleme. Ihre Regierung ist immer noch zu groß und ihre privaten Sektoren sind immer noch zu klein.

Am Ende des Berichts wird der Schluss gezogen, dass Vertrauen in vielerlei Hinsicht die nordischen Gesellschaften zusammenhält. Die Frage ist, ob die nordischen Gesellschaften durch eine Verringerung des soziales Vertrauens mehr verlieren als andere Länder; und dies nicht nur, weil die nordischen Gesellschaften das höchste Maß an Vertrauen haben, sondern weil das Sozialmodell bzw. der Gesellschaftsvertrag als solcher eben auf einem hohen Maß an sozialem Vertrauen beruht.

Am Ende des Berichts wird ein interessantes „Handbuch" vorgelegt, wie ein Staat handeln kann, um Vertrauen aufzubauen. Aus Sicht von *Spiral Dynamics in der Praxis* könnte dieses Handbuch auch als Checkliste für andere Gesellschaften/Staaten/Länder dienen, um Vertrauen aufzubauen und zu fördern, vorausgesetzt natürlich, dass akzeptiert wird, dass das allgemeine Vertrauensniveau der Bevölkerung einer der entscheidenden Faktoren für einen „Anstieg" in der Spirale sein könnte:

- Man handle mit Offenheit und Transparenz, verwalte Steuereinnahmen mit Respekt und bekämpfe alle Anzeichen von Korruption, wie gering sie auch erscheinen mögen.
- Man erschaffe einen allgemeinen Wohlfahrtsstaat, der verhindert, dass sich untere Klassen in der Gesellschaft nicht entwickeln.
- Man unterstütze Verbände, nicht zuletzt in finanzieller Hinsicht. Es ist allgemein vorteilhaft, wenn der Staat den Verbänden gegenüber offen ist.
- Man erhöhe das Bildungsniveau in der Bevölkerung. Da es wichtig ist, die relative wirtschaftliche Homogenität in der Bevölkerung zu

erhalten, ist es besonders wichtig, sich auf diejenigen zu konzentrieren, die eine niedrige und/oder unvollständige Bildung aufweisen.

- Man bekämpfe die Arbeitslosigkeit, insbesondere die Langzeitarbeitslosigkeit. Dies bedeutet vor allem eine effiziente Integration von Flüchtlingen und Immigranten in den Arbeitsmarkt.

Es ist meine Absicht, diese Checkliste für die nächsten drei bis fünf Jahren als Plattform zu nutzen, um die nordischen Länder und die Bedeutung von Vertrauen als Voraussetzung für das mögliche Auftauchen eines Bewusstseins zweiter Ordnung zu beobachten, zu studieren, zu analysieren und zu beschreiben. Eine detailliertere Beschreibung des Vertrauens finden Sie unter www.spiraldynamicsglobal.com.

Glück Eine weitere wichtige Dimension, die es zu beachten gilt, um Dänemarks fortschrittliche Position auf der Spirale zu verstehen, ist das Glück. Im kürzlich veröffentlichten *World Happiness Report 2017* werden die Norweger als die glücklichsten Menschen der Welt angegeben. Norwegen ist von Platz 4 im Jahr 2016 auf Platz 1 in diesem Jahr hochgesprungen, gefolgt von Dänemark, Island und der Schweiz. Diese vier Länder haben einen hohen Rang in Bezug auf alle wichtigen Faktoren, die das Glück unterstützen: Fürsorge, Freiheit, Großzügigkeit, Ehrlichkeit, Gesundheit, Einkommen und eine gute Regierungsführung. Ihre Durchschnittswerte liegen so nahe beieinander, dass kleine Veränderungen die Rangliste von Jahr zu Jahr neu ordnen können.

Um mehr über Dänemark, die nordischen Länder und das Glück zu erfahren, besuchen Sie bitte die *Website* www.spiraldynamicsglobal.com.

Humankapital Wenn es um Humankapital geht, weist das *Weltwirtschaftsforum 2015* Finnland Platz 1 zu, Norwegen Platz 2, Schweden Platz 5 und Dänemark Platz 7. Alle nordischen Länder gehören zu den *Top Ten*. Auf der gleichen Liste steht Deutschland auf Platz 11, Frankreich auf Platz 17, Großbritannien auf Platz 19, USA auf Platz 24, die Russische Föderation auf Platz 28 und Italien auf Platz 34, um nur ein paar zu nennen. Der Humankapital-Index quantifiziert, wie Länder ihr Humankapital entwickeln und einsetzen und über die Zeit Fortschritte machen. Der Index dient als Mechanismus zur Erfassung der Komplexität von Bildung, Beschäftigung und Arbeitskräften, um die Entscheidungsfindung von Interessengruppen zu beeinflussen. Er soll als Instrument zur Erfassung der Komplexitäten von Bildung, Beschäftigung und den Dynamiken unter den Arbeitskräften dienen, damit verschiedene Interessengruppen fundiertere Entscheidungen treffen können. Mit anderen Worten, der Humankapital-Index ist ein nützlicher Indikator dafür, wie blühend, wohlhabend und reich ein bestimmtes Land ist, und damit auch, wie gut die gesunden Versionen der BLAUEN und ORANGEFARBENEN ^{W}Meme harmonisch ineinandergreifen.

Werte Die *World Values Survey (WVS)* ist ein globales Netzwerk von Sozialwissenschaftlern, die sich verändernde Werte und ihre Auswirkungen auf das soziale und politische Leben untersuchen. Die Organisation, die diese Forschung durchführt, nutzt die *Inglehart-Welzel-Cultural-Map-Analyse* der WVS-Daten der Politologen Ronald Inglehart und Christian Welzel. Sie behaupten, dass es zwei Hauptdimensionen von kulturübergreifenden Unterschieden in der Welt gibt: traditionelle Werte gegenüber säkular-rationalen Werten und Überlebenswerte gegenüber Werten des Selbstausdrucks. Die Aufwärtsbewegung auf der Spirale spiegelt die Verschiebung von traditionellen Werten zu säkular-rationalen Werten wider, und die Bewegung nach rechts spiegelt die Verschiebung von Überlebenswerten zu Werten des Selbstausdrucks. Traditionelle Werte betonen die Bedeutung von Religion, Eltern-Kind-Beziehungen, Respekt vor Autorität und traditionellen Familienwerten. Menschen, die über diese Werte verfügen, lehnen auch Scheidung, Abtreibung, Euthanasie und Selbstmord ab. Diese Gesellschaften verfügen über ein hohes Maß an Nationalstolz und insgesamt eine nationalistische Perspektive. Säkular-rationale Werte haben den traditionellen Werten entgegengesetzte Präferenzen. Diese Gesellschaften legen weniger Wert auf Religion, traditionelle Familienwerte und Autorität. Scheidung, Abtreibung, Euthanasie und Selbstmord werden als relativ akzeptabel angesehen. Überlebenswerte legen Bedeutung auf wirtschaftliche und physische Sicherheit. Dies ist mit einer relativ ethnozentrischen Haltung und einem geringen Maß an Vertrauen und Toleranz verbunden. Werte des Selbstausdrucks legen einen großen Wert auf den Umweltschutz, die Gleichstellung der Geschlechter und steigende Forderungen nach Beteiligung an Prozessen der Entscheidungsfindung im wirtschaftlichen und politischen Leben.

Für einen ausgebildeten *Spiral-Dynamics*-Anwender ist es einfach, diese Karte mit den Eigenschaften der sechs Stufen erster Ordnung auf der Spirale zu vergleichen.

Eine detailliertere Betrachtung der Werte kann auf der *Website* www.spiraldynamics global.com gefunden werden.

Korruption Der Korruptionswahrnehmungsindex (CPI) ist ein Index, der versucht, die Welt von Korruption zu befreien und den Opfern und Zeugen der Korruption Gehör zu verschaffen (siehe Tabelle 7.2). Der CPI der in Berlin ansässigen Gruppe ist das am häufigsten verwandte Maß für Korruption von Regierungen, Polizei, Gerichtssystemen, politischen Parteien und Bürokratien und misst die Wahrnehmung von Korruption in 175 Ländern. Die Bewegung arbeitet mit Regierungen, Unternehmen und Bürgern zusammen, um Machtmissbrauch, Bestechung und geheime Abmachungen zu stoppen.

Der Korruptionswahrnehmungsindex 2016 von *Transparency International* wurde nur fünf Tage nach Donald Trumps Amtsantritt als US-Präsident veröffentlicht. In ihm kam zum Ausdruck, dass es notwendig ist, die Verbindungen zwischen Populismus, sozioökonomischer Perspektive und Antikorruptionsagenda zu untersuchen. Trump und viele andere der sogenannten populistischen Führer stellen regelmäßig eine Verbindung zwischen einer „korrupten Elite", die nur daran interessiert ist, sich selbst und ihre (reichen) Unterstützer zu bereichern, und der Marginalisierung „arbeitender Menschen" her. Gibt es Beweise für diese Behauptung? Ja. Korruption und soziale Ungleichheit sind in der Tat eng miteinander verbunden und eine Quelle der Unzufriedenheit in der Bevölkerung. Dennoch ist die Erfolgsbilanz der populistischen Führer bei der Bekämpfung dieses Problems miserabel. Sie nutzen die Botschaft der Korruptionsungleichheit, um sich ihre Unterstützung zu sichern. Doch nur wenige von ihnen haben die Absicht, das Problem ernsthaft zu lösen.

Die Merkmale, die den Leistungsträgern in diesem Index eigen sind, sind „ein hohes Maß an Pressefreiheit; Zugang zu Haushaltsinformationen, sodass die Öffentlichkeit wissen kann, woher das Geld kommt und wie es ausgegeben wird; ein hohes Maß an Integrität unter den Machthabern; und Justizbehörden, die nicht zwischen Arm und Reich unterscheiden".

Tabelle 7.2:
„Transparency International"-Korruptionswahrnehmungsindex 2016

Position	Land	Index
1	Dänemark	90
2	Neuseeland	90
3	Finnland	89
4	Schweden	88
5	Schweiz	86
6	Norwegen	85
7	Singapur	84
8	Niederlande	83
9	Kanada	82
10	Deutschland	81
10	Großbritannien	81
10	Luxemburg	81

Folgt man der *Ellen MacArthur Foundation,* so „ist eine Kreislaufwirtschaft so aufgebaut, dass sie regenerativ ist, und sie zielt darauf ab, Produkte, Komponenten und Materialien zu jeder Zeit auf höchstem Niveau zu halten und dabei zwischen technischen und biologischen Zyklen zu unterscheiden".

Dänische Unternehmen sind bereits auf dem Weg zur Entwicklung eines eher zirkulären Geschäftsmodells, weil es sich als eine solide Geschäftsstrategie erwiesen hat, den Zugang zu neuen Märkten zu erleichtern, innovative Lösungen voranzutreiben und Produktionskosten zu sparen, damit die Tatsache unterstreichend, dass eine Kreislaufwirtschaft stark von Unternehmen angetrieben wird. In der gesamten Schrift wird anhand konkreter Unternehmensbeispiele aufgezeigt, wie innovative Geschäftsmodelle der Umwelt, dem Klima und der Wirtschaft zugutekommen können.

Am 7. Juni 2017 hat ein beratender Ausschuss des dänischen Umweltministers und des dänischen Ministers für Industrie, Wirtschaft und Finanzen insgesamt 27 Empfehlungen zur Kreislaufwirtschaft und zum grünen Wandel unter der folgenden Überschrift vorgestellt: *Wiederverwendung, Verringerung, Recyceln und Überdenken.* Der Vorsitzende des Ausschusses, Flemming Besenbacher, der auch ein Vorstandsvorsitzender der dänischen Brauerei Carlsberg ist, erklärte während der Präsentation: „Es ist Zeit, zu handeln und unsere Geschäftsmodelle und den Wohlstandsstaat im Kontext der folgenden Aspekte zu überdenken: *Wiederverwendung, Verringerung, Recyceln und Überdenken.*"

Die beste Empfehlung lautet: „Kreislaufwirtschaft soll zum Wachstumsmotor für dänische Unternehmen werden." Weitere der 27 Empfehlungen lauten: „Einrichtung dänischer Kommunen auf der Grundlage der Kreislaufwirtschaft", „Integration der Prinzipien der Kreislaufwirtschaft in alle Arten des öffentlichen Schulwesens" und „Förderung der Kreislaufwirtschaft durch Beschaffungsprozesse in privaten Unternehmen und staatlichen Institutionen".

Leichtigkeit der Geschäftstätigkeit Die Forbes-2017-Liste der „Besten Länder für Unternehmen" nennt Schweden als Nummer 1, Dänemark als Nummer 6, Finnland als Nummer 7 und Norwegen als Nummer 8 von insgesamt 139 Ländern. Dies ist das elfte Jahr in Folge, dass Forbes die Volkswirtschaften der Welt bewertet hat, die für Kapitalinvestitionen am einladendsten sind. Jedes Land wurde anhand von 11 Faktoren bewertet: Eigentumsrechte, Innovation, Steuern, Technologie, Korruption, Freiheit (persönlich, finanziell, unternehmerisch), Bürokratie, Anlegerschutz und Börsenwerte. Die Daten basieren auf veröffentlichten Berichten des *Freedom House*, der *Heritage Foundation*, der *Property Rights Alliance*, der *Transparency International*, der *World Bank Group* und dem *World Economic Forum*. Es sollte auch erwähnt werden, dass die Vereinigten Staaten in der Veröffentlichung von 2017 um einen Platz auf Platz 23 zurückgefallen sind und sich damit eine jahrzehntelange Abschwächung von ihrer Erstplatzierung im Jahr 2006 fortgesetzt hat. Sinkende Werte bei Handels- und Währungsfreiheit und zunehmende Bürokratie sind die Gründe für den Rückgang der ehemals größten Wirtschaft der Welt.

Schweden stieg vier Plätze nach oben, um das erste Mal Platz 1 in den Charts einzunehmen (Schweden belegte 2006 Platz 17). In den letzten zwei Jahrzehnten hat sich das Land einer Transformation unterzogen, die auf Deregulierung und Selbstbeschränkung des Budgets inklusive Kürzungen im schwedischen Wohlfahrtsstaat beruhte.

Ausdrucksformen, die zu einigen „ungesunden“ Aspekten des GRÜNEN [W]Mems gehören, hätten hervorgehoben werden können. Es gibt dysfunktionale Merkmale, wie z. B. langsame Entscheidungsfindung aufgrund der Überbetonung von Konsensfindung, Druck, kollektive Entscheidungen und Aktionen zu unterstützen, Anfälligkeit für kollektive Schuld, Blindheit gegenüber dem Rest der Spirale, ausgeprägter Narzissmus, verringerte Lebensqualität durch Stress und Burn-outs aufgrund von vernachlässigter Disziplin, Autorität und Normen. Diese Ausdrucksformen lassen sich definitiv auch in Dänemark beobachten.

Einige der ersten Fragen, welche die Entstehung eines Bewusstseins zweiter Ordnung veranschaulichen, werden sich auf die Kosten der Zuwendung beziehen, und zwar sowohl im Hinblick auf die Ökonomie als auch auf die menschliche Energie. In Organisationen können Rentabilität und Produktivität sinken, während Kosten unerwartet ansteigen. Die Gesellschaften, die aus dem GRÜNEN heraustreten, beginnen zu erkennen, wie teuer es ist, für alle zu sorgen, ohne irgendeine Art von Mitwirkung zu benötigen, außer eben für Zuteilungen „anwesend“ zu sein. Das wird vor allem deutlich, wenn eine große und einfache Zuwanderung die bestehende „Ordnung“ in Frage stellt (wie etwa während der Zuwanderungs-/Flüchtlingskrise, die Dänemark und die EU in den letzten drei oder vier Jahren durchgemacht haben).

Es wäre fair zu sagen, dass Dänemark und die anderen nordischen Länder sich in der Übergangsphase von GRÜN zum auftauchenden GELB zu orientieren versuchen. Es bleibt jedoch abzuwarten, ob sich die fünf Länder der Komplexität und den Problemen der zweiten Ordnung stellen werden oder ob sie Regressionen in gieriges ORANGE, kompromissloses BLAU und turbulentes ROT erleben werden. Es ist eine Zeit, in welcher der kollektive Prozess von GRÜN nicht mit den gegenwärtigen *Lebensbedingungen* und Problemen des siebten Codes übereinstimmt, da er zu viel Zeit und Energie in Anspruch nimmt. Der Preis, um alle glücklich zu machen, ist sehr hoch; und die Kosten für Harmonie steigen manchmal zu steil an. Wenn die Person oder die „Gesellschaft", die aus der ersten Ordnung heraustritt, zu viel sieht, und dies aus zu vielen Perspektiven, sollten wir an das berühmte Zitat von Albert Einstein erinnern, um Einfachheit anzustreben: „Mach die Dinge so einfach wie möglich, aber nicht einfacher."

Beck und Cowen (2007) erklären:

> *Wie alles um uns herum sind wir in ständiger Bewegung. Wir werden von dem Code der Spirale geprägt. Kurz gesagt, wir können unsere eigene Psychologie verändern. Das Gehirn kann sich neu vernetzen. Die Gesellschaft ist nicht statisch. Die heutigen Probleme sind die Lösungen von gestern. Wertung und Revolution sind Teil unserer Zukunft. Wir bewegen uns auf immerwährenden Wegen des Geistes. Viele glauben, dass wir gerade jetzt eine folgenschwere Transformation, einen großen Wendepunkt und einen geschichtsträchtigen Wandel erfahren. Ein neues und völlig anderes Gedankenmuster beginnt sich weltweit und in verschiedenen Bereichen menschlichen Handelns herauszubilden.*

Graves (in Roemischer 2002, S. 125), fährt fort: „Unsere Gesellschaft versucht heute, den schwierigsten, aber zugleich den aufregendsten Übergang zu bewältigen, dem die Menschheit bisher gegenüberstand. Es ist nicht nur ein Übergang zu einer neuen Existenzebene, sondern der Beginn eines neuen Satzes in der Symphonie der menschlichen Identität."

Die sechs Bedingungen für [W]Mem-Veränderung und die fünf Zustände des Wandels sollten berücksichtigt werden, wenn wir die Möglichkeit eines gewaltigen Sprunges von GRÜN nach GELB untersuchen. Erinnern wir uns an daran, was Graves sagt (1974, S. 85): „Ich bin mir nicht sicher, wie Menschen auf der GT-Stufe lernen." Implizit legt er nahe, dass die *Lebensbedingungen*, welche die Veränderung der menschlichen Anpassung auslösen, noch nicht aufgetaucht sind. Ein Sprung von der ersten Ordnung der Spirale zur zweiten Ordnung der Spirale fordert daher Individuen/Gesellschaften auf, das loszulassen, was war, sodass Delta und neues Alpha ermöglicht werden.

Graves bringt zum Ausdruck, dass unterschiedliche Bildungssysteme benötigt werden und dass Pädagogen, Trainer und Ausbilder unterschiedliche Lernsysteme für Menschen auf verschiedenen Ebenen der Existenz und des Seins entwickeln müssen. Für Personen auf der FS-Ebene existiert beispielsweise Wissen in bestimmten Bereichen. Diese Bereiche unterscheiden sich voneinander, und damit unterscheiden sich auch jene, die über das Wissen verfügen. Mehrere Interpretationen eines jeden Phänomens sind immer gültig, abhängig von der Person und ihrer Sichtweise. Für Studenten auf der GT-Ebene besteht die Aufgabe eines Lehrers darin, Probleme aufzuwerfen und Wege aufzuzeigen, diese anzugehen, es aber jeder Person zu überlassen, die richtigen Antworten zu finden. Die Art und Weise, in der Graves sich die Zukunft der Bildung vorstellt, erinnert sehr an die heutige Vorstellung vom „Coaching", was eine Form der Entwicklung meint, in der eine Person (der Coach) eine andere Person oder eine Gruppe bei der Erreichung spezifischer persönlicher oder beruflicher Ziele durch Bereitstellung von Training, Beratung und Anleitung unterstützt.

Zusammenfassend lässt sich sagen, dass in Dänemark und in den nordischen Ländern genügend Bedingungen für die sechs Bedingungen für eine ^{W}Mem-Veränderung vorhanden sind, damit diese Länder den Aufstieg in der Spirale beginnen sowie das Auftauchen des wahren siebten Codes des Bewusstseins erleben können – und damit neue Strukturen in Organisationen, neue Formen der Zusammenarbeit und neue Denkweisen.

Zu der Zeit, als Graves den Artikel von 1974 schrieb, hatte er keine Möglichkeit, die Komplexität und die Natur der heutigen komplizierten *Lebensbedingungen* genau vorherzusagen, die ein Bewusstsein der zweiten Ordnung erfordern, um eben mit diesen Problemen fertig zu werden. Worin besteht also unsere Herausforderung? Was ist das Wesen unserer Probleme?

Erinnern wir uns noch einmal an den Titel von Graves 1974 erschienenem Artikel *„Human Nature Prepares for a Momentous Leap"*. Der Titel weist darauf hin, dass Menschen sich auf einen großen evolutionären und kognitiven Sprung vorbereiten müssen, wenn sie sich mit den gegenwärtigen komplexen Lebensbedingungen und „schlimmen"

Problemen auseinandersetzen wollen.[33] Zweitens stellt Graves (1974, S. 274) fest: „Das GRÜNE System muss zusammenbrechen, um die Energie für den Sprung in den GT-(GELBEN)-Zustand, der ersten Seins-Ebene, freizusetzen." Genau dies sehen wir heute in vielen postmodernen Gesellschaften auf der ganzen Welt – einen gipfelnden und verblassenden sechsten Code (GRÜNES ^{W}Mem). Wir müssen uns auf den nächsten Sprung vorbereiten oder werden uns einer möglicherweise brutalen und schmerzhaften Regression gegenübersehen. Die Frustrationen, Verwirrungen und die allgemeine Unzufriedenheit, welche die Wahl von Trump als Präsident in den USA mit sich brachte, der Brexit in der EU, der schnell wachsende Nationalismus und die Polarisierung in vielen Ländern, Protektionismus, Populismus, Rassismus und dergleichen sind Symptome eines politischen/emotionalen Energieaufbaus, der letztlich zu einer Explosion führen könnte. Die gegenwärtige Situation zeigt an vielen Orten auf der ganzen Welt ein wahrhaft revolutionäres Potenzial; vielleicht ist dies keine Revolution mit Gewehren und Kugeln, obwohl sie dennoch schlimme Folgen nach sich ziehen kann.

Gleichzeitig können diese Symptome jedoch als kleine Anzeichen und Indikatoren für genau das Maß an Dissonanz angesehen werden, welches einem Anstieg von dem verblassenden GRÜNEN ^{W}Mem zu einem aufstrebenden GELBEN ^{W}Mem der zweiten Ordnung vorausgeht. Dies ist eine Einladung an die Menschheit, aufzusteigen, zu führen und sich auf den „Absprung" vorzubereiten.

Dieser bedeutsame Sprung, den Graves vorhersagt, kann perfekt mit Hegels Theorie von Quantität und Qualität in Verbindung gebracht werden. In ihr kommt zum Ausdruck, dass, wenn wir über Wachstum oder Zerstörung sprechen, wir uns immer allmähliches Wachstum oder Verschwinden vorstellen; in vielen Fällen kann die Veränderung der Existenz aber auch einen Übergang durch einen plötzlichen Sprung in einen qualitativ anderen Zustand beinhalten und eine Unterbrechung eines allmählichen Prozesses sein, der sich qualitativ von dem vorhergehenden, früheren Zustand unterscheidet.

Lassen sie uns für einen Moment auch nicht vergessen, worüber die Autoren des oben erwähnten dänischen E-Books (Gade u. a., Nyt

33 Auf www.spiraldynamicsglobal.com können Sie mehr über diese Probleme erfahren.

Europa 2017) gesprochen haben, nämlich die drei möglichen Ergebnisse der aktuellen politischen Unruhen und ungelösten politischen Prozesse in der EU: *Implosion, Explosion oder Evolution*. Hinzu kommt die gefährliche Polarisierung, die wir z. B. in den USA zwischen Demokraten und Republikanern erleben; die Gruppen „leave" und „remain" im Vereinigten Königreich; die angespannte Situation in Putins Russland vor den nächsten Wahlen; die wachsende Unzufriedenheit unter den Jugendlichen in den südeuropäischen Ländern, die Arbeitslosenquoten von bis zu 50 % bei den jungen Generationen haben; die Terroranschläge in Europa usw. Was ist mit dem allmählichen Aufbau des Prekariats überall? Oder der politischen Situationen in Polen und Ungarn? Was ist mit den jüngsten Entwicklungen in der Türkei oder in Nordkorea und im Iran? In Syrien? Oder die Hungersnot im Südsudan? Die Turbulenzen in Venezuela? Enorme Energien bauen sich in verschiedenen ^{W}Memen der Spirale auf.

Es sind globale Turbulenzen, die aus einer Mischung von Menschen/Quellen/Initiativen/Politik, die aus verschiedenen ^{W}memetischen Gravitationszentren (PURPUR, ROT, BLAU, ORANGE, GRÜN) erster Ordnung – und mit sehr unterschiedlichen Konsequenzen und Implikationen, abhängend von der Zeit, dem Ort und den Umständen, aus denen sie entstehen – hervorgehen. In einigen Teilen der postmodernen westlichen Welt hat der GRÜNE ^{W}Mem seinen Höhepunkt bereits erreicht, verblasst allmählich und hinterlässt eine flüchtige, unsichere, komplexe und mehrdeutige Welt (VUCA). Viele Menschen, die sich durch dieses Feld des realen und/oder wahrgenommenen Chaos bewegen oder gedrängt werden, welches auch einen möglichen gesellschaftlichen Kollaps einschließt, empfinden die Situation als sehr unangenehm und schmerzhaft. Die Mehrheit der Weltbevölkerung durchläuft jedoch gleichzeitig die unteren Ebenen der ersten Ordnung mit unterschiedlichen Problemen und doch mit vielen ähnlichen Symptomen. Beck nannte es „einen schönen Lärm". Wenden wir uns dem möglichen Übergang von dem GRÜNEN zum GELBEN ^{W}Mem zu.

Laut Graves ist die gute Botschaft, dass der GT-Code (GELBES ^{W}Mem) dazu dient, den Planeten wieder ins Gleichgewicht zu bringen, damit das Leben darauf überleben kann. Dazu gehört zu lernen, innerhalb der Grenzen zu handeln, die für die Balance des Lebens notwendig sind. Darüber hinaus prognostizierte Graves, dass die zukünftige (Welt-)Gesellschaft mit ziemlicher Sicherheit eine Gesellschaft sein wird, in der erneuerbare Rohstoffe eine weitaus größere Rolle spielen würden als im Jahr 1974: Holz, Wind und Gezeiten könnten als Energiequellen, Baumwolle und Wolle für Kleidung und Fahrräder und vielleicht sogar Pferde für kurze Reisen genutzt werden. Obwohl die GT-Welt naturalistischer ist als die Welt, die wir heute kennen, wird sie gleichzeitig technologisch unvorstellbar fortschrittlicher sein. Denn anders als FS-Menschen (GRÜN) werden GT-Leute keine Angst vor Technologie haben und ihre Konsequenzen verstehen. Sie werden tatsächlich wissen, wann sie und wann sie nicht zu benutzen ist, anstatt sie so oft wie möglich zu benutzen, wie es ER-Leute (ORANGE) normalerweise tun.

Angesichts der heutigen Konzentration auf erneuerbare Energien und der entsprechenden enormen Investitionen wie auch der unglaublichen technologischen Innovationen und Fortschritte, die wir in den letzten drei bis vier Jahrzehnten erlebt haben (Computer, Internet, KI, Roboter, *Social Media* und Genforschung), kann man doch von Graves atemberaubenden Vorhersagen beeindruckt sein, vor allem dann, wenn man bedenkt, dass er sie 1974 formuliert hatte.

Graves (1974, S. 78) betont auch, dass der „Mensch und die Spezies jede Existenzebene vollständig verwirklichen muss, wenn er zur nächsthöheren aufsteigen will, denn nur dann, wenn er seine Werte vollkommen ausreizt, kann er das existenzielle Problem der nächsthöheren Ordnung erkennen, auf das diese besonderen Werte eben nicht mehr zutreffen". Er wusste, dass eine Aufwärtsbewegung auf der Spirale es erforderlich macht, einen gewissen Teil der Eigenschaften auszuleben, die für das tatsächliche ^W^Mem charakteristisch sind.

Das Thema „Quantität versus Qualität" veranschaulicht die Komplexität, der wir uns als Menschheit gegenübersehen und hebt die Eigenschaften „schlimmer" Probleme hervor, insbesondere im Hinblick auf die soziale und kulturelle Entwicklung. Hegels Gesetz über den Übergang von der Quantität zur Qualität wurde von Karl Marx aufgegriffen, der in *Das Kapital* die Richtigkeit des von Hegel entdeckten Gesetzes erwähnte sowie die Tatsache, dass nur quantitative Unterschiede über einen bestimmten Punkt hinaus in qualitative Veränderungen übergehen.

Wenn wir die Dynamik des Hegel'schen Gesetzes akzeptieren, können wir fragen: Welche Größe oder welche Art von Zunahme kann am ehesten zu qualitativen Veränderungen in sozialen und kulturellen Einstellungen führen? Die Antwort könnte sehr wohl lauten: Bevölkerung ... oder Information, Einsicht und Bildung. Oder eine Kombination davon. Wenn die Zunahme der bloßen Anzahl von Personen in einer bestimmten Nation, einem Dorf, einer Gesellschaft, einer Organisation oder einem Unternehmen eine bestimmte Schwelle erreicht und überschreitet, führt dies oft zu neuen Organisationsformen, die erforderlich sind. Der Anstieg der Anzahl der Menschen (und ihrer Denkweisen) birgt das Potenzial, die „Qualität" dieser Organisation, dieses Systems, dieser Prozesse, dieser Nationen, dieser Unternehmen und dieses Verkehrs zu verändern. Gleiches gilt für die Menge an neuen Informationen, Einsichten und Bildung. Wenn Information und Einsicht in einer bestimmten Gruppe, Gesellschaft oder Nation zunehmen, findet oft eine Veränderung in der Qualität des Denkens statt. Genau das ist in Dänemark und in den nordischen Ländern während der Entwicklung der Volksbewegungen im 19. Jahrhundert geschehen (Volkshochschule, Genossenschaftsbewegung, Gewerkschaften und Frauenbewegung).

Das Risiko, die „Leute" nicht zu bilden oder ihnen zuzuhören, kann leicht eine sehr dynamische und gefährliche Lücke schaffen. Ein guter Rat wird daher, wie in den U-Bahnen in England, der Spruch „Mind the gap" [in etwa „Vorsicht Lücke!"] sein. Dies ist die Kluft zwischen denen, die wissen, und denen, die nicht wissen; jenen, die haben, und jenen, die nicht haben; wer kann und wer nicht kann; jenen, die gedeihen, und jenen, die nicht gedeihen; jenen, die rennen, und jenen, die zurückgelassen werden. Die Größe der Kluft zwischen all diesen Konstellationen ist unglaublich dynamisch und gefährlich.

Daher kann der Einfluss, den die bloße numerische Größe einer bestimmten Gruppe von Menschen auf die memetische Entwicklung der Gesellschaft haben kann, zu der die Gruppe gehört, enorm sein. Man muss jedoch, wie bereits erwähnt, „auf die Lücke achten". Eine

Schlüsselfrage bleibt jedoch noch zu beantworten: Sind in Dänemark und den nordischen Ländern genügend kognitive Fähigkeiten vorhanden (genügend anpassungsfähige Intelligenz), um eine Fixierung auf den GRÜNEN WMem zu verhindern oder sogar eine unangenehme Regression auf niedrigere Ebenen auf der Spirale zu verhindern?

Kognitive Fähigkeiten und anpassungsfähige Intelligenzen als Voraussetzung für den Sprung

Graves' (1974) Forschung zeigte auch, dass, während die menschliche Rasse jeden Schritt auf der Stufenleiter der Existenz nach oben vollzieht, sie insgesamt auch immer weniger Zeit auf jeder neuen Ebene verbringt. Darüber hinaus wird der Mensch auf der GT-Ebene die Aufgabe des Lebensunterhalts wieder aufnehmen, jedoch in einer neuen und höheren Form (Überleben der menschlichen Rasse), vorausgesetzt natürlich, dass keine äußeren Umstände, wie etwa ein großer Krieg oder andere Katastrophen, eintreten und unser Wachstum stoppen.

Zuallererst verstand Graves aufgrund seiner Forschung die Notwendigkeit, dass der Mensch über eine ausreichende kognitive Kapazität verfügen muss, um es ihm zu ermöglichen, die notwendige Einsicht in und das Verständnis für die Komplexität und Natur der *Lebensbedingungen* zu erlangen, so wie sie seiner Ansicht nach in der Welt auftauchen müssten, in der es von der adaptiven GT-Intelligenz erforderlich sein würde, mit der Situation umzugehen. Er erklärt, dass, wenn der Mensch endlich in der Lage sei, sich selbst und seine Umwelt deutlich wahrzunehmen, er auch ein Bild vorfinden würde, das alles andere als angenehm sei. Er wies darauf hin, dass der Mensch offensichtlich und mit unmissverständlicher Klarheit nicht das ist, was er sein könnte, und dass er seine Welt missbraucht. Diese Erkenntnis wird den Menschen dazu bringen, sich auf der Suche nach einer Lebensform und einem Wertesystem weiterzuentwickeln, die es ihm ermöglichen, mehr als ein Parasit zu sein, der an der Welt und all ihren Lebensformen saugt. Der Mensch hat Werte entwickelt, welche die physiologische Befriedigung ermöglichen, den Fortbestand einer Lebensweise sichern, ihm versichern, dass er überleben wird, ganz gleich, ob es andere auch tun oder auch nicht tun, ihm zukünftige Erlösung sichern, ihm irdische Befriedigung bringen und es ihm ermöglichen, von anderen akzeptiert und gemocht zu werden. Nun ist etwas geschehen, das sein Verhalten merklich verändert, denn plötzlich ist der Mensch frei, sich auf sich selbst und die Welt zu konzentrieren und sich selbst und seine Situation so zu sehen, wie sie wirklich ist.

Wenn man diese Analyse, die in den 1970er Jahren gemacht wurde, mit den gegenwärtigen globalen, politischen und emotionalen Realitäten vergleicht, kann man nicht vermeiden, von Graves' außergewöhnlichen bio-psycho-sozialen Erkenntnissen beeindruckt zu sein, die aus all den gesammelten Daten stammen.

Abschließende Bemerkungen

Nachdem einige der möglichen historischen und kulturellen Gründe dafür analysiert und dargelegt wurden, warum Dänemark zu dem wurde, was Dänemark heute ist, und einige kulturelle Merkmale von Ländern mit einem Schwerpunkt im GRÜNEN ^{W}Mem diskutiert wurden und nachdem wir des Weiteren darüber nachgedacht haben, was andere über Dänemark gesagt haben, ist es nun an der Zeit, einige abschließenden Bemerkungen zur gegenwärtige Situation Dänemarks und der nordischen Länder zu machen.

Sind Dänemark und die nordischen Länder bereit zu „springen"?

In den letzten 200 bis 250 Jahren haben die nordischen Länder mehrere Wellen der Transformation erfahren, in denen die bestehenden politischen Systeme und gesellschaftlichen Strukturen erfunden und entwickelt wurden. Die erste Welle hatte ihre Wurzeln in der Landwirtschaft, und später folgten Wellen, die auf Industrie-, Dienstleistungs- und Informationstechnologien beruhten. Es war ein evolutionärer Weg, der durch eine Bewegung von arm zu reich, von relativ geschlossenen zu offenen, von nationalen zu globalen, von liberal-konservativen zu fortschrittlicheren Gesellschaften und Denkweisen gekennzeichnet wurde. Eine erste entscheidende Frage könnte lauten: Sind Dänemark (und die anderen nordischen Länder) bereit zu „springen"? Verfügen sie über die notwendigen kognitiven Fähigkeiten, die politische Vision und die Entschlossenheit, die Energie und das Potenzial, diese Welle anzustoßen, die in mancher Hinsicht mit den Anfängen der vier zuvor erwähnten Volksbewegungen verglichen werden kann? Um eine Gesellschaft zu sein, die überwiegend vom GELBEN Denken geprägt ist, ist jedoch ein viel größerer Sprung nach oben nötig. Man könnte auch fragen: Hat diese Welle bereits begonnen und passiert sie gerade? Sollte man vielleicht diese nächste mögliche Aufwärtsbewegung in der Spirale nicht als Übergang oder Transformation verstehen, sondern als einen ganz anderen Prozess, den man am besten als Metamorphose beschreibt? Immerhin spricht Graves (1974) von einem ambitionierten Sprung vom Bewusstsein erster Ordnung zum Bewusstsein zweiter Ordnung. Ein weiterer wichtiger Aspekt, den es zu überprüfen gilt, wäre das Ausmaß der bestehenden Angst/Furcht oder, besser gesagt, deren Abwesenheit, da dies einer der bestimmenden Faktoren ist, welcher die Denkweise eines GRÜNEN ᵂMems von einem GELBEN ᵂMem unterscheidet.

Eine Metamorphose (U. Beck 2016, S. 5) bezeichnet einen epochalen Wandel der Weltanschauungen und der Umgestaltung der nationalen Weltanschauung als Nebeneffekt einer erfolgreichen Modernisierung (die Erfüllung der charakteristischsten Qualitäten der ORANGEFARBENEN und der GRÜNEN ᵂMeme wie etwa ein hohes Maß an Wohlstand, der Digitalisierung oder die Antizipation der Klimakatastrophe für die Menschheit). Das institutionalisierte nationale wie internationale *Weltbild* (im Original auf Deutsch), die Bedeutung dessen, wie der Mensch heute die Welt begreift, ist verwelkt. Verwelkt bedeutet hier zweierlei: Erstens haben die Weltbilder ihre Gewissheit, Glaubwürdigkeit und Dominanz verloren. Und zweitens kann niemand dem Globalen entkommen. Das liegt daran, dass die globale oder kosmopolitische Realität nicht einfach nur „da draußen“ ist, sondern die strategisch gelebte Realität jedes Einzelnen darstellt. Wir erleben einen Kampf zwischen konkurrierenden Weltbildern mit heftigen, brutalen Konflikten, blutigen Eroberungen, schmutzigen Kriegen, Terror und Antiterror.

Willkommen zu einer Reihe von *Lebensbedingungen*, die eine schnelle Entwicklung des Bewusstseins und der Denkweisen der zweiten Ordnung erfordern.

Dieser Prozess der Metamorphose wird Gegenstand eines akademischen Forschungsprojekts sein, das in den nächsten drei bis fünf Jahren das Niveau der kognitiven Kapazität und kulturellen Entwicklung in Dänemark und den nordischen Ländern aus der Perspektive von *Spiral Dynamics in der Praxis* beobachten, registrieren, analysieren und dokumentieren soll. Wir werden versuchen, einige der unsichtbaren Geheimnisse des menschlichen *Mastercodes* zu „entschlüsseln".

Dänemark und die Spirale: Vorbereitung auf den nächsten vertikalen „Up-Shift"

Auf der Grundlage aller Daten und Qualitäten Dänemarks und der nordischen Länder in Bezug auf öffentliches Vertrauen, Glück, Humankapital, Werte, Korruption, Frauenbewegungen, Homosexualität, Kreislaufwirtschaft, grüne Transformation und Leichtigkeit der Geschäftstätigkeit in Verbindung mit der zunehmenden Komplexität der heutigen *Lebensbedingungen* wäre es durchaus zu erwarten, dass Dänemark (und die nordischen Länder) ein Land/eine Region sein könnte, in dem/der man auf vielen verschiedenen gesellschaftlichen Ebenen Anzeichen eines aufstrebenden Bewusstseins zweiter Ordnung erlebt, wie etwa in Politik, Umwelt, Sozialem, Kulturellem etc. Darüber hinaus herrscht bei vielen Dänen, die mit der Theorie von *Spiral Dynamics* vertraut sind, die allgemeine Wahrnehmung vor, dass in Dänemark in zahlreichen gesellschaftlichen und kulturellen Dimensionen die meisten, wenn nicht sogar alle Qualitäten des GRÜNEN ^{W}Mems ihren Dienst getan haben und daher, gemäß der Theorie von *Spiral Dynamics* und vorausgesetzt, dass die kognitive Kapazität verfügbar ist, anfangen, anpassungsfähige Intelligenzen der zweiten Ordnung auszudrücken.

Wenn man diese Hypothese akzeptiert, wäre es logisch, Dänemark als ein zukünftiges Labor zu betrachten, in dem man konkrete gesellschaftliche Experimente und kleine/große Zeichen des siebten Codes als eine logische Antwort auf das Verlangen nach einem Bewusstsein der nächsten Ebene erwarten würde. Dies wurde auch implizit von den Autoren in dem zuvor erwähnten E-Book angestrebt.

Ein Wort der Vorsicht: Es gibt keine Garantie, dass man, wenn man sich von dem befreit, was man nicht will, unbedingt das bekommt, was man will. Daher ist es wichtig, sich an die Frage zu erinnern: Ein Wechsel von was zu was?

Könnte Dänemark als Vorreiter und Vorbild in Bezug auf Entwicklung, Aufbau, Förderung und Förderung der Entwicklung des Bewusstseins zweiter Ordnung dienen? Ist es schon passiert: *Spiral Dynamics in der Praxis* – der *Mastercode* der Menschheit? Nur die Zeit wird es zeigen.

TEIL 3

Der Anstieg in einem sozialen Kontext

- Nachhaltige Kooperation definieren: Von Aktionären zu Interessengruppen
- *Spiral Dynamics in der Praxis* über Grenzen hinweg
- Organisatorisches Engagement an unterschiedlichen Arbeitsplätzen: Internationale Anwendung von *Spiral Dynamics*

8

Nachhaltige Kooperation definieren: Von Aktionären zu Interessengruppen

Said Dawlabani

> *„Ich glaube, dass sich der Zweck jedes Unternehmens im Laufe der Zeit weiterentwickeln kann. Diese Entwicklung des Zwecks ist das Ergebnis der dynamischen Interaktion der verschiedenen unabhängigen Interessengruppen untereinander und mit dem Unternehmen selbst. Kunden, Mitarbeiter, Investoren, Lieferanten und die Community beeinflussen im Laufe der Zeit den Unternehmenszweck."*
>
> JOHN MACKEY
> Mitbegründer und Co-CEO
> Whole Foods Market

Der WMem-Kampf der Konzerne

Der Konzern, wie wir ihn heute kennen, ist zu einem Symbol für alles geworden, was mit dem Kapitalismus schiefgelaufen ist.[34] Gier, Macht und politischer Einfluss scheinen gleichbedeutend mit den Werten zu sein, die das Amerika der Konzerne besonders nach der Finanzkrise von 2008 definieren. Es scheint, dass alle großen Unternehmen und Konzerne dabei geholfen haben, finanzielle Ressourcen in die Hände der Wohlhabenden zu bringen und die Arbeitsplätze denen wegzunehmen, die sie am meisten brauchen: der Arbeits- und Mittelklasse. Während der Durchschnittsamerikaner nach wie vor unter der schlimmsten Wirtschaftskrise seit der Weltwirtschaftskrise Ende der 1920er Jahre leidet, berichten die Unternehmen weiterhin von

34 Der Inhalt dieses Artikels beruht auf einem Kapitel aus dem Buch des Autors mit dem Titel *MEMEnomics; The Next-Generation Economic System*, veröffentlicht von *Select Books* im Jahr 2013.

Rekordgewinnen und Rekordgehältern für ihre Firmenbosse.[35] Diese Ungleichheiten wurden zu einer großen Quelle der Unzufriedenheit, welche die *Occupy-Wall-Street*-Bewegung und Hunderte von *Spin-offs* überall auf der Welt motiviert hat. Die einfache Erkenntnis hat sich durchgesetzt, nämlich dass 1 % der Bevölkerung fast die Hälfte der finanziellen Ressourcen dieses Landes kontrolliert.

Ist der amerikanische Traum zu einem Albtraum geworden, und zwar deshalb, weil und wie die Konzerne Ressourcen manipulieren? Das Versprechen des Wohlstands für alle ist zur ausschließlichen Domäne der Wenigen geworden. Hat dieser Kapitalismus, der in den Händen von Konzernen mit unbegrenzter Macht Amok läuft, sein Gespür für soziale Verantwortung und einen höheren Zweck verloren? Hat die allgegenwärtige Kultur des *„Only money matters"* die Führungskräfte, Firmenbosse und Vorstandsmitglieder in eine so betäubende Komfortzone eingelullt, dass Empathie für andere nur ein Gefühl ist, das nicht existieren kann?

Wie wir gesehen haben, weisen die vorherrschenden *Lebensbedingungen* in den Vereinigten Staaten darauf hin, dass wir auf der Suche nach einer höheren Bedeutung auf schmerzhafte Art und Weise das Gravitationszentrum des ORANGEFARBENEN ^{W}Mems verlassen. Wir haben auch gesehen, wie Unternehmen und Konzerne, die in die *Lebensbedingungen* des GRÜNEN ^{W}Mems der Wissensökonomie hineingeboren wurden, sich gut daran angepasst haben, Teile der Gesellschaft in ein GRÜN-GELBES Wertesystem zu heben. Es hat den Anschein, dass, je innovativer die Wissensökonomie wird, um ihre *Innovationen* zu perfektionieren, die traditionell ORANGEFARBENEN Unternehmen umso wehrhafter werden. Nirgendwo werden diese Praktiken deutlicher als in der Energiebranche. Während sich Europa und China auf die Entwicklung erneuerbarer Energietechnologien konzentrieren, konzentrieren sich die amerikanischen Kohle-, Öl- und Erdgasindustrien auf kontroverse neue Technologien, welche die Lebensdauer der Industrie für nicht erneuerbare fossile Brennstoffe verlängern, um letztlich die Wahlmöglichkeiten der Verbraucher zu beschränken.

35 US Department of Commerce, Bureau of Economic Analysis. http://www.bea.gov/newsreleases/national/gdp/2011/gdp4q10_3rd.htm (3. April 2012).

Der Volkszorn scheint in Bezug auf Branchen wie die Energiebranche und die Konzerne, die sich zu natürlichen Monopolen entwickelt haben und die Privilegien und Freistellungen von Staats- und Bundesgesetzen erhalten, am stärksten zu sein. Über die Jahre hat sich die Kultur dieser Konzerne dahingehend weiterentwickelt, die Beziehungen zu den Gesetzgebern zu stärken, um ihre Monopolstellung auf dem Markt zu erhalten, anstatt technologische Innovationen zu akzeptieren. Während das Motto in nicht-monopolistischen, rein marktgetriebenen Industrien „führe Neuerungen ein oder stirb" lautet, scheint das Motto bei natürlichen Monopolen „sichere den politischen Einfluss oder stirb" zu lauten. Dies scheint ein übliches Muster zu sein, das die Entwicklung traditioneller ORANGEFARBENER Industrien in der Spirale der Emergenz blockiert und so ihre Praktiken vergiftet und zunehmend archaisch wirkt angesichts der Wissensökonomie, die Innovation in halsbrecherischer Geschwindigkeit integriert.

Können traditionelle Unternehmen diese Veränderungen unter den *Lebensbedingungen* überleben, in denen die Mehrheit der Bevölkerung ein mehr als schlechtes Bild von den Werten hat, welche diese Unternehmen zum Ausdruck bringen? Obwohl politische Einflussnahme für Unternehmen in Branchen wie Energie, Finanzen und Gesundheitswesen das Standardverfahren zu sein scheint, fallen nicht alle traditionellen ORANGEFARBENEN Unternehmen in dasselbe ^{W}memetische Profil wie diejenigen, die diese natürlichen Monopole entwickeln. Viele Unternehmen, ob groß oder klein, werden am besten von ORANGEFARBENEN Werten geleitet, und es wäre ein schlechter Dienst an der Gesellschaft, wenn sie von niedrigeren oder höheren Systemen erster Ordnung geleitet würden. Solange es die gesunde Version des ^{W}Mems ist, welche die Mission eines Unternehmens bestimmt, und solange es in einem offenen System operiert, ist es wahrscheinlicher, dass es in das Schema des *natürlichen Designs* fällt, das sein Geschäftsmodell bestimmt. Ein Unternehmen, das durch GELBE systemische Werte bestimmt wird, versucht, die kompetentesten ^{W}Meme einzusetzen, sei es nun bei der Auswahl von Mitarbeitern, Lieferanten, Partnern oder unabhängigen Auftragnehmern, die die Arbeit auf der Grundlage der Wertesysteme der Interessengemeinschaften des Konzerns leisten.

Die gegenwärtige funktionale Fehlausrichtung

Die treibende Kraft hinter dem Kapitalismus ist das Streben nach produktivem Output, doch irgendwann haben große Konzerne ihre funktionalen Interessen als Hauptzweck aufgegeben und sich auf ein neues Ziel ausgerichtet, das darin besteht, Aktionärswerte zu maximieren. Der perfekte ^W^memetische Sturm, der die Finanzkrise verursacht hatte, war eine Anomalie, die das spekulative und kurzfristige Denken aufdeckte, das versuchte, die natürliche Funktion vieler Konzerne mit dem Irrtum des fiktiven Reichtums in Einklang zu bringen. Während der *„Only money matters“*-Ära wurden die langfristigen Investitionen in Forschung und Entwicklung durch Marketingstrategien ersetzt, welche die gleichen Produkte mit dem Hauptziel neu verpackten, den Erwartungen der *Wall-Street*-Analysten gerecht zu werden. Produktinnovationen wichen der Marktkapitalisierung. Die Zufriedenheit mit der Arbeit wich der Zufriedenheit mit dem Gehalt. Geschäftsführer mit Fach- und Branchenwissen wichen jenen mit Charisma und Finanzwissen, die genau wussten, was die Kapitalmärkte wollten, um den Aktienkurs ihres Unternehmens zu erhöhen.

Mit der Fortführung dieser Neuausrichtung der Werte wurden die finanziellen Quartalsergebnisse zu den wichtigsten Antrieben der Konzernziele. Aktienoptionen und Lohnpakete lockten finanziell versierte Geschäftsführer von einer Firma zur nächsten. Kreative Buchhaltungsmodelle wie die Buchung zukünftiger Einnahmen für die laufende Rechnungsperiode auf der Grundlage von Prognosen und eine Reihe anderer finanzieller Innovationen haben Unternehmen von langfristigen nachhaltigen Praktiken auf die so wichtigen Quartalsfinanzergebnisse ausgerichtet. Geschäftsführer, die kaum mehr als ein paar Jahre am Ruder waren, begannen nach dem astronomischen Anstieg der Aktienwerte und der Einlösung ihrer Aktienoptionen in Millionenhöhe, in den Ruhestand zu gehen. Es schien, dass in weniger als einem Jahrzehnt der amerikanische Einfallsreichtum, welcher der Ausdruck des gesunden ORANGEFARBENEN ^W^Mems in einem offenen System gewesen war, einem ungesunden und giftigen Ausdruck gewichen war, der Geld und eben nichts anderes verfolgt.

Heutzutage müssen viele traditionelle ORANGEFARBEN geführte Unternehmen auf die kurzlebigen Werte der Finanzsteuerung verzichten und ihre Organisationen neu strukturieren, um sich wieder ihrem funktionalen Zweck anzupassen. Fast ein Jahrzehnt nach der Finanzkrise erlebt die Weltwirtschaft immer noch eine wirtschaftliche Kontraktion, welche die Extravaganzen der „*Only money matters*"-Ära in den Griff bekommen muss. Während dieser ernüchternden Zeiten gehen viele alte ORANGEFARBENE Konzerne durch längere Anpassungsperioden, in denen sie sich ihren natürlichen Funktionen wieder anpassen. Dies ist ein schmerzhafter systemischer Prozess, der Zeit und Geduld und beträchtliche Reflexion der Verhaltensmuster der ^{W}Meme erfordert, welche die Unternehmensführung dazu veranlassten, ihre langfristigen Tugenden für nicht nachhaltige, „*Get rich quickly*"-Schemata aufzugeben.

Es gibt zwei Hauptfaktoren in der US-Wirtschaft, welche die funktionelle Neuausrichtung alter ORANGEFARBENER Praktiken notwendigerweise beschleunigen werden. Der erste Faktor ist die Tatsache einer wütenden amerikanischen Wählerschaft, die gegen zusätzliche Steuergelder der Steuerzahler ist und die nur noch sehr wenig Vertrauen in die *Wall Street* hat, was das Scheitern und die anschließende Auflösung von insolventen Unternehmen erzwingen wird. Der zweite und optimistischere Faktor, der verspricht, die Kultur auf die Stufenleiter der menschlichen Kulturentwicklung zu bringen, ist der innovative Charakter der Wissensökonomie, die dazu führen kann, Technologien zu erschaffen, die alte ORANGEFARBENE Praktiken obsolet machen werden.

Der funktionelle Geschäftsführer siebter Ebene

Die Wissensökonomie hat nicht nur die Art und Weise, wie Unternehmen Geschäfte machen, zur kreativen Zerstörung gebracht; sie zwingt auch die Gesellschaft, das Wesen der Unternehmensführung unter dem kapitalistischen Modell neu zu überdenken. Beim Studium der Geschichte von Unternehmen und ihrer beabsichtigten Funktionen kommt man schnell zu der Erkenntnis, dass ihre Rolle als Investitionsinstrument für das Gemeinwohl nicht immer ihren Zweck erfüllt hat. Die Kritik an den rechtlichen, sozialen und betriebswirtschaftlichen Strukturen von Unternehmen reicht Hunderte von Jahren zurück bis in die Zeit der *British East India Company*, die den Kritikern stets als historisches Beispiel für Ausbeutung und Ressourcenmanipulation und für die Vergabe von enormem Reichtum an die Händlerklasse diente.

Der Vater des Kapitalismus selbst, Adam Smith, warnt in *Der Wohlstand der Nationen* (1776) davor, dass, wenn der zur Produktion von Kapital erforderliche Produktionsprozess aus den Händen der Eigentümer in die Hände der Geschäftsleitung verlagert wird, Letztere unvermeidlich beginnen wird, die Interessen des ersten Gruppe zu vernachlässigen und damit Störungen innerhalb des Unternehmens zu verursachen. Was würde Thomas Edison darüber denken, wie *General Electric* heute geführt wird? Wenn er sich der gegenwärtigen *Lebensbedingungen* bewusst wäre, würde er die Diversifizierung von *General Electric* in nicht-wissenschaftliche und nicht-produzierende Bereiche wie Finanzen und Versicherungen anerkennen oder würde er die funktionalen Bestrebungen der primären Kompetenzbereiche seines Unternehmens befürworten?

Die Evolution des Eigentumsrechts

Seit den utopischen Tagen von Smiths Moralphilosophie (1776) hat sich das Management von Unternehmen zu einer Wissenschaft entwickelt, die ein hohes Maß an Komplexität und unterschiedliche Denkschulen widerspiegelt, wer oder was die wertvollsten Aktivposten eines Unternehmens darstellt. Nirgendwo ist diese Debatte lebendiger gewesen als beim Thema „Eigentum" und was es für die Ziele der Konzerne und die langfristige Nachhaltigkeit eines Unternehmensgeschäftsmodells bedeutet. Wenn man die Geschichte der [W]meme-tischen Zyklen studiert, kann man sehen, dass, wenn die *Lebensbedingungen* von einem ROTEN System der dritten Ebene dominiert wurden, Eigentum die vollständige Kontrolle durch die Eigentümer meint. Dies war das *Gilded Age*, jene wirtschaftliche Blütezeit in den USA am Ende des 19. Jahrhunderts und der Zeit des Raubkapitalismus, bevor das System während der Weltwirtschaftskrise durch die Giftigkeit seiner eigenen Werte zusammenbrach. Während dieser Zeit hatte der Eigentümer eines bestimmten Unternehmens die volle Kontrolle über die Verwendung von Arbeit und Kapital. Arbeiter wurden als nichts anderes als Produktionseinheiten betrachtet, die keinen Begriff für Besitz oder Zugang zum Eigentum hatten.

Die *New-Deal*-Richtlinien von Franklin D. Roosevelt und die Werte des *patriotischen* ᵂMems versuchten, Eigentum neu zu definieren, indem sie eine Reihe von Arbeitsschutzgesetzen einführten und Management und Arbeit an dieselbe Patriotismus-Hauptplatine anschlossen, die beabsichtigte, Kriege zu gewinnen und den Mittelstand, wie wir ihn heute kennen, zu etablieren. In dieser Zeit definierte die Bedeutung der Gewerkschaften das, was in den Annalen der Managementwissenschaft als Besitzpsychologie bekannt wurde – nicht notwendigerweise durch tatsächlichen Besitz von Eigentum und Aktien, sondern durch psychologisches Eigentum an Verhandlungsrechten für bessere Löhne und Arbeitsbedingungen. Da dieser ᵂmemetische Zyklus unter dem Gewicht seiner Werte schließlich an sein Ende kam, wurde Eigentum in den frühen Phasen der postindustriellen Ära neu definiert.

Die Hervorhebung der technischen Klasse und des Büroangestellten führte zu einer neuen Ära des psychologischen Besitzes wie auch des physischen Besitzes von Eigentum in einem Unternehmen. Aktienoptionen für Mitarbeiter, 401(k)s[36], und leistungsorientierte Pläne wurden die bevorzugten Möglichkeiten, um Talente in einem Unternehmen zu gewinnen und zu halten. Die Verteilung des Eigentums in Form von finanziellen Belohnungen wurde zum Markenzeichen der „*Only money matters*"-Ära. Während sich dieses ᵂMem auf der systemischen Ebene ausbreitete, wurde Eigentum zunehmend mit finanziellen Gewinnen assoziiert und weniger mit der funktionalen Ausrichtung auf die Produkte und Dienstleistungen, die ein Unternehmen produzierte. Als das Modell für die Finanzinnovation 2008 in die Verfallsphase kam, wurden die Werte der Wissensökonomie vollständig beobachtbar. Plötzlich wurden die Ingenieure, die die Grundlage für die Verbreitung der Werte des Informationszeitalters bildeten, finanziell dafür belohnt, das zu tun, was sie am besten konnten.

---

36 In den USA ist ein 401(k)-Plan das steuerbegünstigte, beitragsorientierte Versorgungskonto, wie es im Unterabschnitt 401(k) des *Internal Revenue Code* definiert wird. Nach dem Plan werden Altersvorsorge-Beiträge von einem Arbeitgeber (manchmal anteilig) bereitgestellt, von dem Gehaltsscheck des Arbeitnehmers vor der Besteuerung abgezogen (also steuerbegünstigt bis zum Ausscheiden nach der Pensionierung oder soweit dies nach geltendem Recht zulässig ist) und begrenzt auf einen jährlichen Beitrag von max. $ 18.000 (Stand 2017).

Während sich diese funktionale Führung weiterentwickelt und die Wissensökonomie ihre Bits und Bytes weiterhin in neue und informierte Geschäftsmodelle differenziert, welche die gesamten Bedürfnisse einer sich entwickelnden Kultur widerspiegeln, wird sich auch die Art und Weise, wie wir Eigentum betrachten, entwickeln. Dies ist die Integration aller Arten von Besitz, die als selbsterneuerndes und nachhaltiges Geschäftsmodell dienen. Dies ist das Zeitalter der Managementwissenschaften, in dem die Integration von physischem, psychologischem und funktionalem Eigentum zum Katalysator für einen neuen und effizienten Ausführungsstil wird, der die globale Wirtschaft in die systemischen und funktionalen Werte von GELB einführt.

Dies ist das *natürliche Design*[37], das zunächst versucht, die Bedürfnisse der *Lebensbedingungen* durch das Prisma der Wertesysteme zu identifizieren, um die Motivation der Interessenvertreter zu verstehen und sie auf ein *Motherboard* zu stecken, das ein neues übergeordnetes Ziel erfüllt – nämlich ein globales *Leadership* durch nachhaltige Praktiken zu ermöglichen. Diese Art von funktionaler Führung ist das Herzstück eines Unternehmens siebter Ebene. Das Auftauchen dieses Modells hat das Potenzial, die Unternehmensführung vom reinen Profitstreben für einen Gründer und Firmenboss wegzuleiten, um jeden Interessenvertreter auf natürliche Art und Weise zu motivieren, ihm ein vollständig integriertes Gefühl der Eigentümerschaft bei der Suche nach einem neuen und nachhaltigen übergeordneten Ziel zu geben.

Es ist sinnlos, darüber zu spekulieren, ob und wie sich Unternehmen anders entwickelt hätten, wenn sie weiterhin von den Ideen ihrer Gründer geleitet worden wären. Viele fest etablierte Unternehmen, selbst mit visionären Gründern an der Spitze, haben gekämpft und sind verschwunden und sind zum Gegenstand vieler *Leadership*-Fallstudien geworden, die in die Geschichte eingegangen sind. Viele andere hingegen haben es in spektakulärer Art und Weise geschafft und haben dabei die Unternehmensführung im Kern verändert.

Eine naheliegende Frage aus der Sicht von *Spiral Dynamics* ist, ob Konzerne wie *Apple*, *Starbucks* und *Whole Foods* von GELBEN Visionären geleitet werden, die ihre Geschäftsaktivitäten innerhalb eines Ökosystems eines natürlichen Lebensraums der siebten Ebene in

---

37 Die Prinzipien des *natürlichen Designs* werden in Kapitel 4 beschrieben.

einem Markt sehen, der von ORANGEFARBENEN Systemwerten der fünften Ebene dominiert wird? Diese drei Unternehmen werden im Folgenden kurz aus der Perspektive von *Spiral Dynamics* untersucht.

Starbucks

Eine Untersuchung des Wertesystems von *Starbucks* unter dem Nicht-Gründer und Geschäftsführer Jim Donald von 2005 bis 2008 ist ein gutes Beispiel dafür, wie das hellste ORANGEFARBENE Denken der fünften Ebene reduktionistisch werden kann, sobald es um höhere Renditen geht. In diesen Jahren begann *Starbucks* seine größte Expansion, nutzte die besten ORANGEFARBENEN Metriken, mit dem Ziel, die Effizienz zu erhöhen und die Kosten zu senken, und zwar auf eine Art und Weise, die *Wall Street* gefallen haben müsste. Stattdessen hatte die Strategie aber zur Folge, dass die Attraktivität der *Starbucks*-Erfahrung als einem Kaffeehaus abnahm und das Unternehmen gezwungen war, Hunderte von leistungsschwachen Läden zu schließen. Als Vorsitzender übernahm Schulz die volle Verantwortung für die vorübergehende Verschiebung der Werte und übernahm wieder die Position des Geschäftsführers, um das Schiff wieder auf Kurs zu bringen, nämlich auf die von ihm so bezeichneten Kernwerte (Pressman 2007). Die Fehlausrichtung in diesem Fall bestand darin, den Systemzielen des Systems der fünften Ebene die höchste Priorität zu geben, ohne die inneren Werte zu berücksichtigen, die das *Starbucks*-Erlebnis überhaupt erst so einzigartig gemacht hatten.

In einem Interview vom Juli 2010, das in der *Harvard Business Review* veröffentlicht wurde, deutet Schulz auf die Neuausrichtung der Werte hin, die sein Unternehmen auf einen offenen und funktionalen GELBEN Pfad bringen sollte (Adi 2010). Adi (2010) berichtet, dass die *Starbucks*-Führung vor dem gesamten Unternehmen Farbe bekennen und vor 180.000 Mitarbeitern ihr Versagen eingestehen musste. Dann kam das, was Schultz als ein Wendepunkt für das Unternehmen bezeichnete, nämlich als er 10.000 Filialleiter nach New Orleans (nach dem Hurricane *Katrina*) in ein „Charakter-und-Werte-*Bootcamp*“ brachte, wo sie alle mehr als 54.000 freiwillige Stunden arbeiteten und mehr als eine Million Dollar in Reparaturprojekte für die zerstörte Stadt investierten. „Wenn wir uns nicht in New Orleans engagiert hätten, hätten wir es nicht geschafft. Das war echt, es war ehrlich und es ging um *Leadership* ... Wir haben in unsere Mitarbeiter investiert, wir haben in Innovationen investiert und wir haben in die Werte des Unternehmens investiert." (Adi 2010). Seit Schulz' Comeback als Geschäftsführer sind die Praktiken von *Starbucks* stärker auf GELBE Nachhaltigkeit ausgerichtet als je zuvor.

Bemerkenswert an der Neuausrichtung von *Starbucks* und der Vertiefung des Engagements für seine Werte ist, dass seine Kunden und Aktionäre seine neue Ausrichtung verehren. Bewusste Anleger, die an das Engagement von *Starbucks* und die Prinzipien ihres Gründers glauben, wurden großzügig belohnt, indem sich ihr Aktienkurs in den vier kurzen Jahren seit der Wiederaufnahme von Schulz als Geschäftsführer mehr als verfünffachte. Indem Starbucks zu einem offenen System in einem Lebensraum wurde, der alle Interessengruppen unterstützt, erhöhte er die Bewusstseinsebenen der Aktionäre und machte sie zu reicheren Teilnehmern an globalen Nachhaltigkeitspraktiken, die Menschen, den Profit und den Planeten umfassen. Dieser Fall beschreibt, wie ein Gründer-Geschäftsführer handelte. Die Frage bleibt, ob ein Geschäftsführer, der nicht auch Gründer war und der nicht unbedingt seine Position als ein lebenslanges Unterfangen betrachtet hat, das Gleiche getan hätte.

Apple

Viele andere Gründer-Geschäftsführer zeigen Führungsqualitäten, die nicht unbedingt so leicht und vorhersehbar von einem flüchtigen Beobachter verstanden werden können. Der verstorbene Steve Jobs ist ein großartiges Beispiel für visionäres *Leadership*, welches die vorgegebenen ORANGEFARBENEN Metriken des erfolgreichsten Nicht-Gründer-Geschäftsführers transzendiert. Lashinsky (2009) nannte ihn im *Fortune Magazine* den Geschäftsführer des Jahrzehnts, weil er vier Branchen in radikaler und lukrativer Art und Weise verwandelt hat: Musik, Filme, Mobiltelefone und seine ursprüngliche Industrie, die Datenverarbeitung. Seit 2009 spielt *Apple* eine wichtige Rolle bei der Transformation von *Digital Publishing* und Tablet-Computern. Die funktionale Ausrichtung von Jobs bestand darin, Schönheit und Einfachheit bei der Verwendung in allem zu ermöglichen, was er schuf;

alle anderen Werte von *Apple*, wie auch seine zahlreichen Partner und Lieferanten, mussten sich seiner Vision unterordnen.

Während vieler Jahre eines Lernens durch Versuch und Irrtum, einschließlich einer früheren Kündigung seitens der von ihm selbst gegründeten Firma, verfeinerte Jobs seine langfristige Vision. Das Ergebnis war die vollständige Umwandlung eines Unternehmens von einem, das nur ein weiterer Computerhersteller war, zu einem, das weltweit zum Innovationsführer wurde und dabei mehrere andere Branchen grundlegend veränderte. Die finanzielle Belohnung dafür, der Vision eines Gründers zu folgen, ist im Falle *Apples* sogar noch überzeugender als bei *Starbucks*, wie die langen Warteschlangen in einem *Apple-Store* bei jeder Veröffentlichung eines neuen Produkts und der astronomische Wertzuwachs von *Apple*-Aktien zeigen, die *Apple* zu einem der wertvollsten Unternehmen der Welt gemacht haben.

Um die Visionen eines Unternehmensgründers zu verstehen wie auch die unterschiedlichen funktionalen Orientierungen, die sie im Vergleich zu einem Geschäftsführer, der nicht auch Gründer ist, haben, heißt zu verstehen, wie GELBES systemisches Denken in einer Organisation funktioniert. Funktionalität differiert stark von einer Branche zur anderen, aber was sie zu einem Werkzeug der Werte der siebten Ebene macht, ist das Bestreben, über die künstlichen Grenzen und Belastungen hinauszugehen, die von den vorherrschenden ORANGEFARBENEN *Lebensbedingungen* an der *Wall Street* und einer *Investment-Community* ausgehen, die nur kurzfristige Ergebnisse erwartet. Eine Forschungsstudie von Rüdiger Fahlenbrach von der *Ohio State University* von 2007 ergibt, dass sich Gründer-Geschäftsführer-Firmen systematisch von Nachfolge-Geschäftsführer-Firmen in Bezug auf Unternehmensbewertung, Anlageverhalten und Aktienmarktperformance unterscheiden. Da diese Gründer-Geschäftsführer ihr Unternehmen als ihr Lebenswerk betrachten, verfügen sie auch über eine innere Motivation und einen langfristigen Ansatz, der sie ermutigt, eine optimale Aktionärswert-Maximierungsstrategie zu verfolgen, anstatt sich auf kurzfristige Maßnahmen zu konzentrieren. Sie haben auch eine andere Einstellung gegenüber Risiken und machen besser gebündelte Fusionen und Übernahmen.

Dies ist eine funktionale Ethik, die während der „*Only money matters*"-Ära aufgegeben wurde, als Fusioner und Erwerbungen nur auf finanziellen Motiven basierten, anstatt auf einer funktionalen Ausrichtung, die Unternehmen mit komplementären Fähigkeiten, gemeinsamen Werten und gemeinsamen Zielen zusammenführen will. Fahlenbrach (2007) stellt außerdem fest, dass diese Geschäftsführer ihre Organisationen von Beginn an geprägt hatten und dass daher die Auswirkungen von Unterschieden in den Führungseigenschaften auf das Verhalten und die Leistung von Unternehmen besonders stark sind. Die Befunde weisen darauf hin, dass die von Gründer-Geschäftsführern geführten Unternehmen stets höhere Renditen erzielen als Unternehmen, die von Nicht-Gründer-Geschäftsführern unabhängig von der Branche geführt werden. Ein Markenzeichen für gesunde ORANGEFARBENE Praktiken, die langfristige Unternehmensfunktionen ausrichten, sind Investitionen in Forschung und Entwicklung sowie in die künftige Produktionskapazität. Fahlenbrachs (2007) Forschung bestätigt, dass Gründer-Geschäftsführer bis zu 22 % mehr für Forschung und Entwicklung und bis zu 38 % mehr für Investitionen ausgeben. Dies ist eine Ethik, die den Trends jüngerer Geschäftsführer widerspricht, die sich mehr mit unmittelbarer Liquidität und täglichen Aktienkursschwankungen zu beschäftigen scheinen als mit langfristigen strategischen Plänen, die in die Mitarbeiter und in innovative Produkte investieren.

Bei der Gestaltung GELBER Funktionalität für die Unternehmensführung kann man auf das reichhaltige Wissen über die Charakter-Ethik dieser erfolgreichen Gründer-Geschäftsführer zurückgreifen und die verschiedenen Wege entdecken, die sie bei der Entwicklung von Werten für ihre langfristige Entscheidungsfindung eingeschlagen haben. Gründer-Geschäftsführer sind bekanntermaßen häufig exzentrisch und unorthodox in ihren Ansätzen, was zu der Faszination angesichts ihrer Welt beiträgt, die häufig in den reduktionistischen Werten des ORANGEFARBENEN Systems zentriert ist. Viele mögen argumentieren, dass die sogenannten Nachhaltigkeitspraktiken nichts anderes sind als der gesunde Ausdruck des ORANGEFARBENEN Systems, welches eine langfristige Rentabilität sicherstellt. Für GELB, ein Wertesystem, das am funktionalen Fluss aller anderen Wertesysteme interessiert ist, ist ein gesundes ORANGE ein Teil dieses Entwurfsschemas. Es spielt kaum eine Rolle, dass die Praktiken von anderen Systemen nicht akzeptiert werden, aber sobald die langfristige Nachhaltigkeit eines Unternehmens zu seiner führenden Kraft wird, versucht es auf lange Sicht natürlich, seine Praktiken auf einen GELBEN Funktionsverlauf auszurichten.

Die Theorie von *Spiral Dynamics* beschreibt den Geschäftsführer siebter Ebene als einen Funktionalisten, der eher in langen Zeiträumen denkt als nur in denen seines eigenen Lebens und der sein zentrales Motivations- und Bewertungssystem aus dieser Perspektive bildet und damit relativ immun gegen externen Druck oder Urteile ist (Beck und Cowan 1996, S. 282). Was die Systemführung der fünften Ebene oft nicht sieht, ist, dass die Kontinuität des Unternehmenslebens auf dem Planeten in direktem Zusammenhang mit unserer Fähigkeit steht, zukünftige Generationen auf einem Planeten mit endlichen Ressourcen zu erhalten. Beck beschreibt oft einen *Leader* der siebten Ebene als jemanden, der kontextuelle Autorität besitzt und der, abhängig von den Umständen, sowohl sanft als auch skrupellos, konform oder nonkonform sein und der etwas Künstliches oder Konstruiertes durch Spontaneität, Einfachheit und Ethik ersetzen kann.

Google

Unternehmen wie *Google*, die an der Spitze dessen stehen, was Innovation angeht, geben einen Einblick in die Zukunft der Unternehmensfunktionalität, wenn die Wissensökonomie zu einem vollständigen und zielgerichteten Ausdruck des Systems der siebten Stufe wird. Dieses Unternehmen führt nicht nur neue Innovationen in die Zukunft seiner Branche ein, sondern nutzt die Werte, die es so erfolgreich gemacht haben, um innovative *Start-up*-Unternehmen zu finanzieren, die das Potenzial haben, viele Branchen im geschlossenen ORANGEFARBENEN System obsolet zu machen. *Google* entstand aus der Idee des Mitbegründers Larry Page, die zugrunde liegenden mathematischen Merkmale des *World Wide Web* zu quantifizieren (Battelle 2005). Die Gründer von *Google*, Page und Sergey Brin, haben die Wissensökonomie auf den richtigen Weg zu funktionalen Praktiken zweiter Ordnung geführt, was viele in dieser Branche das *Reverse Engineering* des Internets nennen. Innerhalb weniger Jahre nach der Gründung des Unternehmens begannen Algorithmen hinter obskuren Innovationen wie *PageRank* und *AdWords,* die Werbeindustrie in aller Stille zu revolutionieren.

Googlenomics, ein Begriff, der von dem Schriftsteller Steven Levy (2009) in seinem Buch *In the Plex: How Google Thinks, Works and Shapes Our Lives* geprägt wurde, wird zum Modell, das Wellen von revolutionären Innovationen in der gesamten Online-Werbewelt verbreitet. Googles Geschäftsmodell ist zu einer Quelle großer Ängste für Führungskräfte auf der *Madison Avenue* geworden, und es wird nicht lange dauern, bis ähnliche Modelle die Vorstandsetagen von traditionellen ORANGEFARBENEN Konzernen dazu zwingen werden, die Basis ihrer Geschäftsabwicklung völlig neu zu bewerten. Levy (2009) fasst das revolutionäre Paradox des Geschäftsmodells von *Google* auf die folgende Art und Weise zusammen: „Was könnte verblüffender sein als ein kapitalistisches Unternehmen, das seine besten Dienste verschenkt, die Preise für die Anzeigen, die es unterstützen, nicht festlegt und Kunden ablehnt, weil ihre Anzeigen nicht zu ihren komplexen Formeln passen?“

Welche Aspekte von *Googles* erfolgreicher Softwareentwicklung, seinem Management sowie seinem Geschäftsmodell weisen also auf die Systemintelligenz der siebten Ebene hin? Kevin Kells (2013) sagte in einem Gespräch mit dem Autor: „Google hat etwas getan, was vorher keine andere Suchmaschine tun konnte. Es hat ein *Crowdsourcing* der Selbst-Quantifizierung des *World Wide Web* ermöglicht. Im Wesentlichen stellte es jeder Entität die einfache Frage: „Hey, wer bist du?“ Und die Antwort war: „Was du bist, basiert auf dem, was alle anderen Wesen von dir denken, und davon einige in stärkerem Ausmaß als andere.“

Kells (2013) glaubt, dass *Googles* Kultur, Ausführung und Managementstil Aspekte des GELBEN Systems der siebten Ebene belegen. Ihm zufolge hat *Google* in seine Innovationsplattform einen Managementstil aufgenommen, der die besten Methoden von BLAU, ORANGE und GRÜN übernimmt. Es ist das Verknüpfen von optimalen Vorgehensweisen aus den verschiedenen Management-Wertesystemen, das sein ökonomisches Modell so erfolgreich macht: *Googles* geschickter Umgang mit dem ständigen – und manchmal widersprüchlichen – Fluss von BLAU (Buchhaltung, Regeln der Technik, Vertraulichkeitsvereinbarungen, Führungshierarchie), ORANGE (Marketing, kreative individuelle Impulse, Projektmanagement, strategische Entscheidungsfindung) und GRÜN (Respekt der Redefreiheit und der Bedürfnisse seiner Designer, Ingenieure und des Managements sowie kreative Impulse), ist ein Zeichen GELBEN Systemdenkens. Die Essenz des *natürlichen Designs* der zweiten Ordnung spiegelt sich in *Googles* marginalem Vorteil auf einer im Internet betriebenen massiven Skala wider, die gleichzeitig alle drei Wertesysteme BLAU, ORANGE und GRÜN in einem funktionalen Fluss zu einem übergeordneten Ziel ausrichtet.

Googles Arbeitsplatz ist das, was Kells eine *Innovationspipeline* nennt, wo unzählige Ideen eine Chance erhalten, miteinander zu konkurrieren, und sich dabei zu etwas Besserem entwickeln können, wobei manche Ideen manchmal von anderen inkrementellen (schrittweisen) Innovationen anderer Ideen verdrängt werden. Dies ist eine radikale Version der Forschungs- und Entwicklungsabteilung, die mit einer reichhaltigen Auswahl an innovativen Ideen gefüttert wird, die sich zunächst im *Google*-Binnenmarkt bekämpfen, um zur nächsten Evolutionsstufe zu gelangen, nämlich zur „Veröffentlichung als Betaversion".[38] Durch die frühzeitige Freigabe eines Produkts in der Entwicklungsphase und die häufige Wiederholung des Prozesses nutzt *Google* die *„Crowd"* (die Menschenmenge) für *Feedback* und Bearbeitung der Fehler in einem bestimmten Produkt. Dies ist die Äquivalenz zum Produktentwicklungsprozess des Industriezeitalters in der Wissensökonomie. Ein Großteil der BLAUEN und ORANGEFARBENEN Unterstützungsstrukturen, die Teil des traditionellen Prozesses sind, wird durch softwareunterstützte Teamprozesse implementiert, wodurch menschliche Kreativität innovativ freigesetzt wird. Durch die Erkennung und Förderung dieser Pipeline und die Optimierung ihrer softwaregestützten Implementierung ist *Google* wie eine Industrieanlage, die aus leistungsstarken Servern, Programmierern, Ingenieuren und Designern besteht, die ständig und nahezu kostenlos mit jedem Produkt experimentieren und den virtuellen Produktionsprozess nach Bedarf anpassen.

---

38 Beta-Version-Software ist oft nützlich für Demonstrationen und Vorschauen innerhalb einer Organisation und für potenzielle Kunden. Einige Entwickler bezeichnen diese Phase als Vorschau, Prototyp, technische Vorschau/Technologievorschau oder frühen Zugriff. Manche Software verbleibt in der ewigen Betaphase, wobei neue Merkmale und Funktionen kontinuierlich zur Software hinzugefügt werden, ohne eine feste „endgültige" Version zu etablieren.

Googles ORANGE ist nicht nur dem traditionellen ORANGE überlegen, wenn es um Forschung und Entwicklung geht. Auch seine GRÜNEN Werte sind weitaus stärker als alle bisherigen Ausdrücke in Unternehmen der Wissensökonomie. Mit einem Firmencampus, der die GRÜNEN *Lebensbedingungen* einer Universität nachahmt, wird das Arbeitsumfeld zu einem sehr förderlichen Ort für Lernen, Kreativität und das Teilen neuer Ideen. Das Management bei *Google* ist in der Lage, eine überlegene Arbeitsumgebung zu schaffen, da es versteht, wie die Gehirne von Ingenieuren und Designern ticken. Was sich hier natürlich entwickelte, war die Bildung kleiner Gruppen mit ähnlichen Interessen, Motivationen und komplementären Talenten, die an bestimmten Projekten oder Teilen eines Projekts arbeiten und es zu einem erfolgreichen Abschluss bringen wollten.

Dies spiegelt sich natürlich in einer Managementphilosophie wider, die es Ingenieuren und Designern ermöglicht, einen Tag ihrer Arbeitswoche an einem Projekt ihrer Wahl zu arbeiten. Diese Management-Werkzeuge, die das Ergebnis dessen sind, was in einer kollaborativen Arbeitsumgebung auf natürliche Art und Weise entsteht, werden zu Katalysatoren, welche die Kreativität fördern, um das neue Modell der Wissensökonomie mit weiterer Nahrung zu versorgen. Das ist es, was diese Wirtschaft von den früheren ORANGE-GRÜNEN Werten abhebt, die zwar gelegentliche Innovationen hervorbrachten, aber auch Unternehmen verschwinden ließen, wenn bessere Innovationen auftauchten, und damit zu etwas machte, das weitaus widerstandsfähiger wurde.

Laut Kells (2013) führt *Google* dieses ORANGEFARBENE Modell auf die nächste Stufe, indem es seinem Erwerbsmodell einen natürlichen und systemischen Ansatz hinzufügt, bei dem alle Beteiligten langfristig Gewinner sind. Teilweise ist dies eine Rückkehr zu gesunden ORANGEFARBENEN Praktiken, die ergänzende Erwerbungen fördern, die spezifisch für die Branche sind, in der ein Unternehmen tätig ist, um den Marktanteil zu erhöhen. Wenn es sich bei den Erwerbszielen jedoch zumeist um *Start-ups* handelt wie bei *Google*, verlagert sich der Fokus von unmittelbaren Marktanteilen auf langfristige Kapazitäten, um Produkte zu erzeugen.

Die Kultur, aus der *Googles* operatives Gehirn-Potenzial besteht, versorgt diese *Start-ups* mit Arbeitsbedingungen, die sie nicht selbst herstellen können. Diese Pools aus Talent, Wissen, Beziehungen, Erfahrungen und die einzigartigen Managementstrukturen sind für diese *Start-ups* so attraktiv, dass sie natürlich in dieses sich ständig weiterentwickelnde und wachsende System aufgenommen werden wollen. Indem *Google* die nächsten Schritte konsequent verfolgt, um seine Wettbewerbsfähigkeit zu erhalten, schafft *Google* einen Mehrwert für alle Beteiligten. Dieses Modell für Unternehmensakquisitionen ist rein funktionell, da es die Talente der besten Ingenieure und Designer mit einem bewährten Geschäftsmodell verbindet, während das Unternehmen gleichzeitig seine Kreativität und sein *Know-how* verbessert. Im Gegensatz zum vorherigen ORANGEFARBENEN Modell, in dem das primäre Streben nach Fusionen und Übernahmen darin bestand, den kurzfristigen Aktionärswert zu erhöhen, handelt es sich um ein funktional nachhaltiges und langfristiges Modell, das den Interesseneigner-Wert durch die Vergrößerung des Gehirn-Potenzials erhöht. Dies ist der Katalysator, der sowohl den Arbeitsplatz als auch die Monetarisierung von Talenten der Wissensökonomie in ein dauerhaft offenes System verwandelt. Nur die Zeit wird zeigen, ob sich dieses Modell bewährt oder durch ein Modell ersetzt wird, welches die genialen Talente in einer kapitalistischen Kultur noch besser optimiert.

Wie wirken sich Werte zweiter Ordnung an einem Arbeitsplatz wie *Google* auf die Kultur auf einer systemischen Ebene aus? Die Nutzer des Internets, die fortwährend an *Google* berichten, wer sie sind, repräsentieren eines der besten Modelle darüber, wie *Lebensbedingungen* eine Suchmaschine über sich selbst informieren, und es wird auf die effizienteste Art und Weise ermöglicht, ohne dass die Ergebnisse jemals durch menschliche Eingaben manipuliert werden. Bei der Gestaltung seiner Suchmaschine ging *Google* davon aus, dass Menschen, und nicht die Anzahl zufälliger Treffer, am besten beurteilen, was eine gute *Website* ist. In Bezug auf die Frage „Wer bist du?“ wussten sie nicht nur genau, wie man sie stellt, sondern auch, wie man die Antwort erhält. Auf der Suche nach der Antwort wird viel mehr Gewicht auf die Anzahl der anderen *Websites* gelegt, die auf eine bestimmte *Website* verlinken, als auf die subjektive Einbeziehung einer bestimmten *Website*.

Mit anderen Worten, wenn ich wissen möchte, wer Sie sind, würde ich Sie und eine Reihe anderer Leute fragen, die völlig objektiv darüber sein können, was sie denken und wer Sie sind. Und ich würde letztlich mehr Gewicht auf Letzteres legen. Dies ist der Unterschied zwischen einem Arbeitgeber, der alles glaubt, was ein potenzieller Job-Kandidat über seine oder ihre Erfahrung sagt, und der tatsächlichen Überprüfung des beruflichen Werdegangs dieses Kandidaten. Die Gültigkeit der Entscheidung über das Schicksal des Antragstellers hängt unmittelbar mit dem Grad der unvoreingenommenen Transparenz zusammen, die aus dem öffentlichen Bereich stammt, und nicht nur von dem, was der Kandidat dem Arbeitgeber mitteilt: Dies macht den Entscheidungsprozess wesentlich wissenschaftlicher und objektiver. Volle Transparenz ohne Vorurteile stellt eine genaue Abbildung des gesamten Spektrums der *Lebensbedingungen* dar und liefert die bestmöglichen Daten für einen systemischen Entscheidungsträger.

Um diesem Punkt als einem Konzept der Funktionalität zweiter Ordnung noch mehr Klarheit zu verleihen, möchte ich hier eine Unterscheidung erwähnen, die Beck oft in seinen Vorlesungen verwendet. Wenn er mit Agenten globalen Wandels spricht, um wirkliche Veränderungen in der Welt vorzunehmen, wiederholt er häufig ein berühmtes Zitat von Gandhi. In Bezug auf Gandhis „die Veränderung zu sein, die man in der Welt sehen möchte", fragt er: „Was ist, wenn das nicht die Veränderung ist, welche die Welt gerade braucht?" Dann formuliert er die Aussage in einfachen, funktionalen GELBEN Begriffen der zweiten Ordnung neu, und zwar wie folgt: „Erzeuge die Veränderung, welche die Welt braucht."

Seit ihrem Börsengang ist die *Google*-Aktie um mehr als 900 % gestiegen und hat eine Anhängerschaft, die nicht nur aus Investoren, sondern auch aus Interessenvertretern besteht, die an die Zukunft des Unternehmens glauben, während der Aktienkurs von *Facebook* seit seinem Börsengang im Mai 2012 um mehr als 45 % gefallen ist und viele enttäuschte Investoren zurückgelassen hat (Kopp 2012). Wenn man sich die Vermögensverteilung in diesen beiden Modellen ansieht, hat der Börsengang von *Google* aus jedem, der mit einer nominalen Anfangsgebühr in Investmentaktien investiert hat, Millionäre und Milliardäre gemacht. Der überbewertete Börsengang von

Facebook hingegen hat Millionen von Dollar aus den Taschen der Anleger genommen, während Investment-Banker dennoch ihre Maklergebühren als Prozentsatz des viel höheren anfänglichen Aktienkurses verdient haben.

Google verursacht „Unterbrechungen" bei allem, was es berührt, und seine Investment-Abteilung, *Google Ventures*, verfügt über ein großes Potenzial bei der Neudefinition vieler etablierter alter ORANGEFARBENER Branchen, die wir zuvor in diesem Kapitel besprochen haben. Der Investment-Zweig von *Google* repräsentiert eine frühe Phase in der Entwicklung von Risikokapital in Kapitalmärkten zweiter Ordnung. Vor dem Start dieses Modells gab es, wenn ein Unternehmer Kapital für die Geschäftsausweitung aufnehmen wollte, zwei allgemeine Stellen, je nach Art des Geschäfts. Wenn sich das Projekt um Bits und Bytes drehte, war *Silicon Valley* der Ort, an den man gehen musste. Wenn es etwas anderes war, waren die *Wall Street* und Unternehmensbeteiligungen außerhalb der Börse das Ziel. Es schien, dass diese zwei Bereiche Welten trennten. Letztere repräsentieren traditionelle ORANGEFARBENE Wege zur Geschäftsexpansion, während Erstere die Wissensökonomie repräsentiert, die sich mit Lichtgeschwindigkeit bewegt und durch den Reichtum und das *Know-how* des Genies angetrieben wird.

Mit seinem Investment-Zweig hat *Google* sein einzigartiges Geschäftsmodell, das eine Kreuzung zwischen einer Universität und einem Unternehmen darstellt, auf jeden Unternehmer ausgeweitet, der an den Charakter von *Googles* Mission glaubt. Wenn man die Homepage von *Google Ventures* (2012) besucht, wird man mit den Worten begrüßt: „Eine radikal neue Art von Risikokapitalfond, der jedes Jahr 100 Millionen Dollar in Unternehmer investiert mittels einer gesunden Nichtbeachtung des Unmöglichen." Design- und Ingenieurs-*Know-how* sowie das Personal- und Marketingwissen, das *Google* so widerstandsfähig gemacht hat, sind Teil des Geschäftsmodells des Unternehmens. Dieser vollständig integrierte Ansatz für Risikokapital hat zur Schaffung und zum Ausbau von über hundert Unternehmen geführt, die wie *Google* an der Spitze der Innovation in Branchen stehen wie Energie, Biowissenschaften, mobile Anwendungen und Spiele.

Whole Foods Market

Unternehmen siebter Ebene scheinen heute in zwei verschiedene Typen unterteilt zu sein, nämlich die digitalen und die nicht-digitalen. Im Gegensatz zu den wenigen Unternehmen, die in die GRÜNEN *Lebensbedingungen* der Wissensökonomie hineingeboren wurden, ist der Erfolg von *Whole Foods Market* ein Beweis dafür, wie funktionale Werte des Systems siebter Ebene ein Geschäftsmodell in einer von alten Zeiten beherrschten Industrie mit ORANGEFARBENEN Praktiken aufblühen lassen können. In dieser Branche besteht keine Gefahr, in absehbarer Zeit digitalisiert zu werden oder zu veralten. Daher sieht es auch wenig Bedarf, seine Managementpraktiken weiterzuentwickeln, um wettbewerbsfähig zu bleiben. Im Gegensatz zum störenden Charakter der Wissensökonomie, welche die Industrie dazu zwingt, sich stets neu zu definieren, um zu überleben, setzt *Whole Foods* neue Maßstäbe, denen der Rest der Branche folgen muss. *Whole Foods* repräsentiert die bewusste Entwicklung einer Industrie, die so alt ist wie die moderne Menschheit selbst. Dies ist ein Konzern, der eine Ethik repräsentiert, die eine zukünftige Zeit reflektiert, in der Werte zweiter Ordnung die wirtschaftliche Landschaft dominieren. Im Gegensatz zum Arbeitsplatzmodell in der Wissensökonomie, das hohe technische Fähigkeiten sowie höhere Abschlüsse in Mathematik und Ingenieurwesen erfordert, arbeitet das Modell von *Whole Foods* mit dem am weitesten verbreiteten Netzwerk jener, die seine Kernwerte teilen oder bereit sind, sie anzunehmen. Von lokalen Erzeugern, Produzenten, Lieferanten, Kunden und Mitarbeitern bis hin zu den Aktionären ist dies ein Modell, das weitaus mehr den Bedürfnissen der örtlichen *Lebensbedingungen* entspricht als jedes andere GELBE Modell, das bisher aufgetaucht ist.

Der Managementstil von *Whole Foods* dreht das Organigramm um, wo es nötig ist. Es wendet die bewährten Praktiken von traditionellen BLAU-ORANGEFARBENEN Lebensmittelhändlern an, kombiniert sie mit den GRÜNEN Werten lokaler Bauerngenossenschaften und fügt ihnen eine Reihe von Prinzipien hinzu, welche die Zukunft des Wohlstands und, in einem größeren Ausmaß, die Tugenden des Kapitalismus selbst neu definieren. Die Managementstruktur von *Whole Foods* ist in der Branche einzigartig, da man dort an eine radikale

Dezentralisierung glaubt, bei der kleine Teams für die meisten operativen Entscheidungen verantwortlich sind. An der Oberfläche sieht dies wie ein GRÜNES Modell von Gleichrangigen aus, das auf allen Ebenen und in jeder Einsatzeinheit von der Rekrutierung in der ersten Reihe bis hin zum nationalen Hauptquartier besonders gut funktioniert.

Man beachte beispielsweise die Neueinstellungen, die einem Team für einen Zeitraum von vier Wochen zugewiesen werden. Nach dem Ablauf der Probezeit stimmen die Teammitglieder über die Zukunft des Neulings ab, der eine Zweidrittelmehrheit erhalten muss, um Vollzeit beschäftigt zu werden. Diese Praxis ist ungewöhnlich, nicht nur im Lebensmittelgeschäft, sondern auch in den am weitesten entwickelten Formen der ORANGEFARBENEN Managementpraktiken. Mit Blick auf den GRÜNEN Rekrutierungsprozess wird die kleine Teameinheit zu einem entscheidenden Modell, das die *verteilte Innovation* repräsentiert, die den Erfolg von *Whole Foods* ausmacht. Sobald den Teams, die den Beschaffungsprozess für jedes Geschäft repräsentieren, Eigenverantwortung und die Freiheit, kreativ zu sein, ermöglicht werden, werden sie zu Vertretern eines verteilten GELBEN Systems, das den Bedürfnissen ihrer lokalen Kunden am genauesten entsprechen kann. Man berücksichtige etwa die Auswahl der Lebensmittel, die im Regal stehen. Im Falle eines traditionellen Lebensmittelhändlers wird diese Entscheidung irgendwo innerhalb der Unternehmenshierarchie mit wenig oder gar keinem Input seitens der Mitarbeiter vor Ort getroffen. Bei *Whole Foods* wird dies jedoch den Teammitgliedern überlassen, die am besten wissen, was den lokalen Kunden anspricht. Lagerentscheidungen können daher auch bei Besprechungen mit dem lokalen Geschäftsleiter stattfinden.

Laden- und Regionalmanager sind durch eine natürliche Kombination von Autonomie und Struktur mit Vollmachten versehen. Das Unternehmen unterteilt die Vereinigten Staaten in ein Dutzend einzigartiger und dezentralisierter Regionen, die BLAUE Verantwortlichkeit und ORANGEFARBENE Effizienz mit dem Wunsch ausgleichen, die Einzigartigkeit des regionalen Geschmacks zu befriedigen. Es gibt regionale Kuriositäten: Venice, Kalifornien, hat eine Kombucha-Bar; Portland, Maine, ist der einzige Laden, der lebenden Hummer hat; in Dallas kann man *„The Spa by Whole Foods Market"* besuchen, während ein Teammitglied für einen einkaufen geht (Paumgarten 2010). Wenn es die Aufgabe eines Lebensmittelhändlers ist, ein außergewöhnliches Kundenerlebnis zu bieten, was gibt es dann für einen besseren Weg, diese Anforderungen zu erfüllen, als dass Mitarbeiter, die im direkten Kontakt mit dem Kunden stehen, die einzigartigen Einkaufsbedürfnisse der lokalen Bevölkerung befriedigen und regionale und lokale Lieferanten mit der Erfüllung dieser Anfordernisse in Übereinstimmung bringen? Sobald sich die lokalen Erzeuger den Werten von *Whole Foods* in Bezug auf die Verwendung von natürlichen und organischen Methoden in ihren Produktionsprozessen anpassen, werden sie zu einem nachhaltigen Mikrokosmos von Tausenden ähnlicher Lieferanten, die das einzigartige und vielfältige Netz bilden, das einen Großteil der systemischen Funktionalität der Philosophie von *Whole Foods* definiert.

GRÜNE Werte allein am Arbeitsplatz sind kein Geschäftsmodell, aber wenn sie einmal mit einem Gefühl von Eigenverantwortung und Rechenschaftspflicht ausgestattet sind, werden sie zu einem Sprungbrett für Werte zweiter Ordnung. Das erfolgreiche Teammodell von *Whole Foods* funktioniert nicht ohne Verantwortlichkeiten. Die Teams vor Ort verfügen zwar über einen erheblichen Grad an Entscheidungskapazitäten in Bezug auf Personal, Preis und Produktauswahl, sind aber auch verantwortlich für die Rentabilität ihrer verschiedenen Abteilungen. Die Teams werden anhand monatlicher Profitabilitätsziele bewertet, und ihre Leistung ist im gesamten Unternehmen sichtbar. Wenn sie diese Ziele erreichen, erhalten die Teammitglieder bei ihrem nächsten Gehalt einen Bonus (Hamel 2007). Dies ist ein Modell, das eine gesunde und starke Form von GRÜN mit BLAU-ORANGEFARBENEN Metriken innerhalb einer Gruppendynamik kombiniert, die Entscheidungsbefugnis und die Fähigkeit besitzt, mit Hunderten von *Peergroups* innerhalb des Systems zu konkurrieren, die das übergeordnete Ziel haben, eine außergewöhnliche Kundenerfahrung zu bieten.

Viele Managementpraktiken behaupten, das Glück der Kunden und Mitarbeiter über alles andere stellen zu wollen. Allerdings gehen nur sehr wenige einen Schritt weiter und statten ihre Mitarbeiter vor Ort mit Entscheidungsgewalt aus und machen sie auf diese Art und

Weise zu einem funktionalen Teil des Managementmodells. Dieser Prozess wiederum spielt eine entscheidende Rolle bei der Auswahl der Erzeuger, Produzenten und Lieferanten, die sich mit den Werten der lokalen Gemeinschaft auseinandersetzen. Sobald er mit den ORANGEFARBENEN Metriken der Effizienz, dem BLAUEN Verantwortungsbewusstsein und der Notwendigkeit, Profit zu machen, kombiniert wird, verwandelt er den Managementstil von *Whole Foods* in ein stets offenes System, das in funktionaler Art und Weise dezentralisiert ist und am besten den Bedürfnissen seiner Interessengemeinschaften entspricht.

Viele der Werte von *Whole Foods* spiegeln die Unternehmensphilosophie des Mitbegründers und derzeitigen Co-Firmenchefs John Mackey wider. Wenn es um die Integration der drei Eigentumsformen geht, welche die Charakterethik eines Gründer-Firmenchefs bestimmen, so verkörpert Mackey alle drei. In einem Interview mit dem Magazin *The New Yorker* von 2010 bezeugt er seine Inhaberschaft, da er die Firma als sein Kind und sich selbst als Vater seiner 54.000 Mitarbeitern betrachtet. Das Wohlergehen des Unternehmens und seiner Mitarbeiter lässt sich nicht unmittelbar von Mackeys persönlicher Lebensaufgabe trennen. Er glaubt, dass ein Geschäft gleichzeitig Profit und einen höheren Zweck verfolgen kann. Er möchte die Art und Weise, in der beide zusammen existieren können, durch die „Grundwerte“ von *Whole Foods* bestimmen, die auf eine faire Behandlung aller Interessengruppen abzielen. In einem 16-seitigen Manifest mit dem Titel *Conscious Capitalism: Creating a New Paradigm for Business* definiert Mackey ein neues Ziel für den Kapitalismus, nämlich den Punkt, an dem das Geschäftsbewusstsein einen großen Sprung nach vorne macht und die Grenzen seiner aktuellen Werte transzendiert.

In einer Beobachtung, die den meisten Führern der zweiten Ordnung eigen ist, die an der Fortsetzung des Lebens jenseits ihres eigenen interessiert sind, identifiziert er eine viel größere Menge an Interessengruppen, von denen er behauptet, dass sie unwiderruflich voneinander abhängig seien und dem Kapitalismus helfen könnten, in die zweite Ordnung zu gelangen. Die erste Menge an Interessengruppen besteht aus Kunden, Mitarbeitern, Investoren und Lieferanten. Die meisten seriösen ORANGEFARBENEN Unternehmen schließen diese vier Gruppen mit ein, um die Reichweite ihrer sozialen Verantwortung zu definieren. Die anderen drei, welche die zweite Gruppe bilden, sind die Gesundheit und das Wohlergehen der Bevölkerung, des Ernährungssystems sowie der Planet (Mackey 2012). In einer Schilderung, welche die Wechselbeziehungen dieser Interessenvertreter verstärkt, führt Mackey ein transformatives Modell ein, das über weitreichende kulturelle Implikationen verfügt, während es gleichzeitig versucht, die Bestien zweier konkurrierender Wertesysteme zu zähmen, die seit mehr als 50 Jahren miteinander konkurrieren.

Es war und ist eine monumentale Aufgabe, amerikanische Unternehmen von der einfachen Idee zu überzeugen, dass sie für Dinge verantwortlich sein sollten, die keinen unmittelbaren Einfluss auf ihre Produkte haben. In der heutigen Unternehmensrealität handelt es sich um zwei getrennte Interessengruppen, die nicht in den Leitbildern von börsennotierten Unternehmen koexistieren. Das erste definiert das ORANGEFARBENE Wertesystem, das zweite das GRÜNE Wertesystem. Kritiker betrachten das ORANGEFARBENE Wertesystem als dasjenige, das die Ressourcen der Erde belastet hat, während es das GRÜNE Wertesystem als dasjenige betrachtet, welches sich wirkungslos gezeigt hat, das erste Wertesystem zu stoppen. Der Hauptklient in der ersten Gruppe blieb der Aktionär, wobei sekundäre und doch notwendige Aufmerksamkeit den anderen in dieser Gruppe gewidmet wurde. Die zweite Gruppe von Interessenvertretern erinnert an John Lennons Lied *„Imagine“*. Dies ist ein großes utopisches Ziel, aber es ist und war keineswegs ein Schwerpunkt in der sozialen Verantwortung von Unternehmen. Während die zweite Gruppe von Interessenvertretern glaubt, dass die erste Gruppe die Gesundheit des Planeten belastet, weist die erste Gruppe die Prämisse zurück, dass sie für diese äußerst unrentablen Bemühungen verantwortlich sei. Diese beiden konsistenten Wertesysteme zu vereinbaren ist die größte Schwierigkeit, der sich die bewusste Geschäftsentwicklung heute gegenübersieht.

GRÜN glaubt daran, dass seine eigenen Werte aus der höchsten Bewusstseinsebene stammen, welche die Menschheit erreichen kann. Es lehnt das Streben nach Profit als einen niedrigeren Wert ab und blickt auf alles herab, was Unternehmen repräsentieren. Vom ungesunden

Ausdruck von GRÜN wird die Art und Weise, wie *Whole Foods* und Mackey die Lösungen für einen gesunden Planeten angehen, wegen der eigenen starken Ablehnung der ORANGEFARBENEN Werte abgelehnt. Da GRÜN nicht über die Linsen verfügt, Dinge systemisch zu betrachten, nimmt es den Wunsch von *Whole Foods*, Gewinn zu erwirtschaften, als eine weitere Repräsentation typischer Unternehmensgier wahr. Für das ORANGEFARBENE Wertesystem blieben die Kernwerte von *Whole Foods* und die Vermischung der beiden Interessengruppen ein Paradox, das sich nicht erklären lässt.

Während diese zwei widerstreitenden Wertesysteme im Zentrum des Kampfes standen, der die Weiterentwicklung des Kapitalismus aufgehalten hat, könnte Mackeys Argument für systemischen Wohlstand die Antwort darauf liefern, wie Unternehmen in die zweite Ordnung eintreten können. Was Mackeys (2012) *Conscious Capitalism* tat, war, eine Plattform zu schaffen, welche die Systeme, die seit Jahrzehnten konkurrierten, auf einem *Motherboard* zusammenzuschweißen, das gleichzeitig am Wachstum der gesunden Aspekte der GRÜNEN und der ORANGEFARBENEN Werte arbeitete und eine neue, für Unternehmen erster Ordnung untypische Strategie verfolgte: Menschen, Leidenschaften, Zwecke, Profit und Planet zusammenzubringen. Der Wechsel zum Bewusstsein zweiter Ordnung im Modell Mackeys kommt, wenn er den Zweck des Kapitalismus neu bestimmt: vom *Streben nach Eigeninteresse* hin zur *Verfolgung des öffentlichen Wohls*. Indem er den Fokus des Geschäfts auf die Gesundheit der Nahrungsmittelversorgung, der Menschen und des Planeten ausdehnt und somit über ein bewährtes System verfügt, das diesen Herausforderungen gewachsen ist, legt Mackeys *Conscious Capitalism* einen neuen Fahrplan für die Geschäftswelt vor.

Dieses übergeordnete Ziel steht im Mittelpunkt der Philosophie Mackeys und stellt damit den derzeitigen Ansatz der Managementpraktiken in Frage. Der Paradigmenwechsel, dessen Kern in der Wechselbeziehung durch Handel besteht, wird zu einem wesentlichen Teil des Strebens zum Gemeinwohl und entwickelt die Idee, ein Geschäftsmodell zu inspirieren, das gleichzeitig von Nachhaltigkeit und Wachstum geleitet wird. Wie von Mackey (2012) selbst beschrieben, sind die Kernwerte in diesem Fall Maßnahmen, welche die Balance zwischen dem Glück der Kunden und dem Wohlergehen (finanziell und anderweitig) der Teammitglieder, Aktionäre, Lieferanten, der Gemeinschaft und der Umwelt aufrechterhalten. Die Tatsache, dass diese Wechselbeziehungen als zu den höchsten Werten gehörig anerkannt werden und auch durch die Praxis innerhalb eines stark dezentralisierten Modells, welches Wachstum im Kontext des öffentlichen Wohls betrachtet, belegt werden, macht *Whole Foods* zu einem Leitmodell des verteilten Wohlstands eines Systems der siebten Ebene.

Während die Anhäufung von persönlichem Reichtum immer noch im Mittelpunkt des Kapitalismus erster Ordnung steht, versteht der *Conscious Capitalism* das Gemeinwohl als seinen primären Nutznießer. Mackey (2012) geht hier mit gutem Beispiel voran. Jeder Gründer und Geschäftsführer eines Unternehmens mit einer Marktkapitalisierung in der Größenordnung von *Whole Foods* wird voraussichtlich Milliarden verdienen und ein jährliches Vergütungspaket in Millionenhöhe erhalten. Nicht so John Mackey. Laut den neuesten Finanzinformationen des Unternehmens besitzt er weniger als 1 % der gesamten ausstehenden Aktien und erhielt ein Jahresgehalt von einem Dollar.[39] Während Experten und Management-Gurus sich ihre Köpfe kratzen bei dem Versuch, diese Tatsachen und andere zufällige Attribute der Vergütungsphilosophie von *Whole Foods* zu interpretieren, verändern Mackey und sein Vorstand weiterhin diesen entscheidenden Bereich ORANGEFARBENER Landschaft zum Besseren. Die Vergütung der Führungskräfte ist auf das 19-Fache des durchschnittlichen Entgelts eines Vollzeitmitarbeiters begrenzt, und das ist nicht alles. Laut einer von Mackey zitierten Studie aus dem Jahr 2005 bot sein Unternehmen 93 % seiner Aktienoptionen nicht-leitenden Mitarbeitern an, während das durchschnittliche Angebot von allen anderen börsennotierten Unternehmen in den USA lediglich bei 25 % lag.[40] Alle Teammitglieder von *Whole Foods* wissen, was alle verdienen. Auf der Oberfläche mag das wie ein egalitärer GRÜNER Wert erscheinen, aber Mackey glaubt, dass es interne Missgunst vermindert und eine Grundlage für gesunden Wettbewerb und Fortschritt am Arbeitsplatz

39 http://www.reuters.com/finance/stocks/overview?symbol=WFM.O (12. Oktober 2012).
40 http://www.wholefoodsmarket.com/blog/john-mackeys-blog/conscious-capitalism-creating-new-paradigm-for%C2%A0business (16. August 2017).

schafft. Da Teammitglieder die entscheidende Verbindung sind, die das wechselseitige Netz des Modells vervollständigen, genießen sie ein hohes Maß an Flexibilität bei der Auswahl vieler anderer Vorteile – und machen es damit zu einem hochadaptiven, selbstorganisierenden Modell, das in funktioneller Art und Weise der zweiten Ordnung angehört.

Seit Mackey 2006 zum ersten Mal die Kernwerte des *Conscious Capitalism* formulierte, wurden sie zu einem Signalfeuer, das eine neue Art von Unternehmensführern anzog. *Conscious Capitalism, Inc.* ist heute eine Non-Profit-Organisation, deren Hauptziel es ist, die Integration von Bewusstsein und Kapitalismus voranzutreiben. Führungskräfte einiger der erfolgreichsten Unternehmen, von *Southwest Airlines* bis hin zu *Nordstrom*, glauben an seine Tugenden, wenn sie sich auf das geknüpfte Netz beziehen, welches das Leben auf diesem Planeten ist. Um diese Tugenden an der Basis und auf der Graswurzelebene zu fördern, wurde das *Conscious Capitalism Institute* ins Leben gerufen. Es ist diese systemische Herangehensweise an Veränderungen, welche die *Lebensbedingungen* beeinflussen werden, um Dinge anders denken und tun zu können – und die so den Erfolg oder Misserfolg des Kapitalismus als Ideal mitbestimmen.

Das Unternehmen der Zukunft

Wäre also eine Unternehmensführung zweiter Ordnung noch unter dem gleichen Namen bekannt? Würde die aktuelle Kritik an den Unternehmenspraktiken weggefallen, wenn die Vorstandsvergütung begrenzt wäre und den Mitarbeitern der Löwenanteil der Aktienoptionen angeboten würde? Für den *Mainstream* sind Unternehmen wie *Whole Foods* oft ein lebender Widerspruch, insbesondere dann, wenn es der Sprache, die verwendet wird, um ihre Philosophie zu erklären, an Sachverständnis im Denken zweiter Ordnung mangelt. Für die meisten Unternehmen wird der Weg zur zweiten Ordnung ähnlich dem von *Whole Foods* sein und nicht dem Weg von *Google* oder dem Weg der Wissensökonomie ähneln. Dies erfordert von der gesamten Kultur, ihr Denken weiterzuentwickeln. Es ist ein langer und mühsamer Weg, der die Entwicklung der kulturellen und wirtschaftlichen Emergenz durch den Prozess der Anhebung der Bewusstseinsebenen von ganzen Gesellschaften angehen und ein Vorbild für die ganze Welt sein muss.

Es sind grundlegende Veränderungen im Hinblick darauf notwendig, wie wir uns selbst in Bezug auf unsere Umwelt und auf unsere Mitmenschen betrachten. Wenn Unternehmen beginnen, sich selbst als Teil eines lebenden Organismus zu sehen, werden Konzepte wie ein bewusster Kapitalismus viel leichter zu akzeptieren sein. Indem wir unseren wehrlosen Planeten zum ultimativen Nutznießer unserer wirtschaftlichen Aktivitäten machen, richten wir unsere Werte auf unterschiedliche Motivationen aus. Wenn wir anfangen, das Leben als ein ineinandergreifendes Netzwerk zu betrachten, wird das Überleben der menschlichen Spezies mit unseren wirtschaftlichen Interessen gleichgestellt.

Aus der Sicht der Wertesysteme wird die Funktionalität des Modells des bewussten Kapitals durch eine andere Reihe von Metriken bestimmt als jedes andere zuvor beschriebene Modell der zweiten Ordnung. Wenn alle darin identifizierten Interessengruppen als *ganzheitlich und voneinander abhängig* behandelt werden, beginnt sich ein ganz anderer Wertebereich zu zeigen, der weitaus bewusster ist. Plötzlich wird jeder Akteur in ein verwobenes Netz eingebunden, das den Planeten als ein Ökosystem betrachtet. Dies ist der einzigartige Organismus, an den sich alle Beteiligten anschließen, um ihre langfristige Gesundheit sicherzustellen. Aus dieser Perspektive keimt eine ganz andere Reihe *verteilter Innovation*, welche die Theorie von *Spiral Dynamics „Holons"* nennt und die für ein TÜRKISFARBENES Wertesystem der achten Ebene repräsentativ ist (Orr 2003).

Fazit

Command-and-Control-Unternehmensstrukturen sind „out". Zusammenarbeit, Dezentralisierung und Bevollmächtigung von Kleingruppen und der menschliche Geist sind funktional und „in". Es ist diese Funktionalität, die von Werten zweiter Ordnung wie *Googles* „Sei nicht böse!" und *Whole Foods'* „holistischer Interdependenz" geleitet wird, welche die Leitprinzipien der heutigen Unternehmensführung transformieren und über ihre Subsistenz-Wertesysteme hinausführen wird. Dies wird ein neues Grenzgebiet sein, in dem das Unternehmensbewusstsein durch das empfindliche Gleichgewicht des Ökosystems der Erde beeinflusst wird, in dem alle Beteiligten die Dringlichkeit für die Kontinuität des Lebens auf einem Planeten mit endlichen Ressourcen verstehen.

Über den Autor

Said ist der führende Experte im Wertesystem-Ansatz für Makroökonomie. Er ist der Gründer der *VMEMEnomics Group*, einer Beratungsorganisation, die ökonomische Probleme durch das Prisma von Wertesystemen neu definiert und nachhaltige Lösungen auf der Grundlage dieser aufstrebenden Wissenschaft bietet. In den letzten zehn Jahren arbeitete er eng mit dem renommierten geopolitischen Berater Dr. Don E. Beck zusammen.

Als leitender Geschäftsführer des *Center for Human Emergence Middle East* half Said den Gründern Dr. Beck und Elza Maalouf bei der Entwicklung der wirtschaftlichen Entwicklungselemente der *Build Palestine Initiative*. Er ist Gastredner zum Thema „Transformations-*Leadership*" bei mehreren akademischen Graduiertenprogrammen, unter anderen an der *Adizes Graduate School* in Santa Barbara, CA und der *University of Virginia*.

Vor seiner Tätigkeit als Ökonom hatte Said eine außergewöhnliche Karriere in der Immobilienbranche als Entwickler und Investmentberater. Seine *Newsletter* über Immobilieninvestitionen gaben den Kunden seit über zwei Jahrzehnten eine Orientierung. Er hat mehrere Artikel veröffentlicht, die den Ansatz der Wertesysteme zur Lösung von Problemen fördern. Er schreibt auch einen Blog mit dem Titel *Memenomics: Where Economics Meet Memetics*.

Er wohnt in La Jolla, Kalifornien.

9

Spiral Dynamics in der Praxis Jenseits der Grenzen

Einleitung

In diesem Kapitel werden unterschiedliche Anwendungen von *Spiral Dynamics* vorgestellt, wie sie sich in unterschiedlichen Sphären manifestieren. *Spiral Dynamics* ist eine säkulare, heilige und wissenschaftliche Theorie, wie Beck (2017) einmal erklärte. Auf eine sehr grundlegende Art und Weise findet hier eine Triangulierung statt. Die Theorie verfügt über weitreichende Anwendungen und tiefgreifende Implikationen. In Abbildung 9.1. wird der *Humpty-Dumpty*-Effekt, der früher schon besprochen wurde, dargestellt.

Die Gewohnheiten der Pferde des alten Königs und der Männer mit den Codes erster Ordnung erzeugen ein Durcheinander (Abbildung 9.1). All diese Bemühungen sind von guten Ideen geprägt, stellen aber unterschiedliche und häufig sich widersprechende Weltsichten dar. Sie mögen sogar die Resultate der Interessengemeinschaften nivellieren. Dies erzeugt noch ein größeres CHAOS. Die Bemühungen sind vereinzelt, ad hoc und fragmentiert. Die Anwendungen unten zeigen, dass es einen weiteren Weg gibt – nämlich einen Weg zweiter Ordnung. Dies ist ein Weg, der die unterschiedlichen Bemühungen in einen funktionellen, integrierten *Flow* integrieren kann.

Abbildung 9.1 zeigt, dass sich *Spiral Dynamics* in unterschiedlichen Teilen der Gesellschaft ausdrückt. In diesem Kapitel werden die folgenden Aspekte präsentiert:

- Religion
- *Millennials*
- Politik und Wirtschaft
- Kommunikation
- Grundbausteine
- Motivation
- Grundlagen
- Kunst
- Sport
- Leadership-Entwicklung in Russland

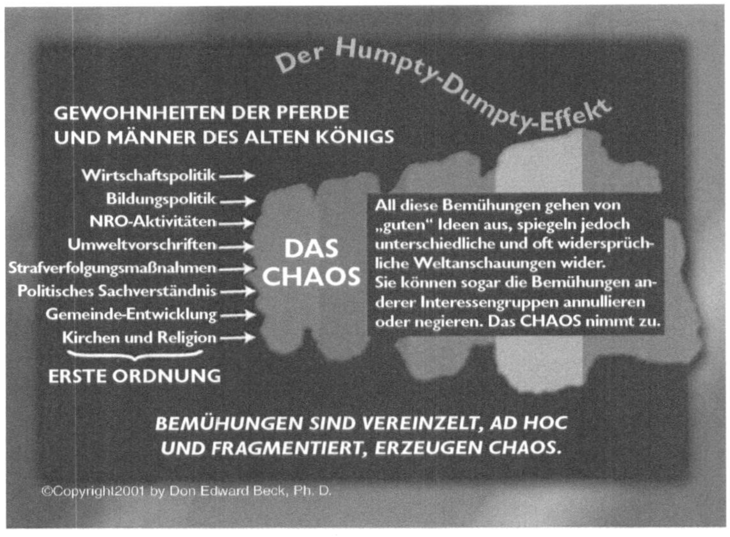

Abbildung 9.1 Gewohnheiten der Pferde und Männer des alten Königs.

Spiral Dynamics in der Religion

Die Herausforderung

Die *United Methodist Church* erkannte, dass sie, wenn sie als Glaubensgemeinschaft überdauern will, eine wirklich neue Strategie und Handlungsweise wählen muss. Ein bekanntes Problem, dem sich religiöse Institutionen gegenübergestellt sehen, besteht nämlich darin, dass neue Kirchen mehr als bereits bestehende Gemeinden neue Menschen anziehen. Nachhaltige Kirchenmodelle, die auch über die Kapazität verfügen, ihre Gelder zu sammeln, und ihrer bedeutenden Arbeit nachgehen, sind notwendig. Es ist nur diese Vitalität – die Seele der Kirche –, die unternehmerisch verbreitet und repliziert werden kann.

Die Herausforderungen, vor denen die organisierte Religion steht, enden nicht bei finanziellen Überlegungen oder solchen in Bezug auf ihre Vitalität. Steigende Bewusstseinsniveaus auf internationaler Ebene und sich verändernde Weltanschauungen der Gesellschaft haben das Gesicht des Christentums für immer verändert. Beth Ann Estock und Paul Nixon (2016) helfen den Kirchen bei der Anpassung an die neuen *Lebensbedingungen*. Sie adaptierten ein spezifisches Bezugssystem, das die oben beschriebene Dynamik am besten erklärte – nämlich *Spiral Dynamics* (Beck und Cowan 2007), welches in den Arbeiten von Graves verankert ist.

Das angewandte Bezugssystem

Beth Ann und Paul adaptierten, unabhängig und ohne Beratung, *Spiral Dynamics* als ihre zugrunde liegende Methodik, um diese Herausforderung zu bewältigen. Sie beschreiben *Spiral Dynamics* als „ein umfassendes Modell menschlicher und kultureller Entwicklung, das auf vier Jahrzehnten Forschung basiert. Es erkennt an, dass sich die menschliche Natur verändert, während sich die Existenzbedingungen verändern und dadurch neue Systeme entstehen." Sie erklären weiter, dass „wir unsere Psychologie und Lebensregeln verändern, um uns an diese neuen Bedingungen anzupassen. Wenn unsere Weltanschauungen mit komplexeren *Lebensbedingungen* zu kollidieren beginnen, können wir das Alte überwinden und das Neue mit einschließen."[41]

Spiral Dynamics ist, folgt man ihnen, ein Weg, potenziell endlose Spektren zukünftiger WMeme zu erwarten. Die Autoren identifizierten verschiedene Organisationsmuster oder Strukturen von Kirchen, welche die Gedankenvielfalt über Religion, wie von der Spirale angezeigt, ansprechen. Diese Muster umfassen das Gemeindezentrum, das Missions-Basislager, das Tabernakel, die Kathedrale und den spirituellen Themenpark. Dieselbe religiöse Herrschaft kann in verschiedenen Kontexten unterschiedlich organisiert werden. Dies ist in der Tat ein sehr fortschrittlicher Ansatz für die Transformation der Kirchen, und zwar mit bedeutenden und nachhaltigen Implikationen.

Spiral Dynamics und Millennials

Dieser Abschnitt wurde von Thomas Q. Johns geschrieben, um Denkstrukturen und philosophische Ansätze zu differenzieren, wie sie bei

41 Estock und Nixon in einem Buch mit dem Titel *Weird Church* (2016, S. ix).

den *Millennials* auftauchen. Neil Howe und William Strauss[42] führen das Konzept der Generationenlehre ein. Sie prägen den Begriff „*Millennials*“, um den Geburtsjahrgang der zwischen 1982 und 2004 Geborenen zu beschreiben.

Um aus dem Manifest eines Hackers zu zitieren, einem Gedicht, das in *Phrack* veröffentlicht wurde (1986, n. P.):[43]

> *Das ist jetzt unsere Welt ... die Welt des Elektrons und des Schalters, und der Schönheit des Baud.*
>
> *Wir nutzen einen bereits bestehenden Service, ohne dafür zu zahlen, was spottbillig sein könnte, wenn es nicht von Profitgeiern betrieben würde; und ihr nennt uns Verbrecher.*
>
> *Wir erforschen ... und ihr nennt uns Verbrecher.*
>
> *Wir suchen nach Wissen ... und ihr nennt uns Verbrecher.*
>
> *Wir existieren ohne Hautfarbe, ohne Nationalität, ohne religiöse Voreingenommenheit ... und ihr nennt uns Verbrecher.*
>
> *Ihr baut Atombomben, ihr führt Kriege, ihr mordet, betrügt und belügt uns und versucht, uns glauben zu machen, dass es zu unserem Besten ist, aber wir sind die Verbrecher.*
>
> *Ja, ich bin ein Verbrecher. Mein Verbrechen ist das der Neugier. Mein Verbrechen ist es, Menschen anhand dessen zu beurteilen, was sie sagen und denken, und nicht, wie sie aussehen. Mein Verbrechen ist es, dich zu überlisten, etwas, das du mir nie verzeihen wirst.*
>
> *Ich bin ein Hacker und das ist mein Manifest. Du kannst mich aufhalten, aber du kannst nicht uns alle aufhalten ... schließlich sind wir alle gleich.*

Ich werde versuchen, den *Millennial* durch die Linse von *Spiral Dynamics* zu erklären. Die *Millennials* sind auf der Suche nach Ruhm. Sie sind die missverstandenen Kinder, die Verlorenen, die Verlassenen, die vergessenen Kinder, die Produkte von Scheidungen, die nah sind und doch so weit entfernt. Alle singen in ihren Herzen das Lied „Niemand kennt die Probleme, die wir sehen. Niemand kennt unsere Trauer“. Es ist ein altes Lied, aber eine andere Stimme, ein anderer Schmerz,

42 *Generations: The History of America's Future*, 1584 to 2069 (1992).
43 The Mentor (1986). „*The Conscience of a Hacker*“, Phrack, 1(7): 3.

eine andere Schönheit. Sie kümmern sich um alles und sie kümmern sich um nichts.

Warum kann man mit Millennials so schwer umgehen?

Wenn ich von dem *Millennial* spreche, spreche ich von dem amerikanischen *Millennial*, der sich oft in GRÜNEN und ORANGEFARBENEN Räumen bewegt. Wie alle Generationen sind Millennials nicht nur aus einem Wertesystem zusammengesetzt, sondern überspannen den ganzen Bereich. Wir fühlen uns berechtigt und sind nicht bereit, in der üblichen Art und Weise in dem gleichen Unternehmen zu arbeiten. Wir sind keinem Unternehmen gegenüber loyal und weigern uns, uns hochzuarbeiten. Man kann von uns auch nicht erwarten, für den Rest unseres Lebens in derselben Firma zu arbeiten. Systeme sind voneinander abhängig und arbeiten oft in Rückkopplungsschleifen. Der Aufstieg von ORANGFARBENEN Konzernen, die Rentenfonds kürzen, Mitarbeiter entlassen und insgesamt illoyal sind, betrifft auch die Kinder dieser Mitarbeiter. Nachdem sie gesehen haben, wie ihre Mütter und Väter gekämpft haben, haben sie nur noch wenig Vertrauen in die allmächtigen Unternehmen. Das *„It is just business"*-Schwert schwingt in beide Richtungen. *Millennial*-Mitarbeiter suchen nach einer besseren Gemeinschaft, einem besseren Gehaltsscheck, einem besseren Ziel. Wie alle Generationen suchen sie nach einem Grund zu existieren.

Das Ergrünen von Amerika oder wie jeder Aspekt Amerikas egalitärer geworden ist

Obwohl die Scheidungsraten mittlerweile tatsächlich sinken, waren Ehescheidungen unter der vorherigen Generation weit verbreitet. Beides wurde durch die Idee „Vereinigung durch Liebe" erschaffen. Ursprünglich waren die Ehen finanzieller Natur mit klaren Rollen und Hierarchien. Mit der Einführung von schuldlosen Scheidungen konnten Ehen nun auch deshalb enden, weil das Herz nicht mehr bei der Sache war. Scheidungen verlangten nicht länger, dass irgendjemand die Schuld trug. Auf der einen Seite führt dies zu mehr Selbstausdruck, auf der anderen Seite aber auch zu egalitäreren Idealen. Über diese paradoxe, reflexive Natur sollte gründlicher nachgedacht werden.

Man kann etwas beenden, weil es einen nicht mehr erfüllt oder weil man nicht mehr glücklich ist. Dieser Selbstausdruck, um Glück zu finden, führt oft dazu, dass viele Menschen gemeinsam nach Glück suchen. Das Individuum ist frei, eine bessere Gemeinschaft oder ein höheres Gehalt anzustreben. Frauen haben weniger gesellschaftlichen Druck, sich einer Ehe zu unterwerfen, und sie sind frei, nach ihrem eigenen Glück zu streben. Diese Idee einer schuldlosen Scheidung gilt auch für die Arbeit, die Kirche und die Politik. Die Arbeit, die Kirche und die Schule müssen uns glücklich machen, und sie müssen verstehen, was den *Millennials* wichtig ist. Wir können gehen, wenn wir nicht mehr glücklich sind, unabhängig von Schuld. Für das Glück eines Menschen verantwortlich zu sein, ist eine harte Last.

Millennials und Religion

Die Trennung von institutionalisierter Religion ist eine interessante Entwicklung. Das Versprechen ewigen Friedens durch die vielen Religionen klingt für *Millennials* hohl, da sie die Religion im Wesentlichen für die Schaffung von Hierarchien und Kriegen verantwortlich machen. Heute bezeichnen sich viele Menschen als spirituell, aber nicht als religiös. Einige wählen Aspekte unterschiedlicher religiöser Ideen aus, um ihre perfekte Religion zu erschaffen und/oder zu finden. Es ist wie bei einer frisch geschiedenen Person, die sich wieder aufs Spielfeld begibt und sich mit unterschiedlichen Personen zur selben Zeit verabredet, da jede Person eine andere Stärke oder Schwäche hat, und die Kombination der Menschen gewissermaßen die perfekte Person erzeugt. Es ist wie bei Bruce Lee und seinem *Jeet Kun Do*. Nachdem er der institutionalisierten Kampfkünste müde war, entschied er sich, aus verschiedenen Stilen das Beste auszuwählen und seine eigene Form zu erschaffen. Dabei erkannte er, dass er genau das tat, was er nicht tun wollte, und schuf einen neuen institutionalisierten Stil.

Mündigwerden im exponentiellen Zeitalter

Ein Grund für die Sichtweisen der *Millennials* ist, dass sie fast drei technologische Zeitalter durchlebt haben. Das Industriezeitalter hat dem Informationszeitalter Platz gemacht und das Informationszeitalter ist dem Zeitalter der Automatisierung gewichen. Wir wissen nicht, was uns künftig erwarten wird. Veränderungen sind Teil unserer Psyche. Viele von uns waren Kinder während des Endes des Industriezeitalters, wuchsen während des Informationszeitalters auf und sehen nun einer neuen Ära der Automatisierung entgegen. In dieser Ära werden Millionen von Arbeitsplätzen durch Roboter oder Software ersetzt. Diese Verdichtung der Zeit veranlasst die *Millennials*, Fragen zu stellen, die sich frühere Generationen erst später im Leben gestellt haben. Was ist mein Sinn und Zweck? Warum existiere ich? Wir sorgen uns um alles, weil wir einen Grund brauchen, um weiterzumachen, und einen Grund, um zu leben.

Finanzielle Probleme

Finanziell betrachtet, steht der *Millennial* unter dem Druck, Glück, Sinn und eben auch einen Gehaltsscheck zu finden. Doch diese Ideen passen nicht immer zusammen. Der *Millennial*, der zur Universität gehen wollte, bemerkte plötzlich eine Zunahme des verfügbaren Kapitals wie auch eine Zunahme der Universitätskosten. Als er oder sie die Universität verließ, fand er/sie heraus, dass so viele Leute einen Universitätsabschluss hatten, dass das an sich kein Vorteil mehr mit sich brachte. Da sie hohe Schulden hatten in einer Wirtschaft, deren Inflation bei gleichbleibenden Löhnen wuchs, sahen sich die *Millennials* nun gezwungen, die Dinge miteinander zu teilen. Sie fanden steigende Wohnungspreise vor, ohne den Wohnraum zu vergrößern. Doch alles sollte für alle frei sein. Informationen sind kostenlos und so sollte auch alles andere so frei wie möglich sein. Diese Haltung liegt sowohl in der egalitären Natur der *Millennials* als auch darin begründet, dass sie im Vergleich zu ihren *Lebensbedingungen* kein Geld haben. Sie sind gezwungen zu teilen und haben die Technologie, um dies mit großer Effizienz zu tun. Sie sind nicht technisch versiert; sie sind abhängig von der Technik.

Diese *Lebensbedingungen* liefern den Samen und den Regen für eine neue Gesellschaft. Wie alle Ökosysteme sind sie von Natur her kreisförmig und zyklisch. Die Reflexivität der Existenz, die *Feedback*-Schleifen des Lebens und die Wechselbeziehung der Entscheidungen führen uns in eine neue Richtung. Was ist diese Richtung? Was wird passieren, wenn Technologie die Ziele der GRÜNEN Gesellschaft alltäglich macht? Wie geht man jetzt mit *Millennials* um?

Es ist wirklich einfach, mit Millennials umzugehen

Forme in einer Gemeinschaft von Gleichgestellten übergeordnete Ziele. Dies führt uns zu etwas, das über *Millennials* hinausgeht. Wie gehe ich mit generationsübergreifenden Konflikten um? Diese Generationenkonflikte fallen auf Wertesysteme zurück, die miteinander in Konflikt stehen. Die „*Millennials*“ oder auch die „Problem-Generation“ kann möglicherweise nicht auf der GRÜNEN *oder* ORANGEFARBENEN Ebene sein, sondern auf der ROTEN. Verstehe ihre Werte und verhalte dich entsprechend.

Millennials in Afrika

In einer Studie von Ruan Viljoen (2017) wurde deutlich, dass die Merkmale von *Millennials* in Afrika die von Loraine Laubscher (2013) beschriebenen *Spiral-Dynamics*-Verteilungen genau widerspiegeln und dass nur *Millennials* mit ER-, FS- und GT-Codes mit den internationalen Erscheinungsformen der Vorlieben und Verhaltensweisen der *Millennials* in Verbindung stehen. Zu erforschen, *warum* Menschen Dinge tun, scheint eine Funktion der Anpassung an ihre *Lebensbedingungen* zu sein, und zwar eher als ihr chronologisches Alter.

Spiral Dynamics in Politik und Wirtschaft

In Tabelle 9.1 werden die verschiedenen *Spiral-Dynamics*-Codes auf politische Formen und wirtschaftliche Vereinbarungen angewandt und als Matrix dargestellt. Die Quelle aller folgenden Tabellen ist das *Spiral-Dynamics-Level-I-Akkreditierungshandbuch* (Beck 2013b). In Tabelle 9.2 wird die beste Kommunikationsstrategie für jeden *Spiral-Dynamics-Code* dargestellt. In Tabelle 9.3 werden die Grundbausteine von *Spiral Dynamics* aufgeführt. Dem folgt Tabelle 9.4, die sich mit den Motivatoren und Demotivatoren für jeden Code beschäftigt.

Tabelle 9.1 Politische und wirtschaftliche Matrix der ^W^Meme von *Spiral Dynamics*

SPIRAL DYNAMICS Politische und wirtschaftliche Matrix der ^W^Meme			
Farbe	**„Demokratie ist …“**	**Politische Form**	**Wirtschaftliches Arrangement**
BEIGE	Kein Konzept.	GRUPPE (apolitisch).	Wenig Tausch. Essen, wenn hungrig. Wenig Besitz.
PURPUR	Was „unsere Leute“ entscheiden zu tun und wie es von dem Oberhaupt, den Älteren oder den Geistern verkündet wurde.	STAMM (Sippenrat und Abstammungslinien).	Wechselseitigkeit und Tauschhandel.
ROT	Was das Oberhaupt (der Big Boss) sagt, was es ist. „Alle Macht dem Volke“ meint MICH.	IMPERIUM (diktatorisch, evtl. „korrupt“, autokratisch).	Feudales Verteilungssystem, durch das die Reichen reicher und die Armen ärmer werden.
BLAU	Recht und Fairness für die richtigen Leute, die den Regeln und Traditionen folgen.	AUTORITÄR (Einparteiensystem, Kontrolle durch die Regierung).	Grundlegender Lebensstandard, der durch harte Arbeit, Disziplin und Sparen verbessert werden kann.
ORANGE	Geben und Nehmen. Pluralistische Politik durch gegenseitige Kontrolle der Spieler.	UNTERNEHMUNG (Mehrparteienstaaten, *Bill of Rights*).	Freier marktgetriebener Prozess, in dem die „unsichtbare Hand“ der Wirtschaft Preise, Vergütungen und Bezahlungen bestimmt.

Farbe	„Demokratie ist …"	Politische Form	Wirtschaftliches Arrangement
GRÜN	Jeder nimmt gleichermaßen an gemeinschaftlicher Konsensbildung teil, um sich um „das Volk" zu kümmern.	GEMEINSCHAFTSRECHT (soziale Demokratie, Gleichberechtigung/gleiche Ergebnisse).	Gemeinschaftsbasierte Verteilung für die menschlichen Bedürfnisse. Vor allem Gewinn durch Profit.
GELB	Prozess der Integration der Mehrheit der Interessen bei der Beschleunigung der Spirale aufwärts.	INTEGRIERTE STRUKTUREN (geschichtetes System in Spiral-Intelligenz).	Simultane Wertschöpfung bewegt sich in der gesamten Spirale, um die Qualität der nächsten Schritte zu erhöhen.
TÜRKIS	Makro-Management aller Lebensformen hin zu einem gemeinsamen Ziel als Reaktion auf Makro-Probleme.	HOLISTISCH (Netzwerke und Verbindungen der ganzen Erde).	Die Ressourcen der Erde und das Lernen werden anhand von Bedürfnissen verteilt, sodass alle gut überleben können.

Spiral Dynamics und Kommunikation

Tabelle 9.2 *Spiral Dynamics* und Kommunikationsstrategien

^W^MEM	BESTE QUELLE	BESTER ANSATZ
BEIGE	Betreuer-Versorger	Biologische Sinne – berühren, schmecken, riechen, sehen, hören. Eher Körperkontakt statt Symbole.
PURPUR	Fürsorgliches Oberhaupt oder Schamane. Beratung von verehrten Ältesten aus der Stamm-/Clan-Gruppe. Signale und Omen aus dem Reich der Geister. Worte der Vorfahren und ihre Wege. Kollektives Gefühl unterstützender Gleicher.	Traditionelle Riten, Rituale, Zeremonien. Enthält mystische Elemente und Aberglauben. Appelliert an Großfamilie, Harmonie und Sicherheit. Erkennt Blutbindungen. Die Volksgruppe. Vertraute Metaphern, Zeichnungen, Embleme. Minimale Abhängigkeit von der geschriebenen Sprache.
ROT	Person mit anerkannter Kraft. Geradliniger Big Boss. Einer, der etwas bietet. Respektiert, verehrt, gefürchtet. Gefeiertes „Idol" mit Ruf. Jemand von erwiesener Vertrauenswürdigkeit.	Demonstriert: „Was ist für mich jetzt drin?". Sofortige Befriedigung. Machismo/Stärke. Heroischer Status und Perspektive der Legende. Auffällig, unzweideutig, realitätsnah, stark. Einfache Sprache und starke Bilder/Grafiken.
BLAU	Rechtmäßige, angemessene Art von Autorität. Höhere Position im *Einen Wahren Weg* entlang der Befehlskette. Gemäß den Regeln und Vorschriften des Buchs. Person mit Position, Macht und Rang. In Übereinstimmung mit Tradition und Präzedenzfall. Wie von der göttlich ordinierten Macht geleitet.	Pflicht, Ehre, Land: Bilder von Disziplin. Selbstaufopferung für höheren Sinn und Zweck. Appelliert an Traditionen, Gesetze und etablierte Normen. Benütze das Klassenbewusstsein, wisse deinen Platz. Anstand, Rechtschaffenheit und Verantwortlichkeiten. Sicherstellen künftiger Belohnungen und verzögerte Befriedigung. Schuldgefühle mit richtigen Konsequenzen tragen.

WMEM	BESTE QUELLE	BESTER ANSATZ
ORANGE	Der eigene richtig denkende Verstand. Erfolgreiche Mentoren und Modelle, glaubwürdige Fachleute und „Gurus". Erfolgreich entsprechend dem Selbstbild, das aus eigenen Beobachtungen resultiert, erprobte Erfahrung, Experiment.	Wettbewerbsvorteile und Nutzung von Erfolgsmotiven, um Fülle zu erreichen. Größer, besser, neuer, schneller, beliebter. Zitate von Experten und ausgewählten Behörden. Experimentelle Daten und erprobte Erfahrung. Profit, Produktivität, Qualität, Ergebnisse, Gewinn, der als das Beste aus mehreren Optionen demonstriert wird.
GRÜN	Einvernehmliche Kommunikationsnormen. Erleuchteter Freund/Kollege. Resultat von Teilhabe und Teilen des Resultats der Erleuchtung, Beobachtung der Ereignisse hier und jetzt. Reagiert auf Affekte/Gefühle/Emotionen in Bezug auf die Situation und die anwesenden Personen.	Verbessert Zugehörigkeit, Teilen, Gruppenharmonie. Ist empfindlich für menschliche Probleme und sorgt für andere Menschen. Erweitert das Bewusstsein und Verständnis für das innere Selbst. Symbole für Gerechtigkeit, Menschlichkeit und Bindung. Sanfte Sprache zusammen mit Naturbildern bauen Vertrauen, Offenheit, Exploration, Übergänge. Echte Menschen und authentische emotionale Darstellungen.
GELB	Jede nützliche Informationsquelle. Kann BEIGE bis GRÜN annehmen. Kompetente, wissendere Person/Entität. Relevante, funktionalere Daten. Verschmelzung formaler Quellen und Ahnungen. Individualisierte Erkundungen/Entdeckungen.	Interaktive, relevante Medien, selbst zugänglich. Funktionale „schlanke" Informationen ohne Flusen. Die Fakten, die Gefühle und die Instinkte. Big Picture, Gesamtsystem-Integrationen. Daten über Felder hinweg für eine ganzheitliche Sicht integrieren. Sich erfolgreich mit anderen und Systemen verbinden.

Spiral Dynamics und die Grundbausteine

siehe rechte Seite

Tabelle 9.3 Grundbausteine

GRUNDBAUSTEINE Grundlegende Glaubenssysteme, die Charakter, Gemeinschaft und Land formen						
GRUNDBAU-STEINE	**CHARAKTERIS-TISCHES DEN-KEN**	**ENTSCHEIDUNGS-FINDUNG**	**ERZIEHUNGS-ANSATZ**	**FAMILIEN-STRUKTUREN**	**GEMEINSCHAFTS-FORMEN**	**LEBENSRAUM-FORMEN**
PURPUR Ahnengeister Sicherheit/ Magie	Mystische Geister, Zeichen. Sichere Gruppen und Nester. Machtvolle Ältere. Wir gegen sie. Animistisch und „tribal“.	Brauch u. Tradition Rat der Älteren Zeichen oder der Schamane Der Klan bekommt den Ruhm Die Wege der Ahnen	Patriarchale Lehrer Rituale und Routinen Passiv lernen Familien-ähnliches lernen Kleine Gruppen/ Zusammenschlüsse	Erweiterte Verwandtschaft Übergangsriten Klare Rollenbeziehungen Beschützt die Blutlinie Generationsübergreifend	Respektiert die Volksweisen Ehrt Ethnizität Gruppenorientiert Beschützt magische Praktiken Territorial und misstrauisch	Die Wege des Alten Landes Konzentriert auf Subsistenz Angstvoll u. mystisch Geist ist überall Relikte u. Totems
ROT Machtvolle Götter Macht/Dominanz	Rohe Machtdarstellungen Unmittelbare Befriedigung. Ungehemmt durch Schuld. Farbenfroh und kreativ. Egozentrisch und zäh	Der Starke bestimmt Was Respekt bekommt Was sich jetzt gut anfühlt Kraftvoll Beute an sich reißen Dominant sein	Belohnung für Lernen Taktik der „liebevollen Strenge“ Arbeit an Respekt Kontrollierte Freiheit Herausforderungen	Gang ähnliche Kriege Wir-sie-Wälle erbauen Tests der Würdigkeit Kämpft mit dem System Belohnt Aggression	Raubtiere kontrollieren Gefahr durch Außenseiter Formt Königreiche Revierkampf u. Vendetta Levels hoher Aktivität	Ungehemmt durch Regeln Macht bestimmt, was richtig ist Gewinner u. (tote) Verlierer Sucht Aufmerksamkeit Hohe Energie und Risiko

Tabelle 9.3 Grundbausteine

GRUNDBAUSTEINE	CHARAKTERISTISCHES DENKEN	ENTSCHEIDUNGSFINDUNG	ERZIEHUNGSANSATZ	FAMILIENSTRUKTUREN	GEMEINSCHAFTSFORMEN	LEBENSRAUMFORMEN
BLAU Macht der Wahrheit Bedeutung/Sinn	Nur der richtige Weg. Sinn in Ursachen. Schuld in Konsequenzen Opfer für Ehre Absolut und polarisiert	Befehle der Autorität Handelt richtig – folgt den Regeln Wahrt die Tradition Die Gerechten werden belohnt Folgt dem vertrauten Buch	Wahrheit durch Autorität Traditionelle Stufenschritte Moralistische Lektionen Bestrafungen für Fehler Disziplin und Pflicht	Sitz der Wahrheiten u. Werte Jeder hat seinen Platz Verhaltensregeln Lehrt moralische Werte Setzt den Standard	Frieden und Stille Vorsichtig und sorgfältig Provinzielle Bräuche Soziale Regeln durch Geburt Schätzt Nachbarschaft	Gesetzestreuer Bürger Rollen und Regeln für alle Sucht Frieden und Ordnung Belohnung kommt später Autoritäre Kontrollen
ORANGE Erfolgssterben Möglichkeit/Erfolg	Wetteifert, um zu gewinnen. Zielorientiert. Wandel zum Fortschritt Materieller Gewinn Pragmatische Alternativen	Endresultate Sucht die besten Möglichkeiten Konsultiert Experten Erfolgreiche gewinnen Was am besten aussieht	Experimente u. Versuche Hightech, hoher Status Wie man Nischen kontrolliert Mentoren und Führer Wettbewerbsvorteil	Bewegt sich nach oben Verlangt Aufmerksamkeit Hohe Erwartungen Image-bewusst Vergleich mit anderen	Auf Wohlstand ausgerichtet „Pro“-Entwicklung Enklaven und Wälle Sicherheit für die Eliten Strebt nach Autonomie	Will jetzt wachsen Wettkampf ist stets „im Gange“ Strebt nach materiellen Dingen Individualismus setzt sich durch

Tabelle 9.3 Grundbausteine

GRUNDBAU-STEINE	CHARAKTERIS-TISCHES DEN-KEN	ENTSCHEIDUNGS-FINDUNG	ERZIEHUNGS-ANSATZ	FAMILIEN-STRUKTUREN	GEMEINSCHAFTS-FORMEN	LEBENSRAUM-FORMEN
GRÜN Beziehungen Dazugehörig-keit/Harmonie	Strebt nach innerem Frieden Jeder ist gleich Situationen sind relativ Harmonie in der Gruppe Sozial/ „humanisieren“	Sich auf Konsens verlassen Alle müssen koope-rieren Jede Stimme zählt gleich Gemeinschaftliche Gewinne Teams u. Komitees	Die Gefühle entdecken Geteilte Erfah-rungen Soziale Entwick-lung Kooperation lernen Selbst-Bewusst-sein	Gruppierung von Gleichen Gemeinschaftliche Handlungen Hochgradig akzep-tierend Alle Gefühle verar-beitend Sanfte Toleranz	Soziale Sicherheits-netze „Politisch korrekt“ Nur offen für Insider Gemeinschaftsorte Hohe Teilnahme	Strebt nach Zuge-hörigkeit Braucht Akzep-tanz Opfer fühlen sich gut an Erneuerung der Spiritualität Kollektive setzen die Regeln
GELB Wechselndes Fließen Wissen/Verbin-dungen	Big-Picture-Pers-pektiven Integrative Struk-turen Natürlichkeit des Chaos Unvermeidbarkeit von Wandel Systematische Verbindungen	Starke Prinzipien Wissenszentriert Löst Paradoxe Basiert auf Kompe-tenz Konzentriert sich auf Resultate	Selbstbestimmt werden Keine starren Strukturen Quellen unter-schiedlicher Ideen Auf Interessen eingestellt	Sich verändernde Rollen Verlangt Kompe-tenz Nimmt jeden, wie er ist Informationszen-triert Alle steuern etwas bei. Wie es mög-lich ist	Will mehr durch weniger Angemessene Technik Autorität ist verteilt Wiederholt, was funktioniert Nachhaltiger Wan-del	Lieben heißt lernen Am Prozess interessiert Freiheit, einfach zu sein Selten angstvoll oder angetrieben Schätzt Veränder-lichkeit

Tabelle 9.3 Grundbausteine

GRUNDBAU-STEINE	CHARAKTERIS-TISCHES DEN-KEN	ENTSCHEIDUNGS-FINDUNG	ERZIEHUNGS-ANSATZ	FAMILIEN-STRUKTUREN	GEMEINSCHAFTS-FORMEN	LEBENSRAUM-FORMEN
TÜRKIS Globale Perspektive Holismus/Synergie	Scannt Makrobild Synergie des Lebens Nachhaltige Welt Harmonie wiederherstellen Experimentelles Wissen	Vermengt natürliche Flows Schaut nach unten und oben Langzeitliche Planung Nutzen für das Lebenssystem Neustrukturierte Ordnung	Zugriff auf die ganze Welt Gefühle und Technik miteinander verbinden Die Vergangenheit und Zukunft verbinden Den Geist erweitern Ideen wissen und fühlen	Denkt global, handelt lokal Steigert Bewusstsein Umfassende Interessen Sucht Reichweite „Erdling“ Bürger	Vernetzt Breit gefächert Teilt Überfluss Unterstützt „Weise“ Biegsame Kanten u. Räume	Holografische Muster Nach außen verbunden Chaos/Ordnung verbunden Eins mit der Lebenskraft Neugierig in Bezug auf das Ganze

Spiral Dynamics und Motivation

Tabelle 9.4 Motivationen und Demotivationen der ^{W}Meme

^{W}MEM	MOTIVATIONEN	DEMOTIVATIONEN
BEIGE	Bietet Essen, Wasser, Sex an. Input über die grundlegenden Sinne: Berührung (wenn sicher); streicheln, um Beruhigung zu geben; erkennt die Intelligenzen, die da sind.	Entzieht Essen oder macht bedrohliche Bewegungen; verursacht körperliche Schmerzen oder Beschwerden durch Temperatur; Durst; Behandlung als tierähnliches Wesen.
PURPUR	Rituale; Respekt vor mächtigen Figuren; appelliert an die Sicherheit; Zauber; Mystik; traditionelle Wege und Bräuche; Haus und Herd; Wünsche von Geistwesen, Zeichen und Omen; verleiht Zeichen und materielle Güter; respektiert Älteste: erweist den Ahnen Ehre.	Spricht schlecht über den Häuptling oder Stamm; betritt oder entweiht die heiligen Gründe; verletzt Tabus oder Rituale; führt Mehrdeutigkeit ein; isoliert und forciert beschleunigte Veränderung und Unsicherheit; bedroht Familie; respektiert Älteste oder Vorfahren nicht; versucht nicht zu verstehen.
ROT	Sofortige Auszahlungen; Macho; Herausforderungen; heroische Bilder; mehr Schlagkraft und persönliche Kraft; sieht gut aus und bekommt gebührenden Respekt; erlangt Kontrolle über die Natur und andere Menschen; setzt sich durch; Preise und Belohnungen – JETZT.	Fordert Kraft oder Mut heraus; beschämt oder macht Person/Gruppe nieder; betritt ungebeten das Revier; zeigt stärkere Waffen; Gesten und spöttische Rufe; ist spöttisch und lacht; verliert sein Gesicht; verspottet Außenseiter; erscheint oder spricht schwach; entschuldigt sich.
BLAU	Pflicht, Ehre, Land: semper fi; Gerechtigkeit; Gehorsam gegenüber höherer Autorität; ist vorbereitet; Opfer und Disziplin; bekommt Belohnungen für seine Hingabe im Jenseits; Stabilität/Ordnung; Zweck; Standards und Normen; findet größere Bedeutung; ist ein guter Bürger; Pünktlichkeit.	Greift die Religion, das Land oder das ethnische Erbe an; entweiht Symbole oder heilige Bücher; verlässt den einen wahren Weg oder macht sich darüber lustig; verletzt die Befehlskette; missachtet Regeln oder Richtlinien; erscheint unfair oder schmierig; ist ungenau; gebraucht schlechte Sprache; verringert die Standards; ist zu spät.

ORANGE	Möglichkeiten zum Erfolg; Fortschritt; Wachstum; Gewinn; Leistung; macht Dinge besser; Wettbewerbsvorteil und Vorteile; größer und besser, neu und besser; state-of-the-art [Stand der Technik]; modisch; herrscht durch Prestige; Erfahrung; kalkulierte Risiken und gute Wissenschaft; innovativ, auf dem neuesten Stand; macht Geschäfte und Schnäppchen; behandelt einen wie ein VIP.	Verringert den Profit oder das Unternehmertum; spricht über Kollektivierung; wird des Spielens beschuldigt; hinterfragt Motivationen; unterdrückt Belohnungen für gute Leistung; erzwingt Gleichheit; Kostenfalle durch Regeln oder Verfahren; verhandelt nicht; ist unflexibel; behandelt einen wie die Herde; ist gewöhnlich.
GRÜN	Teilnahme und Beteiligung; Konsens über Entscheidungen; Zusammenspiel; Befreiung der Unterdrückten; Teilen; Akzeptanz von menschlicher Schwäche und Schwächen; Offenheit; Umweltbewusstsein; Toleranz; politische Korrektheit; Inklusion; soziale Verantwortung und Bewusstsein; Beteiligung; Corporate Citizenship; gesellschaftliches Engagement.	Die Ziele und Ideale der Gruppe; versucht, eine zentralisierte Kontrolle zu erlangen; spaltet die Gruppe; lehnt kollektive für individuelle Verantwortlichkeit ab; unterstützt aggressiven Wettbewerb; leugnet Affekte und Gefühle; verschlechtert die Lebensqualität oder die Umwelt; erscheint kaltblütig; erscheint als Söldner; verlässt sich auf „harte Fakten“ unter Ausschluss von persönlichen Faktoren; handelt elitär oder exklusiv.
GELB	Befreit sich, um zu sein und zu tun, was er auswählt; lernt interessante Dinge, um die Lebensqualität zu verbessern; hat Zugang zur Vielfalt bei den Menschen, Auswahlmöglichkeiten und individuelle Big-Picture-Perspektiven; Verbesserung von Kompetenz und Funktionalität; Prinzipien und „Was ist richtig?“; versucht, auf angemessene und nachhaltige Art und Weise zu produzieren; demonstriert Verknüpfungen und Verbindungen.	Macht; Regeln ohne Gründe; Auferlegung funktionaler Struktur ; Fokus auf kleine Details; ist strafend; verweigert Zeitkontrolle: macht Arbeit repetitiv; enger Zugang zu vielfältigen Informationen oder Lernquellen; Versuche der Homogenisierung; schadet wissentlich Menschen oder der Umwelt; überlässt die heiße Kartoffel der Zukunft; Gruppenkompetenz; ignoriert die Vielfalt des Denkens.

TÜRKIS	Erfahrung über das Eigeninteresse hinaus; verbirgt selbst den Gruppenzwang; versucht, Einheit in den Ideen und Zielen der Auswirkungen der ganzen Welt zu finden; ist verantwortlich für das allgemeine Wohl; komplexes multidimensionales Denken; Überleben auf dem Planeten; interaktiver Holismus; Interdependenz; bildet Gruppen von Individuen; schätzt die spirituelle Seite der Dinge.	Wirklichkeit; setzt sich kurzfristige Ziele auf Kosten eines langlebigen Systems; Durchsetzung enger Ansichten über Ethnien, Ideologien und politische Konflikte; leugnet Spiritualität; bringt selbstsüchtige Ausreden vor; hinterlässt Abfallprodukte; sucht Vorteil durch Täuschung; erscheint banal; nimmt eine enge Sicht ein; akzeptiert zerstörerische Kräfte; schlägt den leichten Weg ein; ist zu erdgebunden.

Spiral Dynamics und Stiftungen

Es existieren unterschiedliche Typen von Stiftungen aus verschiedenen Anlässen; sie dienen den Menschen, die sie geschaffen haben, und den Leuten, die sie verwalten, und zwar auf unterschiedliche Art und Weise. Historisch betrachtet, können Stiftungen in sechs sich überschneidende Kategorien eingeordnet werden. Jede Kategorie hat unterschiedliche Kernmotivationen und Prioritäten, mit jeweils unterschiedlichen Gründen dafür, „was am wichtigsten ist".

Dieses Dokument beschreibt die verschiedenen Arten von Stiftungen und legt einen speziellen Schwerpunkt auf *MeshWorks*. Die Arten von Stiftungen mit ihren jeweiligen „Was am wichtigsten ist"-Kernpunkten sind:

F1 Eine humanitäre Stiftung verfügt über eine erhöhte Sensibilität für die menschliche Verfassung und sieht die Beseitigung des menschlichen Leidens als ihre primäre Funktion.

F2 Eine Familienstiftung ist im Wesentlichen eine wirtschaftliche/soziale Einheit, die als Vehikel für eine eng miteinander verbundene Familie dient, um eine finanzielle Hebelwirkung zu erzielen oder im Wesentlichen „Lieblingsprojekte" zu finanzieren.

F3 Die Reichsstiftung ist einfach die Erweiterung der Persönlichkeit eines starken, herrschsüchtigen Anführers, eines Gründungsprinzips oder einer Berühmtheit.

F4 Eine Interessenstiftung existiert, um ein bestimmtes Glaubenssystem, eine missionarische Bewegung oder eine Reihe von Vorschriften und Ideologien zu fördern.

F5 Eine Unternehmensstiftung wird in der Regel von großen Unternehmen oder anderen wachstumsorientierten Berufsgruppen gebildet und soll das Eigeninteresse der Eigentümer und/oder Interessengruppen fördern.

F6 Eine ökologische Stiftung konzentriert sich auf die Erhaltung der Elemente und beschäftigt sich primär mit der Natur oder den historischen Traditionen, die zur Qualität unseres Lebens und zur Stabilität unserer kulturellen Lebensformen beitragen.

F7 Eine MeshWORKS-Stiftung: ein neuer Ansatz für Philanthropie.

In der *MeshWORKS*-Stiftung nutzt ein neu entstehendes Wertesystem die Kraft des *„Mesh"* (Netz), um alle verfügbaren Ressourcen zu identifizieren, zu integrieren, auszurichten und zu mobilisieren. Diese wiederum werden wie Laserstrahlen gezielt auf Herausforderungen, Ziele oder Ergebnisse gerichtet.

Eine solche Stiftung wird weniger an ihrem eigenen Image, ihren Datenbanken, finanziellen Ressourcen oder ihrer eigenen Position in einer bestimmten professionellen oder öffentlichen Nische interessiert sein. Sie ist vielmehr ein offenes System, das dazu dient, andere Anstrengungen zu unterstützen und zu fördern, die für ein größeres Ziel, die Macht des *Dreifachen Gewinns* (engl. „third win"), arbeiten, auch wenn sie an der Oberfläche scheinbar konkurrenzfähig sind. Die F7-Entität wird die Ermöglichung und Befähigung aller Elemente, die zu einem positiven Ergebnis beitragen können, als ihre einzigartige und transzendente Funktion und Rolle annehmen. Diese neue Grundlage ist eine integrative (und nicht ausschließliche) Kraft, welche die gesamte nationale oder globale Kapazität für kurz- und langfristige Lösungen für komplexe Probleme erhöhen soll. Sie wird sowohl die *Cyber*-Welt als auch den persönlichen Kontakt nutzen, um alle anderen Stiftungen (und andere Interessen) zu einem gemeinsamen Zweck zusammenzubringen. Sie wird eine wichtige Rolle beim Informationsaustausch und beim Technologietransfer übernehmen. Sie wird anderen Wesen dabei helfen, gesund und vital zu werden. Sie hat kein Bedürfnis, das Rad neu zu erfinden, da es zu verschwenderisch ist, Ressourcen zu duplizieren und Kapital in unnötigen Ausgaben, ausgefallenen Büros oder teuren PR-Bemühungen zu überführen.

Solch eine F7-Initiative wird relativ schlank sein und die Fähigkeit haben, *Big-Picture*-Denken mit einer schnell reagierenden Intelligenz zu verbinden. Sie wird ihre „guten Dienste" der Akademie, dem Marktplatz, dem Milieu oder dem Netzwerk anbieten, das alle Anstrengungen und Ressourcen in einem bestimmten Bereich oder einer bestimmten Sache miteinander verbindet. Als Ergebnis wird mehr durch weniger erreicht werden, die Lösungen sind stets kurzfristig, und das ganze „Gehirn-Syndikat" lernt, verbessert und entwickelt sogar neue und einfallsreiche Lösungen, die keine spezifischen Bemühungen, Stiftungen oder Entitäten alleine erfinden könnten.

Der Sinn des Dreifachen Gewinns

Naturgemäß suchen *MeshWORKS*-Stiftungen nach zentralen Zielen, mit denen sie Menschen, Organisationen und andere Ressourcen „vernetzen" wollen. Solch ein transzendenter Zweck verleiht der Stiftung jenes hohe Maß an Vertrauen, Integrität, Legitimität und Respekt, das sie braucht, um erstens finanziert zu werden und zweitens verschiedene Elemente in einer gemeinsamen Sache zusammenzubringen.

Bei dieser Art von Stiftung nutzt ein neu auftauchendes Wert- und Prioritätssystem die Fähigkeit von „Netzen", alle verfügbaren Ressourcen zu identifizieren, zu integrieren, auszurichten und zu mobilisieren. Diese wiederum werden wie Laserstrahlen auf spezifische Herausforderungen, Ziele oder Ergebnisse gerichtet ... es ist ein offenes System; eines, das entworfen wurde, um anderen Unternehmungen zu helfen, für ein größeres Ziel, die Macht des Dreifachen Gewinns, zu arbeiten, selbst wenn sie auf der Oberfläche zu konkurrieren scheinen. Die F7-Entität wird die Ermöglichung und Befähigung aller Elemente annehmen, die zu positiven Ergebnissen im Sinne ihrer einzigartigen und transzendenten Rolle beitragen können.

Spiral Dynamics und Kunst

Spiral Dynamics verfügt seinem Wesen nach über die Fähigkeit, einen tief auf der Seelenebene zu berühren, um ein Verständnis seiner selbst und anderer zu erschaffen. In der Künstlerin Natalie Selsor erweckte es das Bedürfnis, eine bestimmte Form von Kunst zu schaffen. In Abbildung 9.2 sieht man eine ihrer Arbeiten.

Interpretation

Es ist klar, dass die oszillierende Zickzack-Natur von *Spiral Dynamics* in Natalies Kunst zum Ausdruck kommt. Es ist ihr auch gelungen, die tief verwurzelte Natur jeder der verschiedenen Denkstrukturen der Spirale zu beschreiben. Sie beschreibt den Prozess, den sie anwendet, wie folgt:

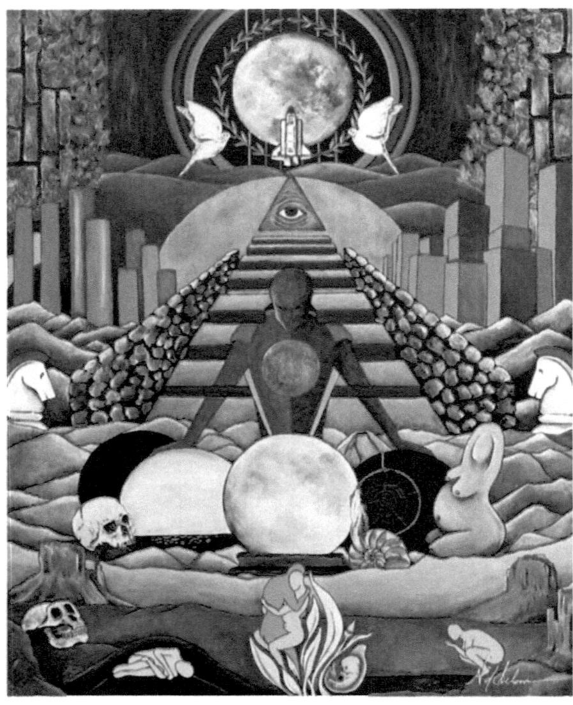

Abbildung 9.2 Spiral-Dynamics-Malerei, Natalie Selsor.

Ich hatte ursprünglich geplant, sechs Kunstwerke zu erschaffen, eines für jede Farbe der ersten Ordnung. Ich rang mit jedem einzelnen Werk, bis mir klar wurde, dass die Komposition jedes ^{W}Mems von seinem größeren Kontext abhing. Die Fragmentierung hätte die dynamische und zusammenhängende Natur der Spirale weitgehend negiert. Die Zusammensetzung der aktuellen Arbeit ist durch den Kontrast und die Beziehungen zwischen den ^{W}Memen geprägt. Sprache (Beck und Cowan 1996, S. 44) bestimmte über die Gesamtformen und die Komposition:

- *Die „losen Gruppen" von BEIGE verwandeln sich in die Stämme von Purpur (getrennte Stämme, die durch Kreise repräsentiert werden und „zirkuläre Prozesse" darstellen).*
- *ROT hebt das Selbst heraus und unterdrückt und kontrolliert gleichzeitig PURPUR.*
- *„Pyramidales" BLAU, das ROT enthält und begrenzt (mit einem BLAUEN Band die Arme von ROT zurückhaltend und mit der Waage der Gerechtigkeit auf den Schultern von ROT – und ROT liegt innerhalb der Mauern von Blau).*
- *ORANGE erscheint außerhalb der Mauern von BLAU.*
- *Die Technologie und der Fortschritt von ORANGE (repräsentiert durch ein* Space Shuttle*) durchdringt GRÜN am Horizont.*

Ich habe den Mond (PURPUR), die Sonne (ORANGE) und die Erde (GRÜN) aufgrund der entsprechenden Symbolik eingeschlossen und um die universelle Natur der Spirale zu vermitteln. Ich hatte über eine Entwicklung von links nach rechts und von BEIGE nach GRÜN nachgedacht, kam jedoch zu dem Schluss, dass sich das Ganze besser ausdrücken lässt durch die von unten nach oben anzuordnende Aufwärts-Bewegung der Spirale und die grundlegenden und kausalen Beziehungen, wie jedes ^{W}Mem das nächste hervorbringt. Außerdem versuchte ich, Horizonte zu betonen, um eine Tiefe, eine Evolution, eine Reise und eine

Progression ins Unbekannte zu evozieren. Das Folgende sind Schlüsselwörter und spezifische Ideen, die ich für jedes ^W^Meme (basierend auf Spiral Dynamics) visuell darzustellen versuchte:

- *BEIGE: Instinkt, Natur, Sand (Durst), Laub, primitiver Mann, der aus einem Bach trinkt, Tod, Geschlecht, Fortpflanzung, Fötus, Honigbienen/Waben, Primaten, Feigen und/oder andere Früchte oder Nahrungsmittel, die gewöhnlich von Jägern und Sammlern konsumiert werden.*

- *PURPUR: Mond, Feuer umgeben von einem Stamm, Tanz, Höhlenmalereien (Beginn der Entwicklung der Kultur), Kristallkugel, Traumfänger, Spinne/Spinnennetz, Schädel, Fruchtbarkeit, Mutter/Familie, altes Medizinrad (stellvertretend für spirituelle Zeremonien/Rituale), Kelche, Tiere (Opfer), Muscheln, Berge – Vulkan, Blut, Feuer (in Rot).*

- *ROT: Individuum, Bösewicht/Diktator, Held/Selbst, Drache (hat sowohl positive als auch negative Konnotationen), Rüstung, Stärke, scharfe, eckige, maskuline, undifferenzierte Gesichtszüge repräsentieren eine archetypische Natur.*

- *BLAU: Ordnung, Hierarchie, Treppe, Steinwände, Waage der Gerechtigkeit, Schriftrollen (geschriebenes Wort/Regeln an den Wänden), Glasmalerei, Schachsymbolik: Turm (Verteidigungsstellung/Schutzstellung, Festung), Ritter (gepanzerte Kavallerie), Bauern in Reihen (organisierte Gruppen, die Massen, Schulen, die „Regierten“), eine kleine Kerzenflamme in der Mitte symbolisiert etwas Heiliges und durch die Mauern und Institutionen (vielleicht Ordnung, Tugend, Ideologie) Geschütztes, Auge der Vorsehung (allsehendes Auge Gottes).*

- *ORANGE: Sonne, Gedanke, Innovation, individuelle Arbeit (Berufung, Leistung), Zylinder, Würfel, Gebäude, Technologie (Getriebe, Nullen und Einser, Computerschlüssel, Computerchip, Pixel, Weltraumforschung), Mathematik (Diagramme, Formeln/Gleichungen), Wissenschaft (DNA-Sequenzen, Periodensystem), Schornsteine (Umweltverschmutzung).*

- *GRÜN: Erde, Tauben/Olivenzweige (Frieden), Hände (Zusammenarbeit, Hilfe, Gemeinschaft), Efeu, der auf Steinmauern wächst: ein „ummauerter Garten", der das Paradies, die Vollkommenheit darstellt (Efeu kann Treue und Zuneigung symbolisieren und reicht bis zum Himmel, nicht von Natur aus parasitär, sondern kann Strukturen und ansonsten gesunde und reife Bäume zerstören).*

Randnotiz: Ich habe oft darüber nachgedacht, wie, zusätzlich zur visuellen Kunst, eine umfassende sinnliche Erfahrung in Bezug auf jedes ᵂMem ermöglicht werden könnte. Zum Beispiel unter Einbeziehung dreidimensionaler Komponenten (Texturen, natürliche Materialien, Wasserspiele, Rauch, Feuer), Sound (Musik/Audio-Effekte), Geruch, Lichteffekte und sogar Temperaturschwankungen; die darstellende Kunst könnte verwendet werden, um ein umfassendes Erlebnis jedes ᵂMems in einer Kunstausstellung oder Museumsumgebung zu schaffen.

Spiral Dynamics und Sport

In Abbildung 9.3 ist das Cover von Becks *Sports-Values*-Publikation zu sehen. Diese Publikation befasst sich damit, wie Sport als leistungsfähige Methode zur Integration von Konfliktgesellschaften und zur Optimierung der Dynamik des Gesamtsystems genutzt werden kann.

Wenn man jemals die Macht des Sports in Frage stellen sollte, eine konfliktreiche Gesellschaft zusammenzubringen und ein Nationalgefühl zu erschaffen, dann muss man einmal Südafrika besuchen. Das ganze Land war durch die Erfolge seines *Springbok-Rugby*-Teams (Spitzname „Springbokke", benannt nach der Springbock-Antilope) bei der Weltmeisterschaft 1995 euphorisiert. Präsident Nelson Mandela traf sich am Tag vor der historischen Niederlage des Weltmeisters Australien beim ersten Spiel in *Cape Town* mit der ganzen Mannschaft. Er hatte den Vorsitz über die farbenfrohe Eröffnungszeremonie im Newlands-Stadion, welche die reiche kulturelle Vielfalt dieser jungen Demokratie feierte. Zulu-Trommeln, *gumboot mine dancers*, Bands in den Farben des Kaps und andere ethnische Darbietungen waren im

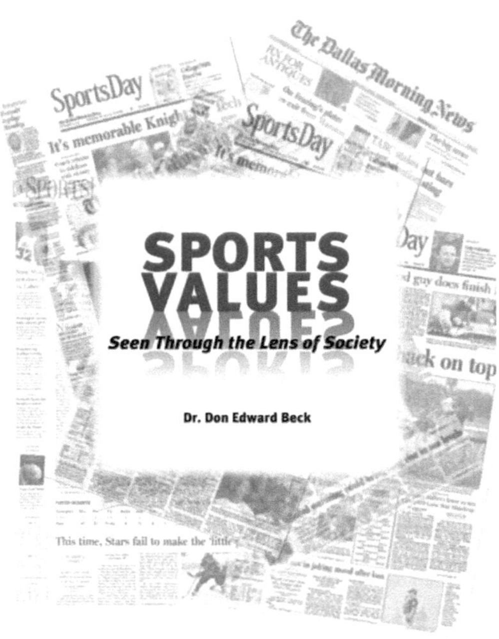

Abbildung 9.3 Kopie der Sports-Value-*Publikation von Don Beck* (2015).

Überfluss beobachtbar. Die südafrikanische *Rugby Union* hatte als Motto „Ein Team, ein Land“ für das Team gewählt, und dieser Geist trug sich fort. Man stelle sich das einmal vor: Hier stand der erste schwarze Präsident des Landes, der 27 Jahre lang auf *Robben Island* in Sichtweite von *Newlands* inhaftiert gewesen war. Und er ehrte nun öffentlich das durchweg weiße Team der Nationalmannschaft als „seine“ *Springboks*. (Chester Williams, der schnelle, sehr populäre schwarze Flügelspieler, konnte wegen einer quälenden Achillessehnenverletzung nicht am Wettkampf teilnehmen.) Jeder Politiker im Land suchte nach Möglichkeiten, um mit den grün- und goldfarbenen *Springboks*-Spielern in Verbindung gebracht zu werden.

Für viele war Rugby mit seinem *Springboks*-Symbol zum Symbol der Apartheid geworden. Praktisch alle Spieler waren weiße Afrikaner. *Springboks*-Mannschaftskapitäne gaben nur auf Afrikaans Anweisungen auf dem Spielfeld. Selbst weiße, englischsprachige Spieler gelangten nur selten in die Nationalmannschaft und fühlten, dass sie Opfer kultureller Diskriminierung waren.

Es gab einen wachsenden Druck auf das Rugby-Team, als neues Symbol eine Protea-Blume zu wählen. Doch der anglikanische Erzbischof Desmond Tutu hatte seine Position geändert und darauf bestanden, dass die *Springboks*-Ikone erhalten bleibt. Schließlich wurde das Symbol erstmals 1908 verwandt, bevor es überhaupt ein Land gab. Es wurde beobachtet, wie junge schwarze Jugendliche aus den Townships Anti-Rugby-Zeichen entfernten und durch Bilder ihrer neuen Rugby-Helden ersetzten. Sie alle wollten „*Springboks*" sein.

Während in der ehemals weiß dominierten Gesellschaft gezielte Fördermaßnamen normal geworden sind, kann man die Quote vergessen, wenn es um Sport geht. Die Südafrikaner bestehen darauf, dass ihre Athleten und Sportmannschaften im offenen Wettbewerb ausgewählt werden. Aber sie gehen noch viel weiter. Sie haben ihre Zeit und ihre Ressourcen den Entwicklungsprogrammen gewidmet, insbesondere in den Townships und in öffentlichen Schulprogrammen.

Fußball ist in Bezug auf die Anzahl der Spieler überwiegend schwarz, besonders auf der Profi-Ebene. Cricket (trotz großer Anstrengungen seiner fantasievollen „*Township Cricket*"-Programme) und Rugby sind im Wesentlichen weiß. Langstreckenläufer haben afrikanische Namen, während die Sprinter und Platzveranstaltungen von Englisch- und Afrikaans-Sprechern beherrscht werden. Diese Muster werden sich mit der Zeit ändern, wenn die Entwicklungsbemühungen Früchte tragen und natürliches Talent an die Oberfläche tritt.

Die *Springboks* hatten alle drei Spiele im Wettbewerb gewonnen und sollten am Samstag gegen Westsamoa ins Viertelfinale einziehen. Vom Team wurde erwartet, dass sie ins Pokalfinale einziehen, das für den 24. Juni im *Ellis Park*, Johannesburg, geplant war. Kein Zweifel, das ganze Land würde „ihren" *Springboks* zuschauen, während sie „ihre" grünen und goldenen Farben in den Wettbewerb trugen.

„Six Games to Glory" bestimmte den psychologischen Aufbau, der für jedes Spiel nötig war, während die *Springboks* durch die Gruppen-Phasen, dann das Viertelfinale, Halbfinale und Finale gingen. Ausschlaggebend war das Eröffnungsspiel gegen Australien. Der Artikel „*Six Games to Glory*" ist auf der Website www.spiraldynamicsglobal.

com zu finden. Der genaue Motivationsplan der *Springboks*, entwickelt durch den Trainer Coach Kitchie, wird dort beschrieben.

Don Beck empfand, dass der Film *Invictus* über Nelson Mandela und die südafrikanische Rugby-Weltmeisterschaft ziemlich der Wahrheit entsprach, und er sollte es ja auch wissen. Beck war einer von vielen, die an die friedensstiftende Kraft des Sports glaubten und die dem Team dabei halfen, von einem Symbol der Apartheid zum Stolz einer neuen Nation zu werden.

Abgesehen davon, dass er Zweikampf-Tipps von befreundeten Coaches weitergab, half Beck – der mit ehemaligen Trainern wie Hayden Fry, Tom Landry und Bum Phillips zusammengearbeitet hatte – Christie dabei, die psychologischen Höhen und Tiefen des Wettkampfs zu meistern. „Er (Christie) war ein Schlüsselelement, um das Team vorzubereiten", sagte Beck.

Wie in dem Film, nahm das Team während einer Spielpause zwischen zwei Partien ein Boot und besuchte die Insel, in der Mandela für 27 Jahre eingesperrt gewesen war. Auf *Robben Island* hatte Mandela das kurze Gedicht *Invictus*, lateinisch für „unbesiegbar", von William Ernest Henley, auf einem Zettel in seiner Gefängniszelle aufbewahrt.

„Das war Teil des Plans", sagte Beck, um den Spielern zu zeigen, dass sie Teil einer wachsenden nationalen Identität waren. In Abbildung 9.4 sieht man, wie Beck die Transformationsreise der südafrikanischen *Springboks* erklärt. Auf der Abbildung ist der Rugbyball zu sehen, der von dem damaligen Rugbytrainer Kitch Christie signiert wurde.

Eine weitere Empfehlung Becks – dass die Südafrikaner ein afrikanisches Publikumslied annehmen sollten – wurde aufgegriffen und das beliebte lokale Lied *Shosholoza* gewählt. Dann wurde schließlich auch seine andere wichtige Empfehlung zur Wirklichkeit, nämlich dass Nelson Mandela, wenn möglich, davon überzeugt werden sollte, sich mit den *Springboks* zu identifizieren. Andere Strategien, die Beck vorschlug, waren Besuche des *Springboks*-Teams in den Townships.

Beck ist ein großer Sportfan und ein großer Anhänger der Idee, dass der Sport über die soziale und politische Fähigkeit verfügt, Menschen zu vereinen. Die Szenen totalen Jubels quer durch Südafrika und in allen Lebensbereichen – wie es so lebendig in *Invictus* eingefangen wurde – scheinen ihm Recht zu geben. Vielleicht kann Beck überzeugt werden, ein Wort mit der *Bafana Bafana* (Fußballnationalmannschaft Südafrikas) zu sprechen. Bei den meisten großen Transformationsbemühungen, die Beck förderte und beeinflusste, wurden sportliche und gesellschaftliche Dimensionen in einer integralen, systemischen und funktionalen Art und Weise kombiniert, die speziell auf die Akteure in diesem System zugeschnitten ist. Auf der Website wird die *Rugby-World-Cup-Strategie* 1995 als „*The Six Games to Glory*" dargestellt.

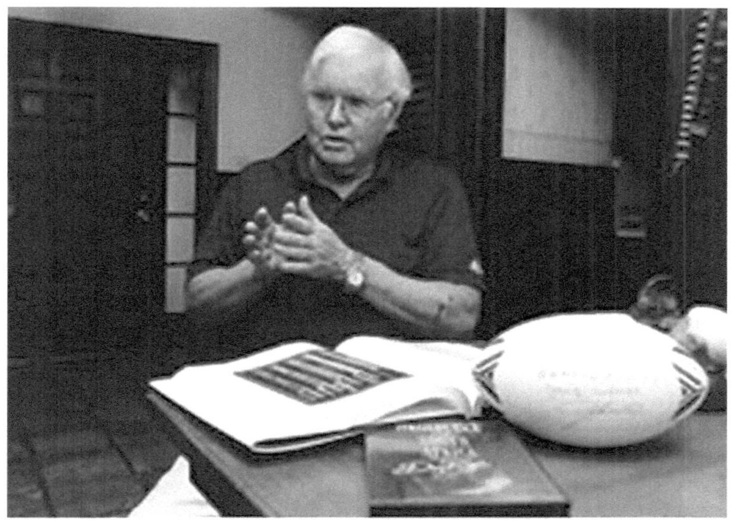

Abbildung 9.4 Don Beck und die *Six Games to Glory*.

Sport kann ein starkes Elixier sein

Während der Recherche für dieses Buch wurde das folgende Dokument (Abbildung 9.5) gefunden, was als Beleg dafür dienen kann, wie tiefgehend sich Beck mit dem *Springboks*-Trainer austauschte. Don schreibt in den *Dallas Morning News* am 6. August 1995:

> *Wenn man Rugby als ein Spiel betrachtet, das von einer pummeligen Gruppe von Möchtegern-Spielen gespielt wird, die sich die Köpfe in einer*

KITCH CHRISTIE
Sunnyside Park Hotel
FAX 011 27 11 642 0019

21 June 1995

This will be my final fax before the championship game on Saturday. I enjoyed visiting with Clay and Judy on the telephone yesterday -- and was especially pleased to learn that you chaps were back at Sun City. That's exactly the kind of thing you should have done on Monday-Tuesday BEFORE restarting the team's engine on Wednesday -- then build through Saturday when PRIME returns. Last Saturday's game was too wrenching and emotionally draining. You desperately need to come off the top of the energy peak for the player's systems to recharge themselves.

I don't think you will have any trouble getting HIGH Energy out of the team. You may, in fact, need to counter balance the growing pressure by staying loose yourself - putting everything into perspective - joking around -- and preventing too much excitement, too early. This would be the time I would use the Chariots of Fire video. I know so little about rugby I cannot comment on the All Blacks although it appears they've had a pretty easy time of it. The fax I'm sending from Paul Stringer is interesting. He's putting our new book together at Oxford. Also, note my column for the Dallas Morning News. You remind me a lot of Rudy T - the suddenly successful Houston Rockets coach. The Rockets came from behind in ALL four playoff series to win.

This Loumu character is interesting. I've seen several clips of him. I assume it's "freakish" for a kid that size to be on the wing. I talked to several of my football coaching friends about how to deal with a huge freight train: Their collective strategy: SWARM HIM!

1. Deprive him of the ball. 2. Hit him quick so he can't get up a head of steam. 3. Don't try to hit him head on and up high. Rather, hit him low and from the side. (The idea is to trip him up so he has a big fall onto hard ground. The old saying "the bigger they are the harder (and further) they fall. 4. Often you can strip the ball from a big man, especially if he simply plows ahead. 5. put lots of jerseys on him early in the game so he begins to slow down late. (Of course, Texas kids know how to bull dog someone but I don't know how you define high tackles in rugby!) 6. Have your players hang a mental sign on him of something or somebody that brings out the anger in them so they are hitting that something -- not the player. Still wish you had the Zulu war dancers and drums to counter the Haka. That would strike fear in the heart of any rational soul! Nose patches might really pay off at the Ellis Park altitude.

I'm not returning to South Africa until August. Just could not get the trip organised to be there for the finals. Assume you must get back to your business in July/August. I've talked with Dr. Len Weinstein - the cricket team doctor - about offering an evening session to the sport related professions on building a high performance athletic team. I do hope you do some serious debriefing when all this is over. Best of everything on the 24th! Please send my best wishes to the team. I believe they will win the Final Game to Glory. Only a very few people in any country EVER have such a defining moment to enjoy and savour.

Abbildung 9.5 Auszug aus einem Fax von Beck an den südafrikanischen Springboks-Coach Kitch Christie vom 21. Juni 1995.

Gruppenschlägerei einschlagen, bevor sie sich in die nächste Kneipe zurückziehen, dann schaue man noch einmal hin. Wenn man sich ab dem 25. Mai in Kapstadt Fernsehübertragungen des Rugby World Cups ansieht, wird man das Spiel in seiner reinsten Form sehen. Für Millionen Südafrikaner ist Rugby das einzig wahre Spiel. Der amerikanische Football ist zu verwirrend. Zu viele Stopps und Starts. Zu viele Arten von Strafen. Und natürlich müssen echte Männer nicht die ganze Polsterung tragen. Rugby ist mir in den letzten zehn Jahren sehr ans Herz gewachsen. Die Handlung geht von Kopf-an-Kopf-Gedrängen zu ausgefransten und innovativen Angriffen über.

Das Spiel verfügt über Nuancen, die ich zuerst nicht erkannt hatte. Das Gedränge ist ein technisches Wunderwerk mit Stärke und Druck, um einen Vorteil und die Kontrolle über den Ball zu erlangen. Und ich genieße es wirklich, einen plötzlichen und unerwarteten Dropkick durch die Pfosten aus 40 Metern Entfernung zu sehen, was das Tempo des Wettbewerbs verändert.

Besonders für die Afrikaner ist Rugby eine Religion. Die großen Helden der Vergangenheit trugen das Springboks-Symbol und grün-goldene Farben in Spielen gegen die englischen Lions, Neuseelands All Blacks und Australian Wallabies. Die Übergangsriten eines jungen Mannes sind an verschiedene Rugby-Ebenen geknüpft, vom Barfuß-Spielen in der Schule bis hin zu starrsinniger Treue gegenüber dem Lieblings-Provinzteam oder dem Springboks-Helden.

Aber wie auch der American Football der letzten Jahrzehnte befindet sich Rugby mitten in einem großen kulturellen Wandel. Das traditionellere Modell wird durch eine professionelle Version ersetzt. Provinzteams tragen die Logos ihrer kommerziellen Sponsoren auf den Trikots. First-Line-Spieler sind seit einiger Zeit inoffiziell „professionell". Berühmte Rugbystars sieht man jetzt in Fernsehwerbespots und Zeitschriftenanzeigen.

Diese Veränderungen werden sich auch während des Weltcup-Wettbewerbs zeigen, der auf der ganzen Welt übertragen wird. Die Spiele sind in ganz Südafrika verteilt, sodass eine Person jedes Spiel im lokalen Fernsehen verfolgen kann. Südafrika hat noch nie eine Veranstaltung in solch einem beeindruckenden Ausmaß veranstaltet. Hotels und Mietwagen sind randvoll ausgebucht. South African Airways erweitert seine internationalen und inländischen Strecken um 747-Jumbos. Geschätzte 40.000 Gäste werden sich der Flut von Touristen anschließen, die in die Republik einströmen, die sich nach dem friedlichen Machtwechsel immer noch in Euphorie befindet.

Der persönliche Magnetismus und der politische Scharfsinn von Nelson Mandela und F. W. de Klerk halten die Regierung der Nationalen Einheit und die gesamte Gesellschaft auf dem richtigen Weg. Sechzehn Länder werden zwischen dem 25. Mai und dem 24. Juni in neun verschiedenen Stadien 32 Spiele bestreiten. Das Finale findet im Ellis Park in Johannesburg statt, einem NFL-ähnlichen Stadion mit 70.000 Sitzplätzen und ausverkauften Sky-Boxen. Wenn Südafrika im Championship-Event den Pokal-Favoriten Australiens trifft, werden die Raserei und der Lärm im Ellis Park dem Niveau des letzten Rolling-Stones-Konzerts entsprechen. Für das South African Springbok Team *ist der World Cup ein Moment der Wahrheit. Das gesamte Rugby-Programm litt unter der Apartheid. Ein Heimsieg, sogar die erfolgreiche Durchführung des Turniers, würde Wunder für die lokale Moral bewirken, da die junge Demokratie wieder in die Gemeinschaft der Nationen einzieht.*

Der Rugby World Cup 1995 war pure unverfälschte MAGIE!

Spiral Dynamics in Russland

In Abbildung 9.6 ist das Cover des Buchs *Spiral Dynamics* in russischer Übersetzung zu sehen. In Abbildung 9.7 werden Don Beck und Elza Maalouf zusammen mit einer russischen Gruppe gezeigt, die *Spiral Dynamics* studierte. Vielleicht ist es möglich, dass *Spiral Dynamics* eine Erklärung für den Kalten Krieg und die anhaltende Spannung zwischen den beiden Supermächten ermöglicht. Die Anwendung von *Spiral Dynamics PLUS*-Technologien kann veranschaulichen, wie sich der Effekt des Assimilationskontrastes hier manifestiert. In Abbildung 9.8 erklärt ein russischer *Leader* die Erkenntnisse, die er durch die Anwendung von *Spiral Dynamics* auf die Szenario-Planung gewonnen hat. Das Ideal für das zukünftige Russland 2045 wurde besprochen.

Weitere Informationen über *Spiral Dynamics* in Russland können auf der Website, die dieses Buch unterstützt, gefunden werden: www.spiraldynamicsglobal.com.

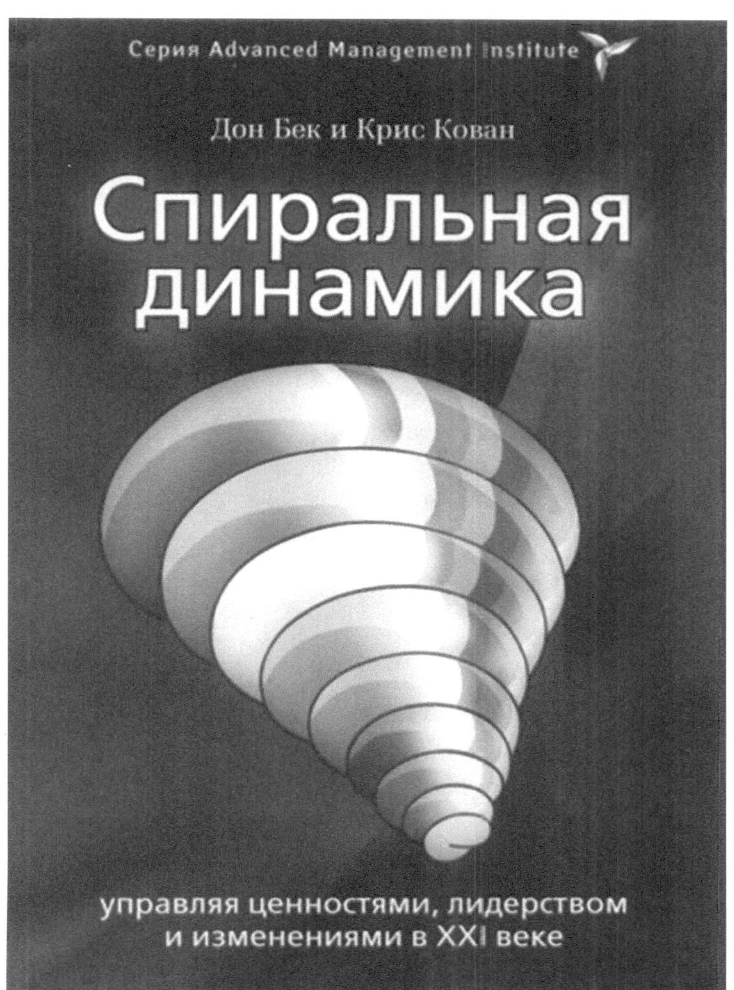

Abbildung 9.6 Das Cover der russischen Übersetzung von *Spiral Dynamics*.

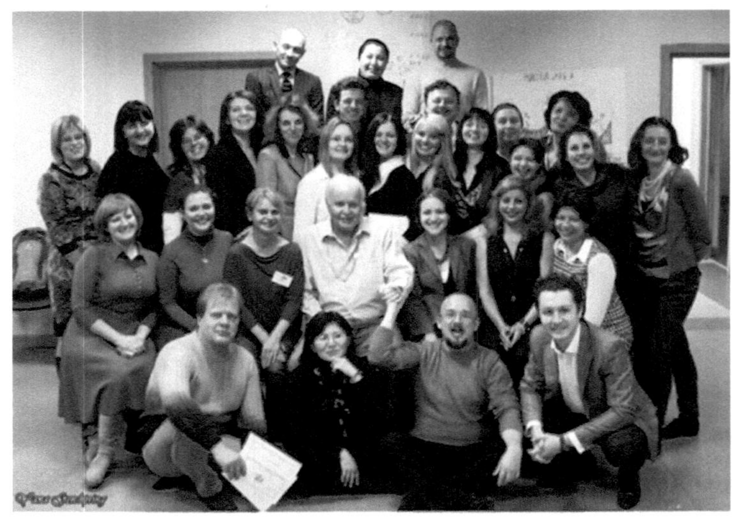

Abbildung 9.7 Don Beck und Elza Maalouf in Russland.

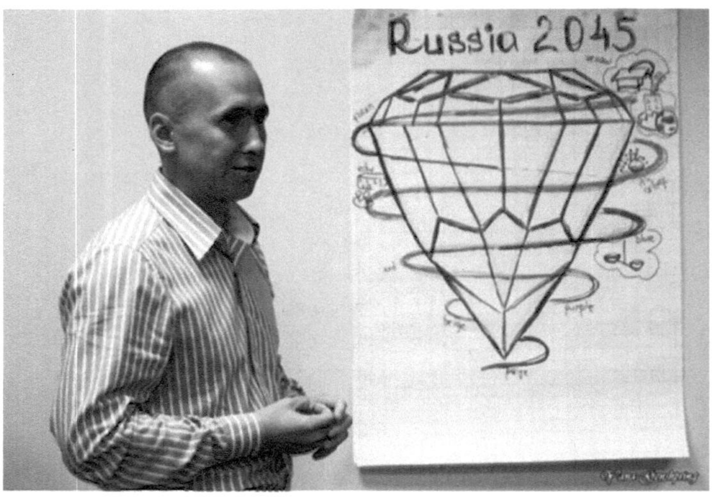

Abbildung 9.8 Szenario-Planung – Russland 2045, ausgedrückt mithilfe der Codes von *Spiral Dynamics*.

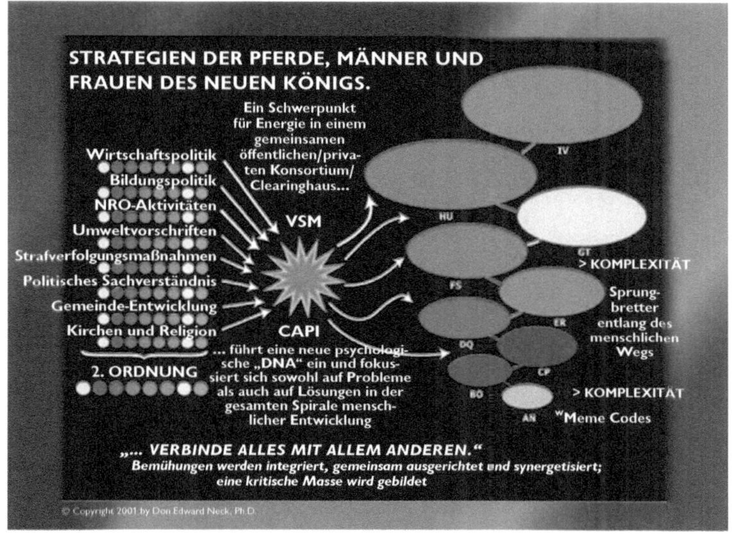

Abbildung 9.9 Strategien der Pferde, Männer und Frauen des neuen Königs.

Fazit

In diesem Kapitel wurde ein Potpourri aus verschiedenen Fällen und Anwendungen aufgezeigt. Die Übertragbarkeit, Modifizierbarkeit, Authentizität und Eignung des *MeshWORKS*-Ansatzes wurden in der Praxis, in Industrie, in Ländern und in Gesellschaften dargestellt.

Aus Abbildung 9.9 geht klar hervor, dass man in der Lage sein muss, die verschiedenen Codes in jeder Umgebung zu verbinden, auszurichten und zu verweben. Man braucht zudem *Leadership*, um sich der verschiedenen WMem-Codes bewusst zu sein und um eine Perspektive der zweiten Ordnung zu erhalten. Und man bringt die menschliche Energie in ein System übergeordneter Ziele ein, um eine systemische Leistungsfähigkeit zu entfesseln. Im nächsten Teil von *Spiral Dynamics PLUS* werden verschiedene Entscheidungs- und *Leadership*-Unterstützungssysteme vorgestellt. Die Abkürzungen VSM und CAPI in Abbildung 3.2 werden dort erklärt.

10

Organisatorisches Engagement in unterschiedlichen Arbeitsbereichen: Internationale Anwendungen von Spiral Dynamics

Dr. Rica Viljoen

Einführung

In diesem Kapitel versucht die Autorin, verschiedene Theorien und Ansätze einzuführen, die sich mit unterschiedlichen Aspekten nationaler Kultur beschäftigen. Die Theorie von *Spiral Dynamics*, die unterschiedliche Weltanschauungen oder archetypische Denksysteme beschreibt, wird hier vorgestellt. Ein Verständnis davon, wie diese Denksysteme in einer Organisation vertreten sind, kann den Veränderungs- und Entwicklungsberatern und den Unternehmensleitern gleichermaßen helfen, um Strategien und Sinn und Bedeutung in der gesamten Organisation einzuführen und gleichzeitig sicherzustellen, dass die Interventionen kulturell übereinstimmen. Die Anwendung des *Maßstabs der Verbindlichkeit* (BeQ), der auf einzigartige Art und Weise ^{W}memetische Codes in ein integrales Verständnis des Engagements in verschiedenen Kontexten integriert, wird hier besprochen.

Diese Komplexität – mit konsequenter Berücksichtigung der Inklusivität, die das Thema des Engagements in multikulturellen Umgebungen prägt – kann authentisch und ganzheitlich dargestellt werden. In diesem Kapitel werden vier verschiedene Fälle unterschiedlicher multikultureller Umgebungen vorgestellt: Ein ostafrikanischer Fall (Tansania) und ein westafrikanischer Fall (Ghana), wie auch Erkenntnisse des Studiums von China und Australien in Bezug auf *Spiral Dynamics*.

Zu berücksichtigende multikulturelle Ansätze

Die folgenden multikulturellen Versuche können für die Forschung im Ausland einbezogen werden: Geert Hofstede (2005), die Globe-Studien (Hayes 2011), Fons Trompenaars und Hampden-Turner (1997) und *Spiral Dynamics*, wie von Clare Graves (1974), Don Beck (2013), Loraine Laubscher (2014) und der Autorin (2015) beschrieben. Jeder der Ansätze wird im Folgenden kurz diskutiert. Der BeQ ist auf diese Theorien ausgerichtet. Die theoretischen Bausteine, die in diesen Ansätzen beschrieben wurden, wurden in die *Grounded-Theory*-Forschung von Viljoen-Terblanche (2008) integriert. Die Integration

Tabelle 10.1 Hofstedes Dimensionen, angepasst von Brewer und Venaik (2014)

Hofstedes Dimension	Beschreibung
Macht-Abstand	Der Grad, zu dem Menschen in einem Land die Ungleichheit unter den Menschen des Landes als normal empfinden.
Individualismus	Der Grad, in dem die Gesellschaft individuelle oder kollektive Leistungen und zwischenmenschliche Beziehungen bestärkt.
Männlichkeit	Der Grad, in dem eine Kultur der Dominanz die Durchsetzungsfähigkeit und den Erwerb von Dingen fördert vs. einer Kultur, die den Menschen, das Gefühl und die Lebensqualität fördert.
Unsicherheitsvermeidung	Der Grad, in dem Menschen in einem Land strukturierte gegenüber unstrukturierten Lösungen bevorzugen.
Langfristige Orientierung	Der Grad, zu dem es eine Zukunftsorientierung gibt, wie Ersparnisse, im Vergleich zu kurzfristigem Denken, was eine vergangene und gegenwärtige Perspektive impliziert, wie das Erfüllen sozialer Verpflichtungen und Respekt vor Traditionen.

nationaler kultureller Dynamiken stellt sicher, dass die unterschiedlichen Weltanschauungen und Denkstrukturen von Mitarbeitern aus einer ethnographischen Sichtweise während aller Phasen der Forschung berücksichtigt werden.

Hofstede

Die Weltsicht des Landes, in dem die Organisation tätig ist, kann einen wertvollen Kontext für die von der BeQ-Untersuchung berichtete Dynamik liefern. Hofstede (2005) beriet Geschäftsleitungen, welche die Landesgrenzen überschreitend agierten, um sowohl Wissen als auch Empathie mit der lokalen Szene zu entwickeln. Laut Hofstede unterscheiden sich die nationalen Kulturen auf den folgenden Skalen, wie in Tabelle 10.1 beschrieben (Brewer und Venaik 2014).

Indem man den kulturellen Kontext eines Landes versteht, in dem eine Organisation operiert, kann man ein besseres Verständnis für die Dynamiken entwickeln, die unter den Menschen zum Ausdruck kommen. Die Einbeziehung dieser Theorie, um die Dynamik in einer spezifischen Umgebung zu verstehen, ist ein Versuch, die einzigartige Personendynamik, die sich innerhalb der Geschäftsoperation abspielt, zu kontextualisieren, um den Zuschnitt dessen zu verbessern, was angegangen werden muss und wie dies in Bezug auf Interventionsprozesse geschehen soll.

Eckdaten der Hofstede-Studien sind im Internet verfügbar. Es ist ratsam, dass der Leser im Hinterkopf behält, dass die von Hofstede verwandte Stichprobengruppe in einer spezifischen organisatorischen Umgebung durchgeführt wurde, wenn es um die Frage geht, ob diese Daten für die gesamte untersuchte Population gelten.

Die GLOBE-Studien

GLOBE *(Global Leadership and Organizational Behavior Effectiveness Research)* erweitert die Arbeit von Hofstede (House u.a., 2004). Die folgenden sieben verschiedenen Dimensionen, wie in Tabelle 10.2 beschrieben, lauten:

Tabelle 10.2 Dimensionen der Globe-Studie, adaptiert von House u. a. (2004)

Globe-Dimension	Beschreibung
Leistungsorientierung	Bezieht sich auf das Ausmaß, in dem eine Gesellschaft hohe Leistungsstandards fördert und Innovation und Verbesserung belohnt.
Durchsetzungsvermögen	Bezieht sich auf das Ausmaß, in dem Individuen in sozialen Beziehungen durchsetzungsfähig, hart, dominant und aggressiv sind.
Zukunfts-Orientierung	Bezieht sich auf das Ausmaß, in dem Mitglieder einer Gesellschaft oder einer Organisation annehmen, dass ihre Handlungen ihre eigene Zukunft beeinflussen werden. Belohnt Einzelpersonen dafür, fair, tolerant, altruistisch, freundlich und fürsorglich zu anderen zu sein.
Menschliche Orientierung	Bezieht sich auf das Ausmaß, in dem ein Kollektiv Menschen ermutigt und belohnt, fair, tolerant, altruistisch freundlich und fürsorglich zu sein.
Institutioneller Kollektivismus	Bezieht sich auf das Ausmaß, in dem die organisatorischen und institutionellen Normen und Praktiken einer Gesellschaft das kollektive Handeln und die kollektive Verteilung von Ressourcen fördern und belohnen.
Wir-Gruppe oder individueller Kollektivismus	Beschreibt das Ausmaß, in dem Individuen in ihren Organisationen und Familien Stolz, Loyalität oder Zusammenhalt ausdrücken.
Gender-Gleichheit	Bezieht sich auf das Ausmaß, in dem das Kollektiv die Geschlechterungleichheit minimiert.

Wenn man diese Aspekte bei der Interpretation von Engagement-Studien in Organisationen berücksichtigt, kann dies sehr hilfreich dabei sein, verschiedene Weltanschauungen zu verstehen, und auch, wie man in verschiedenen Ländern Geschäfte machen kann. Der inklusive Ansatz von *Spiral Dynamics*, der später im Kapitel beschrieben wird, betrachtet diese Aspekte der nationalen Kultur. Normalerweise wird ein Vergleich zwischen den offiziellen Hofstede-Daten und den Themen gemacht, die im sozialen System durch gemischte Datenerhebungsbemühungen entstanden sind, um die national-kulturelle Dynamik in einem sozialen System zu bestimmen.

Trompenaars

Trompenaars und Hampden-Turner (1997) identifizierten die folgenden sieben Bereiche, dargestellt in Tabelle 10.3, anhand derer verschiedene Kulturen verglichen werden konnten:

Tabelle 10.3 Trompenaars und Hampden-Turner-Dimensionen, angepasst von Trompenaars und Hampden-Turner (1997)

Trompenaars	Hampden-Turner-Dimensionen	Beschreibung
Universalismus	Partikularismus	Die Bedeutung von Regeln gegenüber Beziehungen.
Individualismus	Kommunitarismus	Funktion als Individuum oder Gruppe.
Spezifisch	Diffus	Wie getrennt halten sie ihr Privat- und Berufsleben?
Neutral	Affektiv	Sind sie neutral oder zeigen sie Emotion?
Leistung	Fremdzuschreibung	Müssen sie beweisen, dass sie Status erhalten, oder wird er ihnen verliehen?
Vergangenheit – sequenziell	Zukunft – synchron	Werden die Dinge nacheinander getan oder mehrere Dinge gleichzeitig erledigt?
Intern	Extern	Kontrollieren sie ihre Umgebung oder werden sie von ihr kontrolliert?

Der Sinn dieses Kapitels besteht nicht darin, eine umfassende Literaturübersicht über die verschiedenen Aspekte nationaler Kultur zu liefern. Vielmehr soll dem Leser bewusst gemacht werden, dass die nationale Kultur oder die Überkultur in Bezug auf organisatorische Dynamiken untersucht werden sollte. Organisationen und die Menschen in ihnen können nicht isoliert voneinander analysiert werden. Das Studium dieser Dynamiken kann wertvolle Informationen über organisatorische Dynamiken liefern. Die Autorin möchte Berater, *Leader* und Praktiker der organisatorischen Veränderung und Entwicklung hier daran erinnern, die multikulturelle Dynamik bei der Interpretation von Ergebnissen der Unternehmensintelligenz, wie z. B. den Ergebnissen der Engagement-Studien, zu berücksichtigen.

Spiral Dynamics

Dieses Buch ist der Theorie von *Spiral Dynamics* gewidmet, wie sie im ersten Teil beschrieben wurde. Um nicht alles zu wiederholen, werden die verschiedenen *Spiral-Dynamics*-Systeme bzw. -Archetypen nach Beck (2013) in Tabelle 10.4 dargestellt.

In Tabelle 10.4 werden sieben der acht von Graves identifizierten Codes angezeigt. Der letzte Code – TÜRKIS – ist in dieser Tabelle nicht enthalten, da er sich nicht in Organisationen manifestiert. Die Bedeutung dieser Theorie für die Anwendung auf die kulturelle Dynamik kann nicht überschätzt werden. Die zweite Spalte von Tabelle 10.4 enthält Informationen, die für das Verständnis der menschlichen Dynamiken in Organisationen wichtig sind. Die erste Spalte zeigt die Denkstruktur oder das Fraktal der spezifischen Struktur an. BEIGE hat kein festes Organisationsmuster. BEIGEFARBENE Leute gehen in ihrem Streben nach dem Überleben dorthin, wo es Essen oder Geld gibt. Viljoen und Laubscher arbeiten aktiv an der Rekonzeptualisierung dessen, was es heißt, BEIGE zu sein. Darüber hinaus sind sie auch an der *Beauty of Beige* beteiligt, einer Initiative des *Centers of Human Emergence* in Den Hag, u. a. mit Annamarie Voorhoeve.

Tabelle 10.4 Systeme und Archetypen von *Spiral Dynamics*, angepasst von Beck (2013).

ORGANISATORISCHE LEGENDE

Jedes Graves'sche Wertesystem hat sein eigenes einzigartiges Organisationsmuster. Diese haben sich entwickelt, um die Ressourcen der Systeme den jeweiligen Existenzproblemen anzupassen.

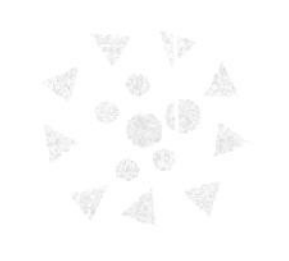

1. A-N „GRUPPE" (individualistisch)
- Herdenähnliches Verhalten
- Starke Mitglieder umgeben und schützen die Schwächeren
- Gruppenzusammenschlüsse für Paarung, Nahrungsaufnahme etc.
- Bewegungen, die durch das Wetter und die Verfügbarkeit von Nahrungsmitteln und Wasser bestimmt sind

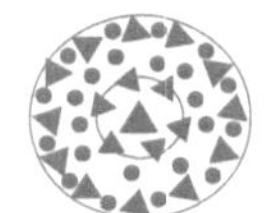

2. B-O „STAMM" (kollektivistisch)
- Kreisförmiger Clan, Verwandtschaft, Stammes-, Familienstruktur
- Rollen werden bestimmt durch Verwandtschaft, Geschlecht, Alter, Herkunft
- Die Wege und die Kultur werden streng erhalten
- Chef trifft Entscheidungen, wird von Ältesten/Schamanen beraten
- Brauch verlangt Gehorsam gegenüber dem Führer/Ältesten

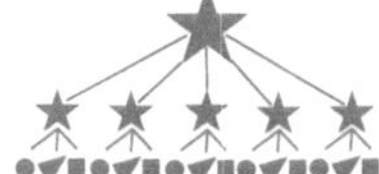

3. C-P „REICH" (individualistisch)
- Leistungsorientiert – die Stärksten überleben am besten
- Die mächtigste Person fällt die Entscheidungen
- Der Big Boss steht über den Arbeitschefs, die die Massen leiten
- Kommunikation nach unten, nur Stärke bestimmt die Beziehungen

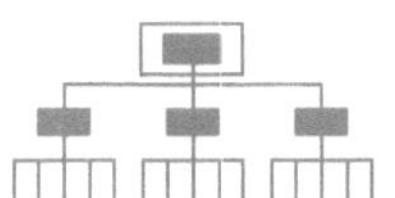

4. D-Q „PASSIVE HIERARCHIE" (kollektivistisch)
- Starre Regeln für Struktur und Rang
- Person mit entsprechender Position und Macht fällt die Entscheidungen
- Göttliche Autorität spricht durch weltliche Autorität
- Kommunikation nach unten und horizontal über die Klassen hinweg
- Menschen bleiben an ihren „rechtmäßigen" Orten

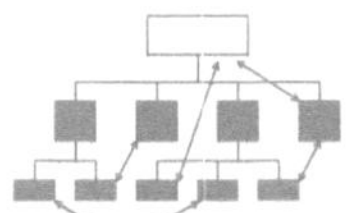

5. E-R „AKTIVE HIERARCHIE" (individualistisch)
- Bürokratisch und statusorientiert
- Person mit der delegierten Autorität fällt Entscheidungen
- Verteilung der spezifischen Verantwortung
- Kommunikation nach unten, oben und quer
- Macht in Bezug auf Prestige und Position innerhalb der Struktur – ermöglicht Aufwärtsmobilität

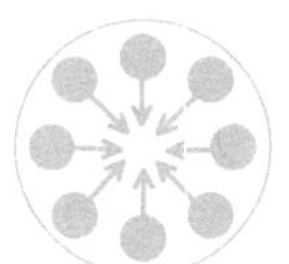

6. F-S „SOZIALES NETZWERK" (kollektivistisch)
- Organisation von Gleichgestellten zum gegenseitigen Nutzen
- Wenig Sorge mit Status oder Privilegien
- Die „Leute" treffen Entscheidungen als Gruppe
- Häufige Kommunikation in alle Richtungen
- Schwerpunkt auf Konsens, Sensibilität für Gefühle und menschliche Bedürfnisse

7. G-T „FUNKTIONELLER FLOW" (integral)
- Struktur folgt Aufgabenstellung
- Projektorientiert mit wechselndem „funktionalem" Leadership
- Kompetente Person fällt die Entscheidung
- Kommunikation nur bei Bedarf
- Kann bei Bedarf B-O bis F-S übernehmen

PURPURNE Denkstrukturen organisieren sich zirkulär. In der Mitte eines Stammes, einer Sippe oder einer Gemeinschaft steht der Führer, wie etwa ein Ältester oder ein Vater. Der Rest der Gemeinschaft dient den Bedürfnissen der Älteren. Es ist ein kollektives System und der Stamm ist wichtig. Identität wird in Bezug auf andere, das Land und den Himmel definiert. Häufig werden Totemtiere ausgewählt und der Stamm lebt mit dem Geist dieses Tieres. Es gibt eine große Verbreitung von BEIGEFARBENEM und PURPURNEM Denken in den Schwellenländern.

PURPUR ist friedlich und interpretiert die Dinge sehr wörtlich. Der Fremde ist vielleicht ein Engel. Für Organisationen ist es wichtig zu verstehen, dass mindestens 65% der Menschen im südlichen Afrika PURPURFARBEN sind. Laubscher hat in ihrer Doktorarbeit 2013 zu diesem Thema das Verständnis dieses Codes erweitert.

Obwohl die Welt dringend ein funktionales systemisches Denken benötigt, wie es in den vorangegangenen Kapiteln dieses Buchs dargelegt wurde, ist der GELBE Code der zweiten Ordnung als Wertesystem in der allgemeinen Bevölkerung der Schwellenländer weitestgehend unterrepräsentiert. Gleiches gilt für den TÜRKISFARBENEN Code. Beck (2013) erläutert, dass es noch keinen *tipping point* (Umkehrpunkt) gibt – keine Mehrheit, die eine Verschiebung globaler Denksysteme bewirken würde. Laubscher (2013) warnt davor, unsere Energien nicht darauf zu verwenden, GELB oder TÜRKIS zu werden, sondern plädierte leidenschaftlich dafür, uns doch auf das zu konzentrieren, was die Welt tatsächlich von uns braucht. Die universelle Herausforderung für *Leader* lautet:

Wie können funktionale Wege zweiter Ordnung gefunden werden, in denen ORANGEFARBENE und BLAUE Leader *die Organisationsstrategie mit PURPURNEN und ROTEN Mitarbeiter ausführen können?*

Engagement in multikulturellen Organisationen

Die internationale Norm besagt, dass die Lohnkosten etwa 60-80% der gesamten Organisationskosten betragen. Der *Leadership Council of Canada* (2008) stellt fest, dass international nur 28% der Menschen sich tatsächlich engagieren – d.h., ihre einzigartigen Gaben in die Organisation einbringen. Viljoen (2017) stellt fest, dass sich in Schwellenländern nur 20% der Talente engagieren. In der Tat ist die Rentabilitätsrechnung in Bezug auf das Humankapital oft nicht optimal.

Es ist klar, dass die Triebkräfte für das Engagement für verschiedene menschliche Codes eben sehr unterschiedlich sind. BEIGEFARBENE Codes werden sich über einen sehr kurzen Zeitraum für das Überleben einsetzen. PURPURNE Codes werden sich engagieren, um den Bedürfnissen ihrer Familie und ihrer Gemeinschaft zu dienen. ROTE Codes werden aktiviert, wenn sie das Gefühl haben, dass sie gewinnen und an Macht gewinnen können. BLAUE Codes werden eingesetzt, wenn die Regeln befolgt werden, wenn die Organisation ethisch ist und wenn es langfristige Anreize gibt. ORANGEFARBENE Menschen werden sich engagieren, wenn sie es als ein Vehikel zur Optimierung des Systems betrachten, während ihre persönlichen Bedürfnisse erfüllt werden. GRÜNE Codes werden sich engagieren, wenn Wachstumsdynamik und Inklusivität auftauchen. GELBE Codes zweiter Ordnung werden aktiviert, wenn sie sich erstens noch in der Organisation befinden und zweitens, wenn sie das systemische Ganze optimieren dürfen.

Unterschiedliche *Spiral-Dynamics*-Codes stellen unterschiedliche Fragen und verhalten sich daher auch anders, bewerten Dinge unterschiedlich und unterscheiden sich in der Art und Weise, wie sie Bedeutung erzeugen. Insbesondere sollten die archetypischen Denksysteme durchdacht werden, während man die Systeme berücksichtigt, an denen man sich beteiligt (Viljoen 2014). Dieser Aspekt ist für das *Leadership* derart entscheidend, dass es nicht ignoriert werden kann. Wenn *Leader* die Denkstrukturen von Menschen in ihren Systemen verstehen können, können sie dementsprechend auch die Kommunikation, die Strategie, die Belohnung, die Anerkennung, die Disziplin und die kulturellen Themen anpassen.

Es ist wichtig, die Überkultur zu beschreiben. Das BeQ ist ein solches Instrument, das beschreibt, wie sich diese Denksysteme in dem Teil des Ansatzes manifestieren, der sich mit der Überkultur in Großsystemen beschäftigt. Dieses Verständnis ist äußerst wichtig, um die Bedingungen zu erschaffen, unter denen sich Mitarbeiter in multikulturellen Umgebungen engagieren können. Ein kroatischer Unternehmensleiter erklärte einmal: „Wenn Sie einen gesunden Boden haben, dann werden auch die Pflanzen gesund sein. Der biologische Landbau lehrt, dass man dem Boden alles geben sollte, und nicht den Pflanzen. Wenn man diese Denkweise ändert, wird es zukünftig möglich sein, dass der Boden frei von Pestiziden sein wird." Als ein PURPURNER *Business Leader* nutzte dieser Manager natürlich eine Metapher. Ein Verständnis des Bodens (der menschlichen Bedingungen), welchen bestimmte Mitarbeiter benötigen, um ihre Stimmen in die Organisation einzubringen, kann den Geschäftsführern beim Aufbau nachhaltiger Unternehmen helfen.

Engagement-Dynamiken in Afrika

Im Gegensatz zu dem Bild, dass das Fernsehen von Afrika zeigt – eine lähmende AIDS-Krise, die Ebola-Bedrohung, brutale Bürgerkriege, westliche Bemühungen, die Demokratie zu beeinflussen und Schuldenerleichterung anzubieten, sowie wilde Tiere –, wie auch Filme wie z.B. „Blood Diamond" und „Tsotsi", gibt es in Afrika ein großes Gespür für Menschlichkeit und Weisheit. Menschen in Tansania bezeichnen sich selbst als Giraffen – bescheidene Tiere, die nur innerlich weinen (Bateman und Bobbett 2001). Dies ist typisch für eine Gesellschaft mit einem PURPURNEN Code. Organisationen, die heute in Afrika Geschäfte machen, obliegt die heilige Gelegenheit, mit dem Rhythmus und der Natur der lokalen Gemeinschaft zu arbeiten und ein wahrhaft nachhaltiges Erbe zu hinterlassen.

Aufgrund seines immateriellen und universellen Charakters hat das Geschichtenerzählen in Afrika den Kolonialismus und das Christentum überlebt – es konnte nicht unterdrückt, manipuliert oder geschmälert werden (Lessem und Nussbaum 1996). Die meisten afrikanischen Kulturen basieren auf mündlichen Überlieferungen und sind daher durch ein großes Maß von Geselligkeit geprägt. Geschichten zu erzählen ist eine Kernkompetenz von *Leadern* in Afrika (Lessem 1993), da die soziale Kompetenz einer Person ihre soziale Stellung und ihr soziale Einsicht bestimmt. Die Sensibilität und die Technik eines Managers können durch die Fähigkeit, eine Geschichte gut zu erzählen, verstärkt werden (DePree 1989). Mythen, Legenden, Parabeln, Fabeln und Rituale erzählen von und sind für jeden Menschen (Jung, 1978). Christie, Lessem und Mbigi (1994) beschreiben afrikanische Menschen als geborene Geschichtenerzähler. Afrikanische *Leader* können dies als Geschenk der Geschäftswelt anbieten.

Hofstede (1980) warnt davor, dass Menschen, wenn sie international arbeiten, dazu neigen, ihre eigenen Erfahrungen und ihre lokale Kultur als Maßstab zu nehmen. Die externe Kultur des Landes, in dem die Organisation tätig ist, beeinflusst aber die Organisationskultur (Sagiv und Schwartz 2000). Die westliche Führung sollte diese Diversitätsdynamik berücksichtigen, wenn sie in afrikanischen Ländern operiert.

Im nächsten Abschnitt werden zwei afrikanische Fallgeschichten beschrieben. *Spiral Dynamics* und der BeQ wurden in beiden Fällen angewandt, um überkulturelle Dynamiken und andere Faktoren zu beschreiben.

Geschäfte in Ostafrika machen: Tansania

Die Beispiel-Organisation: In den Goldminen südlich des Viktoriasees wird täglich das wertvolle Metall Gold abgebaut. Die Geräusche von schweren Maschinen und die Bewegung von Fahrzeugen sind in der Mine die Norm, die 2001 rund eine halbe Million Unzen Gold produziert hatte und dies 2002 um fast 15 % erhöhen konnte. Vor der Eröffnung der Mine lag die Dorfbevölkerung knapp unter 30.000. Heute leben dort rund 120.000 Menschen, von denen 80 % auf die eine oder andere Art und Weise von der Mine abhängig sind. Die Mine erreichte 2005 mit der Produktion von drei Millionen Unzen Gold einen bedeutenden Erfolg und trug damit wesentlich zur Goldproduktion in Tansania bei.

Im Laufe des Jahres 2005 entschieden sich die Minenbesitzer, die bis zu diesem Zeitpunkt im Wesentlichen auf externe Bauunternehmer angewiesen waren, um die diversen Arbeiten in der Mine zu verrichten, selbst den Bergbau zu übernehmen, und zwar indem sie die Bauunternehmer, ihre Mitarbeiter und ihre Ausrüstung als eine einzige, einheitliche Entität kauften. Logistisch betrachtet, brachte dies erhebliche Probleme mit sich, vor allem in Bezug auf die Vergrößerung des Personalbestands, die vermehrte Nutzung der Toiletten in der Mine, die Wartung und den Betrieb der Ausrüstung, die Integration einer Vielzahl von qualifizierten und ungelernten Mitarbeitern in eine bestehende Belegschaft und die emotionalen und Vielfaltskomponenten der Integration von Menschen (und ihren Denkweisen), die aus fast jeder Ecke der Welt kamen.

Die Belegschaft hatte sich zu diesem Zeitpunkt von 480 Vollzeitmitarbeitern auf zusätzliche 1.685 Auftragnehmer erweitert. Vierzehn Bauunternehmer vor Ort beschäftigten die restlichen Arbeiter. Es bedurfte einer Integrationsbemühung nicht nur der Mitarbeiter, sondern auch der Prozesse, Strukturen und Abläufe.

Die Intervention: Eine Studie zum Engagement, die auch die Verteilung unter *Spiral Dynamics* beschreibt, wurde durchgeführt, um die Denkweisen der Belegschaft und der Auftragnehmer zu verstehen. Die Untersuchung ergab, dass die Belegschaft praktische Richtlinien zur Durchführung von Aufgaben schätzte, realistische Erwartungen hatte sowie konkrete und spezifische Schritt-für-Schritt-Anweisungen und spezifische Ergebnisse benötigte. Die Belegschaft wird als vertrauensvoll, freundlich und rücksichtsvoll, sensibel und sanft und äußerst aufmerksam in Bezug auf das Verhalten ihrer Vorgesetzten beschrieben. Die Arbeiter waren meist PURPURFARBEN und die Manager BLAU. Die Belegschaft beschreibt das Management als distanziert, privat, zurückhaltend und als schwer kennenzulernen.

Die Ergebnisse kamen für das Management überraschend, da die Erwartung vorherrschte, dass die Belegschaft eine bessere Vergütung verlangen würde. Die Ergebnisse der Studie hatten jedoch deutlich gezeigt, dass statt einer monetären Intervention die Entwicklung der Kontrollinstanzen, das Training der Sozialkompetenz und die strategische Ausrichtung besondere Aufmerksamkeit erforderten.

Eine Transformationsstrategie wurde entworfen und Interventionen wurden empfohlen. Eine auf der Theorie von Bar-On (2003) basierende Erhebung emotionaler Intelligenz wurde in der Organisation durchgeführt.

Da das gesamte Managementsystem (Exekutivausschuss, Betriebsleitung, Abteilungsleiter und Aufseher) durch diese Umstrukturierungsbemühungen beeinflusst wurde, wurde eine spezifische Organisationsentwicklungsintervention, nämlich ein auf der Theorie der emotionalen Intelligenz basierender Selbstbeherrschungsprozess, implementiert. Alle involvierten Führungskräfte beteiligten sich an dieser dreitägigen humanistisch gestützten Intervention, die sich auf die Prinzipien des Systemdenkens, die neue Arbeitswelt und die Art und Weise konzentrierte, in der sich persönliche Werte auf organisatorische Werte beziehen. Während der Interventionen wurde besonderer Wert auf die Entwicklung der emotionalen Intelligenz, die Fähigkeit, in multikulturellen Umgebungen gut zu funktionieren, und auf die Verbesserung der Interaktion gelegt.

Die Teams des Exekutivausschusses und der Betriebsleitung nahmen an einer vereinfachten Teambuilding-Sitzung teil, die an einem externen Veranstaltungsort stattfand. Unterschiede bei den Persönlichkeitstypen wurden als Grundlage für diesen humanistischen Organisationsentwicklungsprozess gebraucht. Während dieser Sitzung lag der Schwerpunkt auf dem Verständnis der Gemeinsamkeiten und Unterschiede zwischen den einzelnen Personen, auf der Entscheidung über Rollen und Verantwortlichkeiten und auf dem Teilen der gegenseitigen Erwartungen. Die Werte-Erklärung der Organisation wurde überarbeitet und die Gruppe hat einen Zweck für das Team geschaffen.

Zwei Wochen nach dieser Sitzung beteiligten sich die 26 leitenden Angestellten der Organisation an einem psychoanalytischen Tavistock-Event (Cilliers und Mai 2002). Ein Tavistock-Event fokussiert sich auf den Umgang mit den unbewussten Dynamiken innerhalb der Gruppe. Themen wie politische Schläue, Machtspiele und Spaltungen innerhalb der Organisation können hier untersucht werden. Die Gründe für Vertrauensprobleme in der Organisation wurden in einem erleichterten Kontext erforscht. Einzelpersonen erhielten die Möglichkeit, Feedback über die Auswirkungen ihres Verhaltens auf andere zu geben, und sie einigten sich auf Verhaltensweisen und Maßnahmen, die eingeleitet, fortgesetzt oder beendet werden sollten. Direkte Rückmeldungen wurden gegeben und alle „unaussprechlichen" Dinge – wie etwa die Dynamik von ausgelagerter vs. lokaler Dynamik – wurden angesprochen.

Es wurde beschlossen, dass alle natürlichen Teams (Teams, die alltäglich zusammenarbeiteten) an Teamentwicklungssitzungen teilnehmen sollten, um die Gruppendynamik zu optimieren. Die Entscheidung wurde auch getroffen, um einen humanistischen Moderationsansatz zu wählen, wie er von Rogers (1985) beschrieben wurde. Dieser Ansatz basiert auf der Theorie der emotionalen Intelligenz während der Teamentwicklungssitzungen. Auf diese Art und Weise konnten Verhaltensweisen normalisiert werden, während sich gleichzeitig der unbeabsichtigte Einfluss des Verhaltens zeigen würde.

Die gesamte Belegschaft wurde durch die Anwendung der Technik des *Industrial Theater*, bei dem der Schwerpunkt auf Diversitätsdynamiken, Stereotypen im System und gemeinsames Verständnis organisatorischer Herausforderungen gelegt wurde, einbezogen. Bei großen Veranstaltungen und durch Geschichtenerzählen unterstützten die Moderatoren die Mitarbeiter dabei, sich auf ihre eigenen Fähigkeiten ihrer emotionalen Intelligenz zu konzentrieren und Aktionspläne mitzugestalten, um die Dynamik am Arbeitsplatz zu verbessern. Diese Interventionen konzentrierten sich darauf, die Einstellung der Mitarbeiter zu beeinflussen und Empathie, Selbstachtung und Realitätstests zu verbessern. Wir benutzten die Metapher des gemeinsamen Erklimmens des Kilimandscharo, um ein gemeinsames Verständnis für die Aufgabe in der Mine zu schaffen – nämlich in dem Sinne, respektvoll in Richtung „organisatorischer Erfolg" zusammenzuarbeiten.

Ergebnisse der Intervention: Es wurde keine *Follow-up*-Kulturstudie durchgeführt, um Veränderungen in der interorganisatorischen Dynamik zu bestimmen, da sich das Managementteam signifikant verändert hatte. Allerdings wurden acht der 13 Gruppenmitglieder im Top-Management der Organisationen innerhalb der nächsten zwei Jahre nach den Interventionen befördert.

Ein erneuter EQ-Test wurde durchgeführt, um das individuelle Wachstum ausgewählter Mitglieder des Betriebsleitungsteams zu bestimmen. Die Gruppe, die an der Neumessung teilnahm, bestand aus fünf Auswanderern und acht Einheimischen. Der Gesamt-EQ-Wert stieg von 104 auf 110. In der Stichprobe von 13 Führungskräften, die an der Nachmessung teilnahmen, verbesserten sich die emotionalen

Intelligenzwerte nur von drei *Leadern* nicht. Da zwei von ihnen zwischenzeitlich persönliche Schicksalsschläge erlitten hatten, kann daraus abgeleitet werden, dass nur der EQ einer Person nicht zugenommen hatte.

Es kann mit statistischer Sicherheit geschlossen werden, dass die Erhebung der emotionalen Intelligenz die gewünschten Ergebnisse bei der Verbesserung der EQ-Werte auf den Subskalen Durchsetzungsvermögen, Selbstachtung und zwischenmenschliche Beziehung lieferte. Die Entwicklung der emotionalen Intelligenz wird durch das Verständnis der Theorie von *Spiral Dynamics* verbessert. Obwohl es statistisch nicht signifikant war, verbesserten sich die beiden anderen Unterskalen, die während des Entwurfs der Erhebung der emotionalen Intelligenz entwickelt wurden – nämlich Problemlösung und Optimismus –, ebenfalls jeweils um mehr als fünf Punkte.

Ziel des Managements war es, die beiden Belegschaften zu integrieren, ohne Produktionszeit zu verlieren. Am Ende wurde die Produktion nur für eine einstündige Feier unterbrochen und es wurde keine Produktionszeit verloren. Darüber hinaus haben externe internationale Prüfer den Erfolg der Integration dokumentiert und die Organisationsentwicklungsinitiativen als Faktoren identifiziert, die zum Erfolg beitrugen.

Geschäfte in Westafrika machen: Ghana

Die Beispiel-Organisation: Zunächst wurde eine *Engagement-Studie* wegen geringer Produktionsergebnisse durchgeführt und weil der allgemeine Eindruck bestand, dass die Menschen in Ghana faul seien. Die Frage wurde auch aufgeworfen, ob ein Drittweltland die internationalen Sicherheits- und Qualitätsstandards wirklich einhalten könne. Der Leitungsstab hätte kaum geglaubt, dass sich die apathische Haltung der Arbeiter innerhalb von neun Monaten hin zu einer engagierten Haltung entwickeln würde, dass diese Mine den internationalen Sicherheitspreis (und dies ebenfalls für die folgenden acht Jahre) gewinnen und dass sie in weniger als einem Jahr alle Erwartungen übertreffen würde.

Die Ergebnisse der BeQ-Forschung offenbarten ein ganz anderes Bild als die ursprünglichen Annahmen des Leitungsstabs. Die Arbeiter fühlten sich nicht respektiert. Dies geschah hauptsächlich aus den folgenden Gründen:

- Ihr Arbeitsplatz war 22 km von ihrem Zuhause entfernt. Die Anfahrt dauerte anderthalb Stunden auf einer verkommenen Straße, die oft von tropischen Regenfällen weggeschwemmt wurde.
- Das Essen in der Mittagspause wurde nicht richtig gekocht.
- In den Gruben der Minen gab es kein Wasser.
- Es gab nicht genug Duschen, damit die Arbeiter sauber nach Hause gehen konnten.
- Die *Leader* sprachen nicht mit ihnen.

Es zeigte sich auch, dass 98 % der Arbeiter über PURPURNE Codes verfügten. Der Geschäftsführer hatte die Einstellung eines hellen ORANGEFARBENEN Codes. Mit Ausnahme eines *Leaders* im Exekutivausschuss der Mine, der andeutete, dass er mit ROTEM Denken übereinstimmte, hatten die anderen acht Mitglieder BLAUE Wertesysteme. Zu der Zeit, als das Forschungsteam involviert wurde, war das Management nicht bereit, mehr Geld in etwas zu investieren, das keine Erträge produzierte. Innovative Wege mussten gefunden werden, um die Lage besser zu verstehen.

Interventionen: Ghana ist ein Land mit 78 Stämmen. Es liegt nahe am Äquator. Die Durchschnittstemperatur beträgt 39 Grad Celsius. Die Luftfeuchtigkeit liegt meist bei 98 %. Es gibt zwei Jahreszeiten – Sommer und Regenzeit. Drei Monate im Jahr weht der Wind, der Harmattan, aus der Sahara, und alles ist rot von Staub.

Während der ersten Gespräche wurde deutlich, dass die Ghanaer, die in der Fall-Organisation und -Gemeinschaft arbeiteten, ein schönes PURPURNES Denksystem ausdrückten. Der Entwurf der Transformationsstrategie beruhte im Wesentlichen auf dieser Diagnose.

Zuerst wurden die lokalen *Nannas* (Leiter) konsultiert, bevor die Studie begann. Das Forscherteam erklärte, dass es da sei, um zuzuhören, und man bat um Erlaubnis, mit den Menschen zu sprechen. Dies war ein sehr hilfreicher Versuch. Jeder war bereit, seine Ansichten mitzuteilen.

Mitarbeiter berichteten, dass sie den Eindruck hatten, ernst genommen zu werden. Anfangs trauten sie dem Prozess nicht, und obwohl immer mehr Menschen (die nicht unbedingt zu einer bestimmten Sitzung eingeladen worden waren) anwesend waren, wurde zunächst nur wenig gesprochen. Doch schon bald war das zugewiesene Zimmer zu klein, um alle zu beherbergen, und während der nächsten fünf Jahre, in denen das Forscherteam dort war, ergab sich eine schöne Stimmung und Energie wurde freigesetzt – jeder wollte seine Geschichte erzählen. Obwohl nicht jeder in der Lage war, mit den Forschern zu sprechen, wurden Notizen über das Material gemacht, und zwar oft in der Landessprache *Twi*. Um jede Geschichte zu hören und alle Informationen zu verarbeiten, brauchte man Übersetzungen.

Der Forschungsansatz hatte zwei Phasen – zunächst wurde die Forschung durchgeführt und dann wurde *Feedback* gegeben. Dies war Teil des größeren Prozesses der Organisationsentwicklung und Veränderung. Während der *Feedback*-Sitzungen gab es einige urkomische Momente. Als der Forscher etwas sagte, mit dem alle einverstanden waren, gab die Gruppe *gleichzeitig* einen Laut von sich. Obwohl die Anforderung war, dass die Fragebögen anonym ausgefüllt werden sollten, bestanden die Menschen in Ghana darauf, ihre Namen auf ihre Formulare zu schreiben – ihre Stimme musste vernommen werden.

Nach der Vorstellung des BeQ fragte ein ghanaischer *Leader*, warum Ausländer dies so kompliziert machen würden. „Wenn man Gäste empfangen will, muss man das Haus wärmen, und ist unsere Organisation nicht das Haus unserer Angestellten?“ Das war eine faire Frage an unsere Führungskräfte in den Organisationen.

> Verbringen Führungskräfte ihre Energie damit, ein Gefühl der Zugehörigkeit in einer Kultur zu schaffen, die als warm beschrieben werden kann, wie auch an einem Arbeitsplatz, der psychologische Sicherheit für seine Mitarbeiter schafft?

Das Managementteam versuchte jahrelang, das Problem mit der Straße zu lösen. Die Regierung gab vor, nur 20 km einer 600 km langen Straße zu reparieren. Wenn man sie verbessern wollte, musste die gesamte Straße verbessert werden. Anders war es einfach nicht profitabel.

Das Team vom Exekutivausschuss entschied sich, eine Woche lang den Bus zu nehmen. Nach einer Fahrt berichtete der Personalchef, dass er schreckliche Kopfschmerzen habe. Etwas musste also getan werden. Zunächst wurden alle Fenster geöffnet. Der Generaldirektor lies einen großen Bagger aus der Grube holen, um den Teil der Straße, der von der Mine genutzt wurde, auszubessern. Der Abzug eines Baggers in der Grube führte natürlich zu einer Produktionsverringerung. Während einer gemeinsamen Aktionsplanung zur Lösung dieses Problems kam ein Gruppenmitglied auf die Idee, die Leistungsverträge mit den Auftragnehmern der Busse zu verändern. Es wurde vereinbart, dass in den nächsten sechs Jahren alle Busse mit Klimaanlagen ausgestattet werden mussten. Auf diese Art und Weise könnten die Fenster geschlossen werden und die Leute würden nicht schmutzig und voller Staub bei der Arbeit oder zu Hause ankommen. Dies war nämlich der eigentliche Kern des Problems, warum sie sich so respektlos behandelt fühlten. Die Personalabteilung hat diesen Ansatz sofort umgesetzt und innerhalb von ein paar Jahren sollten alle Busse mit Klimaanlagen ausgestattet werden. Im fünften Jahr waren jedoch noch 40 % der Busse ohne Klimaanlagen. Als Forscher schämte ich mich sehr, dass das, was wir versprochen hatten, nicht innerhalb des Zeitrahmens umgesetzt worden war. Ich erklärte der Gruppe, dass wir mit unserem Plan im Verzug waren. Ich erhielt die wärmste Antwort. Die Gruppe versicherte mir, dass sie glücklich sei, solange sich die Dinge besserten. Ich habe an diesem Tag etwas über Afrika gelernt.

Die Mitarbeiter gaben an, dass sie sich nicht respektiert fühlten. Aufgrund der ineffektiven Zeitplanung hatten die Köche nicht genug Zeit, um gut gekochtes Essen zuzubereiten. Durch die Implementierung eines Zeitplans wurde dies Problem schnell gelöst.

Der Generaldirektor nahm die Forschung sehr ernst. Er wollte wissen, wie viele Menschen täglich daran teilnahmen und was er tun könne, um schnell Verbesserungen einzuführen. Noch am selben Tag, nachdem die Beschwerde eingetroffen war, dass es kein Wasser in den Minen gab, wurde diese Angelegenheit geregelt. Diese schnelle positive Reaktion hatte sehr dazu beigetragen, das Vertrauen in den gesamten Prozess zu bestärken.

Der Generaldirektor ließ auch Wasserquellen am Arbeitsplatz und in der Nähe der Busse im Dorf installieren. Die Lektion hier war gewesen, dass die Forscher die Aussage „sich nicht respektiert fühlen“ vollkommen falsch verstanden hatten. Einige Maßnahmen, die international angewandt werden, gehen auch von den falschen Fragen aus und dringen nicht zum Kern einer Sache vor wie im Falle des Respekts. Ghanaer lieben es zu arbeiten. Sie arbeiten auch nicht, um danach frei zu haben. Man arbeitet, um zu leben. Ghanaer sind stolz auf ihre Arbeit. Sie wollen nicht schmutzig zur Arbeit kommen. Und sie wollen auch nicht dreckig und mit rotem Staub bedeckt nach Hause kommen. Das Essen geschieht rituell – das ist ein sehr wichtiger Teil davon, was es bedeutet, ghanaisch zu sein. Schlecht zubereitete Speisen anzubieten gilt im Rahmen von Code PURPUR als wirklich respektlos. Und dies gilt natürlich auch bei PURPURNEN Mitarbeitern. Es ist auch sehr wichtig für sie, sich mit ihren *Leadern* zu verbinden – wenn auch nur, um sie zu sehen. Sehr zur Bestürzung der internationalen Unternehmenszentrale veranstaltete der Generaldirektor jeden Mittwoch eine *Roadshow*, um mit allen Arbeitskräften zu sprechen.

Ergebnisse der Interventionen: Innerhalb von acht Monaten gewann die von uns untersuchte Mine die internationale Sicherheitsplakette – eine wundervolle Leistung, wenn man berücksichtigt, dass die Mine nur wenige Monate zuvor für diese Auszeichnung überhaupt nicht in Frage kam.

Die Kultur wurde fünf Jahre lang erneut gemessen. In der konsekutiven BeQ-Maßnahme berichteten die lokalen Ghanaer, dass sie respektiert wurden, und sie zeigten ein höheres Maß an Engagement. Eine vollständige Fallstudie, in der auch über die Auswirkungen auf die Produktivität und andere Geschäftsindikatoren berichtet wurde, wurde in dem Buch *Inclusive Organizational Development* (Viljoen 2015) veröffentlicht.

Afrikanische Dynamiken können leicht falsch interpretiert werden. Organisationen, die auf diesem vielfältigen Kontinent stärker Fuß fassen, müssen berücksichtigen, dass hier unterschiedliche Denkstrukturen zum Tragen kommen. Anstatt davon auszugehen, dass die

Menschen Afrikas den Mitarbeitern in anderen Ländern der Ersten Welt ähnlich sein müssen, kann eine tiefgehende ethnografische Perspektive, insbesondere dann, wenn sie von *Spiral Dynamics* getragen wird, sehr hilfreich bei der Übersetzung von Strategien, dem Verständnis organisatorischer Dynamiken und Strategien zur Förderung von Engagement sein.

Engagement-Dynamiken in Australien

Es war schwierig für einen südafrikanischen Forscher, in Australien Studien zum Engagement zu machen. Australier sind von Natur aus sehr zögerlich, Einsichten von Beratern aus anderen Ländern zu berücksichtigen. Hier arbeiteten wir über einen Zeitraum von fünf Jahren mit mehr als 4.000 Menschen zusammen. Anfangs konnten die Gruppen als widerwillig oder sogar passiv oder aggressiv beschrieben werden. Wir waren keine „Kumpel". Die Dinge änderten sich jedoch schnell, als die Gruppen erkannten, dass die Forscher nicht das Ziel hatten, ihnen ein Modell aus einer anderen Welt aufzuerlegen, sondern eine beratende Funktion darüber einnehmen wollten, was ihnen wichtig war. Australier schätzen nicht notwendigerweise die Dinge, die nicht aus Australien kommen. Meiner Ansicht nach liegt es mehr im *Wie* als im *Was*. Häufig passiert es, dass Berater und Manager Australien besuchen und ihnen aus einer Schema-F-Perspektive erzählen, wie man die Dinge besser machen könne – ohne überhaupt zu berücksichtigen, warum die Dinge hier auf eine bestimmte Art und Weise erledigt werden. Australier sind manchmal auch empfindlich, was den Sprachgebrauch angeht. Der Abteilungsleiter in einer anderen Organisation wollte einmal eine Frist durchdrücken. Er benutzte die Metapher von einem Gewehr und die Pappe trug den Slogan: „Gib es mir, sonst ..." Die Australier fanden das überhaupt nicht witzig und reichten eine formelle Beschwerde wegen Respektlosigkeit ein. Der gleiche Spruch hatte in Ghana dazu geführt, dass die Ghanaer eine Woche lang darüber gelacht hatten.

Die Australier, die an der Studie teilnahmen, waren besonders respektvoll und höflich. Die Menschen werden nicht unnötig laut, wenn sie nicht derselben Meinung sind – Kameradschaft ist hier wichtig

(BeQ Report 2013). Rückmeldungen, die nicht vom Ton her positiv sind, sind ebenfalls problematisch und werden so lange wie möglich vermieden. Darüber hinaus sind *Lifestyle*-Fragen wichtig. Die Menschen wissen, dass die Arbeit nicht unbedingt bis morgen fertig sein wird und dass man sie morgen fortführen kann. Für Auswanderer, die von woanders herkommen, ist dies manchmal ein Problem, da die Haltung insgesamt gelassener ist.

Eine Kulturstudie wurde durchgeführt und die Präferenz der meisten Australier in Bezug auf *Spiral Dynamics* lag bei BLAU – d. h. Regeln zu befolgen. Es ist ein kollektives System und legt daher einen hohen Wert auf Kameradschaft. Es ist ein konformes System. BLAUE Systeme haben oft „Familiengeheimnisse". Sie sprechen nicht schlecht über ihre Organisationen. In australischen Systemen, in denen Vertrauensbeziehungen geschwächt sind, kann die Teilnahme an einer elektronischen Studie die negative Dynamik verstärken. Mitarbeiter waren z. B. sehr argwöhnisch und wollten wissen, ob ihre Fragebögen nachverfolgt werden könnten. Es gab auch einen 18 %igen Unterschied zwischen elektronisch ausgefüllten Fragebögen und solchen, die anonym in der Klasse durchgeführt wurden. Diese Dynamik bestätigte die Annahme, dass „wir nicht unsere Meinung sagen", dass „wir unsere eigenen Leute schützen" und dass „die Nachbarn das nicht wissen sollen". Die Regeln werden befolgt, auch wenn niemand zusieht. Interessant war jedoch, dass Australien in den Messungen feminin und indirekt erschien. Bei einer *Feedback*-Sitzung hatte ich einmal spielerisch gesagt, dass sie wie große Teddybären seien. Die großen Bergleute stimmten mir alle zu. Sie erzählten mir von einem Rugby-Spiel, das sie gegen die *Springboks* verloren hatten, und dass sie alle geweint hatten.

Die australischen Fokusgruppen mochten Technologie. Forschungsarbeiten in Papierform wurden als langweilig empfunden; doch Technologie wirkte hier Wunder. Aufgrund der hierarchischen Struktur war es sehr wichtig, das *Feedback* zu den gesamten Ergebnissen zuerst dem obersten *Leader* zu geben. Diese unsichtbaren hierarchischen Strukturen sollten respektiert werden.

Das Kollektiv ist sehr inklusiv – es war eines der wenigen Systeme, mit denen ich gearbeitet habe, wo jede Gruppe sich nach der

Arbeit noch treffen und unter die Leute gehen wollte. Sie integrieren auch ihre Ältesten, um ihre Kinder zu beobachten (vielleicht, um die Steuerermäßigung zu bekommen), und Familiendynamik, Kinder, Brüder, Schwestern und Freunde sind allesamt Teil des sozialen Netzes. Vielleicht wurde diese Dynamik aufgrund des geringen Anteils von Ureinwohnern in der Organisationskulturstudie nicht erfasst. Die Forscher wurden jedoch vor Taschendiebstahl gewarnt. Dieser dynamische Aspekt der Diversität ist immer noch nicht integriert.

Menschen werden aufgrund ihrer Erfahrung und nicht aufgrund ihrer Autorität akzeptiert. Um Geschäfte in Australien zu machen, muss man sehr vorsichtig sein, sich nicht darebenzubenehmen, besserwisserisch oder arrogant zu sein. Authentisch zu sein bringt einen hier sehr weit. Wegen des kollektiven Charakters der Gesellschaft wird es auch sehr geschätzt, wenn man Geschichten erzählt und dabei Parabeln verwendet. Eine Warnung jedoch: Dies dürfen keine PURPURNEN Geschichten sein. Metaphern oder zynisch-humorvolle Geschichten können an sich sehr wirkungsvoll sein, das gilt jedoch nicht für sentimentale Geschichten.

Engagement-Dynamiken in China

> Man wird entsprechend der Größe seines Fußes respektiert.

Das Engagement in China zeigte eine sehr interessante Dynamik. Drei Organisationen nahmen an den Engagement-Studien teil und mehr als 8.000 chinesische Angestellte gehörten zu den Stichprobengruppen. Die hier beschriebene Forschung war Teil einer in einer chinesischen Bank durchgeführten Engagement-Studie. Bei jeder Gelegenheit zögerten Mitglieder der chinesischen Delegation, an der Studie teilzunehmen.

Drei Vorbereitungstreffen waren erforderlich, bevor wir die Teammitglieder davon überzeugen konnten, die Formulare auszufüllen. Was die Antworten auf die Fragen zu ihren direkten Vorgesetzten anging, wurde schnell klar, dass es einen Widerstand gab, etwas Negatives über ihre direkten Manager oder Chefs zu sagen. Als sich der Prozess jedoch nach und nach entwickelte, wurde ein schönes Ritual eingeführt. Wir grüßten einander auf eine bestimmte Art und Weise. Wir zollten einander Respekt, indem wir den Oberkörper beugten und uns mit beiden Händen grüßten. Einige Aspekte wurden nicht verbalisiert, sondern in einer dramatischen Art und Weise gespielt, was sehr viel Spaß machte. Am Ende richteten sich die Augen auf den *Leader*, um dafür Anerkennung zu bekommen. Obwohl es erwartbar war, dass wir einen großen Anteil BLAU im System aufgrund der konfuzianischen Glaubensstrukturen beobachten würden, wurde PURPUR bei Jung und Alt gemessen. Jeder wahrte sein Gesicht, das Ritual wurde befolgt und die Vorfahren werden geehrt und konsultiert. Selbst die Jugendlichen waren vorsichtig, die Ahnen nicht zu irritieren, obwohl sie jeglichen Einfluss auf sie bestritten.

Das Sprechen in der Ich-Form ist verpönt. Das Selbst drückt sich in Begriffen der Gruppe oder des Kollektivs aus. Die Kultur ist offensichtlich gastfreundlich. Ausländer werden mit größtem Respekt behandelt, dürfen aber nicht wirklich ins Herz der Dinge vorgelassen werden. Sie werden darauf aufmerksam gemacht, wie die Dinge hier funktionieren. Ausländern wird geraten, sich sehr streng an die chinesische Art zu halten, wenn sie jemals einen Einblick in die wahren und zugrunde liegenden Muster, Strukturen und Glaubensvorstellungen bekommen wollen, was es heißt, chinesisch und somit Teil des Stammes zu sein. Es wurde mehr als deutlich, dass Beziehungen in diesem Land an erster Stelle stehen. Es war daher nicht überraschend, dass die folgenden drei Aspekte die niedrigsten Werte hatten: (i) Vertrauen, (ii) Transparenz und (iii) Inklusion. Aspekte, die gut punkteten, waren Teilnahmebereitschaft, Gruppenarbeit und Strategieübernahmen. An der Oberfläche erschien das Verhalten BLAU. Die Kulturstudie jedoch offenbarte einen Strichcode, der hauptsächlich PURPUR war, mit einem Schuss ROT und ein bisschen BLAU; 99 % der Teilnehmer gaben an, dass sie sich dem Kollektivismus zugehörich fühlten.

Es wird dem Berater oder Unternehmensleiter, der in China eingesetzt wird, helfen, die heikle Dynamik dieser kollektiven Kultur zu studieren, bevor ein Versuch unternommen wird, dort Geschäfte zu machen. *Spiral Dynamics* kann ebenfalls sehr hilfreich sein. Beziehungen zu schaffen und respektvoll zu sein ist wichtiger als die Aufgabe an sich – vor allem in den ersten Meetings. Ein Verständnis der Dynamik in der kollektiven chinesischen Psyche kann auch Beziehungen zwischen globalen Interessengruppen und ihren chinesischen Geschäftspartnern im internationalen Raum unterstützen.

Fazit

In diesem Kapitel versuchte die Autorin, eine umfassende kontextuelle und integrale Sichtweise des Engagements zu präsentieren. Sie betont, wie wichtig es ist, sicherzustellen, dass die Forschungsarbeit zu Organisationsentwicklung oder Engagement multikulturell sensibel ist. Es wurde ein Ansatz vorgeschlagen, der sowohl fließend als auch entwicklungsbezogen ist und der den Individuen und Gruppen, den organisatorischen und überkulturellen Bereichen durchlässige Grenzen ermöglicht. Ein solcher Ansatz findet sich in der BeQ-Philosophie.

Wir müssen den Geschichten unterschiedlicher Menschen zuhören – jenen, die sie erzählen, und, noch wichtiger, jenen, die unausgesprochen bleiben. In unseren sozialen Systemen müssen wir einen Weg finden, diese Geschichten und Dynamiken zu beschreiben oder systemisch darzustellen, um die soziale und die Machtlandschaft der Organisation zu verstehen. Die Erkenntnisse, die aus diesen Erzählungen und Geschichten gewonnen werden, können *Leader* erheblich dabei unterstützen: erstens das systemische Zusammenspiel zwischen Individuen, Gruppen, Organisationen und der Überkultur zu verstehen; zweitens bei der Diagnose und Entscheidungsfindung zu helfen, wo und wie die Interventionen umgesetzt werden sollten, um die organisatorische Dynamik funktional zu verweben, und wo interveniert werden sollte; und drittens, um den Einfluss einer Transformationsstrategie auf das Engagement zu quantifizieren und die Führungsebene bei der Sammlung von Metadaten in einem kompatiblen Format zu unterstützen. Dies wird getan, um zu bestimmen, wie man das System ursprünglich vorfand und wie es sich entwickelt hat. In einigen Fällen, wo wir diese Arbeit verrichtet haben und die Geschäftsindikatoren aufgrund von Faktoren – wie etwa einem Goldpreis auf dem Tiefstand – gefallen sind, konnten sich immer noch positive Veränderungen in der Kultur hinsichtlich Sicherheit und Produktion zeigen.

Die einzigartigen Kulturen Tansanias, Ghanas, Australiens und Chinas wurden in der Diskussion über umgesetzte Transformationsstrategien berücksichtigt. Diese Ergebnisse und Geschichten sind Teil der Forschungsdatenbank des BeQ, die aus mehr als 55.000 Teilnehmern in 42 verschiedenen Ländern auf fünf Kontinenten besteht.

Es ist eine Voraussetzung, dass Führungskräfte *Spiral Dynamics* sowie den einzigartigen Strichcode ihrer Organisationen, Gesellschaften und Mitarbeiter verstehen. Es ist klar, dass die Herausforderung allgemeinen *Leaderships* darin besteht, wie man PURPURNE und ROTE Leute dazu bringt, BLAUE und ORANGEFARBENE Organisationsinitiativen umsetzen zu können. In der Tat wird von der Führungsebene ein funktionales Denken zweiter Ordnung benötigt, um das Kaleidoskop der Unterschiede in den Organisationssystemen zu optimieren. Wenn man aufmerksam der Belegschaft und der Gesellschaft, welche die spezifische Organisation umfasst, zuhört, kann man Einsichten darüber gewinnen, wie man sicherstellt, dass dieser Wandel fließend erfolgt.

Der Inhalt dieses Artikels entstammt einem Kapitel aus dem Buch der Autorin mit dem Titel *Organizational Change and Development*, das 2015 von Knowledge Resources veröffentlicht wurde.

TEIL 4

Spiral Dynamics PLUS

- Ergänzende Technologien: Spiral Dynamics PLUS

11

Spiral Dynamics PLUS Ergänzende Technologien

Einleitung

In diesem Kapitel werden verschiedene Technologien vorgestellt, die den *Mastercode* der Menschheit ergänzen. GELBE und TÜRKISFARBENE Codes sind beide „Seins"-Systeme. Während der GELBE Code wie ein chaotischer Organismus ist, der durch Unterschiede und Veränderungen geschmiedet wird, ist TÜRKIS ein elegantes, ausgewogenes System ineinandergreifender Kräfte.

Neue Codes bilden sich aus, wenn neue *Lebensbedingungen* entstehen. Es lässt sich nicht bestreiten, dass die *Lebensbedingungen*, denen die Menschheit heute gegenübersteht, herausfordernder und gefährlicher sind als die zu jedem früheren Zeitpunkt unserer Vergangenheit. Wir haben es mit überwältigenden Entscheidungen zu tun, erklärte Beck. In einem Interview mit Jessica Roemischer in dem Magazin *What is Enlightenment?* von 2002 sagt er: „... alles, von der Gestaltung natürlicher Lebensräume über das Gen-Spleißen bis zur Nutzung der Wissenschaft, um die menschliche Erfahrung zu verändern: Ich glaube nicht, dass irgendjemand von uns weiß, was das alles bedeuten wird. Als Spezies haben wir nie zuvor über eine derartige Kapazität verfügt." Er argumentiert weiter, dass die Macht über Atomwaffen, die durch einen komplexen ORANGEFARBENEN Code mit seinen besonderen technischen Entwicklungen entwickelt wurden (und der den stabilisierenden Einfluss des vorherigen BLAUEN Codes in sich trägt), jetzt unter der Kontrolle eines ROTEN Codes steht, der keine BLAUE Disziplin und Verantwortlichkeit und kein Gefühl für das Potenzial gegenseitiger Zerstörung hat. ROT denkt in kurzen Zeitrahmen und strebt nach Macht, und das stellt eine echte Bedrohung für den globalen Frieden dar. Die nordkoreanische Situation birgt genau ein derartiges Risiko.

> Es ist eines der größten Risiken, denen wir als Spezies gegenüberstehen.

In diesem Kapitel wird eine Reihe unterstützender und komplementärer Technologien vorgestellt, die aufgrund der zugrunde liegenden Kongruenz zur Philosophie auf *Spiral Dynamics PLUS* in der Interventionsphase eines Transformationsprozesses angewandt werden können.

Es sollte angemerkt werden, dass die Verbindungen zwischen den sich ergänzenden Technologien, die hier gezogen werden, den einzigartigen Ansatz beschreiben, den Beck im Laufe der Jahre entwickelt hat. Aufgrund der verschiedenen Fälle, die in diesem Buch vorgestellt werden, kann der Leser eben durch die Verflechtung der verschiedenen hier beschriebenen Technologien Hinweise auf die praktische Anwendung zu den integralen Transformationsversuchen finden.

Adizes

Adizes und Spiral Dynamics

Die Adizes-Methode ist eng mit den Ansichten von Dr. Don Beck zum natürlichen Design verbunden. Im Laufe der Jahre wuchs die gegenseitige Integration zwischen *Spiral Dynamics* und der Arbeit von Ichak Adizes. Es entstand eine sehr symbiotische Beziehung, die zur Co-Moderation verschiedener Promotionsprogramme an der *Adizes Business School* sowie der Integration von *Spiral Dynamics* in den Doktoranden-Lehrplan des Instituts führte.

Komponenten von Adizes

Die Wissenssammlung von Adizes besteht aus vier Teilen: einem Modell, einer Methode, einer Ethik und einer Sprache. Darüber hinaus gibt es eine *Adizes Professional Practice*. Konzeptionell betrachtet, sind diese Teile verschieden, aber in Wirklichkeit bilden sie eine integrierte Einheit von Theorie und Praxis.

Unsere Absicht besteht hier nicht darin, die Adizes-Komponenten im Detail zu beschreiben, sondern eine synthetische Ansicht für funktionale GELBE Entscheidungsträger von *Spiral Dynamic* zu präsentieren.

Organisationen als Organizismus

Die Wurzel-Metapher des Organizismus ist der lebende Organismus. Diese Metapher ist synthetisch, weil sie Entitäten als Ganzes betrachtet, und sie ist integrativ, weil sie eine Gestalt-Vision von Ereignissen übernimmt. Folgt man Adizes, so sind Organisationen lebende Systeme mit Bewusstsein und Gewissen; als solches umfasst das Modell von Adizes die folgenden Aspekte:

- Ein von Menschen inspiriertes Organisationsmodell
- Eine Methode, um Organisationen so zu behandeln, wie man eine Person behandeln würde
- Eine humanistische Ethik (Selznick 2008)
- Eine Sprache

Von den vier Welthypothesen ist Organizismus diejenige mit dem höchsten Integrationsgrad. Es ist wichtig, sich daran zu erinnern, dass sich die wichtigste Botschaft einer Metapher auf das Verhalten und nicht auf die Entität bezieht (Morgan 1997).

Adizes' Unternehmenslebenszyklus

Organisationen werden ins Leben gerufen, wachsen, reifen, altern und sterben schließlich. Mit anderen Worten, Organisationen verfügen über einen Lebenszyklus mit vorhersagbaren Eigenschaften. Diese Zyklen können in zwei Kategorien unterteilt werden: Wachstum und Alterung. Wie Menschen haben Organisationen Werte, und wie lebende, kulturelle Wesen verfügen Organisationen über eine Sprache. In Abbildung 11.1 wird der Adizes-Lebenszyklus dargestellt.

Aus Abbildung 11.1 geht hervor, dass im Laufe der Zeit, während Organisationen altern, die Kontrolle zum Nachteil der Flexibilität zunimmt und der Fokus aufs Innere bedeutsamer wird. Ähnlich der Sigmund-Kurve und der *Leadership*-Gleichung von Beck weist die

Grafik darauf hin, sich stets der *Lebensbedingungen* in ihren sozialen Räumen sowohl äußerlich als auch innerlich bewusst zu sein.

Folgt man Adizes, so verfügt die Welt über eine heraklitische Natur sich ständig verändernder Realitäten. Er betrachtete den Wandel als Quelle von Chancen und Bedrohungen. Organisationen befinden sich, wie alle anderen Lebewesen auch, in einem kontinuierlichen autopoietischen (selbstschöpferischen) Prozess der Wahrnehmung und Anpassung an Veränderungen der Welt zum Zwecke des Überlebens und der Entwicklung (Varela 1974).

Wenn sich die Subsysteme in Anbetracht der Veränderung nicht synchron verändern, erzeugt dies eine Desintegration. Die Herausforderung für Organisationen und für alle lebenden Organismen besteht darin, sich verändern zu können und gleichzeitig integriert zu bleiben. Aus diesem Grund ist die Integration der Schlüsselwert und das Leitmotiv der Adizes-Methode.

Diese Methode betrachtet Organisationen als menschenähnliche Wesen, die auf einer höheren Seins-Ebene leben. Um kurz- und langfristig funktionieren zu können, benötigen sie Energie und müssen vier grundlegende Funktionen erfüllen: erzeugen, verwalten, innovieren und integrieren (Adizes 1970).

Um sich an externe Veränderungen anzupassen, müssen Unternehmen über interne Änderungen entscheiden und diese dann umsetzen.

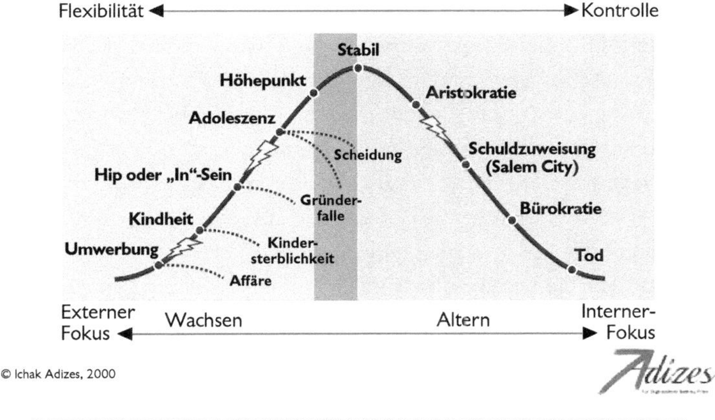

Abbildung 11.1 Adizes' Unternehmenslebenszyklus. Adizes (2000)

Für Adizes stehen der Prozess und die Faktoren, die für die Entscheidungsfindung erforderlich sind, im Gegensatz zu denen, die für die Umsetzung nötig sind.

Vier Quellen eines inneren Konflikts

Adizes erkennt vier Quellen eines inneren Konflikts – drei ursprüngliche und eine, die von Valdesuso vorgeschlagen wurde, basierend auf Beck und Cowan (1996):

- Verschiedene Führungsstile – PAEI
- Verschiedene Interessen – CAPI
- Unterschiedliche Wahrnehmungen – ist, sollte, will
- Verschiedene Werte – *Spiral Dynamics*.

Jede der oben genannten Ursachen wird im Folgenden kurz besprochen.

PAEI: Der Erfolg eines Unternehmens kann durch die „Erfolgsformel" vorhergesagt werden. Für Adizes ist Erfolg eine Funktion der Menge an Energie, die eine Organisation auf interne Fragestellungen statt auf externe Veränderung anwendet. Da die Verfügbarkeit von Energie begrenzt ist, heißt dies: Je mehr Energie intern verbraucht wird, desto weniger Energie bleibt für externe Chancen und Bedrohungen übrig.

Interne Konflikte verbrauchen organisatorische Energie. Wie bei allen organischen Systemen ist die organisatorische Energie zunächst darauf ausgerichtet, Integrität zu wahren, anstatt sich externen Herausforderungen zu stellen. Es ist das homöostatische Prinzip. Daher ist es wegen des Energieabflusses ein Überlebensproblem, um destruktive interne Konflikte zu vermeiden. PAEI verschiebt sich während des organisatorischen Lebenszyklus.

CAPI: Für die Entscheidungsfindung braucht man ein sich gegenseitig ergänzendes Team. Für die Umsetzung muss man zusammenführen, was Adizes CAPI nennt, die Kooperation von Menschen mit Autorität, Macht und Einfluss (CAPI = **C**ooperation, **A**uthority, **P**ower, **I**nfluence). John Anderson (zitiert in MacIntyre 1991) sagt, dass „wir durch Konflikt und manchmal eben nur durch Konflikt lernen, was unser Sinn und Zweck ist". CAPI wird in Abbildung 11.2 dargestellt.

Unterschiedliche Wahrnehmungen: Man beachte, dass die Konflikte aus unterschiedlichen Stilen, Interessen, Wahrnehmungen und Werten entstehen, die somit ein zentrales divergentes Problem (Schumacher, 1977) zwischen dem Bedarf an Unterschieden im Umgang mit Veränderung UND den internen Kosten und Störungen in Bezug auf die energieverbrauchenden Konflikte erschaffen. Zusammengefasst, steht jeder Organismus und jede Organisation vor dem zentralen, divergierenden Problem von Veränderung x Integration.

Spiral Dynamics: Obwohl *Spiral Dynamics* ein integraler Bestandteil der Adizes-Methodik ist, wird es hier nicht beschrieben, da später auf das Thema im Detail eingegangen wird. Adizes (1999) nimmt an, dass wir alle „Misswirtschafter" sind und es daher einen Bedarf an sich ergänzenden Teams gibt, damit eine Organisation gut geführt werden kann. Daher ist es erforderlich, einen partizipativen Managementstil zu übernehmen, der selbst wiederum eine gemeinsame „Sprache" verlangt. Das partizipative Management erfordert, dass jene, die für die Ausführung verantwortlich sind, an der Entscheidungsfindung beteiligt sind (Aubrey und Cohen 1995). Es ist von entscheidender Bedeutung, zu verstehen, wie man mit Arbeitern und Menschen, die über unterschiedliche Werte verfügen, umgeht.

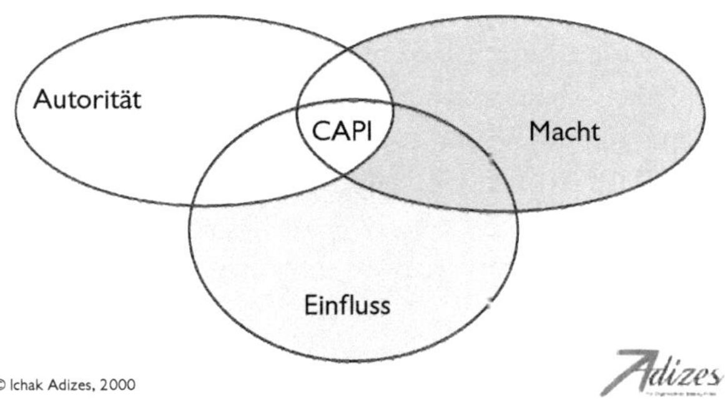

Abbildung 11.2 Verschmelzung von Macht, Einfluss und Autorität – CAPI.

Die Adizes-Methode

Anstatt sich auf den Inhalt zu fokussieren, konzentriert sich die Adizes-Methode auf die Form. Der Konsens über bestimmte Verfahren erzeugt ein Umfeld, in dem Konflikte leichter gelöst werden können (Selznick 2008). Ein strukturierter Prozess bietet die Form für die Entwicklung von Wissen und Weisheit an (Aubrey und Cohen 1995). Der Adizes-Methode liegt die Adizes-Basisgleichung (ABE) zugrunde, die lautet: „Die Mission sollte sich in der Struktur widerspiegeln; Mission und Struktur sollten sich in den Informationssystemen widerspiegeln, und diese drei sollten sich im Belohnungssystem widerspiegeln."

Mit anderen Worten, diese vier Subsysteme sollten integriert werden. Da alles der Veränderung unterliegt, so Adizes, verändern sich die ABE-Komponenten selten synchron, was zum Zerfall führt; und Zerfall ist die Quelle aller Probleme.

Die Adizes-Methodenethik

Die Adizes-Methode nimmt die Position ein, dass Ethik heißt, für das gegenwärtige und zukünftige Wohlergehen einer Organisation und nicht für die Individuen zu arbeiten, selbst dann, wenn sie die Eigentümer sind. Da dieses Modell Organisationen als lebende Organismen betrachtet und da Leben immer Integration und Sterben Auflösung bedeutet, ist die Integration (und nicht die Eliminierung) von Diversität von höchstem Wert. Alle Probleme sind Ausdruck mangelnder Integration; wenn es ein Problem gibt, sollte man sofort nach dem Zersetzungspunkt Ausschau halten. Genau hier können die Erkenntnisse von *Spiral Dynamics* von Nutzen sein.

Alle anderen Werte und Tugenden von Adizes, nämlich Respekt, Vertrauen, Toleranz und Geduld, unterstützen die Integration. Die Integration ist für organische Entitäten derart wichtig, dass die Energie zuerst auf die Aufrechterhaltung der inneren und physischen Integrität gerichtet ist.

Jedes Wertesystem von *Spiral Dynamics* hegt unterschiedliche Ansichten über Respekt, Vertrauen, Toleranz und Geduld. Um eine organisatorische Integration oder Inklusion zu ermöglichen, so wie

Viljoen (2015) es beschreibt, sollten alle verschiedenen Welten in einem integralen Geflecht zusammenkommen.

Adizes hebt hervor, dass, wenn man einen Konflikt zwischen den persönlichen Überzeugungen und der Ethik eines Berufsstandes oder Büros erfährt, man die Ethik der eigenen Rolle favorisieren muss. Die Frage ist nicht nur, wessen Ethik sich durchsetzen sollte, sondern was die wahre Ethik für die betreffende Organisation oder den Beruf ist.

Neue Wege, um die Welt zu betrachten, erfordern neue Sprachen (Seely und Duguid 2000). Laut Rorty (zitiert in Tsoukas 2005) ist ein neues Vokabular ein Werkzeug, um eine neue Vision zu entwickeln, die es vorher nicht gab. Eine Sprache erlaubt kollektive Handlungsformen. Man muss sich der Rolle des eigenen Vokabulars wie auch des Vokabulars der anderen bewusst sein. Sprache beschreibt nicht nur die Welt, sondern interpretiert sie auch (Tsoukas 2005).

Eine gemeinsame Sprache erleichtert Kommunikation und das Verständnis und ermöglicht damit Veränderung. Die Sprache von *Spiral Dynamics* verfügt über unterschiedliche Wertesysteme, die mit unterschiedlichen Körpersprachen-Positionen (Laubscher 2013) verbunden sind. Stille, physischer Raum und Manierismen werden oft bewusst oder unbewusst genutzt und auch von der Vielfalt der Gedanken beeinflusst.

Fazit

Die wichtigste Schlussfolgerung liegt hier darin, dass die vier Adizes-Komponenten aus der Wurzelmetapher der Organisationen als Lebewesen hervorgehen; die Wurzelmetapher des Organizismus (Pepper 1942) ist synthetisch und integrativ und hebt, so wie keine andere Metapher, die Ganzheit der Entitäten (Organisationen) und Ereignisse (Gestalt) hervor. Um Adizes wirklich verstehen zu können, muss man begreifen, dass alle Komponenten auf der Wurzelmetapher des Humanismus basieren und dass Integration ihr Schlüsselwert ist, und d. h. der Seinszustand, der es einer Organisation ermöglicht, zu überleben und zu gedeihen.

Einfache Lebenszeichen und der Vital-Signs-Monitor (VSM)

Jede Organisation, soziale Bewegung oder Regierung benötigt *Feedback*, um zu verstehen, wie es um ihre Kultur steht, wie Thomas Q. Johns in diesem Abschnitt über *Vital-Signs*-Monitore (VSM) erklärt. Dieses Feedback ist notwendig, denn wenn man sich entwickeln will, muss man verstehen, wo man sich befindet. Jede Organisation wird zu einem Gesamtorganismus, aber im Gegensatz zu natürlichen Organismen muss die Organisation die Systeme aufbauen, damit sie sich selbst hören und verstehen kann. Die Systeme dienen der Erkenntnis, wo sie in Bezug auf die Umwelt oder das übergeordnete Ziel steht. Dies ist ein System, das den Kopf wissen lässt, wo die Füße stehen. Dies führt oft zu reflexiven Rückkopplungsschleifen, bei denen das Subjekt zum Objekt und das Objekt zum Subjekt wird.

Es wird empfohlen, *Vital-Signs*-Monitore zur Überwachung der Gesundheit der Organisation oder des Wahlkreises zu erstellen. Man muss die Veränderungsphase, in der sich die Gemeinschaft befindet, sowie die vorherrschenden *Lebensbedingungen* verstehen. Dies ist nicht notwendigerweise ein komplexes System, aber man benötigt eine Art und Weise, um den Fluss der Weltanschauungen in einem Wahlkreis quantifizieren und beobachten zu können. Dies kann so elementar sein wie eine Umfrage oder so fortgeschritten wie ein neurales Netzwerk-*Scansystem*. Das Wichtigste ist, Daten zu haben, die einem helfen, die Art von Nachricht zu verstehen, für welche die Gruppe empfänglich ist. Es soll auch dabei helfen, eine Strategie zu entwickeln, die sich an die Art und Weise anpasst, wie sich ein Wertesystem sicher anfühlt, ohne jedoch den dunklen Seiten dieses Wertesystems Vorschub zu leisten. Das bedeutet im Wesentlichen, die Bedürfnisse dieses Wertesystems zu betrachten.

Lebenszeichen einer Organisation umfassen die Kultur, in der sie sich befindet, und ermöglichen vorhersagende Schlussfolgerungen darüber, wohin sie sich entwickeln wird. Diese Vitalparameter können durch Umfragen erfasst werden. Lebenszeichen können wichtige Leistungsindikatoren (*Key Performance Indikatoren*, KPIs) sein, die einem helfen, strategische Ziele zu erreichen, oder es können Systeme sein, die messen, wo die entsprechende Kultur liegt. Unabhängig davon sollten sie einen darüber informieren, wie die *Lebensbedingungen* sind und wie die Kulturen darauf reagieren. Sie sollten der Informationsflut Einhalt gebieten, denn vieles davon ist für die Entscheidungsfindung nicht förderlich.

- Sie müssen Ihr übergeordnetes Ziel verstehen – und wie Sie sich oder Ihre Organisation darauf beziehen. Dies sollte nicht unbedingt ein *Top-Down*-Prozess sein, sondern muss die gesamte Organisation umfassen.
- Sie sollten Statistiken ausmachen, die direkt Ihr übergeordnetes Ziel beeinflussen und die von Ihnen oder dem Team beeinflusst werden können. Viele Unternehmen haben KPIs, um einfach KPIs zu haben, aber wie Deming (1994) sagt: „Betriebsführung nach Ergebnissen ist, wie ein Auto zu fahren und dabei nur in den Rückspiegel zu schauen." Die Organisation könnte versuchen, nur diese KPIs zu erfüllen. Zum Beispiel hat eine Firma eine Regel, dass Verkäufer drei *Meetings* pro Monat haben müssen. Dies könnte zu einem Problem werden, nämlich dann, wenn die Verkäufer beginnen, sich auf die Besprechungen statt auf die Verkäufe zu konzentrieren.
- Machen Sie diese Statistiken leicht einsehbar, sodass sie jederzeit verfügbar sind, ähnlich einem Lebenszeichenmonitor in einem Krankenhaus.
- Handeln Sie entsprechend.

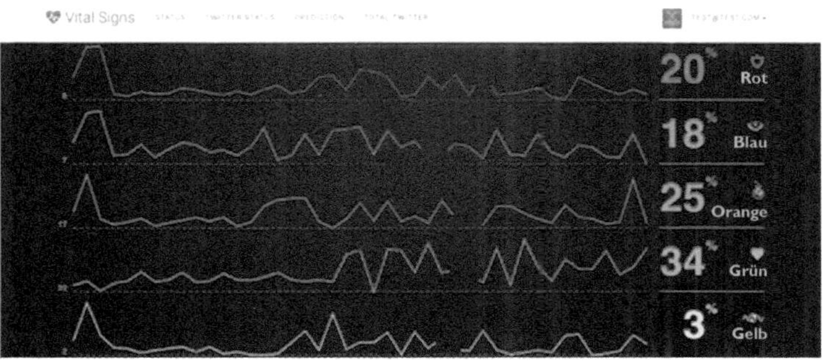

Abbildung 11.3 Vital-Signs-*Monitor.* (Johns 2017)

Abbildung 11.3 zeigt den gerade entstehenden *Vital-Signs*-Monitor (VSM), der die Wertesysteme von Menschen bei der Nutzung von *Social Media* automatisch erfassen soll. Ziel ist es, der Organisation eine Vorstellung davon zu geben, wie sie eine Bevölkerung motivieren und *Leader* auf frühe Warnhinweise im System aufmerksam machen kann.

Der Assimilationskontrasteffekt (^{V}ACE)

Einführung

Es ist in der Psychologie weithin anerkannt, dass, sobald der menschliche Verstand eine Perspektive oder Meinung angenommen hat, er beginnen wird, alle anderen Dinge auf eine Art und Weise zu integrieren, um die Meinung oder Perspektive zu unterstützen und sie zu bestärken. Dieser konstruktivistische Aspekt der Natur der Psyche resultiert im sogenannten Assimilationskontrasteffekt, der in diesem Abschnitt beschrieben wird.

Lisa Rosenbaum (2017) hebt die Kraft von Erzählungen bei der Zementierung einer bestimmten Überzeugung hervor. Wenn der Kontextstimulus und der Zielreiz über ähnliche oder nahe Eigenschaften verfügen, so ist eine Assimilation wahrscheinlicher. Je nachdem, wie wir Informationen kategorisieren, können jedoch auch Kontrasteffekte auftreten. Je extremer die Kontextreize im Vergleich zur Zielsimulation sind, desto höher ist die Neigung von Kontrasteffekten.

Leon Festinger erklärt bereits 1954, dass Individuen ihre eigenen Meinungen und Fähigkeiten dadurch bewerten, dass sie sie mit anderen vergleichen würden, um sich gewissermaßen selbst zu definieren. Dieses Argument bildet die Grundlage der Theorie des sozialen Vergleichs. Muzafer Sherif war ein Begründer der modernen Sozialpsychologie. Er konzentrierte sich insbesondere auf soziale Prozesse, soziale Normen und soziale Konflikte. Beck wurde weitgehend von der Arbeit von Sherif beeinflusst und schloss schließlich seine Promotion in Sozialpsychologie ab.

Das Experiment

Sherif entwickelte die realistische Konflikttheorie (RCT), die innere Gruppenkonflikte und negative Stereotypen beschreibt, während Gruppen um begehrte Ressourcen konkurrieren. Er bestätigte diese Theorie durch das Robbers-Cave-Experiment. Dieses Experiment umfasst 22 weiße, elfjährige Jungen mit überdurchschnittlicher Intelligenz und guten schulischen Leistungen, die in der fünften Klasse waren. Des Weiteren kamen sie aus einem protestantischen Haus, kamen aus einer intakten Familie und wurden zu einem besonders abgelegenen Sommerlager in Oklahoma, *Robbers Cave State Park*, geschickt, weit weg von zu Hause, um den Einfluss externer Faktoren zu minimieren.

Sie wurden als psychologisch normal eingeschätzt und kannten einander nicht, bevor sie ins Lager kamen.

Die Forscher übernahmen auch die Rolle der Berater und teilten die Teilnehmer in zwei Gruppen ein. Ihnen wurden weit voneinander entfernte Hütten zugewiesen. Anfangs wussten die Gruppen nichts voneinander und es bildete sich durch die Teilnahme an verschiedenen Aktivitäten im Freien ein Gruppenzusammenhalt aus. Es entwickelte sich eine Gruppenidentität, was auch dadurch erkennbar wurde, dass sie einen Gruppennamen und eine Flagge wählten und dieselben *Shirts* trugen. Bestimmte Gruppennormen entwickelten sich und in beiden Gruppen entstand eine *Leadership*-Struktur. Zwischen den Gruppen begannen sich Vorurteile zu entwickeln – anfangs drückten sich diese nur verbal in Form von Verspottung aus. Aber als die Konkurrenz sich verschärfte, wurden auch die Vorurteile heftiger. Eine Gruppe verbrannte z. B. die Flagge der anderen Gruppe.

Die Spannung wuchs sich zu derartigen Aggressionen aus, dass die Forscher physisch eingreifen mussten. Eine zweitägige Bedenkzeit war erlaubt, und die Teammitglieder wurden gebeten, die Eigenschaften der beiden Teams aufzulisten. Die eine Jungengruppe stellte sich jeweils als sehr vorteilhaft dar und betrachtete die andere Gruppe als extrem negativ. Die Versuche der Forscher, die Vorurteile zwischen den Jungengruppen abzubauen, machte alles noch schlimmer.

Nur dadurch, dass die Gruppen gezwungen wurden, gemeinsame Ziele zu erreichen, konnte die Spannung zwischen ihnen aufgelockert werden. Sherif beschreibt jene Ziele, welche die Vorurteile während der Integrationsphase von Konfliktgruppen deutlich reduzieren können, als übergeordnete Ziele. Er definiert übergeordnete Ziele als Ziele, welche die Zusammenarbeit von zwei oder mehr Personen oder Gruppen erfordern, was in der Regel zu Belohnungen für alle gegnerischen Gruppen führt.

Anwendung

Beck hat den ^{V}ACE-Effekt dreimal in Südafrika angewandt, um die rassistische Dynamik während der Apartheid direkt zu beeinflussen. Er wurde auch in Palästina/Israel angewandt. Die Angelegenheiten in Südafrika und Palästina/Israel wurden in Kapitel 5 bzw. Kapitel 6 vorgestellt. Beck und Cowan (2007) erklären den Assimilationskontrasteffekt ausführlich in einem Artikel über Terrorismus. Dieser Artikel ist verfügbar unter https://goo.gl/L1nYa2. In Abbildung 11.4 werden verschiedene Permutationen visuell dargestellt, wie wir Ich/Wir vs. Sie assimilieren und gegenüberstellen.

Im ersten Kontinuum von Abbildung 11.4 kann nicht jeder aufgrund unterschiedlicher *horizontaler Fenster* die verschiedenen Schattierungen und Grade der Gedankenvielfalt voneinander trennen. Zwei Arten von Verzerrungen treten hier auf. Wenn erstens eine Position auf der Skala der eigenen Position der Person nahekommt, dann kann

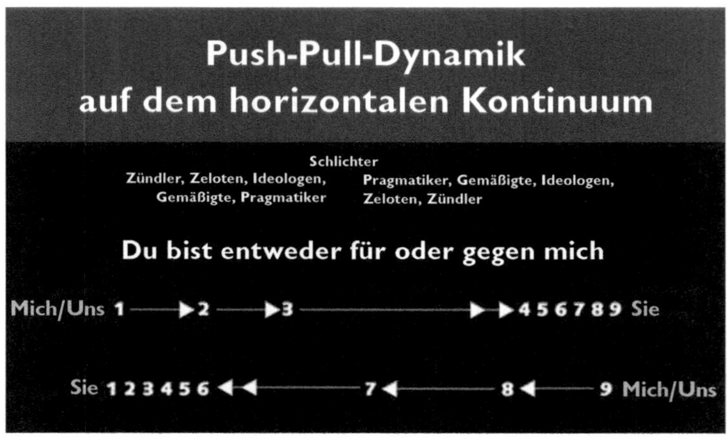

Abbildung 11.4 *Push-Pull-Dynamik* auf dem horizontalen Kontinuum.

die Person diese Unterschiede leugnen und die Position als gleichwertig mit ihrer eigenen assimilieren.

Unter anderen Bedingungen wird eine Person die andere Position von ihrer eigenen wegrücken und sie somit weiter in das Lager des „Feindes" schieben. Sie könnten dann annehmen, dass wir einander ähnlich sind, aber ich komme zu dem Schluss, dass Sie einer von „denen" sind. Dies ist der Kontrasteffekt, wie er im zweiten Kontinuum zu sehen ist.

Es gibt auch ein *vertikales Kontinuum*, das man als Teil komplexer Denksysteme anwenden kann. Dieses Kontinuum kann im Assimilationskontrasteffekt gesehen werden, wo Wertesystemcodes angewandt werden, wie in Abbildung 11.5 beschrieben. Ein Spektrum von Überzeugungen und Handlungen ergibt sechs Intensitätsgrade, wie in der Abbildung dargestellt.

In Abbildung 11.5 überlagert eine *Spiral-Dynamics*-Linse das Intensitätsspektrum von Überzeugungen, um den Einfluss und die Komplexität der verschiedenen horizontalen und vertikalen Linsen in einer Gesellschaft darzustellen.

Spektren von Überzeugungen und Handlungen – sechs Intensitätsgrade

Zündler	– *Aggressiv, gewalttätig, räuberisch, mit der Absicht, zu zerstören, anzugreifen und zu beseitigen*
Zeloten	– *Sehr doktrinär, parteiisch, sehr evangelisch, mit einer Alles-oder-nichts-Haltung*
Ideologen	– *Wahre Gläubige, Absolutisten, mit festen Überzeugungen und starren Grenzen*
Gemäßigte	– *Weicher Glaube, sieht andere Optionen, weniger intensiv und egoistisch, offener*
Pragmatiker	– *Sehr praktisch, glaubt, was funktioniert, befürwortet die Kunst des Möglichen*
Schlichter	– *Sucht nach Konsens, einem Ort für alle, Inklusivität für alle*

Abbildung 11.5 Spektren von Überzeugungen und Handlungen – sechs Intensitätsgrade.

Im ᵛACE:

Bei der *Assimilation* wird eine Person Differenzen zwischen den jeweiligen bevorzugten Positionen leugnen oder ignorieren und auch andere Positionen in eine Akzeptanzzone ziehen. Dies ist eine Form der Verzerrung, die zu einer Übereinstimmung führt.

ODER

Beim *Kontrast* wird eine Person andere kontrastierende Positionen verdrängen und sie sogar noch weiter von sich wegschieben, als es tatsächlich der Fall ist. Die beiden extremen Bereiche werden die moderaten Ansichten jeweils in das Lager des Feindes schieben. Dies führt dazu, dass die Mitte verschwindet und sich eine Polarisierung zweier Lager bildet. Ein „Wir vs. Sie"-Denken beginnt und ein ernsthafter Konflikt wird erzeugt.

In Abbildung 11.6 sind verschiedene ᵂMem-Codes für verschiedene Spektren dargestellt.

Aus Abbildung 11.6 wird deutlich, dass ein soziales System ohne ein übergeordnetes Ziel, das die verschiedenen ᵂMem-Codes miteinander verbindet, immer von Fundamentalismus, Polarisierung und Konflikten geplagt sein wird. Ein neues Ziel, das den sozialen Zusammenhalt gewährleisten kann, ist von grundlegender Bedeutung, wenn ein Land den Bedürfnissen seiner Bevölkerung gerecht werden will. Darüber hinaus sollten alle verschiedenen Teile und Abschnitte integriert und so ausgerichtet werden, dass all die Elemente, Entitäten, Interessen und Motive in einer gesunden funktionalen Umgebung synergetisch zusammenwirken können. Wir nennen das *MeshWORKS.*

MeshWORKS: Ein *MeshWORKS* ist ein spezifisches Projekt und ein Prozess, bei dem Unterschiede in das Geflecht eines Unternehmens, einer Kultur, einer Gemeinschaft oder einer Gesellschaft im Ganzen miteinander verwoben werden. *Leadership* zweiter Ordnung oder *MeshWEAVER* (Netzweber) sind diejenigen, die den Zusammenhalt in der Fragmentierung, die Einfachheit in der Komplexität und die Ordnung in dem Chaos sehen. Sie funktionieren eher als *Integral Design Engineers* (Ingenieure für integrales Design, IDE), anstatt sich ausschließlich auf Konfliktmanagement oder Dialogmoderation zu verlassen.

Mem-Codes für die Spektren

	Spektrum „Zentrum“		^W^Mem Code
L-1	Schlichter	R-1	ORANGE/Grün
L-2	Pragmatiker	R-2	ORANGE
L-3	Gemäßigte	R-3	BLAU/Orange
L-4	Ideologen	R-4	BLAU
L-5	Zeloten	R-5	BLAU/Rot
L-6	Zündler	R-6	ROT

Abbildung 11.6 ^W^*Mem-Codes* für verschiedene Spektren.

Ein *MeshWORKS* ist eine Möglichkeit, die grundlegendsten Codes von Wertesystemen zu entdecken, die zwischen verschiedenen Kulturen existieren, und die Manifestationen auf der Oberfläche zu beeinflussen, falls solche gefunden werden sollten. Es sind verschiedene Beurteilungen verfügbar, um diese Codes auf individueller Ebene zu bewerten, wie etwa die *Psychologische Karte*. Auf der kollektiven Ebene wird der *Vital-Signs*-Monitor (VSM)[44] entscheidend.

Um ein *MESH* zu erstellen, bedarf es eines Verständnisses der einzigartigen Dynamik jeder Entität sowie einer synergistischen Wirkung, wenn mehrere Entitäten in eine Art Beziehung zueinander gebracht werden. Der Begriff *WORKS* vermittelt die Vorstellung von Praktikabilität, Kohlenstoß, Graswurzel, Endergebnis und den Punkt, wo dem Reden das Handeln folgt.

MESHED (netzartig) bedeutet, dass Folgendes integriert, ausgerichtet und synthetisiert wird:

44 Im vorherigen Abschnitt dieses Kapitels beschrieben.

eine Einheit mit Markt, Kunden, Interessengruppen, Gönnern, Patienten und Unterstützern

+

eine Einheit mit verschiedenen Funktionen wie Forschung und Entwicklung, Verkauf und Marketing, Buchhaltung, Produktion, Personenbeziehungen, Führungsverhalten, Zeitrahmen, Technologie und Geschäftssystemen

+

eine Entität mit verschiedenen Codes, Lebensbedingungen, Entwicklungslücken und vermengten Komplexitätsebenen.

Wenn es nicht vernetzt wird, kann es Chaos erzeugen.

Angewandte Werte-Gestaltung – Eine Anwendung von Spiral Dynamics

Dr. Rica Viljoen

> *„Das Einzige, was eine offene Zusammenarbeit unter den Menschen garantiert, ist die Bereitschaft, unsere Überzeugungen und Verhaltensweisen durch die Kraft der Konversation zu verändern."*
>
> SAM HARRIS

Der Inhalt dieses Dokuments ist ein Kapitel aus dem Buch der Autorin mit dem Titel *Organizational Change and Development*, herausgegeben von *Knowledge Resources*, 2015.

Einleitung

In den 1980er Jahren wurde Werte-Management (Value Management) zu einem wesentlichen Bestandteil betrieblicher Prozesse in Organisationen im Rahmen des *kontinuierlichen Verbesserungsprozesses* oder Kaizen (改善).[45] Dies ist ein kontinuierlicher Prozess zur Ver-

45 Masaaki (1986).

besserung von Produkten, Dienstleistungen oder Prozessen. In Japan lehrte W. Edwards Deming (1950) Top-Management-Vertretern, wie man Design und damit die Servicebereitstellung verbessert. Qualitätszirkel bildeten einen integralen Bestandteil dieser Prozesse, stellt David Hutchins (2008) fest. Verschiedene Versionen dieses Prozesses sind noch heute in Fertigungsbetrieben wie *Green Circles* bei Buslinien, *Quality Circles* bei *Toyota South Africa* und *PDSA*-Testzyklen im Gesundheitswesen zu finden.

Beck und van Heerden (1982) berichten, dass japanische Qualitätsprodukte zu einem Anstieg der Exporte und anschließenden Spannungen mit anderen Ländern geführt haben. Sie beschreiben die Grundphilosophie von Qualitätskreisaktivitäten wie folgt:

- Zur Verbesserung der organischen Struktur des Unternehmens sowie zum Wachstum des Unternehmens beitragen.
- Den Einsatzort zu einem angenehmen und gleichzeitig herausfordernden Ort machen, indem man der menschlichen Persönlichkeit Respekt zollt.
- Die volle Leistungsfähigkeit von Menschen betonen, sodass potenzielle menschliche Möglichkeiten unbegrenzt genutzt werden können.

In den 1980er Jahren versuchten Unternehmen in Südafrika verzweifelt, diese japanische Philosophie umzusetzen. Für viele dieser Unternehmen war diese Initiative wie die meisten anderen eine Modeerscheinung: Sie verblasste bald. Einer der von Beck und van Heerden (1982) identifizierten Gründe dafür war, dass, im Gegensatz zu Japan, 50% der südafrikanischen Erwachsenen, die in jeder Fabrik arbeiteten, Analphabeten waren. Die in den japanischen Qualitätszirkeln angewandten statistischen Methoden stellten somit Probleme dar.

Loraine Laubscher (2013), die eng mit Keith van Heerden und Don Beck zusammengearbeitet hatte, erkannte, dass sich die Codes in Japan sehr von denen in Südafrika unterschieden. BLAUE Optimierungsinitiativen hatten keinen Einfluss auf PURPURNE Systeme.[46] Es bedurfte einer anderen Herangehensweise, um sicherzustellen, dass

46 Details zu *Spiral-Dynamics-Codes* findet man in Kapitel 3.

sich verschiedene Denksysteme über die Grenzen der Gedankenvielfalt hinweg miteinander verbanden. Wertemanagement führt eine Gruppe von Menschen bewusst durch einen strukturierten, gemeinsamen Entscheidungsprozess, in dem Gruppen analoges und digitales Denken miteinander verbinden, um ein gegenseitiges Verständnis und Inklusivität zu erreichen. Dies wurde bekannt unter der Bezeichnung „menschliche Mandalas“ – Werte-Kreise für Inklusivität.

In diesem Teil des Kapitels wird die Werte-Gestaltung vorgestellt, wie sie durch die Integration von *Spiral Dynamics* möglich wird. Verschiedene Fälle, bei denen dieser Ansatz angewandt wurde, werden kurz vorgestellt.

Werte-Gestaltung

Laut Beck und van Heerden (1982) hörte man vom Begriff „Value Engineering“ (Werte-Gestaltung) das erste Mal, als er 1963 in der *Virginia Gold Mine* in Südafrika angewandt wurde. Eine Arbeitsstudiengruppe wurde eingerichtet, welche die Ansätze von Edward de Bono und Edwards Deming integrieren sollte. Van Heerden war zudem auch von Larry Miles und der Arbeit der *General Electric Corporation* nach dem Zweiten Weltkrieg beeinflusst. Van Heerden erhielt später verschiedene Auszeichnungen von der *Society of American Value Engineers* – im Jahr 1974 den *Certified Value Specialist Award*, im Januar 1988 den *Value Specialist Life Award* und das *„Value Engineering Merit“*-Zertifikat im Mai 1988.

Die außerordentlichen Unterschiede in Religion, Rasse, Sprache, Kultur und Denksystemen in Südafrika machten es notwendig, dass Anfang der 1980er Jahre dringend ein neuer Brückenschlag entwickelt werden musste. Südafrika wird allgemein als ein Mikrokosmos der ganzen Welt in einem Land betrachtet. Der Schlüssel zu einer goldenen Zukunft für dieses Land und seine Menschen wurde in einem totalen Engagement und einer Hingabe für Aktionspläne und Strategien gesehen, um gemeinsam vereinbarte und festgelegte Ziele zu erreichen, so van Heerden.

Van Heerden hörte Beck in den frühen 1980er Jahren auf einer Konferenz in Amerika sprechen. Ihm wurde klar, dass Don Südafrika besuchen musste. Später haben sie während der sozialen Aufstände in diesem vielfältigen, aber in Schwierigkeiten geratenen Land viel Arbeit im instabilen Bergbausektor geleistet. Das *National Value Center* in Südafrika wurde 1986 gegründet und Beck, van Heerden und Laubscher wurden die Vorsteher dieses fortschrittlichen und wertschöpfenden Unternehmens. Die Fallstudien in diesem Kapitel wurden alle unter dieser Einheit durchgeführt.

Werte-Gestaltung und Werte-Kreise

Edward Deming (2000) behauptet, dass die Schuld für 85% aller Fehler in Produktionsverfahren dem Management zu Füßen gelegt werden könne. Van Heerden (1974) führt aus, dass die Schuld in Südafrika jedoch immer noch den Arbeitern zugeschrieben wird, deren Meinungen und Gefühle nicht berücksichtigt werden. Die langfristige Nachhaltigkeit einer Organisation durch die Implementierung einer Kultur der Inklusivität ist dem Management meist gar kein Anliegen. Die menschliche Energie in den Systemen ist jedoch ein bedeutsames Element, das *Leader* berücksichtigen müssen. Menschen, die sich nicht respektiert oder geschätzt fühlen, sind offensichtlich weniger engagiert (Viljoen 2015). Engagement korreliert direkt mit Erfolg, wenn man es an betriebswirtschaftlichen Indikatoren misst (Viljoen 2014). Ein Weg, diese menschliche Energie in Systemen freizusetzen, besteht in der Schaffung von Qualitätszirkeln, einer Methode der Werte-Gestaltung.

Ein Qualitätszirkel, so Hutchins (1995), ist eine freiwillige Gruppe aus Arbeitern, die, zusammen mit ihrem Vorgesetzten (oder ihrem Teamleiter), darin ausgebildet werden, arbeitsbezogene Probleme zu identifizieren, zu analysieren und zu lösen. Die Lösungen zur Verbesserung der Leistung der Organisation werden mit dem Management geteilt. Während des Prozesses sind die Mitarbeiter motiviert. Hutchins fährt fort (1995, S. 23): „... Qualitätszirkel sind eine Alternative zum entmenschlichenden Konzept der Arbeitsteilung, bei dem der Arbeiter oder die Individuen wie Roboter behandelt werden." Teammitgliedern werden verschiedene Techniken zur Problemlösung beigebracht. Dazu gehören Ursache-Wirkungs-Diagramme, Pareto-

Diagramme, Prozess-Mapping, grafische Werkzeuge wie Histogramme und das Kreisdiagramm, Ablaufanweisungen, Kontrolldiagramme, Streudiagramme und Korrelationsanalyse-Diagramme.

Die Philosophie von *Spiral Dynamics* kann die Werte-Gestaltung und das Management erheblich bereichern. Die Mitarbeiter von *Litemaster* entwickelten den Namen „Werte-Kreise" und kreierten ein Logo. Nachdem sie Teil eines Kreises waren und ihren Wert erlebt hatten, wurden sie gefragt: „Wie sollen wir diesen Kreis nennen?" Dann zeichneten sie drei sich überschneidende Kreise und erklärten, dass ein Kreis für die Qualität, ein anderer Kreis für die Menge und der letzte Kreis für die Kosten stehe. Ihnen zufolge würden die drei zusammen einen Wert ergeben. Das Konzept „Werte-Kreise" wurde geboren. Bei der Vermittlung eines Werte-Kreises liegt der Schwerpunkt auf der Suche nach dem Gleichgewicht von Qualität, Quantität und Kosten. In diesem Kapitel wird der Ansatz der Werte-Kreise vorgestellt; es wird ein typischer Prozess besprochen und es werden fünf Fallstudien dargestellt.

Der Prozess der Werte-Kreise

Interessengruppen wie Kunden, Aktionäre, Gewerkschaften und Management haben spezifische Erwartungen an Systeme. Durch einen systemischen Prozess von Input, Transformation und Output kommt es zu einem Endergebnis, das zur Zufriedenheit der Interessengruppen führen kann. Während der Transformationsphase des Prozesses wird die Unterstützung von Servicefunktionen wie Personal und Finanzen geleistet. Die Prozessverbesserungen werden durch einen Prozess der Inklusivität mitgestaltet, wie er in der Doktorarbeit von Viljoen-Terblanche (2008) konzeptualisiert wird.

Beck und van Heerden (1982) beschreibt Werte-Kreise als ein Programm, das Partizipation ermöglichte und die Implementierung von Lösungen stimulierte. Laubscher adaptiert dieses Konzept, um unterschiedliche Denksysteme in einem holistischen Ganzen, einem Menschen-Mandala, zu integrieren. Im Grunde stimulieren Werte-Kreise das persönliche Wachstum von Individuen. Sie ermöglichen auch rechtshemisphärisch-operierenden Menschen, ihre linke Hemisphäre zu nutzen – und umgekehrt. Auf diese Art und Weise ist es sehr gut, latente Intelligenz auszubauen.

Während dieses Prozesses wechselt der Berater zwischen analogen und digitalen Denkaktivitäten. In einem solchen Prozess stützt sich der Berater stark auf *Spiral Dynamics*, insbesondere auf PURPUR und ROT. Meistens ignorieren Berater, wie sich diese Denksysteme von BLAUEN und ORANGEFARBENEN Weltansichten unterscheiden. Dies führt zu Verwirrungen, wenn nämlich sorgfältig geplante Strategien zu keinerlei Ergebnissen führen.

Mitarbeiter, die dazu abgestellt wurden, dieses Dilemma zu lösen, müssen diejenigen sein, die die Schwierigkeit bemerkt haben. Dies könnte als „Fitness für Sinn und Zweck“ bezeichnet werden. Beobachtungen zu Haltung und Verhalten von Menschen werden durch das Studium verschiedener psychologischer Theorien und Managementtheorien integriert.

Tabelle 11.1 Personen-Mandala-Prozess. (Laubscher 2015a)

METHODEN	FRAGEN
Ziel	Was ist dein Problem?
	Was müssen wir besprechen?
Information/Funktion	Was geschieht jetzt gerade?
Evaluieren	Welche Funktion ist die wichtigste?
PARETO-Prinzip	Konzentration auf die oberen 20%
Kreativität	Was können wir noch tun?
	(Zu diesem Zeitpunkt darf noch kein Urteil erlaubt sein)
Evaluation/Entwicklung	Welche dieser Ideen können wir miteinander verbinden, um einen guten Plan zu erstellen?
	Was wird es kosten?
Fünf-Sterne-Bewertung	Welche dieser Ideen kann eine 5-Sterne-Bewertung erhalten?
	Welche Ideen erhalten 1, 2, 3, 4 oder 5 Sterne?
Bericht/Plan	Sterne-Bewertungen

Feedback/Anpassung	Lösung vorgeschlagen - Abgelehnt - Grund für die Entscheidung - Verantwortung - Rückmeldung (Frist angeben) - Bericht über vollzogene Handlung

Ein *Leader*, Moderator oder Organisator sollte in einem System als Katalysator fungieren. Ein Katalysator bewahrt zunächst dessen eigene Dimensionen, obwohl sie dann aus dem System, in dem sie Veränderung ermöglichen, entfernt werden.

Ein typischer Werte-Kreis-Prozess

In Tabelle 11.1 wird ein typischer Prozessablauf eines Wertes diskutiert. Das Ergebnis dieses Prozesses wird zum Input für Rückmeldungsgespräche.

Verschiedene Beispiele von Werte-Management

Gesundheitsprobleme: Dieser Abschnitt wurde von Ansie Prinsloo geschrieben, einer Expertin für Qualität im Gesundheitswesen.

Die Gesundheitsbranche Südafrikas steht vor denselben global auftretenden Herausforderungen angesichts der zunehmenden Komplexität der Versorgung, der antimikrobiell resistenten Organismen, der Budgetbeschränkungen (Flott 2017) sowie des Rufs nach abgestimmten und effektiven Wegen zur Verbesserung der Gesundheitsergebnisse (Porter 2006).

Die Krankenhäuser, in denen die Patientenversorgung durchgeführt wird, sind komplizierte, hochdynamische Umgebungen, in denen Systemausfälle den Patienten schaden und die Qualität mindern (Vincent 2006). In Südafrika wird diese Komplexität durch Engpässe bei Pflegekräften, insbesondere in den höheren Qualifikationskategorien, und durch einen scheinbar unendlichen Bedarf und lange Wartelisten verstärkt. Zu den angewandten Taktiken, dem entgegenzutreten, gehört die Ergänzung der Pflegeteams durch weniger gut ausgebildete Kräfte oder durch die Überbrückung unterer Kompetenzkategorien auf höhere Niveaus, was die Vielfalt an Fähigkeiten und Erfahrungen in einer bereits heterogenen Gruppe noch erhöht (Gray, Vawda und Jack 2017).

Das Management des Pflegepersonals, das mit der Verbesserung der Pflege innerhalb dieser komplexen Situation betraut ist, neigt dazu, einer hierarchischen, starken BLAU-gesteuerten Politik und *Top-Down*-Führung dieser verschiedenen, multikulturellen und oft am Code PURPUR oder am Code ROT orientierten Teams zu folgen. Große Volumen- und Ergebnismessungen erhöhen den Druck für die Pflege- und Führungskräfte, die sich zunehmend weniger aufeinander beziehen können. Das überforderte Personal wird vom Management dann häufig als apathisch empfunden. Letzteres wendet sich in einem verzweifelten Versuch, das Engagement zu verbessern, BLAUEN Ansätzen wie internen Überprüfungen zu, was den Teamzusammenhalt noch weiter untergräbt. Änderungen in dieser Umgebung führen möglicherweise nicht zu Verbesserungen und können die Situation sogar für beide, Patienten wie Mitarbeiter, noch verschlimmern (Deming 1994).

Verbesserungszyklen, wie von Deming (Langley 2009) erklärt, mit Wertschätzung und Respekt für unterschiedliche Denkmuster innerhalb der Gruppe zu koppeln, hat jedoch zu Durchbrüchen in diesen Teams geführt. Indem sie sich auf integratives Engagement fokussierten, können die Pflegeteams und das Management gemeinsam Probleme analysieren und Lösungen konzipieren, was einen Dialog über ihr gemeinsames Ziel ermöglicht.

Die Probleme werden analysiert, indem im Team Werkzeuge wie Prozess- und Systemanalyse angewandt werden, und zwar in einer nicht-strafenden Ausrichtung. Jede Erkenntnis darüber, wo oder warum das Pflegesystem fehlschlug, kann dazu genutzt werden, dass das Team Ideen über Änderungen bilden kann, und zwar basierend auf dem, was die Betroffenen vorhersagen, um die gewünschte Verbesserung zu ermöglichen. Das Team testet diese Veränderungen anschließend in einem kleinen Maßstab in der tatsächlichen Arbeitsumgebung, um in dieser Form zu einem Mitgestalter seiner Arbeitswelt zu werden. Gemeinsam wird das Ergebnis des Tests untersucht und diskutiert, bevor die nächste zu testende Idee von der Gruppe ausgewählt wird, wobei ständig auf die erklärten Ziele und Maßnahmen Bezug genommen wird. Das Management übernimmt hier eine unterstützende Rolle, wie es in den Werte-Kreisen erläutert wird, mit dem Fokus auf Beratung und Kommunikation mit dem Team. Das gesamte Team oszilliert zwischen den wissenschaftlichen Arten und Weisen der Verbesserung der linken Hemisphäre, wie Problemanalyse und -messung, und der künstlerischen Art und Weise der Verbesserung der rechten Hemisphäre, nämlich neue Ideen zu generieren, um zu testen, was zur Verbesserung führen wird. Mithilfe von Ablaufanweisungen wird die Leistung in Pflegeeinheiten erfasst und angezeigt. Dies dient als wirkungsvolles Werkzeug, um Gespräche über Fortschritte anzuregen und Erfolge innerhalb des Teams zu feiern.

Wo sich Fehler in der Patientenversorgung einschleichen, berücksichtigen die Teams selbst die zahlreichen Faktoren, die zum Systemausfall geführt haben, und sorgen für eine Verbesserung, um ein erneutes Auftreten zu verhindern (Prinsloo 2017). Die respektvolle Berücksichtigung der multiplen Kulturen innerhalb des Systems ermöglicht die Entwicklung einer neuen kollektiven „gerechten Kultur" (Vincent 2006), die für die Verbesserung der Patientensicherheit grundlegend ist. Diese Kultur ist nicht bestrebt, das Individuum strafrechtlich zu beschuldigen, sondern wertschätzt das gesamte System und die darin lebenden Menschen. Ein Denken zweiter Ordnung ermöglicht hier, dass die Gaben aus den verschiedenen Codes in Form menschlicher Energie im System entfesselt werden. Dies wird zu einem Anstieg der Patientenversorgungsindizes und der Produktivität führen (Viljoen in Martins, Martins und Viljoen 2017).

Gewalt im Taxi im Greater Pretoria Metropolitan Council (GPMC): Anfang des neuen Jahrtausends gab es in Pretoria ein riesiges Problem mit Taxi-Konflikten. Die Taxifahrer begannen, sich gegenseitig umzubringen, und zündeten einander die Autos an. Andrew Barker wurde gebeten, ein Treffen zwischen den Taxiverbänden, der Öffentlichkeit und den Behörden der Provinzregierung zu ermöglichen. Er bat dann Loraine Laubscher um Hilfe. Ziel des Workshops war es, einen umsetzbaren

Plan zu entwickeln, der innerhalb eines Jahres zu einer transformierten, gewaltfreien Taxiindustrie führen sollte.

Nach Gesprächen mit den Interessenvertretern wurde die Schlussfolgerung gezogen, dass die angewandten Business-Phrasen dem Denken der Menschen in der Taxiindustrie fremd waren. Ein Mechanismus musste entwickelt werden, um ihr Verständnis der anspruchsvollen englischen Geschäftsterminologie zu beschleunigen.

Es war durchaus bekannt, dass die Leute fußballsüchtig waren. Barker und Laubscher sammelten so viele Bälle wie möglich, und zwar aus verschiedenen Sportarten wie Fußball, Rugby, Tennis und so weiter. Am nächsten Tag begannen die Berater, die Bälle den Beratern im GPMC-Sitzungssaal zuzuwerfen, wo der *Workshop* stattfand. Sie warfen die Bälle zurück. Diese Methode wurde eingesetzt, um eine drohende Konfliktsituation zu entschärfen.

Die Berater erklärten den Beteiligten, dass die Bälle Spiele darstellten, die Regeln und Vorschriften repräsentierten wie auch Bestrafungen für Nichteinhaltung. Bei Ballspielen ging es jedoch nicht nur um Disziplin, sondern auch um Spannung und Vergnügen. Laubscher schlug vor, dass die Gruppe die Konfliktsituation durch die Linse eines Fußballspiels betrachten solle. Im Fußball gibt es auch strenge Regeln und alle Teilnehmer, einschließlich der Zuschauer, müssen die Regeln verstehen. Die Leute haben die Kontrolle und jeder Teilnehmer hat eine Rolle im Spiel. Jeder Teilnehmer hat auch eine bestimmte Funktion im Spiel auszuführen. Wenn die Taxiindustrie in eine erstklassige Fußballmannschaft umstrukturiert werden könnte, könnte die Gewalt eliminiert werden. Das heißt, hier wurde die Metapher des Fußballs eingesetzt, um ein Verständnis für die Komplexität der Taxiindustrie zu schaffen, denn Fußball war etwas, auf das sich alle beziehen konnten.

Alle Beteiligten in der Taxibranche kannten die Regeln des Fußballspiels. Jeder wusste, was der Torhüter tun sollte, und die Berater konnten die Regeln der Taxiindustrie in ein Verständnis des Fußballspiels übersetzen. Zum Beispiel könnte der Torwart der Sicherheitsbeauftragter sein. Das Taxi war das Spielfeld und der Schiedsrichter war der Taxi-Inspektor.

Die Atmosphäre im Raum änderte sich dramatisch, als die Anwesenden erkannten, dass sie, weil sie das Fußballspiel verstanden, auch die Komplexität des Geschäfts verstehen konnten. Das war reine Magie!

Nachdem alle identifizierten Aspekte strategisch durchdacht und im richtigen Verhältnis angewandt wurden, wurden die benötigten Funktionen identifiziert. Die Parallelen zum Fußball wurden gezogen und eine Struktur für die Taxiindustrie wurde geschaffen. Tabelle 11.2 ist ein Auszug aus dem Originalbericht, um zu zeigen, wie die Rollen und Regeln des Fußballs mit der Taxiindustrie gleichgesetzt werden konnten. Die Tabelle beschreibt die Konzepte und Ideen des Fußballspiels und richtet sie dann auf die Konzepte und Ideen des Geschäfts in der Taxibranche aus. Daraus konnten Empfehlungen zu den Maßnahmen und Aktivitäten abgeleitet werden, die zur Erreichung des Ziels erforderlich waren. In Zusammenarbeit mit den Interessengruppen konnte die Rolle, die jeder erfüllen sollte, und das Datum, bis zu dem sie umgesetzt werden sollte, festgelegt werden.

Tabelle 11.2 Rollen und Regeln in der Taxibranche bilden einen Werte-Kreis

Funktion: Keine Funktion und identifizierte Empfehlungen			
Spiel – Fußball		**Leben – Taxi Industrie**	**Empfehlungen**
Fragen u. Statements	**Konzepte u. Ideen**	**Konzepte u. Ideen**	**Handlungen u. Aktivitäten**
1 Identifizieren Sie den Ball	Fokus	Fahrzeuge stehen im Mittelpunkt	Keine
2 Was ist das Spiel?	Gewinnen	Das Spiel ist Überleben	Keine
3 Wer sind die Spieler?	Teams	Spieler sind Taxifahrer	Keine
4 Wie lernt man das Spiel?	Indem man spielt, wo man spielen möchte	Indem man ein Fahrzeug hat und es benutzt	Keine

Der *Workshop* erwies sich als sehr erfolgreich und der Berater legte der GPMC einen Bericht vor. Später forderte das Verkehrsministerium eine Kopie des Berichts und die gesamte Struktur der Taxi-Industrie in Pretoria wurde nach den Ergebnissen dieses Workshops neu organisiert.

Herbergs-Betten bei Western Deep Levels Goldmine: Ein weiteres Beispiel für die Umsetzung von Werte-Kreisen fand unter der Sponsorschaft von Richard (Dick) Solms statt, dem Manager von *Western Deep Levels Gold Mine*. 14 Bergarbeiter wurden ausgewählt, um an dem Workshop teilzunehmen und ihn so umfassend wie möglich zu machen. Außerdem gab es die Möglichkeit, dass weitere Teilnehmer aus den 3.000 bis 4.000 Mitarbeitern in der Mine ausgewählt werden konnten.

Dieser Gruppe wurde nun die Möglichkeit gegeben, in der Bergarbeiterherberge den Aspekt auszuwählen, den sie gerne verbessern würden. Es wurde Übereinstimmung darin gefunden, dass man die Betten verbessern wolle.

In der Herberge waren alle Betten vom Typ her Doppelhochbetten, und der Raum unter den Betten musste von den Zwei-Bett-Nachbarn geteilt werden. Die Betten wurden untersucht, und es stellte sich heraus, dass drei Dinge für die Benutzer problematisch waren. Es gab keinen Platz, um eine Bibel (oder irgendein anderes Buch) abzulegen, wenn man zu Bett ging. Wenn man Raucher war, gab es keinen Platz für einen Aschenbecher. Die dritte große Schwierigkeit war der Platz unter dem Bett, weil alle möglichen Dinge wie nasse Stiefel, Kleinkram und sogar übrig gebliebenes Essen in diesen Raum gestopft wurden. Es bestand auch die Schwierigkeit, dass andere Leute persönliche Gegenstände unter dem Bett anfassten und durcheinanderbrachten.

Dies offenbarte eine weitere Schwierigkeit. Als die Bergleute nach der Arbeit aus der Mine kamen, mussten ihre Stiefel gewaschen werden, und es dauerte, bis sie trockneten. Der Herbergsverwalter versuchte, dieses Problem zu lösen, indem er eine Struktur aus Holzpfählen aufbaute, und die Bergleute konnten ihre Stiefel dann zum Trocknen umgekehrt auf diese Stangen stülpen. Das funktionierte gut, außer nachts, denn wenn man neue Stiefel hatte, bestand stets die Gefahr, dass irgendjemand sie stehlen würde. Deshalb landeten die nassen Stiefel unter dem Bett. Natürlich war diese Praxis völlig inakzeptabel.

Die Mitglieder der Wertemanagementgruppe mussten konstruktive Antworten für all diese Schwierigkeiten finden. Sie schlugen vor, dass durch das Anschweißen eines Metallrings an den Kopf des Bettes – in den ein Aschenbecher sowie eine Bibel- oder Buchstütze eingesetzt werden konnten – dieses Problem gelöst werden könnte. Die ersten beiden Probleme waren daher schnell geklärt.

Das dritte Problem blieb bestehen. Hier war der innovativste Plan, den Raum unter dem Bett einzuzäunen. Es wurden entsprechende Änderungen unter den Betten vorgenommen, sodass nasse Stiefel und Jacken in dem nun sicheren und trockenen Raum untergebracht werden konnten und der Luftzug sie trocknen konnte.

Es war klar, dass bei den Leuten PURPUR im Spiel war und dass der BLAUE Managementcode, der zuvor verfolgt wurde, erfolglos und nicht nachhaltig gewesen war.

Ein PURPURNER Ansatz musste verfolgt werden. Es wurde dem Minenmanager der Vorschlag unterbreitet, dem Team einen Kesselschmied zur Verfügung zu stellen, um neue Betten zu bauen. Der Kesselschmied durfte ihnen jedoch keinen Rat erteilen. Also mussten sie ohne die Hilfe des Kesselschmieds einen Prototyp bauen. Schließlich bauten die Teilnehmer einen Prototyp, und eine Gruppe sehr stolzer Männer, die einen Plan entworfen hatten, baute das Bett um und löste das Problem.

Dieses Bett wurde dann außerhalb des Büros des Herbergsverwalters ausgestellt, wo es der Vertreter eines Unternehmens, das die Minen mit verschiedenen Arten von Ausrüstung belieferte, sehen konnte. Diese Firma fragte, ob sie den Prototyp ausleihen könne, um ein Bett herzustellen, welches für die Mine dann akzeptabel sei. Der Plan für dieses Bett basierte auf dem, den die Bergleute gemacht hatten. Der Prototyp wurde angenommen und zurück kam ein lackiertes und sehr gut aussehendes Bett. Das Management entschied, diesen neuen Bettentyp zu bestellen, um die veralteten Betten zu ersetzen.

Normalerweise werden alle Bestellungen an die Minengeschäfte geliefert, aber diese neuen Betten wurden um genau 18:00 Uhr direkt an die Herberge geliefert. Die Sonne war im Begriff unterzugehen und die gesamte Geschäftsleitung war bereits nach Hause gegangen. Die Herbergsaufsicht wurde benachrichtigt und man sagte ihnen, dass die neuen Betten auf der Veranda stehen würden. Die Alternative bestand darin, die Betten nach Johannesburg zurückzuschicken und sie am nächsten Tag neu anliefern zu lassen. Die Betten wurden auf der Veranda gelassen und die Wächter gebeten, sie zu bewachen. Der Herbergsleiter würde sie am nächsten Morgen gerecht verteilen.

Bei der Ankunft am nächsten Morgen waren allerdings nur die verfallenen alten Betten auf der Veranda zu sehen. Bei der nachfolgenden Untersuchung wurde festgestellt, dass das leitende Personal während der Nacht die neuen Betten für sich selbst beansprucht hatte. Die Jüngeren waren angewiesen worden, ihre alten Betten zu holen und auf die Veranda zu stellen. Die Gruppe, die für die neu entworfenen Betten verantwortlich zeichnete, war jedoch nicht verärgert, denn obwohl das leitende Personal die Betten für sich beansprucht hatte, war dies eine Bestätigung und Auszeichnung ihrer Designerfähigkeiten.

Von da an widersetzte sich niemand mehr, an einem Werte-Kreis teilzunehmen, wenn er angekündigt wurde. Ganz im Gegenteil, sie waren sogar sehr interessiert, an den Sitzungen teilzunehmen, da sie echte Lösungen mit sich brachten.

Nutzen der Werte-Kreise

Der Nutzen, der sich typischerweise aus einem Werte-Kreis ergibt, ist vielfältig:

- Schaffung einer offenen Umgebung innerhalb des Unternehmens für uneingeschränkte Kommunikation auf allen Ebenen.
- Durch die Beteiligung von Arbeitnehmern auf allen Ebenen ist das Unternehmen in der Lage, die Fähigkeiten und Fertigkeiten all seiner Mitarbeiter voll auszuschöpfen, und aufgrund ihres Engagements sind die Mitarbeiter viel stärker motiviert, Verbesserungen in ihren Verantwortungsbereichen zu erreichen.
- Die Stimmen der Mitarbeiter in der Organisation werden gehört und die Inklusivität wird gestärkt.

- Die Entscheidungsfindung wird strukturierter und nachhaltiger. Kreative, kosteneffiziente Entscheidungen können jetzt auf allen Ebenen getroffen werden.

Greifbare Vorteile der verschiedenen Unternehmen zeigten sich in Form von Produktionssteigerung, Mitarbeiterbeteiligung und Engagement und letztlich auch im monetären Umsatz. Gleichzeitig nahm die Personalfluktuation ab. Teilnehmer dieser Sitzungen berichteten von einer permanenten Bewusstseinsveränderung. Dies veränderte nicht nur die Art und Weise, in der sie arbeiteten, sondern auch, wie sie ihre Rolle in Bezug auf ihre Familien, ihre Gemeinschaften und die Gesellschaft insgesamt erfüllten.

Carkhuffs Sieben Fähigkeiten

Die Theorie

Der Kern von Carkhuffs Arbeit besteht darin, Menschen durch Beratungen zu helfen. Sein Hauptbeitrag liegt in der Bereitstellung eines Mittels, durch das man lernen kann, Menschen zu helfen, die Beratung brauchen. Der Eckpfeiler seiner Arbeit ist, dass man dafür nicht unbedingt ein Profi sein muss; ein Laie kann auch helfen, vorausgesetzt, dass eine solche Person mit Carkhuffs Sieben Dimensionen für effektive zwischenmenschliche Erleichterung vertraut ist. Die Sieben Fähigkeiten von Carkhuff (1969) werden in Tabelle 11.3 beschrieben.

Tabelle 11.3 Carkhuffs Sieben Fähigkeiten. (Carkhuff 1969)

Initiativ-Dimensionen	Empathie	Verständnis Die Fähigkeit, den Zustand, den Bezugsrahmen oder den Standpunkt einer anderen Person zu verstehen. Der Hilfesuchende glaubt: „Du verstehst mich wirklich." Der Helfer strebt nach einem genauen Gefühl dafür, dass die Erfahrung des anderen „sich verbindet". Hinweis: Bevor man sich in die angenommene Realität auf der anderen Seite einfühlt, sollte man sie erst prüfen, dann ein ehrliches „Mokassin"-Gefühl bieten (Mokassins = das ist, was ich darüber denke/fühle, in deinen Schuhen zu stecken).
	Respekt	Jemanden zu pflegen In einer Art und Weise antworten, die Fürsorge für den anderen vermittelt. In einer Art und Weise reagieren, die den Glauben an seine/ihre Fähigkeit vermittelt, etwas an der Situation ändern zu können.
	Echtheit	Echt sein Der Helfer ruht in sich selbst, ist im Hier und Jetzt. Der Helfer tritt in direkte persönliche Begegnung mit dem Hilfesuchenden und reagiert authentisch. Der Helfer berichtet über seine inneren Zustände (ähnlich wie „Offenheit vs. Persönlichkeit", bezieht sich auf den Kontext des Austauschs, und nicht Inhalt).

Empfängliche Dimensionen	Selbstoffen-barung	Freiwillig persönliche Informationen bieten. Der Helfer kommuniziert eine Offenheit für freiwillige persönliche Informationen in Übereinstimmung mit den Interessen und Sorgen des Hilfesuchenden.
	Konkretheit	Genau sein Von Abstraktionen zu Details Je konkreter man ist, desto wahrscheinlicher ist es, dass sie sich in ihrer Erfahrung verbinden.
	Konfrontation	Zu sagen, wie es ist. Auf das Inkongruente zeigen; Diskrepanz zwischen Welten, Gefühlen und Handlungen. Eine Einladung, das Verhalten zu untersuchen und gegebenenfalls zu ändern.
	Unmittelbarkeit	Was passiert jetzt? Der Helfer ist in der Lage, mit dem Hilfesuchenden zu besprechen, was zwischen ihnen vorgeht. Die Fähigkeit des Helfers, mit dem Hilfesuchenden zu diskutieren, wo er/sie in Beziehung zum Hilfesuchenden steht.

Die Anwendung

Carkhuff wendet einen umfassenden Ansatz für zwischenmenschliche Interaktion an, um alle zwischenmenschlichen Aspekte zu erfassen, und nicht nur solche, die als helfende Interaktion gedacht wurden (siehe Tabelle 11.3). Das Modell umfasst drei wichtige Hilfsphasen: Exploration, Verständnis und Aktion.

Fähigkeit 1: Das siebendimensionale Modell beginnt mit *Empathie*, die von Carkhuff als die wichtigste aller helfenden Dimensionen betrachtet wird. Er begreift Empathie als funktional, wenn die Aktivitäten von Helfer und Hilfesuchendem nicht getrennt werden können. Die Ebene, auf der jemand Empathie zum Ausdruck bringt, beinhaltet „Sensitivitäts"-Stärken von Ebene 1 – das empathische Verständnis des Zuhörers deutet nicht auf eine Empfindsamkeit gegenüber den Gefühlen des anderen hin – bis zur Ebene 5, wo es deutlich sichtbar oder sogar greifbar ist, dass der Zuhörer die Gefühle des Hilfesuchenden vollständig versteht und anerkennt. Die mittleren Ebenen kennzeichnen ein gemäßigtes Bewusstsein über die Gefühle, doch der Hilfesuchende kann hier nicht vollständig verstanden werden. Dies liegt nicht an einem Mangel an Sensibilität; das Schlüsselelement ist vielmehr Erfahrung oder Zusammengehörigkeit, d. h., dieselben Bedürfnistiefen erfahren oder sie sogar gemeinsam erlebt zu haben, sodass das Ergebnis eine Empathie auf einer sehr fortgeschrittenen sensiblen Ebene ist. Weitere Differenzierungen der Empathie-Ebenen beziehen sich auf die Kunst des Zuhörens, im Sinne jener Ebene, die man einnimmt, um eine empathische Reaktion zu ermöglichen. Diese Dimensionen wurden 1961 von Charles Truax entwickelt.

Fähigkeit 2: Der zweite Aspekt, *Respekt*, bezieht sich auf die verbalen und nonverbalen Aspekte der Kommunikation, bei denen der Zuhörer oder Helfer eine positive Gemütsruhe gegenüber dem Hilfesuchenden ausstrahlt und seine Sorge um die Emotionen, Gefühle und Erfahrungen des Hilfesuchenden ausdrücken kann. Respekt hat sowohl verbale als auch nonverbale Ebenen. Die erste Stufe kennzeichnet nur wenig oder gar keinen Respekt, wächst aber auf Stufe 4 und 5, die tiefe Besorgnis und Gefühl für die Notlage des Hilfesuchenden kennzeichnet.

Fähigkeit 3: Die dritte Dimension, *Echtheit*, bezieht sich auf eine Person, die während einer Begegnung „echt" ist, sich nicht hinter einer Fassade versteckt und dadurch eine bedeutungsvolle Verbindung zwischen Helfer und Hilfesuchendem vermeidet. Echtheit erfordert Selbsterkenntnis und erlaubt den Zugang zu den Gefühlen, die der Hilfesuchende erfährt. Es ist eine direkte persönliche Begegnung zwischen Menschen, die authentisch sind und einander erlauben, gesehen zu werden. Ebene 1 dieser Dimension bezieht sich auf die Abwehrhaltung auf der Seite des Helfers, die keinen Zugang zu inneren Mechanismen, Gefühlen und Emotionen während der Begegnungen erlaubt. Zu einem gewissen Grad sind diese Interaktionen destruktiv und sogar verletzend. Mit steigendem Niveau steigt auch die Verständigung zwischen den Parteien und wird zu einer Kommunikation, die sich durch ein nicht-ausbeuterisches Miteinander kennzeichnet. Negative und positive Gefühle werden von beiden Seiten konstruktiv ausgedrückt und erhöhen die Tiefe der als bedeutungsvoll empfundenen Interaktion.

Die ersten drei von Carkhuffs Dimensionen – Empathie, Respekt und Echtheit – sind notwendig für eine effektive Kommunikation in einer zwischenmenschlichen Beziehung, um Menschen zu helfen. Diese wurden zunächst von Rogers beschrieben und später von Carkhuff erweitert, indem er weitere vier Dimensionen hinzufügte. Hier geht es um die Fähigkeiten, die für eine angemessene Reaktion während der Interaktionen erforderlich sind (Rogers 1967). Im Wesentlichen bilden die ersten drei Dimensionen die Grundlage für einen offenen und ehrlichen Dialog, während die letzteren Dimensionen die Reaktionen des Helfers auf den Hilfesuchen anleiten.

Fähigkeit 4: Selbstoffenbarung wird von Carkhuff als spontane Ehrlichkeit zwischen den beteiligten Parteien beschrieben. Wenn mehr miteinander geteilt wird, wird eine tiefere Ebene des gegenseitigen Verständnisses erreicht. Die anfänglichen Messniveaus der Selbstoffenbarung zeigen, dass der Helfer wenig oder nichts von sich selbst teilt; Interaktionen finden auf der oberflächlichen Ebene der Ehrlichkeit statt und nichts wird freiwillig mitgeteilt. Die höchste Ebene, Stufe 5, erfordert Vertrauen, damit man sich wohlfühlt und tief verwurzelte Erfahrungen, Scham oder Verlegenheit miteinander teilen kann.

Fähigkeit 5: Konkretheit ist eine Ebene, auf der alle vagen oder mehrdeutigen Kommentare eliminiert werden. Es geht um Spezifisches und um Korrektheit und somit um besseres Verständnis. Die erste Ebene der Konkretheit beinhaltet, dass der Helfer keine Anstrengung unternimmt, die Interaktion in eine bestimmte Richtung zu lenken. Auf der höchsten Stufe, Ebene 5, ermöglicht der Helfer proaktiv die direkte Äußerung aller konkret relevanten Gefühle und Informationen.

Fähigkeit 6: Die Dimension *Konfrontation* fördert die Erforschung scheinbar inkongruenter Elemente. Sie umfasst die Bildung von Konzepten, die sich auf das Selbst, das Verhalten, die Einsichten, die Ressourcen und sogar auf die Wahrnehmung beziehen. In den Anfangsphasen scheinen diese Themen von der Interaktion getrennt zu sein; es ist dann hilfreich, einen Schritt zurückzutreten, um das Verhalten aller Beteiligten zu bewerten. Die anfänglichen Ebenen dieser Dimension beinhalten, dass sich der Helfer von dem Hilfesuchenden freimacht. Auf diesen Ebenen werden Urteile gefällt und sogar Stereotypisierungen vorgenommen. Doch der wichtige Punkt ist, dass diese Dimensionsebene aktiviert wird. Auf den höchsten Ebenen werden die Diskrepanzen und Inkongruenzen identifiziert und können sofort bis zu einem Punkt besprochen werden, an dem die beteiligten Personen aufeinander abgestimmt sind. Die Diskussionen oder sogar die Auseinandersetzung mit diesen Spannungen findet ruhig und ohne Vorurteile statt.

Fähigkeit 7: *Unmittelbarkeit* ist die Dimension, die sich mit den Echtzeit-Nuancen beschäftigt, die während einer Interaktion wahrgenommen werden, und die sich mit ihnen im „Hier und Jetzt" auseinandersetzt. Sie beschreibt subtile Veränderungen in der Kommunikation und hinterfragt innerlich, warum sie auftreten. Es geht darum, zu fragen, warum der Hilfesuchende das Kommunikationsthema verändert und warum er dies tun musste. Auf Stufe 1 ignoriert der Helfer diese Nuancen. Die Zwischenstufen beschreiben einen vorsichtigen Ansatz zur Diskussion über die Veränderungen, aber ohne unbedingt auf Einzelheiten einzugehen oder zu einer Antwort zu drängen. Auf den höchsten Ebenen werden Veränderungen in den Nuancen der Interaktion offen und ehrlich diskutiert.

Carkhuffs Modell wurde entwickelt, um die Integrität zwischenmenschlicher Interaktionen zu erhalten. Es beschreibt die Interaktionen in zwei Phasen, nämlich das anfängliche Engagement und die zur Erleichterung der Interaktion geeigneten Reaktionen. Die Dimensionen des Modells basieren auf Empathie und insbesondere auf empathischem Verständnis. Das dimensionale Modell stellt eine praktische und theoretisch fundierte Perspektive dar, die mit anderen Theorien kombiniert werden kann, die eine zwischenmenschliche Interaktion mit Menschen in einem anderen Seinszustand beinhalten, die von ihrem Zustand beeinflusst werden.

Beck integrierte die Sieben Fähigkeiten Carkhuffs in seine eigene *Spiral-Dynamics*-Praxis. Einige Fälle sollen hier beschrieben werden.

Bei der Polizei: Während eines Interviews mit Rica Viljoen im Mai 2017, in seinem Büro in Denton, Dallas, erinnerte sich Don an das folgende Ereignis:

> *Wir hatten einen Vertrag mit der* Ford Foundation*, um uns mit Konflikten zwischen der Polizei von Dallas und verschiedenen Elementen in der Stadt, sowohl aus den Sozialbauten von Süd-Dallas als auch aus den städtischen Umgebungen zu befassen. Wir entwarfen einen einzigartigen Ansatz, der es Polizisten im Außendienst ermöglichte, weit* über das hinauszugehen, was die Programme kulturellen *Gewahrseins in diesen Tagen boten, da es anderer Fähigkeiten bedurfte, als schlicht einem Konflikt aus dem Weg zu gehen oder Unruhestifter ins Gefängnis zu schicken. Ich arbeitete mit Dr. Robert Berg im Beraterausbildungsprogramm der* University of North Texas *zusammen. Wir haben das „*Systemic Humans Relations*"-Training von Robert Carkhuff benutzt, die Sieben Dimensionen.*
>
> *Wir brachten den Polizisten Fähigkeiten wie Empathie, Wärme und Echtheit bei, und selbst der am traditionellsten denkende Hinterwäldler war plötzlich in der Lage, erstaunliche Ergebnisse zu erzielen. Wir hielten mit den Polizisten Nachtschichten ab. Da wir „schwarze" Bürger aber „weiße" Polizisten hatten, spielte es keine Rolle. Rassistische Übergriffe hörten auf. Wir hatten ein ähnliches Ergebnis mit der südafrikanischen Polizei und radikalen Agitatoren in den Townships in Middelburg erzielt.*

Im Sport: Don fuhr fort:

> *Ich arbeitete zusammen mit Fred Akers und den* Football Coaches *der* University of Tennessee *(erzähl es meinen schnellen* Boomer-Sooner-Oklahoma-*Fans nicht). Ich schrieb über einen Spieler in einer Trainingsübung, der ausrief: „Hey Coach, ich werde als Linebacker anfangen. Ich bin so aufgeregt. Ich kann es kaum erwarten, meinem Vater und meiner Freundin zu sagen, ich bin so aufgeregt. Meine Familie und Freunde wären so stolz auf mich. Ich starte als Linebacker mit den ‚*Horns*' in der* Cotton Bowl*!"*

Ich bat jeden der acht Trainer, einen Kommentar dazu abzugeben. Sie alle antworteten: „Das ist toll, aber du musst hart arbeiten, um deine Position zu behalten.“ Sie alle lachten bald über ihr Versagen, grundlegende Empathie, Wärme und Echtheit *zu demonstrieren, denn sie erkannten, dass sie urteilten, „väterliche“ Ratschläge gaben und nur über sich selbst sprachen. Der Spieler hatte nämlich aufgehört, mit ihnen zu sprechen, und die Kommunikation war fehlgeschlagen.*

Dies ist ein äußerst leistungsfähiges Konzept wie auch eine Fähigkeit, *die man in der Strafverfolgung, im Bildungswesen und im Konfliktmanagement anwenden kann.*

Die Sieben Schritte des funktionalen Designs

Die Formeln zur Entscheidungsfindung, die wir heute verwenden, reichen wohl nicht aus, um komplexe Systemprobleme zu lösen. In der Regel gehen wir nicht über Dialog und Beratungen hinaus, wenn wir versuchen, unsere Konflikte zu lösen (FS oder GRÜNE Codes zur Schaffung von Gleichheit). Beratungen reichen nicht aus. Wir müssen Systeme entwerfen, um die Lösungen für das zu finden, über das wir nachdenken. Im folgenden Abschnitt werden die von Beck und Johns (2017) formulierten *Sieben Schritte des Funktionalen Designs* beschrieben.

Debatte – Konkurrieren, um andere zu überzeugen

Die Leute haben eine Ansicht und kämpfen dafür, indem sie Fehler in den Argumenten anderer finden. Diese konfliktreiche Art und Weise polarisiert die These und die Antithese des Arguments. Ziel der Debatte ist es, den Gegner zu besiegen. Diese Taktik ist hilfreich, um Fehler in einem Argument zu finden und zu erfahren, ob die Schwäche in einem Argument gestärkt werden kann oder ob die Logik fehlerhaft ist. Während der Debatte werden Unstimmigkeiten entdeckt.

Dialog – Miteinander sprechen und Anekdoten sowie persönliche Lebenserfahrungen nutzen

Dialog ist der Prozess der Generierung von kollektivem Lernen, geteilter Bedeutung und Engagement für die Umsetzung. Die Menschen reden miteinander und nicht unbedingt gegeneinander und sie streben ein gemeinsames Verständnis an. Bohm (1998) erklärt, dass der Dialog darauf abzielt, Bewusstsein an sich zu verstehen wie auch die problematische Natur alltäglicher Beziehungen und Kommunikation zu erforschen. Der Prozess des Dialogs kann sehr zeitaufwendig sein und sollte die Sieben Schritte in einer gut geplanten, vereinfachten Weise durchlaufen.

Beratung – Zu Verstehen versuchen und zu beginnen, eine Lösung zu finden

Normalerweise führt der Dialog zur Identifizierung von übereinstimmenden Ansichten und er sucht auf tiefgehende Art und Weise nach neuen Erkenntnissen. Er erleichtert auch die Aufrechterhaltung verschiedener Standpunkte zu einem Thema. Während der Beratung untersucht die Gruppe die verschiedenen erwähnten Punkte, um ein tiefes, bedeutungsvolles Verständnis zu erreichen. Manchmal hören die Leute mit der Beratung auf, aber um systemische Veränderungen herbeizuführen, müssen oft Lösungen entwickelt werden.

Diagnose – Verschiedene Hypothesen werden aufgestellt

Nach den ersten drei Schritten beginnen wir, die Geschichte eines Problems aus mehreren verschiedenen Blickwinkeln zu betrachten, was es einer Gruppe ermöglicht, eine Hypothese über das Problem zu erstellen. Verschiedene Versuche werden unternommen, um die Dynamik im System zu verstehen. Eine Analyse der kritischen Denkstrukturen ist denkbar, um Möglichkeiten für den Fortschritt zu erzeugen.

Design

Bei diesem Schritt wird gemeinsam ein Plan entworfen, um die Hypothesen zu berücksichtigen, die alle unterschiedlichen Standpunkte und

Probleme berücksichtigen. Während dieser Phase sucht die Gruppe nach der Dynamik, die das Problem weiterführen und verschlimmern wird. Hier geht es darum, es auszuprobieren. Es könnte z. B. eine Voreingenommenheit gegenüber Maßnahmen und Praxistests geben. Eine gemeinsame Aktionsplanung kann erleichtert werden.

Abweisung – Formen des Ablehnens des Status quo durch Entladungen

Der Sechste Schritt des funktionalen Designs fordert Gruppen auf, den *Status quo* zu verwerfen. Senge et al. (2004) beschreiben diese Phase als „Loslassen, um lassen zu können". Die drei Methoden, den Status quo zu verwerfen, sind:

Lösen – Halten, was nützlich ist. Mit dieser Methode wird eine Organisation das los, was sie nicht mehr benötigt, und behält nur das, was notwendig ist.

Zerstören – Entfernen von ganzen Systemen, die bestehen.

Stilllegung – Erhaltung, Anerkennung und Preisung des Fortschritts der Systeme. Hier feiern wir die Etablierung neuer Systeme.

Einsatz

Der Einsatz des neuen Systems besteht aus der Implementierung der vorgeschlagenen Lösungen, die in Schritt 5 mitentwickelt wurden. Hier werden die neuen Systeme angenommen und konstruiert. Bei diesem Schrittes können Störungen, die nicht vorhergesehen wurden, aufgedeckt werden.

Der Einfluss der Sprache

In einem Interview mit Beck (2017) über den Gebrauch der Sprache betont er Folgendes:

> *Nimm den Wahnsinn aus der Semantik. Wenn Trump zum Beispiel sagt, dass er Muslime bekämpft, sollte er eher „einige Muslime" sagen. Er hätte EINIGE Muslime sagen sollen. Sonst wird er beschuldigt, alle Muslime zu stereotypisieren, und das war nicht seine Position. Das Gleiche gilt für die Aussage* über „Mexikaner". *Mit* „einigen Mexikanern" hätte er *seine Haltung besser darstellen*

können. Er gerät in ernsthafte Schwierigkeiten, da er nicht indexiert. Wir alle müssen auf unsere Sprache achten, da wir sonst Stereotypen ausdrücken, die schädlich und verletzend sein können und die langfristig unsere Beziehungen zerstören. Indexierung bedeutet, dass wir EINIGE vor den Kategorien von Personen verwenden, um keinen Stereotyp für eine ganze Klassen von Personen zu verwenden, was 1) nicht wahr ist und 2) zu Missverständnissen führt, für die man später einen Preis zahlen muss.

Für Trump, so Beck (2017), war es fast tödlich.

Datierung bedeutet, dass wir erkennen, dass Wörter in einem bestimmten Datumskontext Bedeutung haben. Manchmal projizieren wir, was wir vor Jahren dachten, aber es ist im Hier und Jetzt nicht mehr anwendbar. Es war früher einmal anwendbar. Um Beziehungen aufzubauen und das Selbstbewusstsein zu erhöhen, müssen wir herausfinden, ob die Meinung aktuell oder veraltet ist. Die Datierung zwingt uns, Ideen in einen zeitlichen Kontext zu stellen und sie, basierend auf dem heutigen Tag, zu definieren. Menschen verändern sich. Durch die Datierung können wir den Zeitrahmen betrachten, in dem ein Wort eine Bedeutung hat – weil es in diesem Zeitrahmen gefangen ist.

Anführungszeichen sind eine Art und Weise, durch die wir signalisieren, dass dieses Wort eine bestimmte Bedeutung hat, die ich teile oder auch nicht teile; doch um zu kennzeichnen, wie es von anderen benutzt wird, nutze ich Anführungszeichen, um es von anderen Bedeutungen dieses Begriffs zu unterscheiden. Wir alle tun dies, um uns von bestimmten Bedeutungen der Begriffe abzugrenzen. Es ist in der Tat wie ein Warnsignal: „Pass auf, ich benutze es, wie manche Leute es benutzen; aber ich meine es nicht unbedingt so.“ Auf diese Art und Weise leugne ich, dass dieses Wort eine besondere Bedeutung hat.

Bindestrichsetzung basiert darauf, dass unserer Sprache manchmal ein einzelnes Wort fehlt, um unsere Realität zu erklären. Wir verschmelzen dann zwei Wörter miteinander, um eine Bedeutung zu vermitteln. Der Bindestrich ist ein Weg, aus zwei Dingen ein neues Wort zu machen; keines der beiden Worte trägt in sich die volle Bedeutung des neuen Wortes. Wir erstellen ein hybrides Wort. Der Bindestrich verbindet zwei Wortbedeutungen. Es ist ein Versuch, durch die Kombination von Wörtern eine bessere Bedeutung aufzubauen.

Das Nächste ist die *IST-Krankheit*. Dieses Problem entstammt der Fantasie, dass ich Ihnen alles über irgendetwas erzählen kann. Das kann man nicht. Dies ist eine naive Aussage. Ideen und Wörter haben umfassendere und komplexere Bedeutungen, als dass man diese vermitteln könnte. Die Idee hier ist, diese Tatsache anzuerkennen.

Im Kontext von *Spiral Dynamics* sind diese Aspekte sehr wichtig, da verschiedene Codes Sprache unterschiedlich verwenden. Laubscher (2013) erklärt, dass das Gehirn im Jargon der Muttersprache programmiert ist. Sharon Underwood (1984) entwickelte für ihre Doktorarbeit das Gehirnscan-Instrument, das zwischen digitalem und analogem Denken unterscheidet.

In diesem Kapitel – *Spiral Dynamics PLUS* – wurden ergänzende Technologien vorgestellt, die eine philosophische, theoretische und praktische Schnittstelle zu *Spiral Dynamics* bieten. Themen waren Adizes, die Verwendung von *Vital-Signs*-Monitoren, der Assimilationskontrasteffekt, Werte-Gestaltung, Carkhuffs Sieben Fähigkeiten, Sieben Schritte des funktionalen Designs und die Wichtigkeit der Integration der Nuancen des Sprachgebrauchs. Im nächsten Kapitel werden dem Leser weitere praktische Anwendungen von *Spiral Dynamics* und zusätzliches Quellenmaterial zur Verfügung gestellt.

TEIL 5

Wegweiser für die Menschheit

- Was macht man mit *Spiral Dynamics*?
- Zusätzliche Ressourcen
  - Details umfassender Transformationsprojekte
  - Akademische Forschung
  - Blogs und Artikel
- Literaturverzeichnis

12

Was macht man mit Spiral Dynamics?

Einige praktische Anwendungen von Spiral Dynamics

Spiral Dynamics (SD) ist wohl das erste große, systemische, konzeptuelle System und komplexe Denken über alles, was das „große Ganze“ und die ganzheitlichen Perspektiven angeht, die derzeit in der Position von Führungskräften eine Rolle spielen. Es stellt einen Mechanismus und eine Methodologie bereit, um gleichzeitig Makro- und Mikroprobleme zu betrachten. Zudem legt es eine spezifische, praktische und nutzbare Veränderungstechnologie fest, die alle Variablen, Interessengruppen, Kulturen, Subkulturen und andere Interessen in einem elegant entworfenen Organismus ausrichtet und verbindet, der auch die Technologie, das Geschäftssystem und die menschliche Dynamik in einem nahtlosen, interaktiven Prozess integriert.

Nichts, was *Spiral Dynamics* irgendwie ähnelt, kann in der Literatur, in Zeitschriften, „Bestsellern“, akademischen Programmen oder Beraterpaketen gefunden werden. Es steht für sich allein. Das macht es vielen schwer, das Ganze zu verstehen, weil wir darin geschult sind, uns stets nur auf Teile zu fokussieren. Wir sind es gewohnt, nach Schnelllösungen, Einzelanalysen und -lösungen oder Mikroanwendungen Ausschau zu halten.

Alles andere ist nur ein Teil des Ganzen: Arbeitsprozess-Reengineering, Motivation, *Job-Design*, kulturelle Vielfalt, *Leadership*, Kreativitätstraining, Ethik- und Werteprogramme, flache Organisationsdesigns und andere Modeerscheinungen. Und doch behauptet jeder, er suche nach etwas Neuem und Stärkerem mit einer sensibleren menschlichen Note, durch das man die tiefgreifenden kulturellen und geopolitischen Veränderungen, die uns umwabern, verstehen kann, und das über die Kraft und Präzision verfügt, praktische Probleme und Leitungsverantwortlichkeit anzugehen. Aber würden sie einen solchen Ansatz erkennen, wenn er ihnen ins Gesicht starrte?

Schließlich ist *Spiral Dynamics* das erste konzeptionelle Bezugssystem, das aus einem umfassenden Gerüst besteht, an dem alle anderen Perspektiven, Theorien, Gurus, Modelle, Konzepte, Pakete und „Lösungen" aufgehängt werden können. Wir lehnen andere Technologien, Ansätze, Schulungsprogramme, Veränderungsinitiativen oder Formen der strategischen Planung daher nicht ab. Praktisch alle haben ihren Platz, wo sie passend und nützlich sind. Was bei SD anders ist, ist, dass wir die Fähigkeit entwickelt haben, all diese Programme an die spezifischen Bedürfnisse, Entwicklungsstufen und Denkweisen verschiedener Gruppen, Funktionen, Zielgruppen und Kulturen anzupassen.

Kein anderes populäres Exekutiv-, Organisations-, Kultur-, Management- und Bildungsmodell kann dies von sich behaupten. Die *Spiral-Dynamics*-Technologie umfasst implizit eine neu entdeckte menschliche Intelligenz – ein frischer, sorgfältig erforschter und praxiserprobter Denk- und Problemlösungsprozess, der schneller als jeder andere Ansatz den Kern der Probleme angeht. Die meisten Versuche kulturellen Wandels führen zu minimalen Ergebnissen, weil sie nicht die verborgenen psychosozialen „DNA"-Codes integrieren, die „das Herz und die Seele" der Art und Weise sind, wie eine Organisation, ein Geschäft, eine Regierung, eine Sozialbehörde, eine Schule oder eine politische Partei ihre Unternehmungen und Geschäfte macht. Dies ist auch der Fall bei Versuchen, verschiedene Organisationen oder Firmen in neue, wettbewerbsfähige und geschickt ausgerichtete Beziehungen zu verschmelzen, zu vernetzen oder vollständig zu integrieren.

Unsere Erfahrung in den letzten 20 Jahren hat gezeigt, dass nicht jede Führungskraft, jeder Trainingsmanager, jeder professionelle Entscheider oder jede „Person-auf-der-Straße" das, was wir gerade gesagt haben, verstehen kann. In der Tat kann *Spiral Dynamics* genau voraussagen, wer es am besten zu schätzen und zu nutzen weiß. Anstatt alle dem ganzen Konzept auszusetzen, ist es sinnvoller, den Teil der Spirale zu beschreiben, in dem sie leben, oder auch den Bereich, der die Hauptprobleme enthält, mit denen sie sich auseinandersetzen müssen (z.B. ist der BLAU-ORANGEFARBENE Übergang für die Deregulierung des öffentlichen Sektors oder die Privatisierung einer bestimmten Funktion entscheidend, oder der Übergang von GRÜN zu GELB, wenn man die Unterschiede zwischen Ideen und Wissensarbeitern verstehen will, insbesondere in den Hochtechnologiebranchen).

Das Buch beschreibt einige „echte“ Anwendungen des gesamten Konzepts sowie auch bestimmte Einzelteile und Prozesse in verschiedenen Ländern. Viele der praktischen Beispiele entstammen den umfangreichen Anwendungen in wichtigen Industrien, in kommerziellen Unternehmen, in der Bildung, in der Gemeindeentwicklung und natürlich im Sport (etwa in der Leichtathletik).

Einige Beispiele und Illustrationen der Anwendung von Spiral Dynamics

- Wir haben eine Marketing-Beratung und eine Strategie für eine große Bank im Stadtzentrum von Dallas entwickelt, welche (1) die Einschätzung der Wertesysteme bei Bankangestellten beinhaltete; (2) die Schaffung einer ganztägigen Marketing-Beratung, die diesen Systemen entsprochen hat, umfasste; und (3) ein ganzes Paket von Folgemaßnahmen empfahl, um die Überzeugungen und Einstellungen während des gesamten Jahres zu stärken. Der Senior-Vizepräsident für Marketing behauptet in einem Bankjournal, dass hauptsächlich unser Programm für die 63 % Steigerung neuer Konten verantwortlich sei.
- Wir arbeiteten eng mit den Führungskräften einer großen Bankengruppe in Südafrika zusammen, um Finanzpakete, Bankanlagen, Marketing- und Kommunikationsstrategien für verschiedene Bevölkerungssegmentierungen in diesem Land zu entwerfen. Dies führte zur Planung und zum Bau von Nachbarschaftsbanken, die auf die verschiedenen Wertesysteme und ^{W}Meme zugeschnitten waren. Außerdem haben wir beschrieben, wie man Bankmanager auf der Grundlage ihrer Kongruenz mit den verschiedenen Mitarbeitern und den spezifischen Nachbarschaften einsetzt. Man beachte hier die Kraft von *Spiral Dynamics*, alles mit allem anderen zu verbinden, um jene Entscheidungen zu treffen, die zur natürlichen Ausrichtung der Ressourcen und Programme führen, die den Denkmustern und

Wertesystemen der Kunden entsprechen. *Spiral Dynamics* wurde auch angewandt, um verschiedene Banken zu fusionieren.

- Wir haben die Führungskräfte einer großen *US-Airline* dabei unterstützt, ihre Strategie klar zu definieren und dann alle Funktionen – Auswahl der Flugbegleiter, Werbung, Passagierbeziehungen, Kleiderordnung, Management, Marketing und Mitarbeiterkommunikation – auf diese spezifische Strategie auszurichten. Diese Fluggesellschaft gehört jetzt zu den profitabelsten in der Welt des Transports und wurde von vielen Wettbewerbern kopiert, sowohl in den USA als auch im Ausland. Wir haben auch alle Flugbegleiter in Bezug auf Kundenkontaktfähigkeiten geschult, indem sie die bei Passagieren aktivierten WMeme erkennen und darauf reagieren können.
- Wir haben mehrere Jahre mit einer anderen großen *US-Airline* in Bezug auf die Auswahl der Flugbegleiter, die Schulung und die Überwachung der Flugbegleiter zusammengearbeitet. Unser Beitrag war es, all diese Prozesse in Einklang zu bringen, das Trainingsprogramm für *Human Relations* zu entwickeln und eine neue Gruppenrekrutierungs- und Auswahlmethodik einzuführen, welche die Chancen erhöhen würde, jene Personen aufzunehmen, die sich für die Kultur dieser Fluggesellschaft am besten eignen würden.
- Wir haben das Denken von *Spiral Dynamics* in das *US Army Corps of Engineers* eingeführt, um zu erklären, warum verschiedene Teile von Grundstücken verschiedene WMeme aktivieren und wie die Truppe am besten mit diesen Wertprioritäten beim Landerwerb umgehen kann. Dies beinhaltete 60 zweitägige Workshops, die bei „*Corps-Real Estate*"-Veranstaltungen im ganzen Land abgehalten wurden.
- Wir haben für ein großes US-Energieunternehmen einen umfassenden Plan und Prozess entwickelt, um den gesamten Kader von Führungskräften, Managern und Vorgesetzten auf die wichtigsten Veränderungen im Ölbereich, auf Wertesystem-Änderungen von Mitarbeitern und auf einzigartige Anforderungen für Geschäfte auf dem globalen Markt vorzubereiten. Die Konzepte wurden in mehr als 100 Einsatzbesprechungen, Seminaren, Workshops, Trainingsprogrammen und Beraterinterventionen umgesetzt.

- *Spiral Dynamics* wird darüber hinaus von einem großen Ölfelddienstleistungsunternehmen in seinen Management- und Arbeitsfunktionen praktisch auf der ganzen Welt eingesetzt. Ziel war es, ihre Arbeiter vor Ort so auszurüsten, dass sie effektiver mit den Wertesystemen in unterschiedlichen Kulturen umgehen können – sowohl auf den Ölfeldern als auch in den Büroetagen.
- Schulungen in *Spiral Dynamics* wurden in einer Reihe von Bundes- und Landesbehörden angeboten, vom Verteidigungsministerium bis zum Parkservice. Über mehrere Jahre hinweg arbeiteten wir mit der Steuerbehörde zusammen, um sie auf neue Technologien im Informationszeitalter umzustellen, sich verändernde Denkweisen und Einstellungen der amerikanischen Steuerzahler zu verstehen und Fach- und Führungskräfte den Funktionen, geografischen Bereichen und Karrierewegen zuzuordnen, die ihren ^{W}memetischen Profilen entsprachen. Wir haben auch eine Rolle bei der Umwandlung der US-Luftfahrtbehörde gespielt, um durch einen sorgfältig durchgeführten Auswahlprozess diejenigen Personen besser identifizieren zu können, die am besten als Fluglotsen fungieren könnten.
- *Spiral Dynamics* wird in einem großen Lack- und Wandverkleidungsunternehmen in den USA eingesetzt. Unsere Beiträge bestanden unter anderem in der Einführung eines vollständigen „systemischen" Prozesses in die Entscheidungsbefugnis des Managements, um die Lackhersteller (Fabrik) mit den Lackierbetrieben und den Lackverkäufern in der Praxis besser zu integrieren, um den Kunden besser zu dienen. Außerdem haben wir aufgezeigt, wie man die wichtigsten ^{W}memetischen Verschiebungen auf dem Markt, die Regulierungsbehörden und die besonderen Bedürfnisse lokaler Nachbarschaften erkennen und überwachen kann.
- Wir hatten viel Erfahrung im Umgang mit Strafverfolgung, Strafjustiz, Katastrophenhilfe und Umweltschutz gesammelt; für die Polizei entwickelten wir ein Kriseninterventionsprojekt mit einer Gruppe von Polizisten und ausgebildeten Bewährungshelfern; wir arbeiteten am *Dallas Fort Worth Airport* bei der Errichtung des Polizei-/Feuer-/Rettungsdienst-Systems und trainierten eine wichtige großstädtische Einrichtung in *Spiral Dynamics*, um die kulturelle

Vielfalt und andere Aspekte der Arbeit der öffentlichen Sicherheit zu verstehen.

- Wir beteiligen uns mit den Kommunen an der Zukunftsplanung und Stadtentwicklung. Die Methodik von *Spiral Dynamics* bietet einen neuen Rahmen für die Schaffung gesunder Gemeinschaften durch Verwaltung der tiefsten ᵂmemetischen Ströme und Konflikte. Externe Berater, die in *Spiral Dynamics* ausgebildet wurden, nutzen jetzt unsere Materialien und Konzepte, um akademisch basierte Programme in der Stadtplanung und -gestaltung zu erstellen.
- Wir arbeiteten mit verschiedenen Industrien (Edelstahl, Aluminium, Goldminen, Beton, Schwerindustrie, Hotel, Bäckerei und Fischerei, Elektrizität, Automobilherstellung, Gesundheitswesen) sowie mit zahlreichen anderen Industrien in Südafrika (und den USA) zusammen. Die verschiedenen Anwendungen von *Spiral Dynamics* bestanden in strategischer/systemischer Planung, Fördermaßnahmen und Vielfältigkeit, Wohnmanagement, Motivation und Kommunikation sowie in sozialem Wandel. Wir haben die wahrscheinlich „besten" Programme in Bezug auf kulturell sensibles und ethnisches Verständnis, Kooperation und Integration entwickelt.
- Wir haben mit Unterstützung und Beratung von Graves während der ersten Jahre eine umfassende gesellschaftliche Transformationsinitiative und eine Strategie für den Aufbau von Südafrika entwickelt. Dies umfasste 16 Jahre Arbeit, verteilt auf 63 Reisen in dieses Land. Wir haben aktiv mit der Politik- und Wirtschaftsführern, dem gesamten Bildungswesen, den lokalen Regierungen, den Kirchenführern, der Wissenschaftsgemeinde und den Stadtplanern zusammengearbeitet. Wir waren vielfach in den Medien und buchstäblich in Hunderten von Radio- und Fernseh-Interviews und -Programmen vertreten. Dies wurde in Kapitel 5 beschrieben.
- Umfassende Transformationsprozesse wurden in Großbritannien, in Island, in den Niederlanden, in Palästina und in Israel ermöglicht.
- *Spiral Dynamics* wurde in den späten 2000er Jahren als grundlegende Theorie für die erfolgreiche Transformation des drittgrößten Goldminenhauses der Welt angewandt. Es waren 18 verschiedene Länder an den Studien- und Transformationsbemühungen beteiligt.

- Diese Theorie wird in Südafrika in einer der größten privaten Gesundheitseinrichtungen angewandt, um die Patientenversorgung zu verbessern.
- *Spiral Dynamics* ist derzeit Teil des Lehrplans von sechs Doktoranden- und Master-Klassen im Bereich *Leadership* und Multikulturalismus.
- 1991 schrieb Beck *The Crucible: Forging South Africa's Future* mit dem südafrikanischen Journalisten Graham Linscott. Das Buch wurde während der kritischen Transformationsperiode 1992 zu einem „Bestseller". Cowans und Becks Buch über die zugrunde liegende Theorie, *Spiral Dynamics: Leadership, Werte, Wandel*, stand im Juli 1997 an der Spitze der „Bestseller"-Liste für Sachbücher in Südafrika. Wir haben viele Programme gestartet auf der lokalen Gemeindeebene, in einer Großbank, einer Krankenhausgruppe, einem internationalen Bergbauunternehmen, in der Jugendrehabilitation und in vielen anderen Funktionen, von den Führungsebenen bin zum „Kohlenstoß". Unseres Wissens nach ist dies das erste Modell der menschlichen Dynamik, das angewandt wurde, um die Probleme anzugehen, denen sich eine ganze Gesellschaft gegenübersieht, insbesondere eine, die sich in starken Turbulenzen befindet und Forderungen nach sozialem Wandel stellt.
- Lord Andrew Stone sagte am 23. Mai 2016 in den Parlamentarischen Debatten des Oberhauses in Großbritannien, als Reaktion auf die Rede der Königin über auswärtige Angelegenheiten:

  > *Ich kenne Don Becks Arbeit seit vielen Jahren und habe von ihm gelernt, dass man auf den Dialog der Menschen hören und diesen mit ihren Umständen verbinden sollte. Man muss verstehen, dass ihre Erzählung ihre Wahrheit ist. Ich begleitete letztes Jahr Dr. Beck zu einem Besuch in der Region und versuche mit seiner Hilfe, mehrere potenziell positive Aspekte zu verknüpfen, um eine umfassende und dauerhafte regionale Aussöhnung zu ermöglichen.*[47]

Die akademische Anwendung und die Praxisanwendung sind in der Arbeit von Beck und seinen Mitarbeitern integriert. Sie rüsten lokale Fachkräfte, Führungskräfte und Mitarbeiter aus, die Methodik von

47 Empowerment Journal, Juni Ausgabe, 1-10, 2016.

Spiral Dynamics anzuwenden, um den Kompetenztransfer und den Aufbau von Kapazitäten sicherzustellen.

Abschließende Gedanken über die ^{W}memetischen Codes

Zusammenfassend möchte ich die Leser an Folgendes erinnern:

- Akkorde, nicht Noten

  Nicht eingefrorene Typisierungen von Menschen oder starre Quadranten-Modelle, sondern vielmehr das Verständnis menschlicher Emergenz. Wir alle verfügen über einen Gravitationsschwerpunkt in Bezug auf diese ^{W}memetischen Codes. Zum Beispiel kann dieser Schwerpunkt in BLAU liegen, absolutistisch, Gerechtigkeit für alle, verbunden mit einem auftauchenden ORANGE, das individualistisch ist und autonom sein will. Es basiert auf dem, was in ihrer Welt geschieht.

- Es gibt Systeme im Untergeschoss der Psyche

  Wertesysteme, die einst genutzt wurden und Einsichten, Fähigkeiten und Bedeutungen für den Umgang mit *Lebensbedingungen* in der Geschichte des Individuums verliehen, befinden sich immer noch im „Keller" – sie können immer noch benutzt und herangezogen werden, wie Superkräfte, wenn sie integriert und transzendiert werden. Wenn ihre Batterien verbraucht sind, können wir sie immer noch verwenden, wenn uns die *Lebensbedingungen* auffordern, uns anzupassen.

- Es gibt neue Bedingungen auf dem Dachboden

  Es wird neue Systeme geben, die am Horizont erscheinen. Das sind Systeme in uns – keine Typen von uns. Wir haben keinen permanenten Typ, der starr in der Zeit besteht. In Zeiten des Wachstums können wir zwischen zwei Systemen hin- und hergerissen sein, was interne und externe Turbulenzen verursacht.

- Emergenz (Bewegung) versus Statik

  Wir machen eine ^{W}memetische Veränderung durch, wenn sich *Lebensbedingungen* ändern und interne Verschiebungen auftreten.

Wenn sich die *Lebensbedingungen* ändern, bewegen sich diese Systeme in uns. Dies kann zu Konflikten in zwischenmenschlichen Beziehungen führen, wenn sie nicht verstanden und erlaubt werden.

- Die Regel der EINIGEN

  Nie Stereotype verwenden – Wenn man kollektive Substantive verwenden möchte, füge man „einige" hinzu – z. B. „einige Frauen ..."

- Gleichung versus Lösung

  Die Gleichung untersucht die unterschiedlichen Variablen, die im Spiel sind, wenn Änderungen in einer Anzahl von verschiedenen Variationen auftreten. Die Gleichung wird acht verschiedene Änderungsvarianten beschreiben und ein umfassendes Bezugssystem für die Kartierung von Individuen, Organisationen und ganzen Gesellschaften bieten.

- *Spiral Dynamics* als Formel und nicht als System

  Spiral Dynamics sollte als eine Formel betrachtet werden, also als eine Möglichkeit, eine Einzigartigkeit herauszufinden, und nicht als ein System, das nach einer Lösung sucht, die für alle funktioniert.

- Da für jede Situation ein eindeutiger Strichcode erstellt werden kann, kann ein Strichcode auch für ein soziales System erstellt werden.

  Der Strichcode zeigt an:

  - Wer sind die Leute?
  - Was machen sie?
  - Was ist zu tun?
  - Hier ist EINE Lösung (nicht DIE Lösung).

- Wenn wir uns der verschiedenen Wertesysteme bewusst sind, können wir, anstatt das alte System zurückzuweisen, es integrieren und transzendieren – wie Superkräfte können die verschiedenen Codes und ihre Gaben in verschiedenen Situationen angewandt werden.

- Graves (1974) erinnert uns daran, dass der eine *Leader* nicht besser ist als der andere *Leader* – der beste *Leader* ist jedoch der kongruente, bei dem interne Codes am besten mit externen Veränderungen der *Lebensbedingungen* umgehen können.

Reflexionen über die Entwicklungsreise von Spiral Dynamics und den Mastercode

In Kapitel 2 wurde der Architekt von *Spiral Dynamics*, Clare W. Graves, für seinen grundlegenden Beitrag zu diesem Forschungsgebiet hervorgehoben. Ohne seine bahnbrechende Erweiterung der erwachsenen menschlichen Entwicklungstheorie zu einem bio-psycho-sozio-Modell wäre dieses Buch nicht möglich gewesen. Die Verschmelzung der Geister lieferte uns die in den Kapiteln 3 und 4 vorgestellten Ergebnisse. Dr. Don E. Becks einzigartiger Ansatz wurde durch zusätzliche Technologien ergänzt, die in *Spiral Dynamics PLUS* in Teil 4 dieses Buchs beschrieben werden.

Einige der Partner, die Zeuge der phänomenalen Entwicklung und der Anwendungswerte von *Spiral Dynamics* und des menschlichen *Mastercodes* waren, haben das Buch nachdrücklich unterstützt. Ihre Anerkennung für das, was Beck persönlich zu ihrem Leben beigetragen hat, ist unbestreitbar.

Was man in einem Buch wie diesem nicht verschweigen kann, das ist die Reise, die Beck und Cowan gemeinsam unternommen haben. Die 29 Jahre währende Freundschaft und Partnerschaft ermöglichte nicht nur das ursprüngliche Buch über *Spiral Dynamics*, sondern führte auch zur Anwendung der Theorie in verschiedenen Bereichen. Mit der Zeit wurden diese Bereiche breiter; und wo Beck sich der integralen Theorie annäherte, begann Cowan, den Ansatz von NLP zu integrieren.

Nach 29 Jahren trennten sich die Wege von Beck und Cowan. Beck fand Resonanz in der Arbeit von Ken Wilber und der integralen Psychologie. Er war sich sicher, dass die Welt integrale *Leader* und Denken zweiter Ordnung brauchte, um die Probleme der ersten Ordnung zu lösen. In einer frühen Ausgabe des Buchs *Einfach „Das“* von Wilber, unterzeichnete dieser eine persönliche Kopie des Buchs als Geschenk an Beck und fügte hinzu, dass er Becks größter Fan sei (Abbildung 12.1).

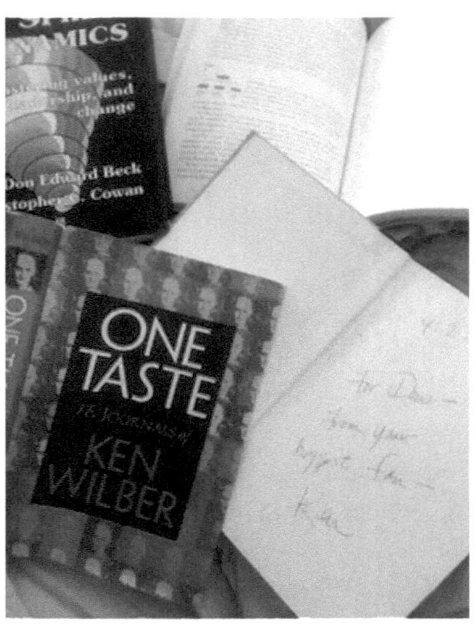

Abbildung 12.1 Persönliche Ausgabe von *Einfach „Das“* (One Taste), signiert von Wilber.

In einer späteren Wilber-Veröffentlichung, *Ganzheitlich Handeln*,[48] zeigten sich erste Hinweise darauf, dass die beiden großen Geister unterschiedliche Vorstellungen und Ideen hatten. Wilber beschrieb *Spiral Dynamics* als ein Beispiel für einige Ebenen der sich entwickelnden Bewusstseinswellen und bezog sich im Laufe der Jahre zunehmend auf die ursprüngliche Arbeit von Graves. Wilber erklärt in Bezug auf sein bekanntes 4Q/8L-Modell, dass „er die Ebenen der Wellen um die höheren, transpersonalen Wellen und Zustände erweitert hatte und zahlreiche verschiedene und veränderte Zustände und Entwicklungsströme, die durch die großen Wellen zogen, mit einschloss“ in (Wilber 2001). Wo Wilber den Ansatz von Beck/Graves als nur einen einseitigen Aspekt in der Entwicklung des Bewusstseins betrachtete, befand sich die Spirale nach Becks Ansicht mitten im 4Q/8L-Modell und ist der *Mastercode*, der allen anderen Anwendungen zugrunde lag. Die verschiedenen bunten Punkte auf den vier Achsen in Abbildung 12.2 sind eine Darstellung dieser Ansicht.

48 *Spiral Dynamics* wurde auf diese Art und Weise erstmals von Clare Graves beschrieben.

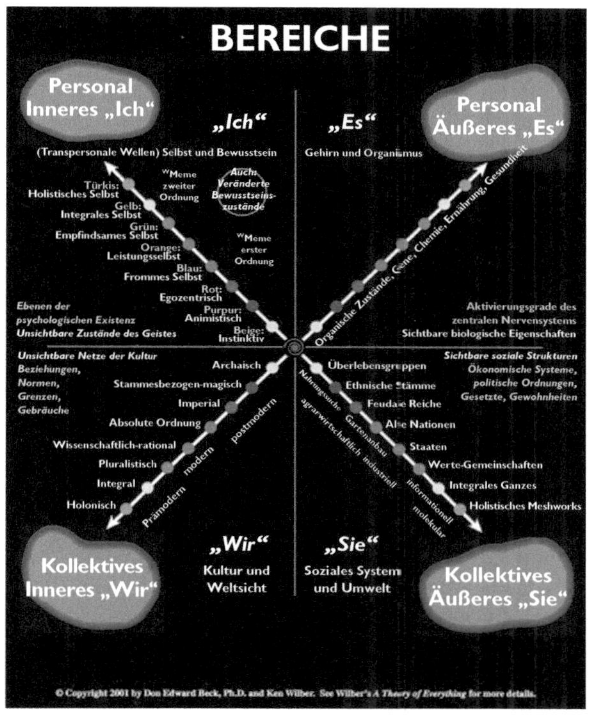

Abbildung 12.2 4Q/8L-Modell und *Spiral Dynamics*. Beck & Wilber (2001)

Jon Freeman (2017) stellt eine wertvolle Frage in seinem Essay *Organizational Development: Tier 2, Natural Design and Living Systems*. Seine Untersuchung konzentriert sich auf Möglichkeiten, wie weitere Bewusstseinsverschiebungen in der Zukunft erleichtert und unterstützt werden können. Eine solche Art und Weise, die er aufführt, ist ein Verweis auf die sehr vereinfachte Darstellung von Graves' Theorie in dem Buch *Re-inventing Organizations* von Laloux. Dieses Buch ist unter dem Namen *Teal Organizations* sehr populär geworden. In dem Buch spricht Laloux begeistert über „Organisationen, die von der nächsten Stufe des menschlichen Bewusstseins inspiriert sind, aber kein tiefgreifendes Verständnis von *Spiral Dynamics* haben, das die menschliche Energie freisetzen, menschliche Fähigkeiten ausrichten und echte Transformation ermöglichen kann“. Beck (2016) ist kein Anhänger des von Wilber genutzten Farbschemas. Seine Kritik besteht darin, dass der oszillierende Rhythmus, mit dem sich das menschliche Wertesystem von WIR (kühle Farben) zu ICH (warme Farben) und wieder zurück bewegt, nicht ausgedrückt wird. Ihm zufolge gehen wertvolle Eigenschaft in der alternativen Version und dem Farbschema verloren, die Wertesystemen zugewiesen worden sind.

Heutzutage tauschen Beck und Wilber gelegentlich E-Mails miteinander aus. Es gab Gerüchte darüber, dass Beck Wilber zu einer öffentlichen Debatte eingeladen hatte. Was für mich hier heraussticht, ist das Engagement für die Sache und die Bereitschaft, weiterhin Ähnlichkeiten und Unterschiede zu erforschen und neue Einsichten und Erkenntnisse für dieses Thema zu entwickeln, das unserer eigenen Weltanschauung entspricht, die allgemein gültig ist.

Gewonnene Einsichten und erinnerte Ideen

In einem Interview mit Jessica Roemischer (2002, S. 22) für *What is Enlightenment?* gab es folgenden Austausch:

Roemischer: *Das 20. Jahrhundert war im Hinblick auf die Änderungsrate heute wie 25 Jahre; und in den nächsten 25 Jahren werden wir viermal mehr Fortschritt machen, als wir im 20. Jahrhundert beobachten konnten. Und wir werden 20.000 Jahre Fortschritt im 21. Jahrhundert machen, was fast das Tausendfache an technischen Veränderungen bedeutet als im 20. Jahrhundert.*

Beck: Das ist eine großartige Annahme. Doch dem liegt zugrunde, dass unsere biologisch-genetischen Systeme die Komplexität von Codes in sich tragen, um diese Menge an Veränderungen schnell zu unterstützen. Die, die unser Immunsystem untersuchen, bezweifeln mittlerweile, ob wir tatsächlich in der Lage sind, mit der Komplexität umzugehen, die von uns gefordert wird, und sei es nur physisch. Diese Aussage setzt einen Organismus voraus, der in der Lage ist, diese Menge an Veränderungen zu assimilieren. Ich weiß nicht, ob das der Fall ist. Ich weiß, dass wir heute unglaublichen Veränderungen ausgesetzt sind, weil es Milliarden von Menschen gibt, die gleichzeitig die verschiedenen Schichten und Ebenen der Spirale durchlaufen. Anstatt dass sich unsere Spezies in einem einzigartigen Fortschritt entlang einer horizontalen Linie bewegt, stellt sich heraus, dass mehrere Veränderungen die Spirale auf- und ablaufen. Viele bewegen sich jetzt in Zonen, die wir vor dreihundert Jahren verlassen haben.

Roemischer: *Die Evolutionsbiologin Elisabet Sahtouris hat gesagt: „Stress ist die einzige Sache, die Evolution verursacht." Gibt es eine Beziehung zwischen dem zunehmend höheren Stressniveau, das wir in unseren gegenwärtigen Lebensbedingungen erleben, und dem Potenzial, dass sich ein signifikanter Prozentsatz von uns auf der Spirale weiterentwickelt?*

Beck: Es muss in den grundlegenden memetischen Systemen neben der Krise auch Stabilität geben. Und es muss die Fähigkeit geben, neue konzeptuelle Systeme zu erschaffen, denn wenn man nur Problemen ausgesetzt ist, kann dies die gesamte Gesellschaft zurückwerfen. Genau das ist in Simbabwe passiert, einem ehemals sehr reichen Ort. Jetzt verhungern dort Millionen von Menschen. Deshalb ist Stress an sich nicht der Schlüssel. Wie der Nobelpreisträger Ilya Prigogine sagen würde: Wenn frühere Systeme sich aufzulösen beginnen, erreichen wir die Zone, in der sich entweder ein komplexeres System entwickeln wird oder eine Art Herunterschaltung in ein weniger komplexes System geschieht. Es passiert in dieser kritischen Zone, diesem *Tipping Point* [Umschlagspunkt]. Obwohl Stress-Krisen sicherlich notwendig sind, um aus einem memetischen Paradigma auszubrechen, ist das an und für sich keine Garantie, dass wir die Art von Emergenz vollziehen, die notwendig ist.

Roemischer: *Richtig – das ist die große Frage. Wie wird der Sprung in die zweite Ordnung diese Frage beantworten?*

Beck: An diesem Punkt wurden alle alten memetischen Systeme gewogen und für zu leicht befunden. Während die volle Verwirklichung des GELBEN Mems, der ersten Ebene der zweiten Stufe, Jahre in der Zukunft liegt, so bedenke man doch, dass die ultimative Textur und die Kapazität innerhalb dieser nächsten memetischen Stufe mit der Komplexität der *Lebensbedingungen*, die sie erfüllen, übereinstimmen und/oder diese überschreiten müssen. Es muss das große Ganze und die Verbindung von allem gespürt werden. So wird GELB eine verbesserte vertikale Perspektive mit der Fähigkeit haben, das Vorhergehende zu transzendieren und einzubeziehen und auch abzuschätzen, was als Nächstes kommt.

Das Interview endete mit einer persönlichen Reflexion von Roemischer (2006):

> *Graves hatte Recht. Der Sprung zur zweiten Ordnung ist „bedeutsam", weil er auf nichts Geringeres als den Unterschied zwischen innerem Konflikt und tiefster innerer Auflösung zwischen all meinen Teilen, allen Memen, hinweist. Wie Don Beck betonte, verschwindet hier die Angst. Und das ist keine Kleinigkeit. Es bedeutet, vollständig zu Hause im Universum zu sein.*
>
> *Und in diesem Perspektivenwechsel entdeckte ich mehr: Die ganze Spirale ist notwendig. Es ist das, was mich dorthin gebracht hat, wo ich heute bin, und zu dem Jota der Demut, das erforderlich ist, um zu erkennen, dass ich wirklich Teil des „unendlichen Aufwärtsstrebens" bin, das Beck beschreibt. Und das ist nur der Anfang. Weil Freiheit von Angst und Unentschlossenheit auch die Freiheit bedeutet, in Ehrfurcht vor dieser wundersamen, immer aufsteigenden Spirale menschlichen Entstehens zu stehen. Wenn Tiefen der Erkenntnis und weite Bereiche des Bewusstseins aus den oberen Bereichen der Spirale leuchten, entstehen die wirklichen Möglichkeiten.*

In den abschließenden Überlegungen über das Buch *Spiral Dynamics in der Praxis* reflektierte Beck über die spezifische Haltung, die er gegenüber der kraftvollen Theorie einnahm, welche die Basis dieses Buchs bildet. Er erweitert die Ontologie und Erkenntnistheorie der Erforschung der niemals endenden Suche der Menschheit im Hinblick auf die vormoderne, moderne und postmoderne Philosophie. *Spiral Dynamics*, wie es hier erklärt wurde, ist das erste menschliche System jenseits der Postmoderne. Der Graves'sche siebte Code (Integral, Fluss und Funktion) ist ein freistehendes Wertesystem, welches das Wissen enthält, um mit Menschen umzugehen, die diese philosophischen Positionen (vormodern, modern und postmodern) durchlaufen. Da dieser Code das vollständige Bild aller Systeme tatsächlich erfasst, ist er in der Tat post-postmodern und daher integral. Es ist diese Eigenschaft, die diesen Ansatz von anderen Theorien unterscheidet.

Wohin jetzt?

Thomas und Don arbeiten weiter an einem *Vital-Signs*-Monitor, der die künstliche Intelligenz integriert. Rica setzt in Afrika ihre Arbeit über BEIGE und PURPUR mit Loraine fort, und Teddy und Sergey versuchen, die russische Dynamik aktiv zu beeinflussen, indem sie die Theorie und die Erkenntnisse von *Spiral Dynamics* anwenden. International geht die Untersuchung der Schönheit von BEIGE voran, während andere Praktizierende die Dynamik der zweiten Ordnung erforschen. Wie Teddy leidenschaftlich argumentierte, brauchen wir nur nach Norden zu schauen, um den ersten bedeutsamen Sprung der Menschheit zu betrachten. Aus dem Süden erinnert uns Biko (2006, S. 51) daran, dass „auf lange Sicht das große Geschenk Afrikas an die Welt aus dem Bereich der menschlichen Beziehungen kommen wird". Beecroft (2015) beschreibt die Geschenke, die der Westen bringen kann. Erkenntnisse aus dem Osten kamen auch in diesem Buch in Form der China-Fallstudie zum Ausdruck. In Abbildung 12.3 können Beck und Johns betrachtet werden, wie sie am *Vital-Signs*-Monitor arbeiten.

Diejenigen, die durch ihre Verbindung mit Beck und somit mit Graves gewachsen sind, werden für immer ihren Einfluss spüren. Die Co-Autoren dieses Buchs verdanken Beck ihr Wachstum. Es ist auch bemerkenswert, dass er noch im Alter von 80 Jahren versucht, ein Buch zu schreiben, das die heutigen *Lebensbedingungen* behandelt. Abbildung 12.4 zeigt uns das Foto von Beck mit Sir Winston, seinem geliebten kürzlich verstorbenen deutschen Schnauzer, an dem Ort, wo die anfängliche Hingabe an Frau Beck einsetzte; die Spirale zu verstehen ist in der Tat eine Reise, die sich auch auf die Mitmenschen auswirkt. Hoffentlich ist es eine Reise, die Sie mit Ihren Nahestehenden teilen können.

Letztlich kann der Vers von *Humpty Dumpty* mithilfe der Meta-Einsichten, die dadurch gewonnen werden, dass wir uns in der Breite und Tiefe des integralen Bereichs von *Spiral Dynamics* weiterentwickeln und die Rolle als *Leader* der zweiten Reihe übernehmen, wie folgt umgeschrieben werden:

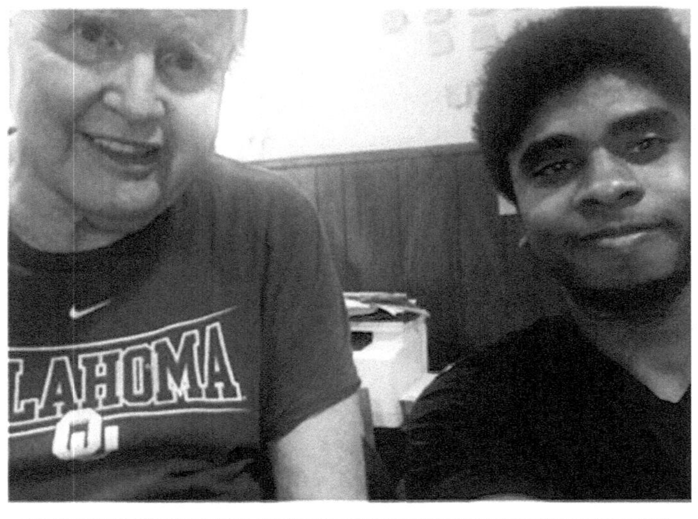

Abbildung 12.3 Don Beck und Thomas Johns entwerfen einen *Vital-Signs*-Monitor.

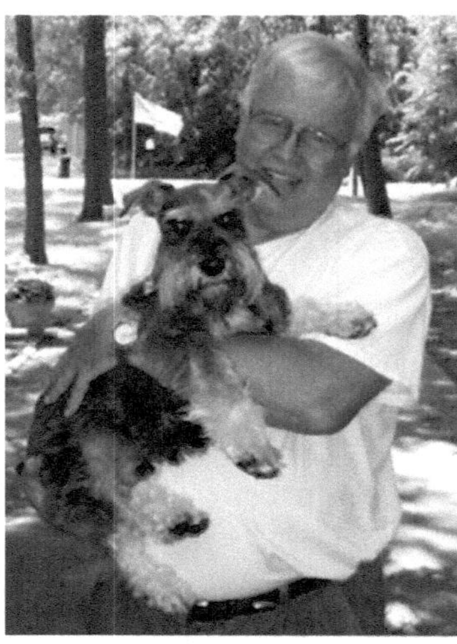

Abbildung 12.4 Don Beck und sein geliebter Sir Winston.

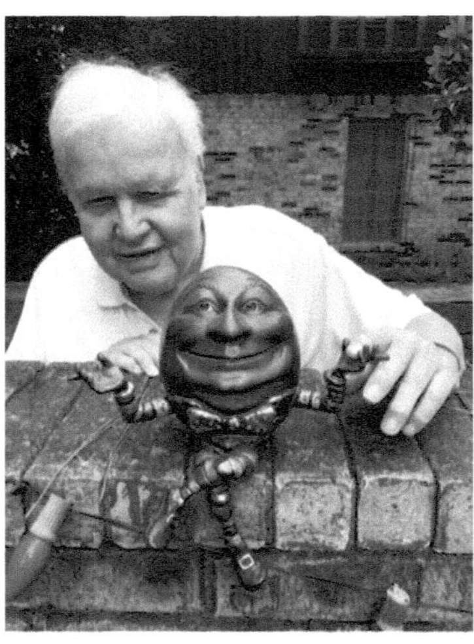

Abbildung 12.5 Don Beck und ein glücklicher großer *Humpty Dumpty*.

Humpty Dumpty sat on the wall
Humpty Dumpty had a great fall
And the king's horses and the king's women
Could put Humpty together again.

Die Metapher von *Humpty Dumpty* ist charakteristisch für Don Becks Arbeit. Im Laufe der Jahre sammelte er mehr als 80 *Humpty Dumpties* aus der ganzen Welt. Abbildung 12.5 zeigt ihn mit einem solchen Kunstwerk. Er scheint ein erwachsener *Humpty* zu sein, der jedes Gesicht der Menschheit gesehen hat.

Fazit

Dieses Buch wurde mit der Absicht geschrieben, *Leadern* aus allen Bereichen zu helfen, die Dynamiken zu verstehen, die es ermöglichen können, dass *Humpty Dumpty*, als Symbol für die Menschheit, wieder zusammengesetzt wird. Vielleicht, und nur vielleicht, gibt es genug Leader, die mit den derzeitigen Methoden nicht zufrieden sind und die *Humpty* tatsächlich wieder zusammenfügen können.

In diesem Buch wurde das Phänomen des *Mastercodes* der Menschheit untersucht. Die gewonnenen Einsichten über die menschliche Entwicklung in multikulturellen Umgebungen können auch auf individueller, Gruppen-, organisatorischer, nationaler und geopolitischer Ebene angewandt werden.

Am 22. August 2017[49], in einer abschließenden Reflexion über das Buch und die Erkenntnisse, die wir während der Entwicklung dieses Buchs gewonnen haben, sagte Beck:

„Die menschliche Natur bereitet sich auf einen gewaltigen Sprung vor!"

Während ich schon mehrere Jahre von Professor Graves fasziniert war, traf mich diese kühne Aussage wie ein Blitz aus dem stürmischen Himmel von Texas. Ein „gewaltiger Sprung?", behauptete er. Nicht nur eine traditionelle Veränderung, sondern eine „gewaltige". Und nicht ein einfacher „Schritt" oder eine Reihe von Schritten in einer alltäglichen

49 Während der Sonnenfinsternis 2017 in Nordamerika.

Bewegung, sondern ein „Sprung“ mit weitreichenden und tiefen Implikationen für die menschliche Gesellschaft. Nichts wird nach diesem „Sprung“ so sein wie zuvor.

Offensichtlich erkennen die meisten erleuchteten Geister, und selbst diejenigen, die kaum erwacht sind, dass JETZT etwas Tiefgründiges geschieht, und dies praktisch für alle Menschen, überall. Zeitungsredaktionen und Radio- und Fernsehstimmen verkünden es kontinuierlich.

Sogar die Sonnenfinsternis geschah rechtzeitig, um es anzukündigen, in der Hoffnung, dass die Dunkelheit des Mondes durch den Glanz der Sonne ersetzt würde. Parteiideologien versuchen vergeblich, einen solchen „Sprung“ zu erklären, aber diese dienen lediglich ihren Überzeugungen über das Ende der Zeiten. Was für eine wundervolle Zeit, um zu leben! Oder nicht? Nun, entscheiden Sie selbst!

Wenn Sie dieses Buch gelesen haben, werden Sie wissen, wie nahe Clare Graves und ich uns über mehrere Jahrzehnte hinweg waren. Das gegenseitige Vertrauen und der Respekt waren auf höchstem Niveau. Wir hatten viele Möglichkeiten, uns in privater Atmosphäre zu besuchen. Wir sprachen oft von „den Sprüngen“ – den bedeutsamen, von denen er geschrieben und oft gesprochen hatte.

Er beriet mich darin, wie ich helfen könnte, die Apartheid mithilfe von vielen anderen abzuschaffen, wenn die Zeit gekommen ist.

Von einem Dialog zwischen Professor Graves und Präsident Nelson Mandela konnte ich nur träumen. Oh mein Gott, man denke sich nur! Ich schickte mehrere Tonbänder von Graves an Mandela, damit er Graves sprechen hörte. Wie wir hier zu sagen pflegen, waren sie wie Brüder von verschiedenen Müttern.

Das Gleiche gilt für den Fluch des Rassismus selbst, da wir endlich erkennen, wie absurd es ist, Hautfarbe mit Glaubenssystemen gleichzusetzen. „Weiß“ bedeutet eigentlich das BLAUE und ORANGEFARBENE Wertesystem, während sich Millionen von sogenannten „Minderheiten“ auf der gleichen Komplexitätsebene entwickeln, was das Stereotyp von Schwarz-Weiß sowohl falsch als auch irrelevant macht.

Erstellen Sie eine Liste der Werte-Codes – PURPUR animistisch, ROT egozentrisch, BLAU heilig, ORANGE materialistisch und sogar GRÜN humanistisch. Jetzt fügen Sie die Namen von Schwarzen und

Weißen hinzu, die Sie in diesen Systemen kennen. Machen sie es in 10 Jahren noch einmal. Was finden sie dann heraus? Ich habe jahrelang mit *Leadern* der *Paul Robeson High School* in Chicago gearbeitet. Ich habe oft die Beschwerden von vielen sehr klugen Teenagern gehört. Sie befürchteten, zurück zu den Sozialbausiedlungen gehen zu müssen, weil sie Einsen in Mathe und den Wissenschaftsfächern hatten. Sie wurden beschuldigt, „wie Weiße zu handeln". Sehen Sie, was ich meine?

Ich möchte noch einen „Sprung" beschreiben. Es sind die Lücken zwischen den Reichen und den Armen in der Gesellschaft. Keine Preise mehr für die Vorhersage des Regens: nur noch Preise für den Bau der Arche!

Schließlich beschäftigt sich der bevorstehende gewaltige Sprung mit der Frage nach Haben und Nicht-Haben in den Gesellschaften. Beck endet in einem der für diese Untersuchung geführten Interviews mit folgender Herausforderung ans *Leadership*:

> *Die Menschheit steht einigen harten Wahrheiten gegenüber.*
> *Wir müssen einige mächtige Entscheidungen treffen. Viele werden politisch, einige religiös und andere bildungsbezogen sein.*
> *Alles wird auf der Spirale beruhen, ob wir es zu jener Zeit erkennen oder nicht. Ein wenig Wissen ist eine gefährliche Sache, aber Ignoranz ist noch schlimmer. Wenn Sie sich der Bedeutung und Dynamik von* Spiral Dynamics *bewusst sind, haben sie ein vielseitiges Werkzeug an der Hand. Nutzen Sie es mit Weisheit und Umsicht.*

Über die Autoren

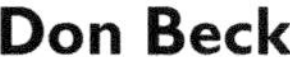

Don Beck

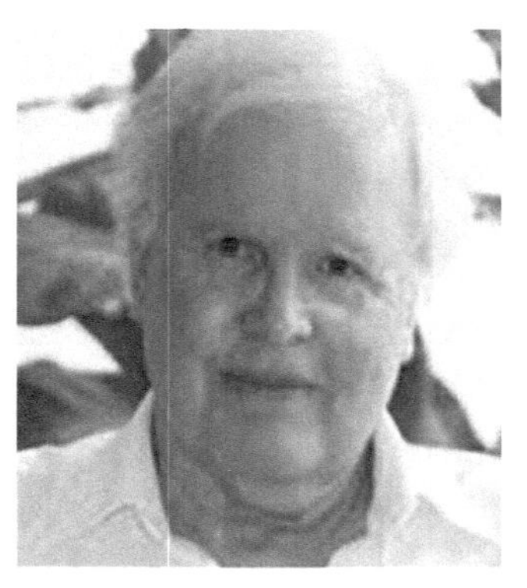

Dr. Don Edward Beck ist ein Prototyp für Aktivisten im neuen Jahrtausend. Sein Pflichtbewusstsein und seine Hingabe im Dienst für andere wie auch für die Aufklärung hat ihn tief in globale Herausforderungen eingebunden. Nachdem er 20 Jahre gelehrt und als *„Outstanding Educator in America"* ausgezeichnet worden war, entschied sich Dr. Beck im Jahr 1981, aktiv am südafrikanischen Transformationsprozess mitzuwirken. Zwischen 1981 und 2002 unternahm er 63 Reisen nach Südafrika, arbeitete hinter den Kulissen mit politischen, wirtschaftlichen und religiösen Führern sowie der Öffentlichkeit zusammen, um den Übergang von der Apartheid zur Demokratie zu ermöglichen. Er besuchte Südafrika 2013 zum 64. Mal. 1996 wurde er durch einen gemeinsamen Beschluss des Repräsentantenhauses von *Texas House* und des Senats geehrt. Neben der Zusammenarbeit mit Nelson Mandela in Bezug auf die Entwicklung von Strategien für eine tiefe Versöhnung in Südafrika nach der Apartheid hat Dr. Beck sich mit Tony Blair und seiner *Policy Unit* auf der Suche nach neuen Wegen zur Umsetzung von „Third Way"-Initiativen im Vereinigten Königreich und im Ausland beraten sowie auch mit Bill Clinton in Bezug auf Rassenfragen in den USA. Er hat auch mit den Regierungen von Singapur und Mexiko zusammengearbeitet.

Während sich ein Großteil seiner Arbeit im Bereich des umfangreichen Systemwechsels bewegt, arbeitete er auch 30 Jahre lang aktiv mit Unternehmensleitern, öffentlichen Institutionen, Bildungsunternehmen und gemeinnützigen Agenturen für Transformation zusammen. Er ist insofern einzigartig, als dass er sich frei zwischen hochmodernen akademischen und wissenschaftlichen Theorien der Wertebildung und Veränderung bewegt und zudem die Fähigkeit besitzt, praktische und höchst effektive Veränderungen in der realen Welt umzusetzen.

Dr. Beck hat Tausende von Menschen zu einer neuen Erfahrung organisatorischer und persönlicher Ermächtigung durch *Spiral Dynamics* inspiriert, eine Erweiterung der Arbeit von Dr. Clare W. Graves, die sich mit den tiefen und komplexen Codes befasst, die unsere vielen Welten formen. Das Modell beschreibt die enorme Komplexität der menschlichen Existenz und zeigt, wie man elegante, systemische Problemlösungen schafft, die den Bedürfnissen der Menschen entsprechen und die Situationen ansprechen, in denen sie sich befinden. Er ist Co-Autor von *The Crucible* (1991) und des Klassikers *Spiral Dynamics* (2007). Er trägt aktiv zu www.spiraldynamicsglobal.com bei.

Teddy Hebo Larsen

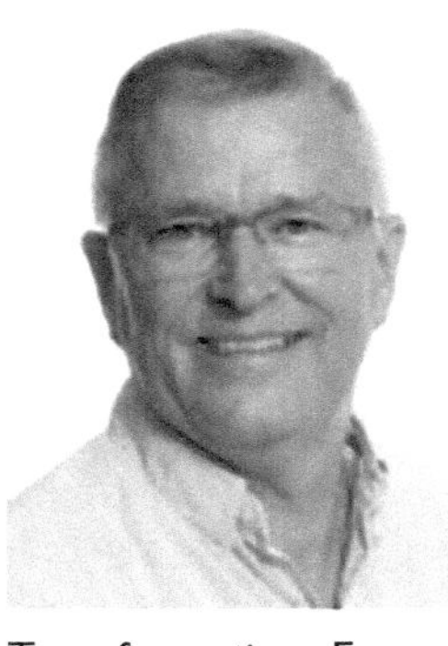

Teddy Hebo Larsen schloss 1985 sein Studium der Veterinärmedizin an der *Royal Veterinary University* in Kopenhagen ab. Er war über 20 Jahre bei der US-amerikanischen Pharmafirma *Eli Lilly & Co.* tätig, wo er unter anderem als Manager von Forschung und Entwicklung, als Geschäftsführer für Dänemark und Norwegen (1997-2005) und als Direktor für Kulturelle Transformation, Europa (2005-2009) tätig war.

In dieser letzten Position war Teddy für einen großen europäischen Transformationsprozess mitverantwortlich, der alle Finanz-, Verwaltungs- und Marketingprozesse von *Eli Lilly* in Europa umfasste. Ein wichtiger Teil dieses Jobs bestand in der Verantwortung für die Führungskraftentwicklung einer Gruppe von 60 ausgewählten Top-Talenten bei *Eli Lilly*, Europa.

Im Jahr 2009 wurde Teddy *Senior Vice President* der Personalabteilung in der dänischen Pharmafirma *H Lundbeck*. Seine Hauptaufgabe war es, eine neue Geisteshaltung und Unternehmenskultur zu entwickeln, und er war auch für die Entwicklung der Personalleiterfunktion verantwortlich, einschließlich der *Leadership*-Entwicklung.

Seit Januar 2014 ist Teddy Vollzeit-Partner des medizinisch-technischen Startup-Unternehmens *Re5*, das eine innovative Technologie zur Behandlung von Chronischer Depression entwickelt hat. Das Produkt wird in Dänemark und Schweden eingeführt.

Teddy interessiert sich für die Dynamik, die durch die Zusammenführung von politischen, geopolitischen, philosophischen, kulturellen, wirtschaftlichen, technologischen und wissenschaftlichen Fragen entsteht. Sein Hauptaugenmerk und Interesse gilt jedoch der Art und Weise, wie Gesellschaften und Organisationen in Zeiten großer Veränderungen zurechtkommen. Teddy ist zertifizierter internationaler Experte für *Spiral Dynamics Integral* und hat über die Jahre eng mit Dr. Don E. Beck zusammengearbeitet. Teddy hat seit über 15 Jahren sowohl mit der theoretischen als auch mit der praktischen Anwendung der Prinzipien von SD gearbeitet. Teddy war der Gründer des ersten *Center for Human Emergence*. Teddy ist ein *„associated partner“* des *Copenhagen Institute for Futures Studies*.

Teddy lebt mit seiner Familie außerhalb von Kopenhagen, Dänemark. Er ist mit Bente, einer Zahnärztin, verheiratet. Sie haben zwei Kinder, eine Tochter, Rikke, und einen Sohn, Thomas.

Sergey Solonin

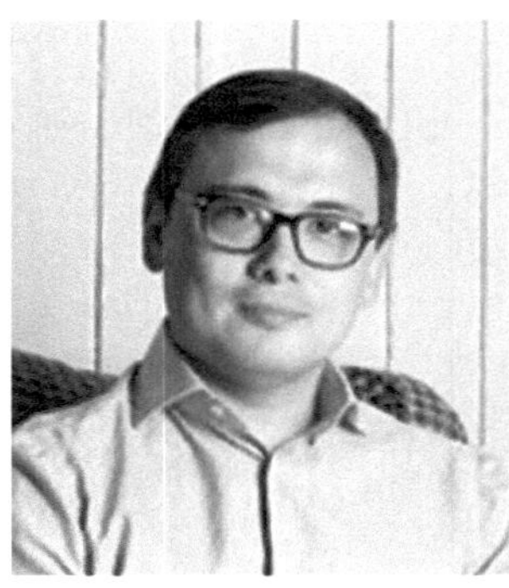

Sergey Solonin wurde am 28. November 1973 in Moskau geboren. Seit Oktober 2012 ist er Geschäftsführer der *QIWI Group*. Er hat einen Abschluss in Finanzwissenschaft und eine internationale Zulassung von der *Stanford University* für das Management-Programm. Seit den späten 1990er Jahren wurden Sergeys berufliche Aktivitäten direkt mit den Unternehmen verbunden, die später eine *QIWI Group* gründeten. Er war einer der Gründer von *OSMP* und Leiter der *Russian Investment Club Bank* (umbenannt in *The First Processing Bank* und dann als *QIWI Bank*). Neben den laufenden Managementaktivitäten für das *QIWI-Group*-Management tätigt Sergey Privatinvestitionen in vielversprechende Finanztechnologie-Projekte und leitet den Finanztechnologie-Verband in Russland.

Sergey machte seinen Abschluss an der *Financial University* mit der Spezialisierung in Finanzwissenschaft und Kredite. Später, im Jahr 2012, erhielt er ein *Business-Management*-Zertifikat des *Stanford Executive Program*.

Sergey hat eine interessante, vielseitige und bunte Karriere gemacht. In den 1990er Jahren war er an der Gründung einer Gruppe von Unternehmen beteiligt, die in Produktion, Handel und Logistik tätig sind. Im Jahr 1998 wurde er Aktionär und Präsident des Verwaltungsrats der *Investment Banking Gruppe „Russian Investment Club"*. Ab 2004 war er Aktionär und Mitglied des *Board of Directors* der *QIWI Group*. Darüber hinaus ist er seit 2012 Aktionär und *Chief Executive Officer* der *QIWI Group*. Mit Teddy Larsen und Dr. Don Beck hat er die Prinzipien von *Spiral Dynamics* in *QIWI* implementiert.

Sergey ist verheiratet. Er und seine Frau haben fünf Kinder. Sie leben in Moskau, Russland.

Dr. Rica Viljoen

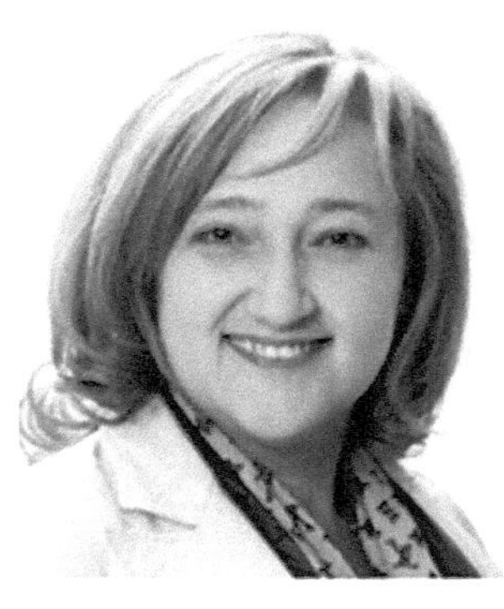

Dr. Rica Viljoens Forschungs-, Lehr- und Beratungsaktivitäten spiegeln ihr Interesse an multinationaler Führung, Inklusivität, Fusionen und Übernahmen sowie Nachhaltigkeit von Sozialsystemen wider. Sie hat multikulturelle Dynamiken in 42 verschiedenen Ländern studiert. Sie ist Lehrbeauftragte an der *Henley Business School* der *Reading University* in Südafrika und *Senior Research Fellow* an der Universität von Johannesburg. Zuvor leitete sie 12 Jahre lang die Abteilungsverwaltung am *Da Vinci Institute*. Sie integriert *Spiral Dynamics* aktiv in ihre postgradualen Vorlesungen.

Ricas Karriere als Managerin begann im Bankwesen. Sie ist Geschäftsführerin eines Nischenunternehmens für Organisationsentwicklung, *Mandala Consulting*, das auf Transformationsprozesse in großem Maßstab und auf *Spiral Dynamics* spezialisiert ist. Sie wurde 2016 vom *Institute of People Management* in Südafrika mit dem *CEO-Award* für ihren Beitrag zur regionalen und internationalen Transformation ausgezeichnet. Ihre Promotion in Betriebswirtschaftslehre konzentriert sich auf Inklusivität und nachhaltige organisatorische Transformation und wurde von der *Academy of Management* im Jahr 2008 als einer der 10 besten Beiträge zum Studienbereich international anerkannt.

Rica ist Gutachterin für Organisationsentwicklung, registriert beim *Southern African Board of People Practices* (SABPP), Mitglied des *Institute for People Management* (IPM), des *Institute for Management Consultants South Africa* (IMCSA) und der *American Psychological Association* (APA).

Rica ist Autorin, Moderatorin, Dozentin und Geschichtenerzählerin. Sie arbeitet eng mit Dr. Loraine Laubscher und Dr. Don Beck zusammen und verbreitet die Forschung von Professor Clare Graves im akademischen Raum. Ihre Leidenschaft ist es, verschiedenen Gruppen dabei zu helfen, zusammenzuarbeiten, und die alten Geschichten von Menschen zu erzählen, die sie selbst nicht niederschreiben können. Auf diese Art und Weise versucht sie, die mündliche Geschichte als einen Weg des Wissenstransfers zu dokumentieren, um die uralte Weisheit der Menschheit zu bewahren.

Sie ist glücklich mit Hein verheiratet und hat zwei Söhne, Ruan und Stefan, die beide an verschiedenen Bereichen und Anwendungen von *Spiral Dynamics* interessiert sind.

Sie lebt in Randburg, Johannesburg (Südafrika).

Thomas Q. Johns

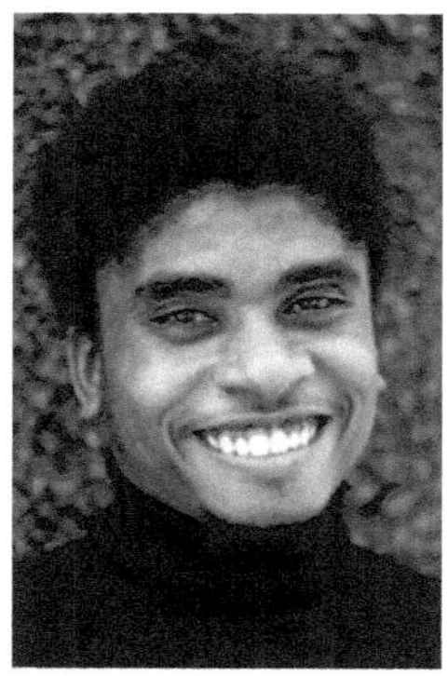

Thomas Q. Johns ist Elektroingenieur und geopolitischer Berater mit der Leidenschaft, Menschen, Gruppen und Organisationen zu helfen, ihre ganzen Potenziale zu entfalten. Er hat bei den Vereinten Nationen über großangelegte organisatorische Veränderungen gesprochen und Systeme und Programme zur Unterstützung der Transformation entwickelt. Er ist auf innovative Strategien und Technologien spezialisiert, um die Effizienz der Produktion zu steigern.

Thomas lernte Dr. Beck 2016 kennen, als er an einem neuen projektbasierten Bildungssystem zur Ermöglichung neuer Wege arbeitete; eine interessante Reise, die Thomas dazu brachte, mit vielen der Vordenker der Unternehmenskulturen zu studieren. Thomas glaubt fest an die Kraft menschlichen Potenzials. Talent trifft das Ziel, das kein anderer treffen kann. Genie trifft das Ziel, das niemand sonst sehen kann, aber es braucht Willen und Mut, dieses Genie auch zum Vorschein zu bringen. Mut bedeutet, auf das Ziel zu schießen, an das sonst niemand glaubt. Die Probleme dieser Welt erfordern das Genie, das in jedem von uns steckt.

Thomas arbeitet eng mit Dr. Don Beck an neuen *Spiral-Dynamics*-Anwendungen und der Entwicklung eines *Vital-Signs*-Monitors zusammen. Er ist auch der Webmaster der Website, die dieses Buch unterstützt, nämlich: www.spiraldynamicsglobal.com.

Thomas lebt in Denton, Dallas, USA.

Glossar

Adaptive Intelligenz Die Fähigkeit, mühelos sich verändernde Lebensbedingungen zu verstehen.

BEIGE Ein Code, der sich mit der Existenzfrage beschäftigt: „Wie überlebe ich?“

BeQ Der Maßstab der Engagement-Philosophie und -Methodik zur Beschreibung der Ebenen der menschlichen Energie im System, um Ergebnisse zu erzielen, die zu Geschäftsergebnissen führen.

BLAU Ein Code, der sich mit der Existenzfrage beschäftigt: „Wie opfern wir die Gegenwart für die Zukunft?“

Code Ein Wertesystem, das beschreibt, wie Individuen oder Gesellschaften jeden Aspekt ihrer Existenz verstehen und organisieren. Es ist der Archetyp der Weltsicht eines sozialen Systems.

EC Exekutivkern.

Erste Ordnung Die erste Ordnung der Spirale beschreibt Codes, die von Angst angetrieben werden und zwischen individuellen und kollektiven Wertesystemen oszillieren.

GELB Ein Code, der sich mit der Existenzfrage beschäftigt: „Wie können du und ich in einer funktionalen und integralen Weise überleben?“

Gleichung Wie sollte Wer Wem beibringen, Was für Welche Menschen, die Wo leben, Warum zu tun ist?

GRÜN Ein Code, der sich mit der Existenzfrage beschäftigt: „Wie opfern wir das Jetzt, um die Erde zu retten?“

Integral Die Verschmelzung oder Synthese verschiedener Ontologien, Erkenntnistheorien und methodologischer Annahmen.

Mastercode Eine integrale Logik, warum und wann verschiedene Codes erscheinen und wie sie funktionieren.

Memetik Die von Dawkins beschriebene neue Wissenschaft der Memetik wurde ebenfalls berücksichtigt und in die Konzeption von ^{W}Meme integriert. Obwohl es nicht das Ziel dieses Buchs ist, das klassische Werk zu wiederholen, sollten sich Leser damit vertraut machen mit den Unterschieden zwischen Genen, ^{W}Memen als

Programmierdynamik in Memen, Weltsichten, Geisteshaltungen und Semiotiken – *Meme* als Ideen, Überzeugungen und Ursachen und Meme als Symbole, Objekte und Orte. In diesem Buch verwenden die Autoren die Konzepte Wertesysteme, ^{W}Meme und Codes synonym und miteinander austauschbar.

MeshWORKS Der Ansatz, die Gaben von BEIGE, PURPUR, ROT, BLAU, ORANGE und GRÜN als MeshWORKS (Netzwerk) in ein synthetisiertes Ganzes zu integrieren.

NRO Nichtregierungsorganisation.

ORANGE Ein Code, der sich mit der Existenzfrage beschäftigt: „Wie kann ich die materielle Welt erobern?"

PAEI Eine Darstellung von vier kritischen Rollen der Entscheidungsfindung und eine Möglichkeit, die Auswirkungen auf das System zu bewerten, für das es erstellt wurde. Erstens sollte eine Entscheidung die Organisation in den kurzfristigen Aktionen und Funktionen wirksam machen – die „P"-Rolle (konzentriert sich auf die Frage des Was). Zweitens bedeutet langfristige Effektivität, dass die Organisation den Zweck erreicht, für den sie existiert – die „E"-Rolle (konzentriert sich auf die Warum-Frage). Drittens sollte eine Entscheidung die Organisation in den kurzfristigen Aufgaben und Prozessen effizient machen – die „A"-Rolle (konzentriert sich auf die Wie-Frage). Schließlich ist langfristige Effizienz abhängig von der bewussten Wahrnehmung der Wechselbeziehung des Unternehmenssystems – die der „Ich"-Rolle (konzentriert sich auf die Wer-Frage).

PURPUR Ein Code, der sich mit der Existenzfrage beschäftigt: „Wie opfern wir das Jetzt für unseren Stamm?"

ROT Ein Code, der sich mit der Frage nach der Existenz beschäftigt: „Wie bekomme ich jetzt Macht?"

Spiral Dynamics Der Mastercode, der das unsichtbare Gerüst in unserem Bewusstsein beschreibt, das direkt auf unsere kognitiven Strukturen einwirkt, die unsere Perspektiven konditionieren, wie von Don Beck beschrieben und in der Arbeit von Clare Graves verankert.

Strichcode Eine hilfreiche und kreative Möglichkeit, die Codes in Einzelpersonen und Gruppen anzuzeigen, liegt darin, einen Strichcode zu entwickeln.

TÜRKIS Ein Code, der sich mit der Existenzfrage beschäftigt: „Wie opfere ich und wie opfern wir für den Kosmos?“

^{V}ACE Werteassimilationskontrasteffekt.

Vital-Signs-Monitor Ein konzeptionelles Design, beispielsweise eine Tafel, um den Puls von Menschen sowohl auf der Makro- als auch auf der Mikroebene zu erfassen. Dazu gehören ganze Landkreise ebenso wie kleine Gemeinden oder sogar Unternehmen. Der Begriff Monitor – zum Scannen, Erkennen, Verfolgen, Sondieren, Registrieren und Anzeigen von Zeichen – bezieht sich auf sichtbare Beweise, Spuren, Signifikanten und Indikatoren. Vital legt Wert auf die Lebensgrundlagen (Blut, Herzschlag und Puls) des Wohlbefindens einer Entität. Es wird als VSM abgekürzt.

Zweite Ordnung Der Teil der Spirale in der Spiraldynamik, der ein komplexeres Bewusstsein repräsentiert – wobei das Selbst und das Andere in integraler und nachhaltiger Manier berücksichtigt werden.

Akronyme

ANC African National Congress/Afrikanischer Nationalkongress

BPI Build Palestine Initiative/Initiative zum Aufbau Palästinas

CA Kalifornien

CAPI Ein Akronym für die Vereinigung von Autorität, Macht und Einfluss. Es beschreibt die Art und Weise, in der Management-Energie dazu führen kann, dass ein Verhalten auftritt, wenn Interessen divergieren. Es ist die Kombination von (1) dem gesetzlichen Recht, Entscheidungen zu treffen – Autorität, (2) der Fähigkeit, zu bestrafen oder zu belohnen – Macht, (3) der Fähigkeit, selbstgesteuertes Verhalten zu bewirken, indem die direkte Partei beeinflusst wird – Einfluss. Verschmelzung von Autorität (**C**oalescing **A**uthority), Macht (**P**ower) und Einfluss (**I**nfluence) erzeugt Kontrolle über eine Situation.

CEO Corporate Executive Officer/Geschäftsführer

CHE Centre of Human Emergence/Zentrum der menschlichen Emergenz

COO Chief Operations Officer/leitender Geschäftsführer

CPE Contrat Première Embauche/Vertrag zur Ersteinstellung

CPI Corruption Perception Index/Korruptionsindex

DA Democratic Alliance (offizielle Oppositionspartei in Südafrika)

EFF Economic Freedom Fighters (Minderheitspartei in Südafrika)

EQ Emotional Intelligence Quotient/Emotionaler Intelligenzquotient

EU Europäische Union

BIP Bruttoinlandsprodukt

GE General Electric

GLOBE Global Leadership and Organisational Behavior Effectiveness Research/Forschung zu globaler Führung und organisatorisch-effektivem Verhalten

GM General Manager/Generaldirektor

iCAS Intelligent Complex Adaptive System/Intelligentes komplexes anpassungsfähiges System

IDAs Integral Design Architekten oder Denker zweiter Ordnung, die für Projekte verantwortlich sind

IDF Israeli Defense Force/Israelische Verteidigungskräfte

IDP Individual Development Plan/Individueller Entwicklungsplan

IIEs Indigenous Intelligence Experts/Indigene Intelligenz-Experten

IPO Initial Public Offering/Börsengang

MD Managing Director/Geschäftsführer

MS & A Middelburg Steel and Alloys/Middelburg Stahl und Legierungen

NRO Nichtregierungsorganisation

OCD Organizational Change Development/Organisationsentwicklung

OECD Organisation for Economic Co-operation and Development/ Organisation für wirtschaftliche Zusammenarbeit und Entwicklung

F & E Forschung und Entwicklung

SA Südafrika

SAM Solvency Assessment and Management/Solvenzprüfung und -management

SD Spiral Dynamics

UK Großbritannien

UN Vereinte Nationen

USA Vereinigte Staaten von Amerika

VSEs Physische oder elektronische Orte, an denen die kritischen Indikatoren für die Gesundheit, das Wohlbefinden und die Leistung einer Entität gesammelt und in einer einzigen Umgebung angezeigt werden

VSM Vital Signs Monitor/Lebenszeichenmonitor

VUCA Volatility, Uncertainty, Complexity, Ambiguity/Volatilität, Unsicherheit, Komplexität, Ambiguität

WVS World Value Systems/Weltwertesysteme

WW2 / WWII 2. Weltkrieg

Zusätzliche Ressourcen

Details von groß angelegten Transformationsprojekten

Die Arbeit von Don Beck, verwurzelt in Clare Graves' akademischer Forschung und als *Spiral Dynamics in der Praxis* angewandt, wird in diesem Abschnitt dargestellt.

Für den anspruchsvollen Praktiker wird eine Fülle von Einsichten vermittelt, die sich um große Transformationsprojekte drehen.

Für jedes dieser Projekte sind aufgelistet:

- Der Autor.
- Der Titel.
- Das Datum.
- Eine kurze Beschreibung.
- Die Webadresse für den Zugriff auf das Dokument.

Die breite Anwendung von *Spiral Dynamics in der Praxis* zeigt die Authentizität, Passform, Änderbarkeit und Übertragbarkeit des Ansatzes und demonstriert damit, wie gültig und verlässlich es ist (Viljoen 2017).

Autor	Titel	Datum	Beschreibung	Website
Don Beck	Six Games To Glory	16.12.2017	Die Sechs-Spiele-zum-Ruhm-Strategie für die Springboks in dem Dokument *Sports Values* und dem Journal *The Leadership*	https://goo.gl/YmfMfq
Don Beck	Integral Change Formula	16.12.2017	Die Integrale Änderung. Einschließlich acht Arten von Änderungen und Alpha, Beta. Gamma, Delta und New Alpha Phasen der Veränderung	https://goo.gl/1ZcXNG
Don Beck	Anti-Aids	16.12.2017	Das Anti-Aids-Dokument	https://goo.gl/Z9SWaL
Keith et al.	From Rule to Cool	16.12.2017	Die integrale Rule-Cole-Bewegung Britanniens	https://goo.gl/hWLBjH
Alan Tonkin	Stratified Democracy	16.12.2017	Die stratifizierte Demokratie	https://goo.gl/GVPq7j
Teddy Larson	Seven Conditions of Helping	16.12.2017	Die sieben Bedingungen des Helfens	https://goo.gl/kU386P
Don Beck	Stages of Social Dev	16.12.2017	Die Ebenen der sozialen Entwicklung	https://goo.gl/vM8PGQ
Don Beck	MeshWORKS Philanthropy	16.12.2017	Die Codes der Philantropie und MeshWORKS-Technologie	https://goo.gl/FhDf78

Wissenschaftliche Forschung

In diesem Abschnitt finden Sie eine Zusammenfassung der theoretischen Bausteine von *Spiral Dynamics*, wie sie von Don Beck beschrieben wurden. Die 23 Dissertationen, die Don beaufsichtigte, werden hier aufgelistet. Außerdem werden auch neuere akademische Quellen einbezogen. Es wird nicht behauptet, dass die Liste vollständig ist. Vielmehr kann der akademische Leser eine Spur der Entwicklung von theoretischen Annahmen verfolgen, wie der Leser aus dem Unternehmensbereich wertvolle Einblicke in die Optimierung des menschlichen Verhaltens in multikulturellen Bereichen finden kann.

Für jede der Studien werden folgende Aspekte erwähnt:

- Datum.
- Autor.
- Forschungsfragen oder Hypothesen.
- Forschungsmethodik.
- Ergebnisse.
- Link zur Studie.

Das wissenschaftliche Fundament von *Spiral Dynamics* als Beschreibung der Theorie der Erwachsenenentwicklung ist unbestreitbar.

Datum	**Autor**	**Forschungsfragen oder Hypothesen**	**Link zur Studie**	Kurz-URL
8.8.2017	Dean, S. F.	Forschungsproblem: Die Beziehungen zwischen den persönlichkeitszentrierten und problemzentrierten Ansätzen zur Untersuchung von Einstellungen.	https://www.spiraldynamics global.com/single-post /2017/08/08/ Relationshipsbetween-dogmatism-andego-involvement	https:// goo.gl/ tup3u3

8.8.2017	Spicer, C. E.	Forschungsproblem: Der Zweck dieser Studie ist ein zweifacher. Erstens werden mögliche Auswirkungen eines Präsidenten auf die öffentliche Meinung untersucht; und zweitens wird eine Fallstudie von Franklin D. Roosevelts Leadership in der öffentlichen Meinung während der Vorkriegsjahre 1940-1941 vorgestellt.	https://www.spiral-dynamics global.com/single-post/2017/08/08/The-President-and-American-Public-Opinion-Franklin-DRoosevelt-inthe-crisis-of-1940-41	https://goo.gl/3UeSVX
8.8.2017	Rasberry, Robert W.	Forschungsproblem: Die Absicht dieser Studie ist es, das öffentliche Image von George Wallace während seiner Präsidentschaftskampagne von 1968 zu untersuchen und gleichzeitig festzustellen, ob dieses Bild zu seiner Wahlniederlage beigetragen hat.	https://www.spiral-dynamicsglobal.com/singlepost/2017/08/08/The-%E2%80%9CPublic-Image%E2%80%9D-of-George-Wallacein-the-1968-Presidential-Election	https://goo.gl/rZByJ5
8.8.2017	Fussell, Mira T.	Forschungsproblem: Der Zweck dieser Studie ist ein zweifacher: Erstens, um die Funktionen zu untersuchen, die Symbole und Slogans in der Kommunikation ausüben, und zweitens, um die Antworten ausgewählter Gruppen auf umstrittene Slogans und Symbole zu bestimmen.	https://www.spiraldynamicsglobal.com/single-post/2017/08/08/A-Descriptive-Study-of-the-Response-of-Selected-Groupstoward-Controversialsymbols-andslogans	https://goo.gl/6Q4ZBe

8.8.2017	Noel, A. B.	Forschungsproblem: Entwicklung von Methoden, um Lehrern des Christentums zu helfen, ein schnell wachsendes und aufgeklärtes Land zu erreichen und anzuziehen.	https://www.spiral-dynamicsglobal.com/singlepost/2017/08/08/The-Adventist-Movement-in-Trinidad-ACase-Studyin-Intercultural-Communication	https://goo.gl/pFxrbf
8.8.2017	Perkins, C. J.	Forschungsproblem: Untersuchung der Auswirkungen einer früheren Einstellung zu einem Thema (z. B. Spirituosen im Bundesstaat Texas) auf die Wahrnehmung von Botschaften in diesem Bereich.	https://www.spiraldynamicsglobal.com/singlepost/2017/08/08/A-study-of-theattitudes-andperceptionconcerning-the-Liquor-by–thedrink-controversyin-the-state-of-Texas	https://goo.gl/qeKyHn
8.8.2017	Renshaw, Steven L.	Forschungsproblem: Kann das semantische Differentialinstrument zur Messung von Einstellungsintensität verwendet werden?	https://www.spiral-dynamicsglobal.com/singlepost/2017/08/08/Social-Judgementthe-Semantic-Differences-and-Attitude-Intensity	https://goo.gl/JTrjb9
8.8.2017	Davenport, D.	Forschungsproblem: Die Identifizierung der signifikanten Variablen, die an der interkulturellen Kommunikation beteiligt sind, und die Anwendung dieser Konzepte bei der Vermittlung des christlichen Glaubens an Mitglieder des Ashanti-Stammes in Zentralghana in Westafrika.	https://www.spiral-dynamicsglobal.com/singlepost/2017/08/08/Communicating-Christianity-tothe-Ashanti-Tribe-A-study-in-Cross-Cultural-Communication	https://goo.gl/c3nxDb

8.8.2017	Saunder, G. S.	Forschungsproblem: Um den Fluss der internen Abwärtskommunikation und ihre Wirksamkeit in einer bestimmten großen Industrie zu identifizieren, nämlich Texas Instruments Incorporated.	https://www.spiral-dynamicsglobal.com/singlepost/2017/08/08/An-analysis-ofthe-methods-andeffectiveness-ofthe-downwardflow-of-communicationsat-Texas-Instruments-Incorporated	https://goo.gl/4bXd3u
8.8.2017	Chovanetz, B. A.	Forschungsproblem: Wer ist am besten „trainierbar" als effektiver Kommunikator der Empathie?	https://www.spiral-dynamicsglobal.com/singlepost/2017/08/08/The-Relationshipbetween-selfconcept-andempathic-communicativeability	https://goo.gl/zA-jU7w
8.8.2017	Herbert, P. J.	Forschungsproblem: Ist die Verwendung eines separaten Einstellungsintensitätsmessinstruments bei Verwendung des semantischen Differenzials gerechtfertigt? Zusätzlich eine Analyse der Implikationen zwischen den Extremitätsintensitätsvariablen, wie sie durch das soziale Urteilsinstrument definiert sind, und der Polaritätsvariablen, wie sie durch die semantische Differenzskala definiert sind.	https://www.spiral-dynamicsglobal.com/singlepost/2017/08/08/Relationshipsamong-attitudeextremity-polarity-and-intensity	https://goo.gl/XSc5E3

8.8.2017	Novak, R. S.	Forschungsproblem: Das Wissen über und die Einstellungen zu einer bestimmten Organisation, die Eltern-Lehrer-Vereinigung (PTA) und ihre Kommunikationspraktiken ergänzen.	https://www.spiraldynamicsglobal.com/singlepost/2017/08/08/An-Analysisof-Attitudestoward-the-roleof-the-PTA-and-itscommunicationof-goalsand-programs	https://goo.gl/L5U-V6e
8.8.2017	Roemisch, J. J.	Forschungsproblem: Aufbau eines Programmrahmens in Bezug auf relevante Faktoren des Strafverfolgungsumfelds zu einem Kommunikationskrisenformat.	https://www.spiraldynamicsglobal.com/singlepost/2017/08/08/Family-Crisis-Intervention-Training-ACreative-Framework	https://goo.gl/Evp8XH
8.8.2017	Marcy, D. E.	Forschungsproblem: Soziale Interaktionsnetzwerke in Urlaubsdörfern oder Mobilheim-Gemeinschaft	https://www.spiraldynamicsglobal.com/singlepost/2017/08/08/Analysis-of-socialcommunicationnetwork-offamilies-withina-mobile-homecommunity	https://goo.gl/Rx-6JuD
8.8.2017	Baker, P. B.	Forschungsproblem: Untersuchung, wie sich physische Distanzen über Klassenstufen von Kindern verändern; und dass es einen Zusammenhang zwischen dem Selbstwertgefühl eines Kindes und seinem zwischenmenschlichen Abstand gibt.	https://www.spiraldynamicsglobal.com/singlepost/2017/08/08/The-relationshipof-self-esteem-andthe-developmentof-interpersonalspacing-inelementary-schoolage-children	https://goo.gl/JbDkok

8.8.2017	Long, L. W.	Forschungsproblem: Um die verschiedenen Werte zu bestimmen, welche die Kommunikation des Militärs bestimmen, und um die vorherrschenden Ebenen der psychologischen Existenz zu beschreiben.	https://www.spiraldynamicsglobal.com/single-post/2017/08/08/A-descriptivestudy-of-valuesystems-withinthe-National-Guard	https://goo.gl/wp-Wuyd
8.8.2017	Rhodes, S. C.	Forschungsproblem: Entwurf eines Wertepakets, um Bewusstsein und Verständnis für Schülerinnen und Schüler der siebten Klasse im Wertesystem zu schaffen, um eine ergänzende Unterrichtsatmosphäre zu erreichen.	https://www.spiral-dynamicsglobal.com/singlepost/2017/08/08/Training-inthe-value-systemsfor-Seventh-Grade-students-A-Creative-Design	https://goo.gl/YbTuWh
8.8.2017	Long, P. N.	Forschungsproblem: Ermittlung der verschiedenen Werte, die bei Lehrern eines offenen Schulsystems zu finden sind, und wie sich diese Werte zwischen verschiedenen Lehrergruppen innerhalb der Schule unterscheiden.	https://www.spiraldynamicsglobal.com/single-post/2017/08/08/A-descriptivestudy-of-valuesystems-within-aschool-districtin-Texas	https://goo.gl/tt2wjD
8.8.2017	Pryor, D.	Forschungsproblem: Die verschiedenen Werteebenen bestimmen, welche die Kommunikation in der Kirche beeinflussen können, und die vorherrschenden Ebenen der psychologischen Existenz entdecken.	https://www.spiraldynamicsglobal.com/single-post/2017/03/08/A-descriptivestudy-of-valuesystems-withinreligion	https://goo.gl/NocrLs

8.8.2017	Rieke, R. N.	Forschungsproblem: Ermittlung der verschiedenen Werte, die Polizeibeamte in Strafverfolgungsbehörden beeinflussen.	https://www.spiraldynamicsglobal.com/single-post/2017/08/08/A-descriptivestudy-of-valuesystems-withinlaw-enforcementorganizations-in-Texas	https://goo.gl/w8qoiE
8.8.2017	Scoggin, G. R.	Forschungsproblem: Ermittlung der Korrelation zwischen den Werten für den Arbeitstest und dem Personal Orientation Inventory.	https://www.spiraldynamicsglobal.com/single-post/2017/08/08/A-descriptivecomparison-ofvalue-systemanalysis-andthe-personalorientationinventory	https://goo.gl/jt1FkP
8.8.2017	Poldrugach, F.	Forschungsproblem: Ermittlung der verschiedenen Werte, die das Pflegepersonal innerhalb des Krankenhauses beeinflussen, und Ermittlung vergleichbarer signifikanter Unterschiede zwischen den Werten der Stationsschwester und den Werten der Notfallschwester.	https://www.spiraldynamicsglobal.com/single-post/2017/08/08/A-descriptivestudy-of-thevalue-systemsof-selectednurses	https://goo.gl/uEJQZM
8.8.2017	Heflich, D. L.	Forschungsproblem: Erforschung der englischen neoklassischen und romantischen Bewegungen anhand von Clare Graves „Ebenen der Existenz“ oder Wertesystemtheorie.	https://www.spiraldynamicsglobal.com/singlepost/2017/08/08/Sacrificial-and-Expressive-Value-Systems-in-the-English-Neo-Classic-and-Romantic-Movements	https://goo.gl/qX-RfUp

Blogs und Artikel

In diesem Bereich findet sich ein Potpourri verschiedener Blogs und Artikel von Don Beck und anderen Gravesianern. Um dem Leser zu helfen, leichter zwischen den Artikeln zu navigieren, werden die folgenden Informationen hier bereitgestellt:

- Datum.
- Autor.
- Titel.
- Elektronischer Link.

Die hier zur Verfügung gestellte Liste ist keineswegs vollständig. Der Leser erhält jedoch einen einfachen Zugang dazu, die breite Anwendung von *Spiral Dynamics* konzeptionell zu erfassen.

Datum	**Autor**	**Titel**	**Link**
1974	Claire Graves	Human Nature	
6.11.2017	Don Beck	Global Great Divide	https://goo.gl/oVDkEZ
6.11.2017	Don Beck	MeshWORKS Thrive and Let Thrive	https://goo.gl/fpBpCX
6.11.2017	Don Beck	Human Nature Prepares for Momentous Leap	https://goo.gl/zm9CHU
6.11.2017	Don Beck	Stages of Social Development	https://goo.gl/VbgMvc
6.11.2017	Don Beck	BIPARTISAN vs TRANSPARTISAN	https://goo.gl/NvpF6H
6.11.2017	Don Beck	Red vs Blue	https://goo.gl/CgYSoi
6.11.2017	Don Beck	Human Capacities in the Integral Age	https://goo.gl/kqKJop
6.11.2017	Don Beck	Independence Day Plus One	https://goo.gl/iwkVuz
6.11.2017	Don Beck	The Day the Earth Stood Still	https://goo.gl/4i2qp6

6.11.2017	Don Beck	Sustainable Cultures, Sustainable Planet	https://goo.gl/DG5KVC
6.11.2017	Don Beck	The Global Great Divide	https://goo.gl/Nq7nHJ
24.7.2017	Don Beck	Human Nature Prepares for a Momentous Leap	https://goo.gl/QXnAEu
24.7.2017	Don Beck	MeshWorks = „Thrive and Help Thrive“	https://goo.gl/WYURv7
24.7.2017	Don Beck	Why Brooks and Gladwell need Clare W. Graves	https://goo.gl/S1gWkJ
24.7.2017	Don Beck	The Reality and Tragedy of Zimbabwe	https://goo.gl/5H231V
24.7.2017	Don Beck	Large-Scale Psychology: The Design and Transformation of Whole Societies	https://goo.gl/mmubd4
24.7.2017	Don Beck	The Safest Place in a Crisis	https://goo.gl/MLhTWe

Bibliografie

Adi, I. (2010). The HBR Interview: we had to own the mistakes, *Harvard Business Review* (July). http://hbr.org/2010/07/the-hbr-interview-we-had-to-own-the-mistakes/ar/1 (23. Mai 2012).

Adichie, C. (2016). *Die Hälfte der Sonne*, Fischer.

Adizes, I. K. (1970). *The Pursuit of Prime*, Prentice Hall Press, Paramus, NJ.

Adizes, I. K. (1999). *Managing Corporate Lifecycles*, Prentice Hall Press, Paramus, NJ.

Agang Manifesto (2014). http://www.agangsa.org.za/pages/election-manifesto (18. März 2014).

Anon. (2013). *The secret of their success. The Economist*. http://www.economist.com/news/special-report/21570835-nordic-countries-areprobably-best-governed-world-secret-their (28. August 2017).

Aubrey, R. and P. M. Cohen (1995). *Working Wisdom: Timeless Skills and Vanguard Strategies for Learning Organizations*, Jossey Bass, San Francisco, CA.

Bar-On, R. (2003). *EQ-I Bar-on Emotional Quotient Inventory: Technical Manual*, Multi-Health Systems, Toronto.

Bateman, G. W. and W. Bobbett (2001). *Zanzibar Tales: Told by the Natives of Eastern Africa*, Galley Publications, Woodstock.

Battelle, J. (2005). The birth of Google. *Wired Magazine* (August).

Beck, B. (2012). Stratified Democracy. http://www.integratedsociopsychology.net/Democracy/DonBeck's'Stratified De (13. Oktober 2013).

Beck, D. (1995). *The Dallas Morning News* (6. August).

Beck, D. (2012). The integral dance: how a Master Code pollinates and preserves the culture of bumblebees. http://www.integralleadersh preview.com/7174the-master-code-spiral-dynamics integral (24. Januar 2013).

Beck, D. (2013a). Spiral Dynamics Guru Don Beck on South Africa. http://www.www.usb.ac.za/.../USB_Transformationpercent20gurupercent20onpercent2020yr-spercent20of (13. December 2014).

Beck, D. (2013b). The Master Code. Spiral Dynamics Integral Accreditation. Unpublished course notes. Adizes Business School, Santa Barbara.

Beck, D. (2014). *The Master Code: Spiral Dynamics Integral. Lincoln and Polarization. Integral Leadership Review*. http://www:integralleadershipreview.com/table-of-contents/?slug=january-february-2014 (14. März 2014).

Beck, D. (2014). *Hard truths and fresh starts*. http://www.beyondawakeningseries.com/2014/11/beck-11-14a/ (26. August 2017).

Beck, D. (2015). *Sports Values*, National Value Centre, Denton.

Beck, D. and C. Cowan (2007). *Spiral Dynamics: Leadership, Werte und Wandel*, Kamphausen, Bielefeld.

Beck, D. E. and T. Q. Johns (2017). *Unpublished field notes of interview conducted by R.C. Viljoen*. 2 May 2017. Denver: Texas.

Beck, D. and G. Linscott (1991). *The Crucible: Forging South Africa's Future. In Search of a Template for the World*, Graphic Press, Columbia, MD.

Beck, D. and H. K. van Heerden (1982). *The Cutting Edge of Tomorrow: Blueprint for Successful Organization*, SA Value Engineering, Clubview.

Beck, U. (2016). *Die Metamorphose der Welt*, Suhrkamp, Frankfurt a. M.

Beecroft, N. (2015). *Analyze West: A Psychiatrist's Prescription for Western Civilization*, CreateSpace Independent Publishing Platform.

BeQ Accreditation Manual (2015). Mandala Consulting, Randburg.

BeQ Reports: Australia (2013). Mandala Consulting, Randburg.

BeQ Reports: China (2012). Mandala Consulting, Randburg.

BeQ Reports: Ghana (2012). Mandala Consulting, Randburg.

BeQ Reports: Tanzania (2012). Mandala Consulting, Randburg.

Berceli, D. (2006). Evaluating the effects of stress reduction exercises. PhD thesis. Arizona State University.

Berceli, D. (2012). *The Revolutionary Trauma Release Process: Transcend your Toughest Times*, 5e, Namaste Publishing, Vancouver.

Biko, S. (2006). *I Write What I Like*, Picador Africa, Johannesburg.

Block, P. (1996). *Stewardship Choosing Service over Self-interest*, Berrett-Koehler, San-Francisco, CA.

Body-Evans, A. (2011). Stephen Bantu (Steve) Biko: Founder and martyr of the Black Consciousness movement in South Africa, from www.africanhistory. about.com (1. November 2017); https://www.thoughtco.com/stephen-bantu-steve-biko-44575.

Bohm, D. (2007). *Im Dialog*, Klett-Cotta, Stuttgart.

Brewer, P. and S. Venaik (2014). The ecological fallacy in national culture research. *Organization Studies 35*(7): 1063–1086.

Buck, T. (2010). Fayyad boosts Palestinian cause, *Financial Times* (12. April).

Carkhuff, R. (1969). *Helping and Human Relations*, Holt, Rinehart & Winston, New York.

Center for Human Emergence Middle East (2013). http://www. humanemergence-middleeast.org/build-palestine-blog/2008/02/palestinianengineer-presents-ground-breaking-proposals (9. Juli 2017).

Charmaz, K. (2006). *Constructing Grounded Theory: A Practical Guide Through Qualitative Analysis*, Sage Publications, Thousand Oaks, CA.

Christie, P., R. Lessem and L. Mbigi (1994). *African Management: Philosophies, Concepts and Applications*, Knowledge Resources, Randburg.

Cilliers, F. and M. May (2002). *South African diversity dynamics. Reporting on the 2000 Robben Island Diversity Experience. A group relations event.* SA Journal of Labour Relations 26(3): 42–68.

Coetzee, J. (2012). *The Social Contract with Business, Xlibris Corporation,* New Jersey. Conscious Capitalism Institute (2012). http://consciouscapitalism.org/institute/ (14. Oktober 2012).

De Bono, E. (1993). *Water Logic: The Alternative to I Am Right You Are Wrong*, Penguin Books, London.

Deming, W. E. (n.d.) Quotes of Deming, http://quotes.deming.org/authors/ W. _Edwards_Deming/quote/4978 (11. Dezember 2017).

Deming, W. E. (1950). *Lecture to Japanese management.* Translation by T. Haga.

Deming, W. E. (1994). *The New Economics for Industry, Government, Education*, Massachusetts Institute of Technology, Center for Advanced Engineering Study, Cambridge, MA.

DePree, M. (1997). *Die Kunst des Führens,* Campus Verlag, Frankfurt a. M.

Estock, B. A. and P. Nixon (2016). *Weird Church. Welcome to the Twenty-first Century,* Pilgrim Press, Cleveland, OH.

Fahlenbrach R. (2007). *Founder-CEOs, Investment Decisions, and Stock Market Performance,* Ohio State University, Fisher College of Business, August 8, 2007. http://www.ssrn.com/abstract=606527 (27. Mai 2012).

Festinger, L. (1954). *A theory of social comparison processes. Human Relations* 7(2): 117–140.

Flott, K., G. Fontana, N. Dhingra-Kumar et al. (2017). *Health care must mean safe care: enshrining patient safety in global health. The Lancet 389*(10076): 1279–1281.

Freeman, J. (2017). *Organisational development Tier 2 natural design and living systems.* http://www.academia.edu/34131090/Organisational Development Tier 2 Natural Design and Living Systems what (14. Dezember 2017).

Friedman, T. L. (2008). *Die Welt ist flach,* Suhrkamp, Frankfurt a. M.

Friedman, T. L. (2017). *Thank You For Being Late.* Macmillan.

Fukuyama, F. (1996, 2005). *Trust: The Social Virtues and the Creation of Prosperity,* Free Press, New York.

Fukuyama, F. (2012). *The Origins of Political Order. From Prehuman Times to the French Revolution,* Profile Books, London.

Fukuyama, F. (2015). *Political Order and Political Decay,* Farrar, Straus and Giroux, New York.

Gade, S. (2017). Nyt Europa. http://www.saxo.com/ck/forfatter/steen-gademflog-nyt-europa 9904335 (16. Dezember 2017).

Gooden, D. (2016). *Memetic-schemas: values-based transformation in bureaucratic organizations.* Unpublished PhD thesis. Santa Barbara: Adizes Business School.

Google Ventures. http://www.googleventures.com (27. Juli 2012).

Graves, C. W. (1974). Human nature prepares for a momentous leap. *The Futurist,* April: 72–87.

Gray, A., Y. Vawda and C. Jack (2017). *Health Policy and Legislation. South African Health Review 2017,* Health Systems Trust, Durban.

Gyekye, K. (1997). *Tradition and Modernity: Philosophical Reflections on the African Experience,* Oxford University Press, Oxford.

Gaaretz (2008). Full text of speech "I regret my mistakes." http://www.haaretz.com/print-edition/news/full-text-of-speech-i-regret-my-mistakes1.250899 (25. Juni 2013).

Harvey, O. J. (1989). Muzafer Sherif (1906–1988) American Psychologist (October 1989), 44 (10), 1325–1326.

Hamel, J. (2007). What Google, Whole Foods do best. Fortune (September 27). http://money.cnn.com/2007/09/26/news/companies/managementhamel.fortune/index.htm (9. April 2015).

Harris, S. (n. d.) Good Read Quotes. https://www.goodreads.com/quotes/302666-the-only-thing-that-guarantees-an-open-ended-collaboration-among-human (15. April 2015).

Harris, T. A. (1976). *Ich bin o.k. – Du bist o.k.,* Rowohlt, Reinbek.

Hayes, P. (2011). *Global Leadership and Human Systems Integration. Indiana Institute of Technology,* Fort Wayne, Indiana.

Heinkel-Wolfe, P. (2009). Six Games to Glory, Graham Linscott Co-Author, The Crucible From the Denton Record Chronicle (Texas). "The Story Behind 'Invictus': Man Aided Team Now on Screen," by Peggy Heinkel-Wolfe, Thursday, December 24, 2009. http://www.dentonrc.com/sharedcontent/dws/drc/localnews/stories/DRC_Invictus_1225.e 7dafb8.html.

Helliwell, J., R. Layard and J. Sachs (2017). *World Happiness Report 2017*, Sustainable Development Solutions Network, New York.

Hofstede G. J. (1980). *Culture's Consequences*, Sage, London.

Hofstede G. J. (2005). *Cultures and Organizations: Software of the Mind*, revised and expanded 2nd edition, McGraw-Hill, New York.

House R. J., P. J. Hanges, M. Javidan et al. (Eds) (2004). *Culture, Leadership, and Organizations: The GLOBE Study of 62 Societies*. Sage Publications, Thousand Oaks, CA

Hutchins, D. C. (2008). *Hoshin Kanri: The Strategic Approach to Continuous Improvement*, Gower, Aldershot.

Hutchins, E. (1995). How a cockpit remembers its speeds. http://onlinelibrary.wiley.com/doi/10.1207/s15516709cog1903_1/abstract (13. Dezember 2017). doi: 10.1207/s15516709cog1903_1.

Jackson, T. (2004). *Cross-cultural Theory and Methods: Management and Change in Africa*. Routledge, London.

Jodorowsky, A. (n.d.). Quotes from Alejandro Jodorowsky http://www.chimamanda_adichie_the_danger_of_a_single_story.html (12. März 2013).

Jung, C. G. (2017). Gesammelte Werke, Patmos, Ostfildern.

Jung, C. G. (1954). *On the Nature of the Psyche*, 1988 edition, Ark Paperbacks, London (Collected Works, Vol. 8).

Jung, C. G., M. L. von Franz, J. L. Henderson et al. (2012). *Der Mensch und seine Symbole*, Patmos, Ostfildern

Kells, K. (2013). Notes of interview with Said Dawlabani. Kendler, H. H. (2005). Psychology and phenomenology. *American Psychologist 60*(4): 318–324. Koch, L. (1981). The Psoas Book, Guinea Pig, Felton, CA.

Kopp, C. (2012). Rediscovering Google, Market Watch. *Wall Street Journal*. http://www.marketwatch.com/story/rediscovering-google-2012-09-26 (26. August 2017).

Krumm, R., B. Parstoffer and S. Fayyad, February 3, 2010, Herzliya Conference on Strategic Governance, Israel, February 3, 2010.

Langley, G. J. (2009). *The Improvement Guide: A Practical Approach to Enhancing Organizational Performance*, 2e, Jossey-Bass, San Francisco, CA.

Lashinsky, A. (2009). The decade of Steve: How Apple's imperious, brilliant CEO transformed American Business. Fortune (November 5). http://money.cnn.com/2009/11/04/technology/steve_jobs_ceo_decade.fortune/index.htm (24. Mai 2012).

Laubscher, L. I. (2013). *Human niches: Spiral Dynamics for Africa*. PhD dissertation. Modderfontein, Da Vinci Institute for Innovation and Technology. www.mandalaconsulting.co.za (12. Februar 2017).

Leadership Council of Canada. (2008). Employee Engagement, A Review of Current Research and Its Implications. http://sso.conferenceboard. ca/web/Register.aspx (7. Juli 2014).

Lessem, R. (1993). Four worlds: the South African business sphere. In: P. Christie, R. Lessem and L. Mbigi (Eds), *African Management: Philosophy, Concepts and Applications*, Knowledge Resources, Randburg.

Lessem, R. and B. Nussbaum (1997). *Sawubona Africa*, Struik, Cape Town. Levine, P. (1997). Waking the Tiger: Healing Trauma. The Innate Capacity to Transform Overwhelming Experiences, North Atlantic Books, Berkeley, CA.

Levine, P. (1997). *Waking the Tiger: Healing Trauma. The Innate Capacity to Transform Overwhelming Experiences*, North Atlantic Books, Berkeley, CA.

Levy, S. (2009). Secrets of Googlenomics: data-fueled recipe brews profitability. *Wired Magazine* (May).

Maalouf, E. (2014). *Emerge! The rise of functional democracy and the future of the Middle East*. New York: SelectBooks, Inc.

MacIntyre, A. (1991). Précis of Whose Justice? Which Rationality?. *Philosophy and Phenomenological Research 51*(1): 149–152. doi: 10.2307/2107828.

Mackey, J. (2002). *Conscious capitalism*. http://www.wholefoodsmarket.com/blog/john-mackeys-blog/conscious-capitalism-creating-new-paradigm-for%C2%A0business (20. August 2017).

Mackey, J. (2005). *Conscious capitalism: creating a new paradigm for business*. Http://www.wholefoodsmarket.com/blog/john-mackeys-b og/consciouscapitalism-creating-new-paradigm-for%C2%A0business (31. Oktober 2017).

Mackey, J. (2012). *Conscious capitalism*. http://www.wholefoodsmarket.com/blog/john-mackeys-blog/conscious-capitalism-creating-new-paradigm-for%C2%A0bus ness (15. August 2017).

Mannemar Sønderskov, K. and P. Thisted Dinesen (2014). Danish exceptionalism: explaining the unique increase in social trust over the past 30 years. *European Sociological Review 30*(6): 782–795.

Martins, N., E. C. Martins and R. C. Viljoen (2017). *Organisational Diagnostics*, Knowledge Resources, Bryanston, SA.

Masaaki, I. (1986). *Kaizen: The Key to Japan's Competitive Success*, McGraw-Hill, New York.

Muzafer, S. http://www.muskingum.edu/~psych/psycweb/history/sherif.htm

Nebeling Petersen, M. (2013). Somewhere, over the Rainbow, PhD thesis, Københavns Universitet.

Nienaber, H. and N. Martins (2016). *Employee Engagement in a South African Context*, Knowledge Resources, Bryanston, SA.

Orr, D. W. (2003). *The Nature of Design: Ecology, Culture, and Human Intention*, Oxford University Press, New York.

Palestine Emergence (2008). In the Words of one of its Enlightened Leaders. http://www.humanemergencemiddleeast.org/build-palestine-blog/2008/02/palestine-emergence-in-the-words-of-one-of-its-enlightened-leaders (8. Juli 2013).

Paumgarten, N. (2010). Food Fighter: Does Whole Foods CEO know what's best for you? The New Yorker (January). http://www.newyorker. com/reporting/2010/01/04/100104fa_fact_paumgarten (8. Oktober 2012).

Pepper, S. C. (1942). *World Hypotheses: A Study in Evidence*, University of California Press, Berkeley, CA. Reviewed in (1988) *Journal of the Experimental Analysis of Behavior* 50: 97–111.

Plummer, W. G. (2001). *Documents of Life 2: An Invitation to a Critical Humanism*. London: Sage.

Porter, M. E. (2006). *Redefining Health Care: Creating Value-based Competition on Results*, Harvard Business School Press, Boston, MA.

Pressman, A. (2007). The Coffee Wars IV, Schultz rallies Starbucks baristas. *Bloomberg BusinessWeek* (February 23). http://www.businessweek.com/investing/insights/blog/archives/2007/02/coffee_wars_iv.html (23. Mai 2012).

Prinsloo, Z. (2018). Factors influencing sustained systems improvement in Southern African healthcare. Unpublished PhD in process to be completed. Da Vinci Institute for Technology Management: Moddersfontein.

Pugh, G. E. (1977). *The Biological Origin of Human Values*, Basic Books, New York.

Rice, K. E. (2016). Integral Sociopsychology Blog, www.integrated sociopsychology.net (20. Dezember 2017).

Rittel, H. W. J. and M. M. Webber. (1973). *Dilemmas in a General Theory of Planning*, Institute of Urban and Regional Development, University of California, Berkeley, CA.

Rogers, C. R. (1985). *Carl Rogers on Personal Power*, Constable, London.

Roemischer, J. (2002). Spiral Dynamics. *What is Enlightenment?* (Fall/Winter). http://www.humanemergence.org/images/Spiral%20Dynamics%20model.pdf. ©Moksha

Rogers, C. (Ed.) (1967). *The Therapeutic Relationship and its Impact. A Study of Psychotherapy with Schizophrenics*, University of Wisconsin Press, Madison, WI.

Rosenbaum, L. (2017). The march of science – the true story. *New England Journal of Medicine* 77(2): 188–191. doi: 10.1056/NEJMms1706087e.

Rüdiger, F. (2007). Founder-CEOs, investment decisions, and stock market performance, Ohio State University, Fisher College of Business, August 8. http://www.ssrn.com/abstract=606527 (1. Juli 2017).

Sagiv, L. and S. H. Schwartz (2000). A new look at national culture: illustrative applications to role stress and managerial behaviour. In: N. M. Ashkanasy, C. P. M. Wilderom and M. F. Peterson, *Handbook of Organizational Culture and Climate*, Sage, Thousand Oaks, CA, 417–435.

Senge, P. M., Scharmer, C. O., Jaworsky, J. and Flowers, B. S. (2004). *Presence: Exploring Profound Change in People, Organizations, and Society* (1st ed.). New York: Doubleday. ISBN: 038551624X.

Schumacher, E. F. (1977). *A Guide for the Perplexed*, Harper Perennial, New York.

Seely, J. and P. Duguid (2000). *A Social Life of Information*, Harvard Business Review Press, Philadelphia, PA.

Selznick, B. (2008). Caldecott Medal acceptance speech: make the book you want to make. *Children & Libraries: The Journal of the Association for Library Service to Children 6*(2): 10–12.

Senge, P. M., C. O. Scharmer, J. Jaworski et al. (2004). *Presence: Human Purpose and the Field of the Future*, The Society for Organisational Learning, Cambridge.

Sherif, M., O. J. Harvey, B. J. White et al. (1961). *Intergroup Conflict and Co-operation: The Robbers Cave Experiment*, University of Oklahoma Book Exchange, Norman, OK.

Smith, A. (1774). *The Wealth of Nations*. http://www.reuters.com/finance/stocks/overview?symbol=WFM.O (25. August 2017).

Steen Gade et al. (2017). Hvis EU er svaret, hvad er s°a spørgsm°alet? *New Europe* (March 25). http://www.denoffentlige.dk/node/53992 (19. Dezember 2017).

Strauss, W. and N. Howe (1992). *Generations: The History of America's Future, 1584 to 2069*, Harper Perennial, New York.

Thatchenkery, T. and Metzker, C. (2006). *Appreciative Intelligence*, Berret-Koehler, San Francisco, CA.

The Economist (2013). *The Secret of Their Success*. Special Report. The United States Refugee Agency (2016). http://www.unhcr.org/en-us/news/latest/2016/6/5763b65a4/global-forced-displacement-hits-recordhigh.html (15. April 2017).

Toendepi, J. (2013). A systemic perspective to wealth creation through learning and adaptation: an analysis of South Africa's competitiveness. Unpublished PhD thesis. Modderfontein, Da Vinci Institute for Innovation and Technology.

Trompenaars, F. and C. Hampden-Turner (1997). *Riding the Waves of Culture*, Irwin, Burr Ridge, IL.

Truax, C. and R. Carkhuff (1967). *Toward Effective Counseling and Psychotherapy*, Aldine, Chicago, IL.

Tsoukas, H. (2005). Afterword: why language matters in the analysis of organizational change. *Journal of Organizational Change Management 18*(1): 96–104.

Underwood, S. C. (1984). Brain dominance patterns: validation and relevance to fashion and textiles. PhD dissertation, Texas Woman's University, Denton, *Nature Reviews Neuroscience 6*(8): 653.

US Department of Commerce, Bureau of Economic Analysis. http:// www.bea.gov/newsreleases/national/gdp/2011/gdp4q10_3rd.htm (3. April 2012).

Van der Post, L. (1988). *Jung and the Story of Our Time*, Penguin Books, London.

Van Heerden, H. K. (1974). *Handbook of Values Management Thinking: For Practical Application in Facilitating Values Management Problem Solving Workshops*, Cutting Edge Series, Johannesburg.

Varela F. J., H. R. Maturana and R. Uribe (1974). Autopoiesis: the organization of living systems, its characterization and a model. *Biosystems 5*(4): 187–196. Venaik, S. and P. Brewer (2013). Critical issues in the Hofstede and GLOBE national culture models. *International Marketing Review 30*(5): 469–482.

Viljoen, R. C. (2014). *Inclusive Organisational Transformation: An African Perspective on Human Niches and Diversity of Thought*, Gower, Farnham, UK.

Viljoen, R. C. (2017). Conducting International Research. In Martins N., Martins E.C. and Viljoen R.C. *Organisational Diagnostics*. Braynston: Knowledge Resources. ISBN: 978-1-86922-673-2.

Viljoen, R. C. (2017). *Millennials in Africa – A Phenomenological Inquiry*, Henley Business School, Johannesburg.

Viljoen, R. C. and A. Drotskie (2017). Courageous leadership in multi-cultural environments – a South African case. B. Vogel. In: *Developing Leaders for Positive Organizing: A 21st Century Repertoire for Leading in Extraordinary Times*, Emerald, Bringley.

Viljoen, R. C. and L. Laubscher (2014). Spiral Dynamics. In: R. Lessem and A. Schieffer, *Integral Polity*, Gower, Farnham, UK.

Viljoen, R. C. and L. Laubscher (2015a). *Organizational Change and Development: An African Perspective*, Knowledge Resources, Bryanston, SA.

Viljoen, R. C. and L. Laubscher (2015b). African spiritual consciousness at work. In: C. Spiller and R. Wolfgramm, *Indigenous Spiritualities at Work: Transforming the Spirit of Business Enterprise*, Information Age Publishing, Charlotte, NC.

Viljoen R. C. and L. I. Laubscher (2015c). Spiral Dynamics (Chapter 8) in Integral Polity: *Integrating Nature, Culture, Technology and Economy*. In: R. Lessem and I. Abouleish (Eds.), Gower. Farnham, UK. 978-1-31711-544-1.

Viljoen-Terblanche, R.C. (2008). Sustainable organizational transformation. Unpublished DBL thesis, Unisa, SBL. UNISA, Midrand.

Vincent, C. (2006). *Patient Safety*, Elsevier Churchill Livingstone, London.

Wilber, K. (2001). Ganzheitlich handeln, Arbor, Freiburg.

INDEX

H

I

J

K

O

P

R

W

X

Y

Z